中国抑郁障碍防治指南

2025版

组织编写 中华医学会精神医学分会

主　　编 李凌江　王　刚

副 主 编 方贻儒　王小平　姚志剑　荣　晗　张　玲

主　　审 郝　伟　王高华　于　欣

编　　委（以姓氏笔画为序）

马现仓　王　刚　王小平　方贻儒　司天梅

许秀峰　李占江　李晓白　李凌江　何红波

况　利　张　宁　张　玲　张　燕　张克让

陆　峥　季建林　荣　晗　姚志剑　贾竑晓

唐向东　彭代辉

学术秘书 冯　媛　柳　进

人民卫生出版社
·北京·

图书在版编目（CIP）数据

中国抑郁障碍防治指南 ：2025 版 / 中华医学会精神医学分会组织编写；李凌江，王刚主编 . -- 北京 ：人民卫生出版社，2025. 8（2025.11重印）. -- ISBN 978-7-117-38416-2

Ⅰ. R749.4-62

中国国家版本馆 CIP 数据核字第 2025KJ0638 号

人卫智网	www.ipmph.com	医学教育、学术、考试、健康，购书智慧智能综合服务平台
人卫官网	www.pmph.com	人卫官方资讯发布平台

中国抑郁障碍防治指南（2025 版）

Zhongguo Yiyu Zhang'ai Fangzhi Zhinan（2025 Ban）

组织编写：中华医学会精神医学分会

主　　编：李凌江　王　刚

出版发行：人民卫生出版社（中继线 010-59780011）

地　　址：北京市朝阳区潘家园南里 19 号

邮　　编：100021

E - mail：pmph @ pmph.com

购书热线：010-59787592　010-59787584　010-65264830

印　　刷：北京铭成印刷有限公司

经　　销：新华书店

开　　本：710 × 1000　1/16　印张：28

字　　数：430 千字

版　　次：2025 年 8 月第 1 版

印　　次：2025 年 11 月第 4 次印刷

标准书号：ISBN 978-7-117-38416-2

定　　价：82.00 元

打击盗版举报电话：**010-59787491**　**E-mail：WQ @ pmph.com**

质量问题联系电话：**010-59787234**　**E-mail：zhiliang @ pmph.com**

数字融合服务电话：**4001118166**　**E-mail：zengzhi @ pmph.com**

编写专家组成员（以姓氏笔画为序）

马现仓　西安交通大学第一附属医院

王　刚　首都医科大学附属北京安定医院

王小平　中南大学湘雅二医院

方贻儒　上海交通大学医学院附属瑞金医院

司天梅　北京大学第六医院

许秀峰　昆明医科大学第一附属医院

李　楠　北京大学第三医院

李占江　首都医科大学附属北京安定医院

李晓白　中国医科大学附属第一医院

李凌江　中南大学湘雅二医院

何红波　广东省人民医院（广东省精神卫生中心）

况　利　重庆医科大学附属第一医院

张　宁　南京医科大学附属脑科医院

张　玲　首都医科大学附属北京安定医院

张　燕　中南大学湘雅二医院

张克让　山西医科大学第一医院

陆　峥　同济大学附属同济医院

季建林　复旦大学附属中山医院

荣　晗　深圳市康宁医院

姚志剑　南京医科大学附属脑科医院

贾竑晓　首都医科大学附属北京安定医院

唐向东　四川大学华西医院

彭代辉　上海交通大学医学院附属精神卫生中心

詹思延　北京大学公共卫生学院

外审专家组成员（以姓氏笔画为序）

于　欣　北京大学第六医院
王高华　武汉大学人民医院
陈耀龙　兰州大学基础医学院
项玉涛　澳门大学健康科学学院
赵旭东　同济大学医学院
郝　伟　中南大学湘雅二医院
谢　鹏　重庆医科大学附属第一医院
翟所迪　北京大学第三医院

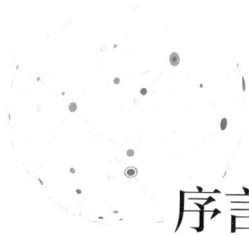

序言

在全球心理健康问题日益受到重视的背景下,抑郁障碍因其发病率高和社会负担重,已成为我国公共卫生领域的重要议题。为响应这一挑战,我国政府近年来持续完善心理健康服务体系,推动精神卫生服务的规范化与普及化。在此背景下,《中国抑郁障碍防治指南(2025版)》基于当前国内外最新的循证医学证据及结合临床实践,旨在为医务人员提供针对抑郁障碍的诊断、治疗、预防及康复等方面的标准化指导。

本指南的价值首先体现在规范诊疗行为上。我国不同地区、不同资历的医师可能形成各异的诊疗习惯,而指南通过整合高质量研究证据,将复杂的临床问题转化为可操作的步骤,减少因个人经验差异导致的误诊、漏诊或过度治疗。同时,指南能够提升医疗质量与安全性。它汇总了全球范围内的临床研究成果,将最新的治疗技术、药物疗效及不良反应数据纳入其中,使基层医师也能同步掌握前沿诊疗理念。对于特殊人群的抑郁障碍及难治性病例,指南提供的标准化流程可降低诊疗风险,避免盲目用药导致的耐药性或毒副作用。

本指南是推动精神医学同质化发展的核心工具。在医疗资源分布不均的背景下,指南为不同级别医疗机构提供了统一的诊疗基准,缩小了地区间的医疗水平差距,让偏远地区患者也能享受到与大型医院同质的基础诊疗服务。

本指南为医疗管理和科研提供了重要依据。医保政策制定、临床路径优化、新药研发等工作均需以指南为参考,而指南的更新过程又反过来激励更多高质量的临床研究,形成"实践—证据—规范"的良性循环。本指南不仅是日常诊疗的"操作手册",更是保障医疗公平性、推动医学进步的基石。

　　本指南为抑郁障碍的防治带来了新的希望和方向。指南是众多专家学者智慧的结晶，是基于国外抑郁障碍研究的最新进展和中国本土化研究数据，首次实现"筛查—诊断—治疗—康复"的全链条覆盖，填补了既往版本偏重治疗而轻预防的空白。它将成为广大医务工作者手中的有力武器，帮助他们更准确地诊断抑郁障碍，制定个性化的治疗方案，为患者提供更优质的医疗服务，改善患者预后、减轻家庭和社会负担。同时，也有助于提高社会各界对抑郁障碍的认识和重视程度，消除对精神疾病的偏见和歧视，营造一个理解、支持抑郁障碍患者的社会环境。为每一个受抑郁障碍困扰的生命点亮希望之光，让他们重新找回生活的阳光和美好。

2025 年 7 月

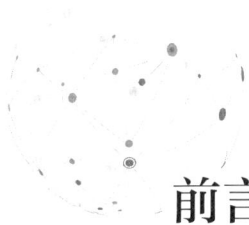

前言

中华医学会精神医学分会组织国内有关专家分别于 2007 年、2015 年制定了第 1 版和第 2 版《中国抑郁障碍防治指南》，两版指南对我国开展抑郁障碍的防治工作起到了很好的指导作用，其中第 2 版在国际期刊上进行了发布，有效提升了我国指南的国际影响力。近十年来，随着国际上抑郁障碍研究证据不断增加，许多国家和地区相继修订或更新了抑郁障碍治疗指南；同时，国际精神障碍诊断分类标准也在进行更新，中国人群的抑郁障碍防治领域也不断涌现有影响力的研究，形成许多新的循证医学证据，为我国抑郁障碍防治指南重新修订提供了契机与动力。因此，中华医学会精神医学分会 2023 年 3 月常委会决定，联合国家精神疾病医学中心和国家精神心理疾病临床医学研究中心（中南大学湘雅二医院、首都医科大学附属北京安定医院）共同发起，组织国内专家重新制定《中国抑郁障碍防治指南》，预期两年完稿，定名为《中国抑郁障碍防治指南（2025 版）》。

本指南的目标是充分考虑我国抑郁障碍临床诊疗的特点，针对筛查、评估、诊断、治疗和预防康复等关键临床问题，基于当前可获得的最佳证据，以临床实践和应用为导向，为临床医务工作者提供科学、规范的指导，以期推动我国抑郁障碍的规范化诊疗，改善疾病预后和降低疾病负担。

与第 2 版《中国抑郁障碍防治指南》比较，本版指南有几个特点：第一，本指南制订的程序严格遵循世界卫生组织最新发布的《指南制订手册》和中华医学会《中国制订 / 修订临床诊疗指南的指导原则（2022 版）》的原则与方法，符合指南研究与评价工具 Ⅱ（Appraisal of Guidelines for Research & Evaluation Ⅱ，AGREE Ⅱ）的要求，按照卫生保健实践指南报告条目（Reporting Items for Practice Guidelines in

Healthcare）的标准，进行方法学构建和撰写。本指南制定的关键步骤和原则，包括文献库的确定、检索方法、临床问题的提出与确定、证据质量评价整体采用的 GRADE（Grading of Recommendations Assessment, Development and Evaluation）分级方法的选择、纳入证据的标准等可参阅中国抑郁障碍防治指南计划书[1]。第二，与国际治疗指南最新趋势力求保持一致，特别增加和优化了对诊治有重要意义的临床问题。通过提出问题，提供简明答案，详细描述证据来源的形式展现，希望有利于临床实际应用。第三，在上一版的基础上，本版更新了整体治疗目标，强化多维度评估、综合治疗技术、共病和特殊人群治疗、抑郁症预防等方面的推荐意见，并增加抑郁障碍筛查、亚型诊疗、数字疗法、自杀与非自杀性自伤、远程医疗和信息化管理等专业热点需求章节。力求适用于全国不同地区、不同层级和发展需要的医疗机构和专业人员，以有效提高我国抑郁障碍规范化诊疗能力及国际学术影响力，推动实现"到2030年抑郁障碍识别干预水平显著提高"的健康中国行动目标。

指南发布后，预期通过以下方式对指南进行传播和推广：①开展学术讲座、撰写指南解读文章，通过专业期刊、网站、学术会议等形式进行介绍；②有计划地在全国范围内组织指南培训与推广工作，确保相关从业人员充分了解并正确应用指南；③制作口袋版指南，便于从业人员日常使用；④编写公众版指南，通过公众媒体、科普网站等平台发布，对指南诊疗理念进行科普；⑤指南发布1~2年后评价指南的实施对我国抑郁障碍诊疗现状的影响，了解指南的传播情况，评价指南实施对临床决策的影响；⑥适时发布《中国抑郁障碍防治指南（2025版）》英文版，加强国际交流与学术传播。

此指南共五章约43万字。读者在使用时不一定需要阅读所有章节，以下的描述可能对使用者有所帮助。第一章是总论，包括抑郁障碍的临床特点、分型、流行病学现状、疾病负担、危险因素与发病机制以及诊治中未满足的需求等，从总体上向读者展示抑郁障碍的概况。第二章是评估与诊断，是此指南的主体内容之一，详细介绍了评估的内容、方法；诊断部分鉴于目前国际疾病分类第十一次修订本（ICD-11）尚未在中国广泛临床应用，因此依然以国际疾病分类第十次修订本

（ICD-10）为轴心进行介绍,然而世界卫生组织已经于2022年正式发布了ICD-11,且与美国精神障碍诊断与统计手册第5版（DSM-5）的一致性相当高,因此对2013年发布的DSM-5也做了比较性的介绍,目的是让使用者了解抑郁障碍分类诊断的新趋势。第三章是治疗,是本指南的主体。详细介绍了抑郁症（major depressive disorder, MDD）急性期、巩固期、维持期、停药期的治疗原则和抑郁症药物治疗（包括中医药治疗）、心理治疗、物理治疗、数字化疗法以及其他疗法的具体方案。同时,也介绍了其他抑郁障碍（包括持续性抑郁障碍、共病精神障碍与共病躯体疾病）以及伴有不同临床特征的抑郁障碍的治疗原则与方法。该章的最后一节,特别介绍了抑郁障碍治疗的难点,主要包括难治性抑郁、自杀与非自杀性自伤的治疗原则与方法。第四章是特殊人群的抑郁障碍,主要包括儿童青少年、女性、老年三个群体的治疗原则与方法,这些人群的治疗无论是药物还是心理以及物理治疗,都与成年抑郁障碍人群的治疗有许多不一致而需要高度关注的问题。第五章是抑郁障碍的预防与管理,包括建立医患同盟、注重评估、建立治疗团队、关注患者的依从性和患者教育等方面,这些原则对于保证和提高抑郁障碍治疗的有效性是必不可少,但又是容易被使用者在临床上忽略的。

需要强调的是,更新指南的目的是为临床医师,尤其是精神科医师、临床心理学家、社会工作者等,在预防与治疗抑郁障碍的工作中,提供一套尽可能展现国际前沿观点以及诊治规范化的方法,也为相关卫生政策制定人员甚至接受治疗的个体提供专业信息的参考。但此指南只是防治指导建议,而不是抑郁障碍治疗的唯一准则。依从本指南提供的建议并不能保证每个患者都能获得成功的治疗结局。就某一个患者而言,指南提供的治疗建议也不一定囊括了所有合理有效的治疗方法,或排斥其他可以达到同样效果的方法。对于某项临床操作或治疗的最终方案必须在临床精神科医师综合考虑了现有的临床证据、精神科评估以及可实现的诊断和治疗方法选择后作出。当然,制订临床治疗方案还应将患者个人和所属社会文化的偏好和价值观纳入考虑范围,以加强治疗联盟,提高治疗依从性,改善治疗结局。

我国对抑郁障碍的关注比其他精神疾病起步晚,但近年来无论是临床防治还是科学研究都发展很快,希望更新的《中国抑郁障碍防治指南（2025 版）》能充分展示近年来全球抑郁障碍临床与科研的最新观念与治疗规范,对我国抑郁障碍的防治工作起到指南的引领作用。竭诚期望大家在实施的过程中提出宝贵意见,使之日趋完善实用。

2025 年 7 月

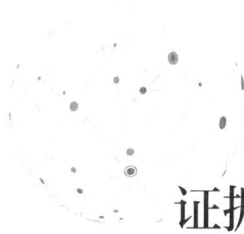

证据分级和推荐分级说明

本指南制定遵循世界卫生组织《指南制订手册》和中华医学会《中国制订/修订临床诊疗指南的指导原则（2022版）》的原则与方法，采用国际通行的GRADE（Grading of Recommendations Assessment，Development and Evaluation）方法评估证据质量和推荐强度。指南撰写按照卫生保健实践指南报告条目（Reporting Items for Practice Guidelines in Healthcare）的标准，符合指南研究与评价工具Ⅱ（Appraisal of Guidelines for Research & Evaluation Ⅱ，AGREE Ⅱ）的要求。本指南的方法学已发表在《中华精神科杂志》2023年第6期[1]，关键的证据和推荐意见形成方法参见表A~表D。

表A　形成推荐意见分级的流程

操作步骤	推荐意见形成方法
1	明确证据的初始质量级别
2	明确升降级因素 降级因素：偏倚风险、不一致性、不精确性、间接性以及发表偏倚 升级因素：效应量大、存在剂量反应关系以及可能的混杂因素被恰当处理（负偏倚）
3	证据质量分级：高（A）、中（B）、低（C）、极低（D）
4	考虑其他因素 临床问题重要性、患者偏好和价值观、利弊平衡和疾病负担、卫生资源利用、公平性
5	达成专家共识（同意率≥75%）
6	指导委员会修订完善

表 B　初始证据等级的定义

初始证据等级	证据描述
1	可信区间较窄的 Meta 分析，或多个安慰剂 / 阳性药物对照的双盲（DB）随机对照试验（RCT）且每组样本量大于 30
2	可信区间较宽的 Meta 分析，或单个安慰剂 / 阳性药物对照的双盲 RCT 且每组样本量大于 30
3	至少一个安慰剂 / 阳性药物对照的双盲 RCT 且每组样本量介于 10~29（含）之间，或来自卫生系统的管理数据
4	无对照的试验，个案报告或病例系列，或专家意见

表 C　GRADE 循证证据质量分级标准

表达字母	证据级别	具体描述
A	高级证据	非常确信真实的效应值接近效应估计
B	中级证据	对效应估计值我们有中等程度的信心：真实值有可能接近估计值，但仍存在二者大不相同的可能性
C	低级证据	对效应估计值的确信程度有限：真实值可能与估计值大不相同
D	极低级证据	对效应估计值信心较低：真实值很可能偏离估计值

表 D　推荐意见分级标准

表达数字	推荐级别	具体描述
1	强推荐	明确显示干预措施利大于弊（推荐 / 应该），或弊大于利（不推荐 / 不应该）
2	弱推荐	利弊不确定或无论质量高低的证据均显示利弊相当（建议 / 可考虑）

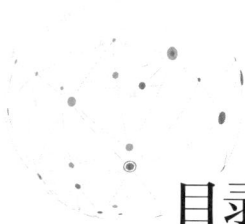

目录

3 第三章 抑郁障碍的治疗 077

4

第四章 特定人群的抑郁障碍 233

5 第五章 抑郁障碍的预防与管理　315

第一章

抑郁障碍总论

抑郁障碍总论

| 第一节　概　述 |

抑郁障碍（depressive disorder）是指各种原因引起的以显著和持久的抑郁症状群为主要临床特征,并严重损害社会功能的一类心境障碍[2]。抑郁症状群包括情绪低落、兴趣或乐趣丧失、精力缺乏、精神运动性迟滞或激越、思考或注意能力减弱或难于做决定、自责或者无价值感、体重与睡眠的变化、自杀意念或行为等,其中核心症状是与处境不相称的心境低落和兴趣或乐趣丧失。在抑郁症状群的基础上,患者常常伴有焦虑或激越症状,各种与抑郁有关的躯体不适症状,严重者可以出现幻觉、妄想等精神病性症状;社会功能受到严重损害或者自觉痛苦。鉴于抑郁症状群常见于多种精神障碍或者躯体疾病,因此独立诊断抑郁障碍必须逐一排除其他严重的精神障碍和躯体疾病所致的抑郁症状群。

美国精神障碍诊断与统计手册第5版[3]（Diagnostic and Statistical Manual of Mental Disorders-5, DSM-5）把抑郁障碍从心境障碍大类中分出来,单列为独立的大类。这种分类的理由除了有很多研究发现抑郁障碍与双相障碍两者在机制、临床表现、治疗方法、预后都有明显的不同外,更重要的是希望这种划分有助于推动精神障碍未来的客观诊断与精准治疗。根据DSM-5,抑郁障碍包括了破坏性心境失调障碍（disruptive mood dysregulation disorder, DMDD）、重性抑郁障碍（major depressive disorder, MDD）、持续性抑郁障碍（persistent depressive disorder, PDD）、经前期烦躁障碍、物质/药物所致的抑郁障碍、其他躯体疾病所致的抑郁障碍等亚型。其中,破坏性心境失调障碍是指首发于10岁前以持久的频发的严重易激惹为主要临床相的一类青少年（6~18 岁）精神障碍。这类精神障碍虽然主要临床相不是抑郁症状群，但根据大量随访研究发现，这些青少年往往成年后发展为抑郁障碍而不是双相障碍，因此归入抑郁障碍大类中；而经前期烦躁障碍、精神活性物质所致的抑郁障碍、躯体疾病所致的抑郁障碍虽然临床特征符合抑郁障碍症状群，但有证据认为，其发病机制可能与各自相关的病因有关，因此有别于最经典的重性抑郁障碍与持续性抑郁障碍，故而单独列为亚型。重性抑郁障碍又称抑郁症（以下同），是指单次或反复发作的、没找到确定病因的、临床表现有代表性的、或理解为原发的抑郁障碍，其 "major" 之意应该有主要的，典型的，有代表性的意思，因此 MDD 也有轻度或不需要立即治疗的发作，也有中度和重度发作。而持续性抑郁障碍则包括了慢性的抑郁症（MDD）和慢性的轻性抑郁障碍（心境恶劣）以及两者的混合状态；两者的混合状态以前又称为双重抑郁，即患者的 MDD 是发生在心境恶劣之上的。DSM-5 对抑郁症与持续性抑郁障碍这两个亚类还做了进一步的临床特征描述，包括抑郁障碍伴焦虑痛苦、伴混合特征、伴非典型特征、伴忧郁特征、伴与心境协调的或不协调的精神病性特征、伴紧张症、伴围产期起病；抑郁症还包括伴季节性模式。

而 2018 年问世的 ICD-11[4] 则继续把抑郁障碍和双相障碍一起保留在心境障碍的大类下，意即抑郁障碍只是心境障碍的一个亚类，表明与双相障碍两者之间有着割舍不断的联系。这种分类思维有可能更多是从临床诊断和治疗的便利性考虑，毕竟无论是躁狂发作还是抑郁发作，都是病理性的情绪障碍。ICD-11 中的抑郁障碍，其亚类包括了单次发作抑郁障碍、复发性抑郁障碍、恶劣心境障碍、混合性抑郁和焦虑障碍、经前期烦躁障碍、其他特定或未特定的抑郁障碍，以及其他特定或未特定的心境障碍。

抑郁是一种常见的情绪，几乎每一个人都曾经体验过。而病理性的抑郁症状则是常见于各类躯体疾病和精神障碍的患者之中。问题是，某一类躯体疾病或者精神障碍患者如果同时存在抑郁，究竟是共病？还是一个并发或继发的症状？例如，诊断共病物质使用障碍时，抑郁症状是物质使用障碍的戒断症状？还是同时存在抑郁症与物质使用障碍？这个结论可能依不同诊断者的观念和诊断工具差异而不同。总的来说，抑郁症（MDD）往往与焦虑障碍、精神活性物质使用障碍、人格障碍和冲动控制障碍等同时存在。美国一项对 18 岁或以上者的共病调查发现，一生中曾诊断过抑郁症的患者中有 72.1% 至少还有过另一个精神障碍的诊断，59.2% 共病焦虑障碍，24.0% 共病物质使用障碍，64.0% 共病冲动控制障碍；1 年内诊断为抑郁症的患者中 64.0% 同期至少还符合另一个精神障碍的诊断，57.5% 共病焦虑障碍，8.5% 共病物质使用障碍，16.6% 共病冲动控制障碍。中国精神卫生调查（China Mental Health Survey，CMHS）发现 41.1% 的抑郁障碍患者同时满足其他至少一种精神疾病诊断，29.8% 共病焦虑障碍、13.1% 共病物质使用障碍，7.7% 共病冲动控制障碍[5]。

总之，抑郁障碍是一个看起来容易识别但其实异源性高和临床表现混杂的病理现象，极易误诊误治。加之有抑郁症状的人往往首诊于非精神科，非精神科医师如果对抑郁障碍没有清晰的认识，往往延误有效的治疗。

（李凌江）

▎第二节　临床表现 ▎

> ❗ **要点提示**
>
> - 抑郁障碍的主要临床表现包括核心症状和其他症状，核心症状主要为心境低落、兴趣和愉快感丧失、精力下降和活动减少。
> - 其他症状包括心理症状群和躯体（自主神经）症状群。其中心理症状群包含心理学伴随症状（焦虑、自责自罪、精神病性症状、认知症状、自杀观念和行为、自知力）和精神运动性症状（精神运动性迟滞或激越）。

以下从核心症状和其他症状方面分别描述抑郁障碍的主要临床表现。需要注意的是，有些症状是相互重叠的，不能将其简单划归为某一方面。

一、核心症状

1. 心境低落　主要表现为自我感受到或他人可观察到的显著而持久的情绪低落。轻度抑郁发作患者常常诉说自己心情不好，一天中的大部分时间都高兴不起来。严重者甚至感到度日如年、痛不欲生。也有一少部分患者会压抑自己内心的痛苦，交谈时面带微笑，即"微笑型抑郁"。抑郁障碍患者低落的情绪几乎每天大部分时间都存在，一般不随环境变化而好转，一天内可能出现晨重夜轻的特征性差异。

2. 兴趣和愉快感丧失　也称快感缺失。主要表现为对各种以前喜欢的活动或事物缺乏兴趣、不再有热情[6]，即使勉强去做，也体会不到和以前一样的快乐，丧失了体验快乐的能力。严重者对任何事物无论好坏都缺乏兴趣，离群索居不愿见人。快感缺失是区分轻、中度抑郁发作的重要症状，同时也是忧郁型抑郁症的关键症状。

3. 精力下降和活动减少　主要表现为无精打采、疲乏无力、懒惰，感到筋疲力尽、疲惫不堪、能力下降。有些患者则表现为不愿出门、不想做事情；严重者甚至整日卧床，疏于打理个人卫生，需要他人催促才会行动。常自诉"太累了""没有精神""没劲、缺乏动力"等。

二、其他症状

（一）心理症状群

1. 焦虑　抑郁障碍患者常伴有焦虑症状[7]，主要表现为胡思乱想、忧心忡忡、易紧张、坐立不安，常常因过度担忧而表现为注意力难以集中，在青少年患者中，也可表现为易激惹、冲动。此外也可伴发一些躯体症状，如头痛、心慌、胸闷、尿频、尿急、腹泻、出汗等。

2. 自责自罪　主要表现为自我评价和自信降低、自罪观念和无价值感、认为前途暗淡悲观[8]。患者的无价值感使其认为自己所做的每一件事都很失败,自己毫无价值。患者的自罪感常表现为在小事上过分的自责,或者觉得拖累家里人,严重可出现自罪妄想。有些患者则会有灾难化思维,对待未发生的事情持消极态度,总是会想到最坏的结局。

3. 精神病性症状　严重抑郁障碍患者还可出现幻觉、妄想等精神病性症状。其妄想的主要内容通常与抑郁主题相关,即心境协调。某些抑郁障碍患者会出现与抑郁主题无明显相关性的妄想(即"心境不协调"),例如坚信有人监视跟踪自己、害自己,甚至认为某个组织正在策划针对自己的阴谋,这种情况的出现往往提示疾病的复杂性及预后不良。幻觉多为听幻觉,有些幻听带有命令性,如"你就应该去死",临床治疗中应警惕这类患者。精神病性症状的存在往往是抑郁症状反复发作的危险因素。

4. 认知症状　主要表现为记忆力异常,包括近事记忆力降低和负性记忆增强[9];其次是注意力障碍,如注意力下降、反应时间延长,或表现为注意固定。此外,还可表现为抽象思维能力差、空间知觉、眼手协调及思维灵活性等能力减退、信息加工能力减退、对自我和周围环境漠不关心。需注意的是,老年抑郁障碍患者的情感症状常不典型,就诊时可能以认知损害为特征,严重者可达类痴呆程度,易被误诊。

5. 精神运动性迟滞或激越　抑郁障碍还可出现精神运动性迟滞或激越表现。精神运动性迟滞在心理上表现为患者思维联想速度减慢,认知处理速度下降,反应迟钝,思考问题困难。在行动上表现为运动迟缓,工作效率下降,严重者可达亚木僵或"抑郁性木僵"。精神运动性激越则与之相反,心理上表现为患者自我体验无法放松,大脑持续处于紧张、活跃状态,无法集中注意力,思维效率下降。行为上,患者烦躁不安,不停地扯手指、抖腿,严重者无法长时间静坐,并不停地来回踱步,有时不能控制自己的动作[2,10]。

6. 自杀观念和行为　严重抑郁障碍患者常伴有消极自杀的观念和行为,特殊"微笑型抑郁"患者,自杀风险极高,需提高警惕。部分自杀未遂的患者会反复寻求自杀。有的患者在自杀前出于对亲人的同情、怜悯或慈悲心理,认为自己死后亲人会遭受更大的痛苦或不幸,因此将自己的亲人杀死后自杀,这种"扩大性自杀"行为常导致极严重的后果[4]。患者所采取的自杀行为往往计划周密、难以防范。因此,对每一位患者进行自杀风险的评估是很有必要的,对有自杀观念或自杀未遂史的患者,应反复提醒家属做好安全防范,将预防自杀视为长期任务[11]。

7. 自知力　相当一部分患者自知力完整,能够主动求治并描述自己的病情和症状。但严重的患者会出现自知力不完整甚至缺乏问题。如存在明显自杀倾向者自知力可能有所扭曲,缺乏对自己当前状态和疾病的正确认知,甚至对治疗完全没有信心。伴有精神病性症状者自知力不完整甚至无自知力的比例更高。

(二)躯体(自主神经)症状群

1. 睡眠障碍　抑郁障碍最常出现的临床症状之一,也是不少患者的主诉症状[12]。以入睡困难最为多见,以早醒最具有特征性,且醒后不能再入睡。但也应注意到有些抑郁障碍患者可以出现睡眠过多、贪睡的情况,而且醒来后仍有疲惫感。

2. 饮食和体重障碍　主要表现为食欲下降和体重减轻。轻者表现为食欲差、没有胃口;严重者则完全丧失进食的欲望,自觉进食后饱胀感明显、胃部不适,因此进食量下降严重,常伴有营养不良[13]。部分抑郁障碍患者可见有食欲亢进和体重增加。部分青少年患者会表现为厌食与暴饮暴食交替出现,应注意是否伴发有神经性厌食症或神经性贪食症。

3. 性功能减退　表现为性欲减退,对性生活缺乏兴趣和性幻想;性唤起障碍,男性勃起困难,女性阴道润滑不足;有些患者勉强维持有性行为,但无法从中体验到乐趣。

4. 晨重夜轻　即情绪在晨间加重,患者清晨醒来,情绪往往处于最低谷,还可能伴有明显的焦虑情绪。在早晨,患者可能更容易发脾气,对一些小事也会感到烦躁不安,常伴随食欲差、疲劳乏力,活动减少,社交退缩;到傍晚或晚间,上述症状减轻,甚至有部分患者的症状能基本消失。有些患者可能没有这种规律,或者表现相反即"晨轻夜重"。

5. 非特异躯体症状　患者有时以躯体症状作为主诉,包括:头晕、头疼,背部有烧灼感、恶心、嗳气、胃部不适,胸闷、气短、心前区不适,肌肉酸痛、肢体麻木感等[7],因而长期在其他临床科室反复就诊,均未发现明显器质性问题,被诊断为各种自主神经功能紊乱;有些患者则是对既往患有的躯体疾病的主诉增加。

抑郁障碍除了上述症状,还有一些复杂的抑郁表现形式,如隐匿性抑郁。在这种情况下,患者可能没有意识到自己的抑郁情绪,而是表现出多种身体不适症状。

（张克让）

▎第三节　临床特征 ▎

⚠ 要点提示

- 在 DSM-5 中,抑郁症的诊断标准中包含了多种伴随临床特征的分类,这些特征用于细化抑郁发作的表现形式和治疗方向。
- 伴焦虑痛苦特征和伴忧郁特征是最常见的两类特征。同一患者可具备两个或多个特征。
- 在临床层面,特征标注可以帮助医生更全面地评估患者的病情严重程度,对患者的预后有更合理的预期,并据此制定相应的治疗和康复计划。
- 在研究领域,特征标注有助于更准确地收集和分析数据,从而更好地了解抑郁症的不同亚型及其特点。这对于研究抑郁症的病因、发病机制以及开发新的治疗方法都具有重要意义。

抑郁障碍患者除出现上述主要临床表现外,还可能伴有某些特定的临床特征,如伴显著的紧张或幻觉妄想等。根据 DSM-5,抑郁症的诊断标准中包含了多种伴随临床特征的分类,这些特征用于细化抑郁发作的表现形式和治疗方向。以下是 DSM-5 中关于"伴其他临床特征的抑郁症"的描述及分类。

1. 伴焦虑痛苦（with anxious distress）　焦虑在抑郁症患者中很常见,研究发现 37.3% 的抑郁症患者共病某种类型的焦虑障碍,而标注为抑郁症伴焦虑痛苦特征者占 74.63%,这类患者抑郁症状与焦虑症状均较严重,焦虑症状可表现为感到激动或紧张不安、感到异常的坐立不安、因担心而注意力难以集中、害怕可能发生可怕的事情、感觉可能失去自我控制等。DSM-5 将抑郁症伴焦虑痛苦特征定义为在抑郁发作或持续性抑郁障碍(心境恶劣)的大部分时间中,存在上述症状中至少 2 条,且持续存在 2 周以上;同时根据焦虑的严重程度分为轻度(2 个症状)、中度(3 个症状)和重度(4 个症状及以上)。这些患者病程迁延,认知功能损害明显,自杀风险更高,所需治疗时间更长,且临床治愈率更低[14, 15]。

2. 伴混合特征(with mixed features) 在抑郁发作期间,患者可能同时表现出躁狂或轻躁狂的部分症状。具体标准为:①在抑郁发作的大部分时间里,存在至少 3 项躁狂 / 轻躁狂症状,如心境高涨、过度自信或夸大、比平时更健谈或有持续讲话的压力感、意念飘忽或主观感受到思维奔逸、精力旺盛或有目标的活动增多(社交、工作或上学,或性活动)、增加或过度地参与那些结果痛苦可能性高的活动(例如,无节制的购物,轻率的性行为,愚蠢的商业投资)睡眠需求减少等;②这些症状需与患者日常行为模式不同,且未达到躁狂或轻躁狂发作的诊断标准;混合性症状也不能归因于物质使用的生理效应。

伴有此类特征提示患者可能具有双相障碍的潜在风险。应监测病情变化,一旦达到双相障碍的诊断标准,应及时修改诊断和治疗方案[16]。

3. 伴非典型特征(with atypical features) 伴非典型特征是抑郁症常伴随的临床特征之一,占抑郁症总体人群的 15%~50%。抑郁症持久情绪低落的特征被患者情绪对环境反应强烈所替代,对于实际或潜在的积极事件有正性的心境反应,对负性事件及他人评价过于敏感,常导致人际关系中出现敏感性拒绝及人际关系紧张,导致明显社会与工作能力受损;典型抑郁发作常见的生物学症状如失眠、食欲下降往往表现为相反的贪睡、暴食和体重增加;有全身沉重和肢体灌铅样沉重感;自杀风险高,病程冗长、共病率高、因而导致临床难以识别。患者对常规抗抑郁治疗反应较差、转躁风险高,故需要对具有非典型抑郁特征的抑郁发作患者进行鉴别诊断,因此其预后转归不定[17]。

4. 伴忧郁特征(with melancholic features) 其特征为抑郁发作中的重

要症状是快感缺失（anhedonia），国内临床调查显示抑郁症患者中伴忧郁特征占比为53.4%，女性更高。这些患者多经历童年期虐待，多具有内向和神经质人格特征，其表现为在抑郁发作最严重阶段愉快感完全丧失，或仅能持续数分钟，对日常生活中的愉快事件缺乏相应的快乐反应。可表现为明显的极度沮丧、绝望和/或郁闷或空虚的心境为特征的不同性质的抑郁心境，可有过度或不适当的内疚。临床症状具有晨重夜轻的特点，同时伴有显著的精神运动性迟滞或激越、早醒、食欲下降或体重减轻等。这类抑郁症患者症状严重程度及功能受损较重，复发和自杀风险高，多伴有精神病性症状及其他共病，为防意外往往需要住院治疗[18]。

5. 伴精神病性特征（with psychotic features） 抑郁症患者可能出现精神病性症状，如幻觉和妄想，称为与心境（抑郁症状）协调一致或不一致的精神病性症状（mood congruent or mood incongruent psychotic symptoms）。伴精神病特征的抑郁障碍通常占抑郁症患者的19%~25%。妄想如自罪妄想、贫穷妄想或幻听如批评性声音通常与情绪低落相一致，或与个体不完美、内疚、疾病、死亡、虚无或应受惩罚的抑郁情绪相一致。如果精神病性症状与情绪不一致，可能表明抑郁症是不同的亚型，无论抑郁症的严重程度如何，这类抑郁症患者的预后都较差。在研究诊断标准中，具有情绪不一致精神病症状的情绪障碍被归入分裂情感性障碍；这些患者的结局存在相当大的异质性；由于缺乏统一标准，因此难以解释伴有与抑郁情绪不一致精神病性症状患者的研究结果。这些患者常有精神障碍的阳性家族史，伴有较强的自杀观念，治疗效果不佳，且复发率较高。

精神病性症状的存在往往是病情易反复发作的危险因素，因此对于这类患者需要在急性期治疗和维持治疗中合用抗精神病药。有证据表明，伴有与抑郁情绪一致或不一致的精神病性症状患者更可能演变为双相抑郁[19]。

6. 伴紧张症（with catatonia） 抑郁症伴紧张症在抑郁障碍患者中有时会出现，紧张症是一种与各种精神和医疗状况相关的精神运动综合征，但需至少符合下述2种表现：①少言少动或不言不动（有亚木僵或木僵证据），极度激惹，极度抗拒，怪异的自主运动（有特殊姿势、刻板运动、做作等行为）；②模仿言语或动作、主动与被动违拗等。在临床中对于有紧张性症状的患者而言,需注意鉴别抑郁症和精神分裂症,此外其他医学问题如药源性紧张症、器质性紧张症也需要鉴别[20]。

7. 伴围产期起病(with peripartum onset) 在 DSM-5 中,围产期起病的抑郁是指在整个妊娠期间至产后 4 周内出现达到诊断标准的抑郁发作,可伴或不伴精神病性症状。但 WHO 建议把孕产期抑郁发作的时间延至产后 12 个月。系统综述表明孕产期抑郁症的患病率为 11.9%,在中低收入国家的妇女患病率更高,疾病负担更大。有报道,如果第一胎发生伴围产期起病的抑郁症,第二胎复发的风险接近 50%。用于识别和诊断产后抑郁症(postpartum depression, PPD)的评估工具各不相同,因此很难形成诊断和患病率的共识。最广泛的筛选工具是爱丁堡产后抑郁量表(Edinburgh Postnatal Depression Scale, EPDS),其次是 9 条目患者健康问卷(Patient Health Questionnaire-9, PHQ-9)及贝克抑郁量表(第 2 版)(Beck Depression Inventory-Ⅱ, BDI-Ⅱ)。但这些筛选工具主要关注抑郁症状的严重程度,而不是症状的持续时间,或者抑郁的其他归因,因此不能取代临床诊断。同时应对自杀进行评估。有经前期情绪障碍、对产前焦虑和出生焦虑及分娩后有躯体症状的产妇可能更容易发作较重的抑郁。

伴精神病性症状的患者更常见于初产妇,有先前产后心境障碍发作,有抑郁或双相障碍(尤其是双相Ⅰ型障碍)的既往史,有双相障碍家族史的女性,其产后伴有精神病性特征的发作的风险会明显增加。患者可能因存在命令性幻听或婴儿被迫害的妄想导致其杀婴行为。

孕产期妇女常存在明显的神经内分泌改变,同时需要适应孕产过程带来的心理、社会因素的变化,治疗对母乳喂养的潜在影响以及抑郁障碍病史对今后家庭关系发展的长期影响,这些因素都是在制订孕产期抑郁症患者治疗计划时需要协同相关专科人员(如临床心理治疗师、妇产科医师等)共同认真考虑[21, 22]。

8. 伴季节性模式(with seasonal pattern) 在 DSM-5 中,"伴季节模式"标注适用于心境发作的终生模式。抑郁症伴季节性模式发作表现为以季节性、反复出现的抑郁发作为特征,有冬季型和夏季型两种常见类型。季节性抑郁患者比正常人对环境的季节性变化更加敏感,发作和缓解常发生于一年中的特定时间。冬季型常常在秋季和冬季出现抑郁发作,在次年春季和夏季缓解。夏季型的发作和缓解时间与冬季型相反。冬季型的特异性症状表现为嗜睡、暴饮暴食伴体重增加及社交退缩；夏季型的特异性症状则表现为失眠、食欲减退伴体重下降、坐立不安、焦虑及攻击行为。冬季型较夏季型多见，其发生常与光照的季节性减少有关，然后随着光照时间的季节性增加而缓解。在过去2年或更长的周期内，2次或2次以上抑郁发作的出现能够证明时间的季节性关系，并且在同一时期内没有非季节性的抑郁发作，可标注本型。与非季节性抑郁比较，季节性抑郁患者的认知和职业功能损害较少[23]。

（许秀峰）

第四节　流行病学与疾病负担

❗ 要点提示

- 中国成年人抑郁障碍的12月患病率为3.6%，终生患病率为6.8%，WHO估计全球约3.8%的人口（2.8亿人）患有抑郁症。

- 抑郁症诊断依赖临床评判，流行病学调查常以"抑郁症状"为研究结局，儿童青少年、围产期女性、围绝经期女性和老年人是抑郁症状的高发人群，未及时干预可能发展为抑郁症。

- 抑郁症的病程和预后因个体差异而异，通常经历发病早期、急性发作和缓解三个阶段，病程类型包括单次发作、复发和慢性型，受个人、环境和治疗因素的影响。

- 抑郁症常与焦虑障碍、创伤后应激障碍、人格障碍、物质使用障碍等其他精神障碍共病，同时也与冠心病、糖尿病、癌症等躯体疾病共病，增加了治疗难度和预后不良的风险，并可能通过多种机制影响躯体疾病的进展和结局。

● 我国抑郁症的疾病负担低于全球水平，呈现女性负担高于男性，抑郁症患病率随年龄增长而升高，老年人群（尤其是女性）的发病率、患病率和伤残调整寿命年（DALYs）呈上升趋势的特征，需重点关注老年女性人群的早期预防以降低疾病负担。

一、流行病学

（一）患病率

1. 一般人群患病率　中国精神卫生调查（China Mental Health Survey，CMHS）是我国在 2013—2015 年开展的第一个具有全国代表性的精神障碍和精神卫生服务社区调查。调查发现受访者中抑郁障碍的 12 月患病率为 3.6%，终生患病率为 6.8%，其中抑郁症的 12 月患病率为 2.1%，终生患病率为 3.4%[24]。基于全球疾病负担研究（global burden of disease，GBD）2021 的最新数据，从 1990—2021 年，中国抑郁障碍病例数从 3 440 万增加至 5 310 万，而年龄标准化患病率下降了 6.4%，从 3 071.8/10 万下降到 2 875.7/10 万[25]。在全球，世界卫生组织于 2001 年组织世界精神卫生调查（World Mental Health Survey，WMHS），涉及来自 19 个国家共计 147 264 名受访者，发现抑郁症的 12 月患病率为 4.5%，终生患病率为 10.6%[26]。据 2023 年世界卫生组织平台公布的数据显示，全球有 3.8% 的人口（约 2.8 亿）患有抑郁症，其中包括 5% 的成年人（男性：女性为 1：1.5），5.7% 的 60 岁以上的成年人[27]（表 1-4-1）。

表 1-4-1　抑郁障碍患病率

调查组织	国家/地区	时间	发表时间	调查人数	诊断标准	年龄	终生患病率	12 月患病率
CMHS	中国/157 个地区	2013 年 6 月—2015 年 3 月	2019 年	32 552	DSM-Ⅳ	18 岁及以上	6.8%	3.6%

续表

调查组织	国家/地区	时间	发表时间	调查人数	诊断标准	年龄	终生患病率	12月患病率
WMHS	19 个国家	2001 年 3 月—2010 年 12 月	2018 年	147 264	DSM-Ⅳ	18~99 岁	10.6%	4.5%

注：CMHS，China mental health survey，中国精神卫生调查；WMHS，World Mental Health Survey，世界精神卫生调查。

2. 特殊群体患病率　抑郁症的诊断大多以病史、临床特征、体格检查为依据，缺少辅助确诊的客观生物标志物，通常依赖临床医生根据诊断标准来诊断。近年来，流行病学调查常常以"抑郁症状"作为研究结局。抑郁症状是一种亚健康状态，如果不能够得到及时的干预和排解，长期下去可能会发展为抑郁症，威胁人们的身心健康[28]，因此，本节中相关研究未查及抑郁症患病率的情况下，则以抑郁症状检出率替代。

（1）儿童青少年：2012 年，郑毅等牵头开展了我国儿童青少年精神障碍的流行病学调查，选取北京、辽宁、江苏、湖南、四川 5 个省（市）约 74 000 名儿童青少年作为调研对象。结果显示：我国 6~16 岁在校学生中，儿童青少年抑郁障碍患病率为 3.0%，其中抑郁症在 12~16 岁样本人群中检出率相对较高[29]。

（2）围产期女性：国内一项研究对 508 名产检妇女进行了抑郁筛查，结果发现 7 次随访的抑郁症状检出率为 24.8%~37.6%，孕早期抑郁症状与产后 1 周及产后 6 周的抑郁症状呈现正相关关系［比值比（odds ratio，OR）分别为 2.54 和 2.05］，孕早期焦虑症状与孕 12 周至 40 周的 5 个时间点的抑郁症状亦呈正相关[30]。产后抑郁症（postpartum depression，PPD）是孕产妇在妊娠、分娩、哺乳过程中最常出现的精神障碍，多在产后 2 周发生[31]。全球 PPD 患病率报道差异较大，范围在 0.5%~60%，而中低收入发展中国家该患病率可高达 20%~45%，国内的研究报道显示我国城市妇女的 PPD 患病率处于 1.1%~52.1% 之间[32]。

（3）围绝经期女性：由于内分泌系统出现重大变化，围绝经期女性成为抑郁症的高发人群。一篇纳入了 55 项研究（76 817 名参与者）的荟萃分析（Meta 分析）显示：存在抑郁症状的绝经期女性为 35.6%［95% 置信区间

（95% *CI*）：32.0%~39.2%]^[33]。一项横断面研究纳入上海市 1 062 名围绝经期女性进行问卷调查,发现 25.99% 的参与者存在抑郁症状[34]。

（4）老年：由于老年人各个器官逐渐衰弱,活动能力逐渐下降,出现抑郁症状的概率大大提高。中国老年健康影响因素跟踪调查（Chinese Longitudinal Healthy Longevity Survey, CLHLS）是一项针对 65 岁以上老年人、覆盖了全国 23 个省（自治区、直辖市）、代表性较强且具有权威性的流行病学调查。调查在 8 337 名≥60 岁老年人中发现抑郁症状检出率为 41.05%[35]。

（二）抑郁障碍的流行病学分布

1. 人群分布　女性的抑郁障碍患病率普遍高于男性,CMHS 数据显示,男女抑郁障碍患病率分别为 3.0% 和 4.2%[24],而 WMHS 报道的终生患病率分别为 7.5% 和 13.5%[26]；这种性别差异在 12 岁时出现,并在 16 岁的青春期达到顶峰[36]。

2. 时间分布

（1）节气：一项研究收集了 18 289 例抑郁症患者的就诊资料,以及气象局公布数据的日均温度、相对湿度、降雨量、气压和平均风速数据,计算温湿指数,结果发现小寒或大寒节气对应的温湿指数最低,抑郁症患者数最多,而大暑节气对应的平均温湿指数最高,抑郁症患者数最少[37]。

（2）其他：一项纳入了 153 848 名新型冠状病毒感染（corona virus disease 2019, COVID-19）幸存者的队列研究显示,COVID-19 感染幸存者发生抑郁障碍的风险显著增加,与对照组相比,COVID-19 感染者发生抑郁障碍的风险比为 1.39[38]；据估计,由于 COVID-19 大流行,全球新增约 5 320 万例抑郁症病例（增加 27.6%, 95% *CI*: 25.1%~30.3%）[39]。COVID-19 逆转了我国抑郁障碍患病率的下降趋势,2019—2021 年抑郁障碍的年龄标化患病率增加了 1.8%,病例数增加了 4.4%,但变化低于全球水平[25]。

3. 地区分布　中国的抑郁症患病率在地区之间存在显著差异。根据 CMHS 的数据,农村患病率（3.7%）略高于城市（3.4%）,这可能与医疗资源可及性、社会支持网络差异相关[24]。另一项研究分析了 1990—2021 年中国各地的标准化患病率,香港、浙江和山东的患病率最高,而天津、上海和北京的患病率最低。具体而言,香港的年龄标准化患病率为 3 431.7/10 万,浙江为 3 295.1/10 万,而天津的患病率最低,仅为 2 341.3/10 万[25]。一项国际研究显示,在中东、北非、撒哈拉以南的非洲、东欧和加勒比地区,超过 5% 的人口患有抑郁症。与此同时,东亚的抑郁症最低,其次是澳大利亚/新西兰和东南亚[40]。

(三)病程及预后

抑郁症的病程和预后因个体差异而异,受到多种因素的影响,包括病程类型、病情严重程度、是否接受治疗、社会支持等。一般而言,抑郁症发作的持续时间通常为 3~12 个月不等,未经治疗可能延长。

抑郁障碍通常起病于青壮年时期,WMHS 报道高收入国家和低收入国家的发病年龄相近,分别为 25.7 岁和 24 岁[41]。部分人群在学龄前起病,称为学龄前起病的抑郁症(preschool-onset major depressive disorder, PO-MDD),这类人群在青春后期表现出慢性病程,病程发展与人格特征、较差的身体健康状况和消极的养育方式有关。

1. 病程特征 抑郁症的病程具有阶段性,通常经历三个阶段。①早期阶段:表现为轻微情绪低落、兴趣减退、注意力下降等,但症状可能不明显,容易被忽视;②急性发作期:症状显著,包括持续性情绪低落、自卑感、绝望感,伴随睡眠障碍、食欲改变,甚至出现自杀倾向或自杀行为;③缓解期:在有效治疗或自然缓解的情况下,症状逐渐减轻,但可能存在一定程度的残留症状。

抑郁症的病程具有多样性,包括:①单次发作。患者可能经历一次抑郁发作后完全恢复,且不再复发。②复发性。多数抑郁症患者会经历多次发作,复发的风险随着发作次数增加而升高。③慢性。部分患者的抑郁症状持续两年以上,症状虽不如急性期显著,但仍显著影响生活质量。抑郁障碍通常是间歇复发性疾病,在初级或二级保健机构中,5 年以上随访发现复发率高达 71%~85%[42]。一项综述估计 5 年复发率为 60%,10 年为 67%,15 年为 85%;既往发作次数和亚临床残留症状与抑郁障碍复发相关[43]。

抑郁症的病程可能呈现波动性,部分患者会在特定的季节(如秋冬)症状加重或复发,即季节性抑郁。根据光照时间强度和长短的不同,秋冬时症状加重明显,春夏时症状减轻或消失;大多数季节性抑郁障碍患者可出现过度睡眠、过度饮食、严重抑郁等症状,严重影响其日常生活,降低生活质量[44]。

影响病程的因素包括:①个人因素,如基因易感性、个性特征(如内向、完美主义)可能使病程延长;②环境因素,如持续的压力事件、家庭关系不和谐;③治疗因素,如是否及时治疗、治疗的方式和依从性对病程都有重要影响。

2. 预后

(1)缓解:抑郁症治疗的有效率(减分率≥50%)约为 2/3,也就是说大约有 2/3 的患者经过 6 周以上的系统药物和 / 或非药物治疗,抑郁症状能够明显减轻。抑郁症的缓解率[汉密尔顿抑郁量表 -17 项(17 items-Hamilton Depression Rating Scale,HAMD-17 或 HDRS-17)≤7,或蒙哥马利 - 艾森贝格抑郁评定量表(Montgomery-Asberg Depression Rating Scale,MADRS)≤10]约为 1/3,就是说只有大概 1/3 的患者经过 14 周以上的系统的药物和 / 或非药物治疗后抑郁症状能基本消失[45]。

(2)复发:在初级和次级精神卫生护理环境中的研究显示,大约 34%~48% 的患者存在持续性疾病(即一次发作持续超过 12 个月),且复发率非常高(部分研究中复发率高达 85%)。生物因素是导致抑郁症反复发作的主要原因之一,传统上,复发性抑郁症的发生与遗传因素亦相关。一级亲属患有精神障碍,尤其是抑郁症,是该疾病复发的一个重要因素。此外,急性呼吸窘迫综合征、慢性阻塞性肺疾病及肺癌也更容易导致抑郁症复发,这些可能与抑郁症介导的炎性反应相关[46]。

(3)残留症状:很多抑郁症患者在经过系统治疗达到缓解后仍然有残留症状,残留症状是抑郁症复发的高危因素。抑郁障碍序贯治疗(Sequenced Treatment Alternatives to Relieve Depression,STAR*D)研究发现,90% 以上的抑郁症患者经过规范治疗后仍至少残留一种症状,其中最常见的包括睡眠障碍(71.7%)、食欲 / 体重障碍(35.9%)和低落情绪(27.1%)等。我国一项多中心调查显示即使临床症状达到缓解者,依然存在的残留情绪症状包括睡眠障碍(66.6%)、疲劳(32.3%)、注意力减退(31.3%)、食欲 / 体重障碍(28.8%)、精神运动变化(23.2%)、悲伤情绪(21.9%)和兴趣减退(21.1%)。残留躯体症状包括头痛(31.9%)、肠道不适(31.3%)、心悸

（26.3%）、胃部不适（22.3%）、头晕（22.2%）和胃痛（20.6%）[47]。

（4）自杀：自杀是抑郁症造成的寿命损失的主要原因，抑郁症患者自杀死亡风险比没有抑郁症的人高出近 20 倍［相对危险度（RR）=19.7，95% CI：12.2~32.0）］。一项纳入了 65 项研究共计 27 340 例抑郁障碍患者的荟萃分析发现，患者自杀企图的终生患病率为 31%，12 月患病率为 8%[48]。荟萃分析证据提示抑郁障碍患者自杀行为的危险因素包括自杀企图、重度抑郁症状、焦虑、绝望、精神障碍家族史、合并物质依赖障碍等[49]。

（四）共病

1. 共病其他精神障碍　抑郁障碍往往与焦虑障碍、创伤后应激障碍、人格障碍、物质使用障碍等共病。

共病焦虑障碍最常见。45%~67% 的 MDD 患者符合至少一种共病焦虑障碍的标准。同样，30%~63% 的焦虑障碍患者符合同时发生 MDD 的标准[50]。欧洲一项多中心研究[51]纳入 1 346 名抑郁障碍患者样本分析，发现 21.2% 共病焦虑障碍（10.8% 广泛性焦虑障碍，8.3% 惊恐障碍，8.1% 广场恐惧症，3.3% 社交恐惧症）。

一项调查发现，世界上经历过战争的 10 亿人群中有 3.54 亿人同时患有创伤后应激障碍和抑郁症。新型冠状病毒疫情隔离后，约有 85% 创伤后应激障碍的患者同时出现抑郁症状[52]。

抑郁症通常与边缘型人格障碍（borderline personality disorder，BPD）共病。多达 80% 的 BPD 患者在其一生中经历一次或多次 MDD 发作；多达一半的 BPD 患者经历持续的 MDD。相反，10%~30% 的 MDD 住院患者和门诊患者存在共病的 BPD[53]。

一项包含 48 项研究、总样本量为 348 550 例的抑郁症与物质使用障碍（substance use disorders，SUD）荟萃分析显示，MDD 患者中任何 SUD 的患病率为 25%。患病率最高的是酒精使用障碍（AUD）20.8%，其次是非法药物使用障碍 11.8% 和大麻使用障碍 11.7%。男性 MDD 患者共病任何 AUD 的比例为 36%，明显高于女性 MDD 患者（19%，OR=2.628，95% CI：2.502~2.760）[54]。

2. 共病躯体疾病　抑郁症共病躯体疾病，如冠心病、糖尿病、癫痫、系统性红斑狼疮、癌症、慢性疼痛等，可能增加预后不良的风险[55]。研究发现，每多一个器官患有疾病,抑郁症治疗失败的可能性就会增加约20%。一方面,躯体疾病本身以及治疗躯体疾病的药物既会影响抗抑郁药的作用的发挥,也可加重抗抑郁药的副作用而缩小了可供选择的药物范围,甚至有部分药物(如糖皮质激素和干扰素)本身就可以引起抑郁症状;另一方面,躯体疾病造成的痛苦及负担本身对人的情绪会产生不良的影响,还能通过影响内分泌及炎症反应进一步加重抑郁症。

此外,抑郁障碍是心血管疾病、卒中、糖尿病等首次发作的预测因素[56]。2014年我国一项纳入了5 236名冠状动脉性心脏病(coronary artery heart disease, CHD)患者的荟萃分析发现51%的CHD患者存在抑郁症状[57]。抑郁障碍是CHD的独立危险因素,抑郁症患者的症状严重程度、病程和对治疗的反应与CHD的不良结局相关,其潜在的作用机制包括炎症、内分泌失调、血小板激活、HPA轴过度激活、自主神经功能紊乱和行为异常[58]。

抑郁障碍是老年人发病和死亡的主要原因之一,就痴呆而言,抑郁障碍可能是一个危险因素或前兆,也可能是个体意识到即将到来的、不可逆转的灾难性后果的一种心理反应;一项纳入949名志愿者的队列研究[59]发现,与未诊断为抑郁障碍的患者相比,在基线时诊断为抑郁障碍的患者在17年的随访期间患痴呆的风险增加50%。

二、疾病负担

伤残调整寿命年(disability adjusted life years, DALYs)是指从发病到死亡所损失的全部健康寿命年,包括因早死所致的寿命损失和伤残所致的健康寿命损失年两部分。年龄标准化DALY率是一种衡量疾病负担的指标,用于比较不同人群或地区的健康状况。它通过将实际的疾病负担调整到一个共同的年龄结构标准,消除了因不同人群年龄结构差异而产生的影响。

2021年GBD数据估计全球有3.32亿抑郁障碍病例,病例分布在整个人生阶段,但在15~19岁和60~64岁的女性中最为常见。抑郁障碍导致了

5 630万DALYs,在所有精神障碍中排名第一。病例数和DALYs较1990年和2010年均显著增加。在全球DALYs的前25大主要原因中,抑郁障碍从2010年的第16位上升至2021年的第12位,其中在2010—2021年期间,导致全球年龄标化DALY率增长的前25大主要原因中,抑郁障碍（16.4%,95% CI: 11.9%~21.3%）排名第二。在2021年全球伤残寿命损失年（years lived with disability, YLDs）的前25大主要原因中,抑郁障碍（6.2%,95% CI: 5.0%~7.8%）也排名第二[60]。

从1990年到2021年,由于人口增长和老龄化,我国抑郁障碍的病例数和DALYs显著增加,反映了疾病负担的加重。2021年,抑郁障碍导致了790万DALYs,其中2/3为抑郁症（MDD）引发。年龄标准化DALY率从1990年的473.3/10万下降到2021年的430.6/10万,其中抑郁症为287.5/10万,持续性抑郁障碍（dysthymia）为143.1/10万。性别差异显著,女性的DALYs负担高于男性,2021年女性因抑郁障碍导致的DALYs为480万,而男性为300万。年龄特异性分析显示,抑郁障碍的DALYs在老年人群中较高,尤其是60岁以上的群体,抑郁症的DALYs随年龄增长持续增加,而持续性抑郁障碍的DALYs在60~64岁组达到峰值。DALYs地区差异显著,抑郁障碍的年龄标准化DALYs率最高的是香港（547.8/10万）,其次是浙江（518.9/10万）和山东（494.7/10万）,而最低的是天津（322.8/10万）、上海（327.3/10万）和北京（356.7/10万）。COVID-19大流行期间,抑郁障碍的DALYs负担进一步加重,尤其是2020年至2021年间,持续性抑郁障碍的DALYs显著增加6.7%。这些结果表明,抑郁障碍是重要的公共卫生问题,需要加强心理健康服务系统的建设,以应对当前和未来的疾病负担[25]。

（马现仓）

第五节 危险因素与发病机制

❗ 要点提示

- 抑郁障碍是一种多基因综合作用的复杂疾病,基因与环境的相互作用在抑郁障碍的病理生理学中得到了认可。
- 抑郁障碍危险因素主要可分为静态和动态因素两类。抑郁障碍家族史、女性、母体围产期因素、童年创伤可能是抑郁障碍的静态危险因素;物质滥用、不良生活习惯、人格特质、压力性生活事件、某些躯体疾病可能是抑郁障碍的动态危险因素。
- 抑郁障碍发病机制主要涉及遗传因素、神经生化及神经内分泌、免疫炎性、脑结构和脑功能异常等方面。

一、危险因素

围绕抑郁障碍的危险因素、疾病机制的研究较多,但至今尚未完全明确。

大量研究表明,抑郁障碍的发生与生物、心理、社会因素等诸多因素密切相关,遗传、环境交互作用,在应激性生活事件的作用下,动态发展中最终导致了疾病的发生和发展[61]。目前,诱发抑郁障碍的多种危险因素证据强度不等,2023 年加拿大情绪和焦虑治疗网络(CANMAT)抑郁障碍指南提出抑郁障碍的危险因素可分为静态因素(无法改变)和动态因素(可改变)两类[62]。

（一）静态危险因素

静态危险因素指不可改变的素质性因素，主要包括遗传因素、性别、母体围产期因素、童年创伤等。抑郁障碍是一种多基因综合作用的复杂疾病，其遗传度中等，患者亲属中患抑郁障碍的概率远高于一般人，约为10~30倍，血缘关系越近，患病率越高。同卵双生和异卵双生的共病率约为41%~49%，同胞共病率为36%~51%，消除环境影响的寄养子研究同样显示抑郁障碍有明确的遗传倾向[63,64]。性染色体的差异可能导致女性比男性更容易患抑郁症[65]。我国一项综述表明，随着经济的发展和生活压力的增加，女性的发病率约为男性的2倍，当女性遇到社会紧急情况或处于重大压力时，更容易出现抑郁症状[66]。产前和围产期的环境改变，即妊娠期和分娩后7天母体激素水平发生变化，可能导致抑郁情绪[67]。母体围产期高脂肪饮食摄入、较低血清素水平，容易导致子代出现焦虑抑郁样行为[68]。此外，童年创伤经历如儿童期遭遇身体和性虐待等，无论类型或数量如何，均会留下长期的神经生物学疤痕，属于可遗传的组成部分，增加日后患抑郁障碍的风险[69,70]。

（二）动态危险因素

除上述不可改变的危险因素外，抑郁障碍的诸多动态危险因素逐渐被发现，如物质滥用、不良生活习惯、人格特质、压力性生活事件、某些躯体疾病的影响等。

酒精使用障碍和抑郁症之间存在关联[71]，阿片类药物滥用/使用障碍与抑郁症状/障碍之间也存在关联[72]，其他物质使用障碍患抑郁症的风险更高。研究显示，儿童和青少年的时型与抑郁症状之间存在关联，夜晚型可能是抑郁障碍的危险因素，反之，"早睡早起"（睡眠中点每提前1小时）可减低23%的抑郁风险[73,74]。此外，暴饮暴食和久坐不动的生活方式，可能通过抑制适应性细胞应激反应而增加患抑郁障碍的风险；社会联系减少会增加感染风险，影响代谢和大脑健康状况，这也与抑郁障碍有关[75]。某些人格特质可能有更高的抑郁风险，如焦虑、强迫、冲动等易感性人格特质增加了患抑郁症的可能性，神经质、脆弱、焦虑等人格特质与产后抑郁有关，外向、积极情绪、尽责、自律与抑郁障碍的发生呈负相关[76,77]。压力性生活事件如法律纠纷、亲人意外猝死[78]等可能对心理健康产生负面影响，引起额叶皮质的灰质体积改变[79]。躯体疾病特别是慢性中枢神经系统疾病或 2 型糖尿病等其他慢性躯体疾病可能是抑郁障碍发生的重要危险因素。抑郁障碍与肥胖密切相关,体质量指数(body mass index,BMI)被确定为抑郁障碍的触发型风险因素,与遗传风险评分协同作用,参与细胞外重塑、促炎调节机制和昼夜节律改变等过程的信号通路,映射基因的过度表达从而增加抑郁障碍的易感性[80]。

二、发病机制

(一)遗传

抑郁障碍的遗传度约为 30%~40%[81]。家系、双生子和寄养子研究在抑郁障碍的病因学探索中发挥着重要作用。研究提示,抑郁障碍患者的后代患病风险比健康父母后代患病风险高 2 倍[82]。一项约 27 万受试者的大样本随访研究表明,抑郁障碍诊断的稳定性与家族遗传风险显著关联,家族遗传风险较高的精神障碍患者中,非情感性精神障碍患者最终诊断为抑郁障碍的比值比为 1.91(95% CI:1.59~2.29)[83]。一项涉及 50 万名抑郁障碍患者和 300 万名健康对照的全基因组关联研究结果表明,几种常见遗传变异的影响非常小(个体变异的比值比 <1.05),多种遗传变异共同构成了抑郁障碍的遗传风险。基于单核苷酸多态性的研究估计抑郁障碍的遗传率约为 8.4%[84]。抑郁障碍的总体遗传率中,结构变异或罕见遗传变异的重复证据有限。

多个基因连锁和环境的交互作用能促进抑郁障碍的发生与发展,一方面基因型赋予个体对环境因素的敏感性或者易感性,易感性高的个体当遇到环境中的相关风险因素,如遭受童年创伤、同伴遭受伤害等更容易引发疾病[85,86];另一方面,环境也能够影响基因的表达,个体应对应激时,大脑及其躯体会合成大量的神经递质和激素以促使个体及时做出反应,这些神经递质及激素的合成过程需要相关基因的表达,值得注意的是个体氧化应激可造成核酸损伤[87],染色体结构的变化可能是介导应激、基因表达和抑郁发生的分子机制。分子遗传学研究发现很多遗传标记均与心境障碍相关联,

X染色体、1号、2号、3号、4号、6号、7号、11号、12号、15号、16号、17号染色体上的易感位点与抑郁障碍存在连锁关系[88-90]。全基因组扫描筛选候选基因、候选基因表观遗传学调控的研究依旧是目前的研究热点，仍需深入探讨DNA甲基化、组蛋白乙酰化和甲基化，外泌体miRNA表达、端粒酶活性及非转录基因的沉默机制在抑郁障碍发生发展中的作用。

（二）神经生化及神经内分泌

神经生化[5-羟色胺（5-HT）、去肾上腺素（NE）、多巴胺（DA）等单胺类递质主导]及神经内分泌系统（下丘脑-垂体-肾上腺轴、下丘脑-垂体-甲状腺轴、下丘脑-垂体-性腺轴等）的功能改变是研究抑郁障碍发病机制的经典思路与途径，尽管受到一定程度的质疑，但仍是方兴未艾的热点研究领域之一[91-93]。已有研究证明，在部分抑郁障碍患者中，应激诱导的下丘脑-垂体-肾上腺轴过度活跃可引起糖皮质激素长期升高，致使下丘脑-垂体-肾上腺轴负反馈失衡，使得突触结构改变和重塑[66]。突破传统单胺类假说，研究发现部分氨基酸（如γ-氨基丁酸[94,95]、谷氨酸神经递质缺陷[96,97]）、神经肽[98]（如神经肽Y、促肾上腺皮质激素释放激素、促肾上腺皮质激素、P物质等）和黑色素聚集激素、褪黑素等可调节摄食、睡眠、生物节律及代谢，与抑郁之间的关系已经成为新的研究热点。此外，皮质激素、甲状腺素与雌激素水平的变化、炎性标志物（如白细胞介素）[99,100]、神经营养因子[101]、胆固醇与抑郁障碍的相关研究报道较多，但目前的研究常因很难控制干扰因素，导致阳性研究结果的可重复性不高，仍需辩证地看待研究结论。

（三）免疫炎性

越来越多的证据表明抑郁障碍与炎症标志物、免疫细胞数量异常和抗体滴度异常等全身免疫激活有关。抑郁障碍患者通常表现出肿瘤坏死因子-α、白介素-6、C反应蛋白（CRP）等促炎细胞因子水平升高及白介素-1β、白介素-8等循环细胞因子水平的降低[102]。因研究存在患者病程、合并症、治疗药物、检测方法、体质量指数（BMI）等方面的差异，结果存在异质性。进一步划分亚型后发现，非忧郁型抑郁障碍患者表现出促炎状态，忧郁型抑郁障碍患者表现出促炎细胞因子产生减少[99]。此外，肠道微生物对中枢神经系统有重要影响，肠道微生物通过产生短链脂肪酸等代谢产物，直接作用于 DA、5-HT 等神经递质,间接影响肠内激素的释放这三种途径与中枢神经系统相互作用,使得 "肠 - 脑轴紊乱" 作为抑郁障碍病理机制的一个新方向[103]。

(四)脑结构和脑功能异常

1. 影像研究　随着结构影像学技术如计算机断层扫描(CT)、磁共振成像(MRI)以及功能性影像学技术正电子发射计算机体层扫描术(PET)、单光子发射计算机断层成像(SPECT)、磁共振波谱成像(MRS)和功能磁共振成像术(fMRI)的应用与发展,抑郁障碍中枢结构与功能的病理机制研究进入新阶段。结构性神经影像研究多发现抑郁障碍患者前额叶和海马体积缩小[104]。功能影像研究提示多维度的抑郁症状与大脑网络的功能连接和网络组织异常有关[105]:自我思维反刍相关的默认网络在抑郁障碍患者表现为超连接模式,执行控制相关的额顶网络、情绪监测和整合的警醒网络以及情绪处理及记忆相关的边缘系统在抑郁障碍患者中表现为失连接模式。值得注意的是,研究者发现部分环路功能异常可能与抑郁障碍患者某些症状存在关联。例如,奖赏环路与抑郁障碍患者快感缺失症状关联性研究持续得到关注[106-108];"前额叶 - 边缘 - 基底神经节" 环路异常可能与抑郁障碍患者自杀行为密切相关[109]。磁共振波谱研究显示抑郁障碍患者内侧额叶及前扣带回 γ- 氨基丁酸、谷氨酸能代谢物下降[95,110],但证据还不够有力,有待进一步探索。

2. 神经电生理研究　神经电生理研究经由脑电图、睡眠脑电图、脑磁图、脑诱发电位等途径实施。研究发现,抑郁障碍患者 α 频段 "左侧化现象",左右大脑半球额叶振幅偏侧化与抑郁严重程度呈负相关,但这一现象在信道层面受到质疑,需要信号源层面进行验证[111]。与非侵入式脑电技术不同,侵入性脑电图技术为在体精确测量抑郁障碍患者神经电生理活动提供了独特的方式[112]。通过脑电技术探讨神经环路功能连接改变,用于抑郁障碍亚型分类及疗效预测取得一定进展[113,114]。脑电 "微状态" 研究[115]以及脑磁图 "跨频段耦合" 算法[116]是用于探索脑区间神经活性协同性的新方法。抑郁障碍患者总睡眠时间减少,觉醒次数增多,快速眼动睡眠潜伏期缩短与抑郁程度呈正相关,且可预测治疗效果[117]。抑郁发作时脑诱发电位波幅较小,并与抑郁的严重程度相关;视觉诱发电位潜伏期较短;药物治疗前,右侧视觉诱发电位大于左侧；体感诱发电位波幅恢复较慢，潜伏期恢复较快。尽管神经电生理机制的研究方法有所创新，抑郁障碍的电生理机制仍需深入研究。

抑郁障碍危险因素与发病机制见图1-5-1。

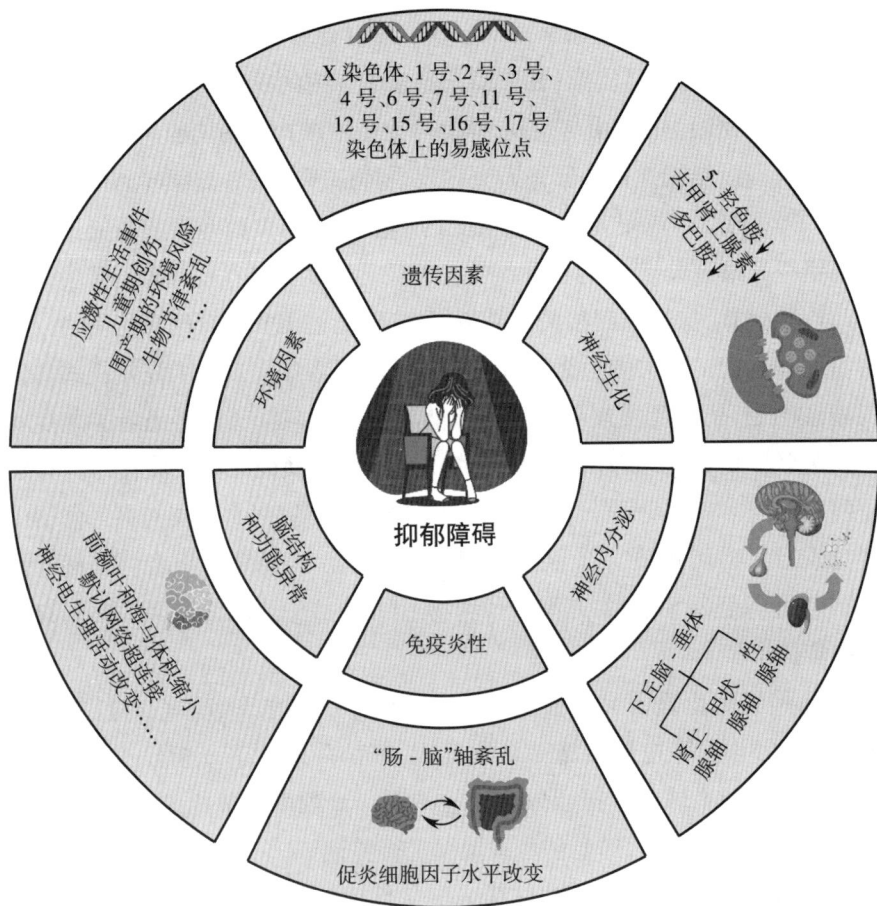

图 1-5-1　抑郁障碍危险因素与发病机制示意

（姚志剑）

| 第六节　诊断和治疗未满足的重大需求 |

> **(!) 要点提示**
>
> - 诊断领域存在开发诊断客观标志物,以及避免漏诊或过度诊断双相障碍的需求。
> - 现有抗抑郁药存在治疗初期起效慢、自杀行为风险增加,以及起效率低等,特别是在难治性抑郁障碍患者中,需要开发新型治疗药物和治疗方式。
> - 儿童、青少年、孕产妇等特殊人群需要探索兼顾有效性和安全性的治疗方案。
> - 新兴诊断与治疗方法具有前景,但仍需更多研究证据。

我国抑郁障碍指南的再次更新,整合了近年来相关领域的研究进展,为一线医务人员提供最新的学术资讯和有循证医学证据的指引。然而,由于抑郁障碍的发病机制未明、病情易受心理社会因素影响、诊断主要基于症状学等现状,在抑郁症的诊断和治疗领域,仍存在诸多未被满足的重大需求,简列如下。

1. 缺少诊断和疗效评价的客观标志物　过去二十年的研究表明,神经影像学、神经生理学、基因组学、蛋白质组学和代谢组学的研究有可能为抑郁障碍提供诊断和疗效评价的候选生物标志物[118]。文献计量分析结果显示,在抑郁症的核心标志物中,与免疫炎症和氧化应激有关的生物标志物、功能磁共振成像(fMRI)获得的影像标志物研究相对成熟。而通过机器学习和代谢组学分析得到的标志物,以及以微小核糖核酸(microRNA)为标志物的研究仍具有进一步的发展潜力[119]。然而,虽然大量的研究在相关领域进行探索,但依旧无法得出统一的结论。例如,在功能磁共振成像领域,机器的参数、数据分析方法不同均可能造成结果不一致[118]；在免疫炎症和氧化应激领域，指标受个体躯体情况影响容易波动[120]。寻找抑郁障碍诊断和疗效的稳定且便捷的客观标志物，仍是需要继续探索的课题。

2. 双相抑郁漏诊和过度诊断　在抑郁障碍的临床诊疗中，双相抑郁的漏诊屡被提及。一方面是由于双相抑郁的症状与抑郁障碍重叠，临床医生没有仔细询问躁狂 / 轻躁狂症状[118]，另一方面也与患者或者照料者对于躁狂 / 轻躁狂症状的忽视或者因为某些原因有意回避有关。双相抑郁的漏诊导致患者错过早期干预并增加医源性伤害的风险[119]。因此，提高对双相抑郁的识别和敏感，有助于早期识别和干预双相抑郁。然而，与此同时，对双相抑郁漏诊的担忧也可能引起双相抑郁过度诊断和治疗[120]。如何能在临床实践中早期识别双相抑郁，做到既不漏诊、也不误诊，有赖于对双相抑郁客观标志物，以及单相 / 双相抑郁鉴别标志物的研究。目前研究已经提出一些标志物可能有助于鉴别单相 / 双相抑郁，但仍需进一步深入研究和临床检验。

3. 基于神经递质和受体假说的抗抑郁药有效率低　目前广泛接受的抑郁障碍发病机制理论包括神经递质和受体假说、下丘脑 - 垂体 - 肾上腺（HPA）轴假说、细胞因子假说、神经可塑性假说和全身影响假说，然而，但这些假说并不能完全解释抑郁障碍的发病机制。基于发病机制开发的药物是治愈疾病的最根本方法，然而，目前已上市的抗抑郁药的起效机制大多基于神经递质和受体假说，有效率较低。因此，需要通过深入探究抑郁障碍的发病机制进而开发新型抗抑郁药[66]。

4. 抗抑郁药治疗初期起效慢与自杀行为风险增加　抗抑郁药治疗初期起效慢，而临床实践中需要对于伴有自杀想法的抑郁症患者快速起效，氯胺酮 / 艾司氯胺酮为这一难题提供了一种解决办法。然而，氯胺酮 / 艾司氯胺酮在各种给药形式的模型中是否需持续治疗、大脑是否因治疗而发生改变、其他抗抑郁药是否可以用于后续治疗、患者是否对 N- 甲基 -D- 天冬氨酸（NMDA）调节剂或迷幻药产生耐受性，以及停止治疗后的复发率如何，这些问题仍然需要进一步地研究以明确。此外，氯胺酮 / 艾司氯胺酮的长期疗效、耐受性和安全性，仍有待更多的临床验证。在推广氯胺酮 / 艾司氯胺酮的临床使用中，滥用是一个值得关注的问题[121]。

在抗抑郁药的说明书中,均应美国食品药品监督管理局(Food and Drug Administration, FDA)要求加黑框警告,意在强调"抗抑郁药使用初期有增加自杀行为的风险"。然而,近些年研究发现,使用抗抑郁药的个体反复自杀未遂的风险没有显著增加[122],与抗抑郁药使用相关的大多数假定的不良健康结果可能没有得到令人信服的证据[123]。抗抑郁药是否能摆脱黑框警告,需要进一步大样本的研究证据。

5. 寻找有效的难治性抑郁症治疗方法 虽然研究已经证明了多种药物在改善抑郁症状方面的疗效,但对于难治性抑郁症患者,想要获得有意义的临床改善却很困难[124]。近些年,在难治性抑郁症的研究中,速效抗抑郁药(如艾氯胺酮鼻喷雾剂[124]和右美沙芬 - 安非他酮联合用药[125])、其他药物(如祖拉诺龙和裸盖菇素[126])、生物制剂(肠道微生物群[127])、外科治疗(如深部脑刺激[128])等已获得一些循证证据,但其长期效果和安全性需更多临床研究来证实。

6. 青少年抑郁症的治疗 青少年抑郁症是目前临床工作的重点内容。青少年抑郁症患者的治疗目标不仅包括情绪症状的改善,还包括应对能力、家庭关系和功能、学习和职业功能,以及社会功能的恢复[129]。心理治疗联合药物治疗是目前中重度青少年抑郁症的主要治疗方法,心理治疗的效果受到多种非医疗因素的影响,其中父母的影响证据最多[130],因此建议将父母列入青少年抑郁症的干预对象[131]。然而,在临床上实施的具体举措,还需更多探索。另外,多达40%的青少年抑郁症患者可能对药物治疗和心理治疗无反应[132]。对于难治性青少年抑郁症患者,一些新兴治疗方式如氯胺酮、艾司氯胺酮的研究显示可以有效治疗症状,降低自我伤害和自杀风险,并为长期治疗干预提供窗口。然而,需要进一步研究以优化治疗方案并评估长期影响[133]。非药物治疗如物理治疗、心理治疗的新模式也在临床探索中。

7. 儿童、孕产妇等特殊人群药物治疗的安全性问题 近年来对于儿童抑郁症的关注逐渐增加,并发现抑郁症最早已在学龄前(3~5岁)儿童出现[134]。目前针对儿童抑郁症已开发出有效的非药物干预方法[135]。然而,在药物治疗方面却仍疑虑重重,一是因为目前尚无长期队列研究探讨儿童期抗抑郁药治疗的长期影响,二是儿童使用抗抑郁药是否会增加自杀风险还未明确[136]。

孕产期也是抑郁症的高发时期。孕产期抑郁症不仅影响患者自身健康,还与其后代儿童发育不良影响的风险增加有关,并且可能影响婴儿和幼儿的心理健康[137]。通过适当的干预,可以预防或扭转母体抑郁症对母婴双方的负面影响[138]。因此,亟待构建母婴双结局的全周期策略,开发孕产期靶向药物,填补非药物/药物协同治疗证据,以及建立多学科风险预测及母婴长期数据库。

8. 数字化诊断和治疗工具的使用　数字化诊断和治疗近年来成为新型诊断和治疗工具开发的热点。基于机器学习和大数据分析的人工智能(artificial intelligence, AI)构建的临床决策、疗效预测和风险评估系统已获得初步支持证据,并在不断开发、优化中[142]。2024年4月,美国FDA批准了第一个治疗重度抑郁症的数字化疗法——Rejoyn。然而其临床试验却发现,使用真Rejoyn和假Rejoyn的患者的抑郁程度均较基线明显下降,且两者下降程度相当。因此,使用以Rejoyn为代表的数字化疗法是否能获益更多以及持续获益,仍需要充分证据[143]。另外,在使用应用程序(APP)或小程序时,面临着数据安全、用户接受度和临床有效性等挑战。数字疗法在哪些条件下有效、适用于哪些人群、是否可以进一步在临床推广,需要进一步研究证实。

9. 新兴治疗方法面临的挑战　目前正在开发治疗抑郁障碍的新型治疗方法,包括药物治疗、物理治疗和数字化的心理治疗等。一些具有前景的药物临床试验正在进行中,包括乙酰胆碱抑制剂、雌激素和孕激素受体激动剂、γ-氨基丁酸(GABA)受体正变构调节剂和过氧化物酶增殖激活受体γ激动剂等。物理治疗方面,多种神经调控治疗方法,如磁惊厥治疗、经颅电刺激、迷走神经刺激、蓝光治疗、深部脑刺激也在研究中,但其疗效、安全性及长远影响仍不明朗,需要更多证据[84]。

（马现仓）

第二章

抑郁障碍的评估与诊断

2

抑郁障碍的评估与诊断

第一节　概　述

理论上,抑郁障碍的筛查、评估、诊断与鉴别诊断应该和其他疾病一样,除评估临床症状、病程、症状严重度、疾病转归等疾病临床特征,还需要寻找疾病的遗传学、病理生理学、神经生化学、脑影像学等方面的改变。但是,目前抑郁障碍的病因与发病机制还不明确,缺少相关的体征和稳定的实验室测评指标,导致临床上对抑郁障碍的筛查、评估与诊断只能基于临床表现、疾病特征与病程演变、转归等综合判断,与内外科疾病的方法有所不同。

为使精神医学的临床实践和科学研究更具有科学性,学者们研制了适用于精神医学领域各种系统性的评估方法,从生理、心理和社会文化诸方面出发,评估个体或群体的心理卫生状况和精神症状,来提高评估的一致性。评定量表(rating scale)是其中用来量化临床观察的一种测量工具,是抑郁障碍筛查与评估的重要手段之一,常用的包括研究者/临床医师评定(他评)和患者自评的各类量表、问卷和调查表等形式。其用途是为了准确地筛查出患病群体,评估和分析抑郁症状的严重程度、治疗的效果以及患者社会功能等。抑郁障碍的评估强调多维度评估模式,应当从社会环境、心理、临床症状、生物学等多方面进行全面整合评估。评估维度包括:心理社会因素,临床症状及伴随症状,自伤自杀等风险,既往诊疗情况,社会和认知功能受损情况,生物学特征,数字化表型等。

抑郁障碍常用的筛查工具包括:患者健康调查问卷、医院焦虑抑郁自评量表、用于老年患者的老年抑郁症量表及用于孕产期的爱丁堡产后抑郁量表等。常用的评估工具包括:诊断用评估工具、症状评估工具、抑郁障碍不同临床特征的评估、生命质量及社会功能评定工具、药物不良反应及依从性评估工具和风险评估工具等。此外,在抑郁障碍的临床诊疗中引入数字化评估工具,指标包括心率、心率变异性、眼动、语音、面部表情、活动监测、生态瞬时评估等,有望为抑郁障碍的评估和干预提供新的方向。

目前,临床上尚不能对抑郁障碍作病因学诊断。各种常用的诊断与分类标准,都是根据临床症状(依据有限的几类症状组合)与病程演变而建立并付诸实践的;鉴别诊断也依据临床特征,尤其着重于症状组合的不同形式来判别。因此,这种基于现有标准和类别区分的诊断与分类不可避免地存在一致性、效度和信度较为有限的状况。

现今对于抑郁障碍缺乏确切客观的诊断方法,21世纪以来,代表性的精神疾病障碍诊断分类体系包括国际疾病分类第十次修订本(ICD-10)、美国精神障碍诊断与统计手册第5版(DSM-5),分别对精神疾病障碍进行了以重视研究发现与临床证据、临床实践为主导、逐渐趋于合理的诊断分类系统规划,尤以2013年5月发布的DSM-5做了较多合理的改变。本指南使用ICD-10诊断标准。但无论何种体系,不同版本的诊断分类系统仍强调以症状学指标作为抑郁障碍的诊断依据。因此,全面收集客观可靠的病史资料,密切临床观察,把握疾病主要症状及病程特点,进行科学分析是临床诊断的基石,体格检查和实验室检查,有助于诊断与鉴别诊断。

(王刚)

第二节　筛　查

❗ 要点提示

- 推荐对 12~18 岁青少年，所有成年人包括孕妇、产妇和老年人进行抑郁障碍筛查（1B）。
- 对一般人群进行筛查时，推荐使用 PHQ-2 和 PHQ-9，并结合临床访谈（1C）。
- 推荐流调中心抑郁量表（CES-D）、贝克抑郁量表（第 2 版）（BDI-Ⅱ）、儿童抑郁量表（CDI）、患者健康问卷-青少年版（PHQ-A）用于青少年抑郁筛查（1B）。围产期推荐至少对孕妇进行一次抑郁筛查，使用爱丁堡产后抑郁量表（EPDS）（1A）。推荐使用总体衰退量表（GDS）和康奈尔痴呆抑郁量表（CSDD）对老年人群进行抑郁筛查（1B）。可考虑结合非量表筛查工具与传统量表，以提高筛查准确性。

一、筛查人群

抑郁障碍的患病人数呈现逐年上升的趋势，做好疾病筛查是抑郁障碍得到早期有效干预，实现科学管理的重要环节。早期发现、早期治疗能够改善疾病的预后，降低致残率，减轻疾病负担。然而，在抑郁障碍的筛查中面临诸多问题，关于如何进行筛查，筛查对象选择、工具的使用、筛查频率、隐私保护等，都是专业医疗人员在进行筛查时需要谨慎考虑的。尤其针对特殊人群，如儿童青少年、孕产妇、老年人等，不恰当的或过度的筛查，可能造成负面的影响。因此，抑郁障碍筛查不仅要确保早期诊断和干预，同时还要避免过度诊断和非必要的疾病标签负担。本节将介绍针对不同人群的筛查推荐及常用筛查工具,以确保临床操作的科学性和合理性。

临床问题:哪些人群应进行抑郁障碍的筛查?

推荐意见:推荐对 12~18 岁青少年,所有成年人包括孕妇、产妇和老年人进行抑郁障碍筛查(1B)。

推荐意见说明:根据美国预防服务工作组(United States Preventive Services Task Force, USPSTF)的推荐,尽管缺乏针对青少年的荟萃分析,但该工作组建议对 12~18 岁的青少年进行抑郁障碍筛查,并强调筛查应结合准确的诊断、有效的治疗和适当的随访。对于老年人群体,一项荟萃分析表明[139],使用如 GDS 和 CSDD 等筛查工具可以有效识别抑郁障碍,尤其能够减少自杀风险并改善生活质量。此外,针对孕妇和产妇的抑郁障碍筛查,基于 EPDS 的荟萃分析显示[140],EPDS 具有较高的灵敏度(0.81, 95% CI: 0.75~0.87)和特异度(0.88, 95% CI: 0.85~0.91),能够有效识别抑郁障碍并帮助进行及时干预,从而减轻抑郁障碍对孕产妇的负面影响。因此,综合上述证据,推荐对 12~18 岁青少年以及所有成年人群体,包括孕妇、产妇和老年人进行常规抑郁障碍筛查,以期早期识别并提供有效的干预。

儿童、青少年时期的抑郁与成年后的复发性抑郁或其他精神障碍存在密切相关,并且可能升高自杀风险。国内荟萃分析显示,近三十年间,儿童、青少年抑郁症状的检出率呈现增加趋势,从 2000 年前的 18.4%,到 2016 年后上升到 26.3%,合并结果显示儿童、青少年抑郁症状的检出率为 22.2%[141]。对于 12~18 岁的青少年,有证据表明,筛查问卷可以准确地确定抑郁障碍,治疗可以导致症状的改善或缓解。然而对于 11 岁及以下的儿童,没有足够的证据表明抑郁障碍筛查问卷的准确性,也没有足够的证据表明筛查与症状改善或缓解之间的联系[142]。因此目前只建议对 12~18 岁的青少年进行抑郁障碍筛查。

有关成人筛查对象的选择,目前认为可以对 18 岁及以上的人群开展普遍的筛查。

抑郁障碍在妊娠期和产后很常见,对父母和婴儿都有影响。妊娠期抑郁会增加早产和低体重儿的风险。母亲妊娠期或产后抑郁情绪对子代情绪和行为的影响会一直持续至学龄前和学龄期。母亲有抑郁情绪的学龄前儿童和学龄期儿童罹患情绪或行为障碍的风险分别增至 1.40 倍和 1.78 倍[143]。母亲产后抑郁症与儿童的异常发育、认知障碍和精神病理学有关，会干扰母乳喂养、母婴关系以及母亲与伴侣的关系，容易被忽视[144]。

在老年人群中，慢性疾病和睡眠问题会增加抑郁障碍的风险，运动障碍、视力损伤等也是重要的风险因素[145]。因此针对老年人群也应该开展抑郁障碍的筛查。

二、常用的筛查工具

在当前临床实践中，抑郁障碍筛查已经成为了评估和干预的关键步骤。特别是在高风险群体中，如青少年、孕妇、产妇和老年人。不同人群的抑郁障碍表现和筛查需求不同，因此，选择合适的筛查工具至关重要。以下是针对各类人群进行抑郁障碍筛查的推荐意见及常用筛查工具。

临床问题：针对不同人群，应该使用哪些筛查量表？

推荐意见：对一般人群进行筛查时，推荐使用 PHQ-2 和 PHQ-9，并结合临床访谈（1C）。推荐流调中心抑郁量表（CES-D）、贝克抑郁量表（第 2 版）（BDI-Ⅱ）、儿童抑郁量表（CDI）、患者健康问卷 - 青少年版（PHQ-A）用于青少年抑郁筛查（1B）。围产期推荐至少对孕妇进行一次抑郁筛查，使用爱丁堡产后抑郁量表（EPDS）（1A）。推荐对老年人群使用总体衰退量表（GDS）和康奈尔痴呆抑郁量表（CSDD）进行抑郁筛查（1B）。

推荐意见说明：一项荟萃分析[146]（2020 年）评估了 PHQ-2 和 PHQ-9 在抑郁障碍筛查中的应用。该分析汇总了多项研究数据，表明 PHQ-2 作为初步筛查工具具有较高的敏感性，能够快速识别潜在的抑郁障碍患者；而 PHQ-9 则具有较高的特异性，适用于进一步诊断确认。具体而言，PHQ-2 的灵敏度为 0.91（95% CI：0.88~0.94），特异度为 0.67（95% CI：0.64~0.71），表明其在识别可能的抑郁障碍患者方面表现良好。结合 PHQ-9 后，筛查的准确性进一步提高，特异度达到 0.87（95% CI：0.84~0.89），有助于减少假阳性结果。

一项荟萃分析[147]（2015 年）评估了在儿童和青少年群体中使用的几种常见抑郁障碍筛查量表，包括 CES-D、BDI-Ⅱ、CDI 和雷诺青少年抑郁量表（RADS）。该分析回顾了多项研究，评估了这些筛查工具的诊断准确性以及内部一致性。具体而言，CES-D 在识别青少年抑郁障碍方面表现良好，内部信度较好，九项研究（10 个数据点）评估了 CES-D 完整版本的内部信度，综合估计的内部信度为 0.88（95% CI: 0.84~0.92）。BDI-Ⅱ灵敏度总体较好（0.81，95% CI: 0.74~0.87）、特异度同样总体较好（0.81，95% CI: 0.75~0.88）。CDI 具有较高的灵敏度（0.83，95% CI: 0.77~0.89）和特异度（0.84，95% CI: 0.77~0.92），但异质性较高。一项研究支持 PHQ-A 的诊断有效性，PHQ-A 在敏感性、特异性、诊断一致性和整体诊断准确性方面表现良好[148]。因此，在青少年群体中进行抑郁障碍筛查时，CES-D、BDI-Ⅱ、CDI 和 PHQ-A 均为推荐工具。儿童群体中证据尚不充分。

一项 2021 年的荟萃分析[140]评估了爱丁堡产后抑郁量表（EPDS）在孕妇和产妇中筛查抑郁障碍的准确性。该分析综合了 58 项研究，涵盖 15 557 名参与者，数据表明 EPDS 在这些群体中的敏感性和特异性较高，能够有效识别抑郁障碍。具体而言，当 EPDS 的截断值为 11 或更高时，灵敏度为 0.81（95% CI: 0.75~0.87），特异度为 0.88（95% CI: 0.85~0.91），这表明该工具能够在高敏感性和较高的特异性下检测到产后抑郁症。该荟萃分析还强调，EPDS 在孕妇和产妇群体中具有广泛的适用性，并且无论是半结构化访谈还是全结构化访谈作为参考标准，EPDS 的准确性表现一致。此外，研究还指出，在孕产妇中使用 EPDS 的优势在于其简单、易用，且能在不同的筛查环境中灵活应用，帮助早期发现并及时干预抑郁障碍。该研究还进一步指出，EPDS 能够有效识别出患有抑郁障碍的孕产妇，并在不同的筛查环境下保持较高的准确性。因此，该分析为在孕产妇中进行抑郁障碍筛查提供了强有力的证据支持，并推荐将 EPDS 作为常规筛查工具。

一项研究[149]验证了 GDS 和 CSDD 在老年群体中的效度。研究显示，这两个量表在识别抑郁障碍时具有很高的敏感性和特异性。具体而言，CSDD 的灵敏度和特异度分别为 0.93 和 0.97，而 GDS 版本的灵敏度和特异度在 0.82~0.90 之间，证明这两个工具在抑郁筛查中的有效性。另一篇荟萃分析[150]回顾了老年人群体中的抑郁障碍筛查工具,包括 CSDD。研究显示,在长期护理环境中的老年人中,CSDD 的灵敏度在 0.67~0.90 之间,表现出较高的筛查效用,尤其是在有认知障碍的老年人中。

目前没有充足的证据表明某一种筛查工具明显优于其他。PHQ 是目前使用最广泛的[151]。PHQ-2 与更全面的 PHQ-9 具有相似的灵敏度,但 PHQ-9 的特异度更高,为 0.91~0.94。PHQ-2 被认为是所有年龄组的初始筛查工具。如果怀疑有抑郁障碍,应该进一步完成 PHQ-9 或临床访谈。相比于单用 PHQ-9,采用 PHQ-2 ≥2+PHQ-9 ≥10 的序贯筛查方式针对抑郁的灵敏度大致相当,而特异度更高。基于上述结果,可以先筛查 PHQ-2,总分≥2 再筛查 PHQ-9[146]。

对于青少年人群,推荐使用流调中心抑郁量表(Center for Epidemiological Studies Depression, CES-D)、贝克抑郁量表(第 2 版)(Beck Depression Inventory-Ⅱ, BDI-Ⅱ)、儿童抑郁量表(Children's Depression Inventory, CDI)、患者健康问卷-青少年版(Patient Health Questionnaire for Adolescents, PHQ-A)或 PHQ-9 等进行筛查[152, 153]。这些工具在我国青少年人群运用中均显示出较好的信效度[154-156]。如国内 3 项不同的研究显示,中文版 CDI 的 Cronbach's α 系数分别为 0.85、0.88 和 0.82,重测信度分别为 0.75、0.81 和 0.89,效度良好;对于 PHQ-9 在青少年应用中的信效度,发现其 Cronbach's α 系数为 0.85,4 周重测信度为 0.88,与 BDI-Ⅱ的相关系数为 0.77,结构效度较好[157-160]。筛查时建议结合不同地区以及调查样本的特点,选择最合适的筛查工具,并注意与有效的访谈方式进行结合,以最大限度地筛查出早期抑郁。

围产期应至少对孕妇进行一次抑郁障碍筛查。筛查工具推荐使用爱丁堡产后抑郁量表(Edinburgh Postnatal Depression Scale, EPDS)[161, 162]。EPDS 为最常用的围产期抑郁症筛查工具,易于评分,方便操作。尽管该量表最初被用于筛查产后妇女,但临床中发现也适用于产前抑郁障碍的筛查。对于常用的 10 分和 13 分的量表 cut-off 值,灵敏度和特异度分别为 0.85 和 0.84, 0.66 和 0.95[140, 155, 163];产后筛查可使用产后抑郁筛查量表(Postpartum Depression Screening Scale, PDSS),但因条目较多可能限制了其在门诊的使用。目前发现 EPDS 比 PHQ-9 或 PDSS 在识别妇女是否患有产后抑郁症方面更准确[164]。

老年人的抑郁筛查目前也有多个工具,建议使用老年抑郁量表(Geriatric Depression Scale, GDS)及康奈尔痴呆抑郁量表(Cornell Scale for Depression in Dementia, CSDD)[143]。GDS 用于筛查无痴呆症状的老年患者,其中 GDS-15 具有 0.94 的灵敏度和 0.81 的特异度[143]。CSDD 是一个涵盖 19 个条目的筛选工具,可用于老年患者。与 GDS 不同,CSDD 在用于痴呆症患者时仍然有效,它的灵敏度为 93%,特异度为 97%[149]。

除了量表和问卷之外,目前还有其他类型的筛查技术用于识别抑郁障碍,大多尚处于研究阶段。

1. 生物标志物和实验室测试　有研究表明,特定的生物标志物(如皮质醇水平、C 反应蛋白)可能与抑郁障碍有关。血液或唾液测试可以用于检测这些生物标志物。

2. 脑影像学检查　如功能磁共振成像(fMRI)和正电子发射计算机体层扫描术(PET),可以用来观察大脑活动和结构变化,以帮助识别与抑郁障碍相关的异常。

3. 数字化和技术工具　如移动应用和可穿戴设备。一些应用程序和可穿戴设备可以通过跟踪用户的行为、情绪、睡眠和活动模式来识别潜在的抑郁问题。例如,某些应用可以分析用户的语音和文字模式,检测抑郁的迹象。

这些非量表类型的筛查工具可以与传统问卷和量表相结合,提供更全面的评估,以便更准确地识别和处理抑郁情绪。

(陆峥)

│ 第三节　评　估 │

ⓘ 要点提示

- 需重点评估患者情绪及相关症状，以及是否伴有（轻）躁狂症状、精神症状和躯体症状。需关注患者的认知功能评估。
- 基于 DSM-5 和 ICD-10 编制的定式访谈工具 DSM-5 障碍定式临床检查（SCID-5）和简明国际神经精神障碍交谈检查表（MINI）等，是临床诊断和临床研究的常用工具。
- HAMD、MADRS、BDI、抑郁症状自我报告快速清单（QIDS-SR）等评定量表，用于抑郁症状及严重程度的评估。
- 32 项 /33 项轻躁狂症状自评量表（HCL-32/HCL-33）、心境障碍问卷（MDQ）和杨氏躁狂状态评定量表（YMRS）等量表可评估治疗过程中的转躁风险。
- 评估抑郁症伴有的 8 种不同临床特征，可采用 SCID-5 相应的特征模块，以及相应的量表工具。
- 改善生命质量和社会功能也是治疗效果的重要要素，疗效评估需从病情严重程度、功能水平、治疗效果及不良反应等进行综合评定。
- 需高度警惕自伤自杀等风险，及早识别潜在风险因素，对于病情严重、有自杀风险的患者，需进行全面的入院评估。
- 抑郁症患者可进行数字化信息采集，为传统临床访谈评估提供信息补充。

采用研究领域标准（Research Domain Criteria，RDoC）的多维度评估模式，从社会环境、心理、症状、生物学等方面进行全面整合评估。其目的是明确抑郁障碍的诊断，同时为改善抑郁障碍治疗结局和功能预后提供可靠的依据。临床评估主要包括：心理社会因素，目前的主要症状及伴随症状，自伤自杀等风险,既往的诊疗情况,社会功能和认知功能受损情况,生物学特征,以及发展中的数字化表型等。

可使用标准化的临床访谈范式、患者自评量表、实验室检查、影像学检查及数字化手段等来评估精神症状的严重程度、治疗疗效、功能预后及个体结局等[2]。

抑郁障碍的评估流程见图 2-3-1。

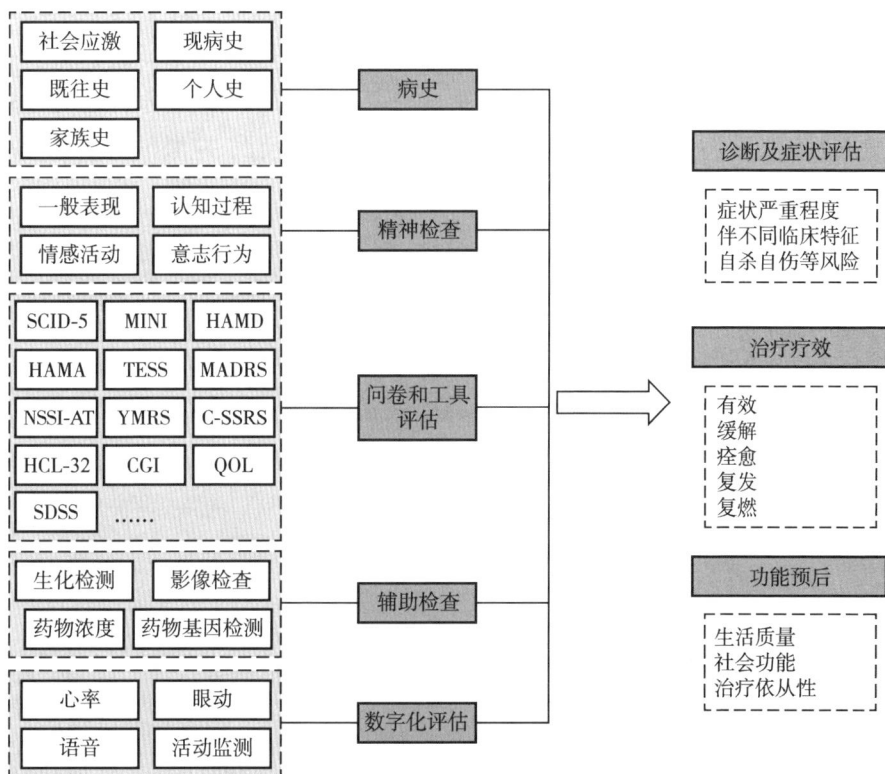

图 2-3-1 抑郁障碍的评估流程

一、病史评估

1. 一般情况   包括姓名、性别、年龄、籍贯、婚姻、民族、文化程度、职业等。

2. 现病史　从起病之初到就诊时病情演变与诊疗的全过程，即抑郁的发生、发展、演变和诊治经过，评估内容包括起病原因或诱因、抑郁的发病过程、躁狂发作史、诊疗情况及发病后的一般情况等。

3. 既往史　询问既往的疾病史，如有无外伤史、手术史、输血史、药物过敏史、躯体疾病、昏迷等。需重点注意甄别既往史的疾病情况是否与抑郁症状相关，例如神经系统疾病（如脑卒中、脑外伤等）、内分泌与代谢性疾病（如甲状腺功能障碍、糖尿病等）、心血管疾病（如动脉粥样硬化、高血压等）等。

4. 个人史　应根据具体情况有重点的询问，如妊娠与出生发育情况、同学及人际关系情况、学业及工作情况、遵守法律法规情况、应激创伤事件、婚育情况、物质使用情况、人格及兴趣爱好等。

5. 家族史　抑郁障碍常有遗传倾向，同时其家族中其他精神障碍发生率可能较高，所以要了解患者的父母两系三代中是否存在精神疾病患者，有无近亲婚配史。

二、精神检查

精神检查是指检查者通过与就诊者面对面的访谈，直接观察了解其言行和情绪变化，从而进行精神活动的全面评估。全面的精神检查，包括一般表现（意识、定向力、仪态及外表、接触情况、日常生活表现等），认知过程（包括感觉、知觉、感知综合、思维活动、记忆力、智能、自知力等），情感活动（情感的性质与强度、情感的协调性与稳定性等），意志和行为（意志活动及本能、动作行为、自杀自伤行为等）[7]。在此基础上，需要重点评估患者情绪及相关症状，以及是否伴有（轻）躁狂症状、精神病性症状和躯体症状。需关注患者的认知功能评估。尤其需要注意评估是否存在自杀自伤风险。

抑郁障碍的典型症状包括情绪低落、兴趣减退及愉快感丧失、精力下降或疲乏感。典型患者可有晨重暮轻的变化。在精神检查时应注意以下方面。

1. 情感　情绪低落是抑郁障碍的核心症状。患者大多数时候显得情绪低落,感觉心情压抑,在此背景下,常产生无价值感、绝望感以及无助感。

2. 兴趣 绝大多数患者会出现兴趣减退及愉快感缺乏,无法从日常生活及活动中获得乐趣,即使对以前非常感兴趣的活动也难以提起兴趣。

3. 疲劳感、活力减退或丧失 多数患者会有不同程度的疲乏感,且通过休息或睡眠并不能有效地恢复精力。对工作感到困难,常常不能完成任务。需要注意,疲劳感也可能与睡眠障碍有关。

4. 思维及言语 抑郁障碍患者往往思维活动减慢,常表现为说话缓慢、言语减少。由于思考过程困难,一些简单的问题也需要较长时间才能完成。决断能力降低,变得优柔寡断、犹豫不决,甚至对一些日常小事也难以做出决定。

5. 焦虑或激越 很多患者有焦虑、紧张等症状。常表现出忧心忡忡、坐立不安,小动作增多,例如踱步、搓手、无目的动作等。老年抑郁症患者这类症状往往更为突出。

6. 躯体症状 多数患者表现为食欲减退、体重减轻;也有少数患者表现为食欲增加。大多数患者会有某种形式的睡眠障碍,可以表现为入睡困难、睡眠不深、易醒,典型表现为早醒;临床上也可见到少数患者出现睡眠过多。性欲低下在患者中常见,对性生活无要求及快感缺乏,需要加强评估以免此类症状被遗漏。

7. 自杀 由于情绪低落,自我评价低,患者出现自卑、自责,并感到绝望,因此很容易产生自杀观念,反复出现与死亡有关的念头,甚至思考自杀的时间、地点、方式等。在自杀观念的驱使下,部分患者会产生自杀企图,部分患者可能有自杀行为。

8. 慢性疼痛 慢性疼痛常和抑郁障碍相关,部分慢性疼痛的患者在具有疼痛症状的同时,存在典型的抑郁症状。抑郁症患者的疼痛常常没有能解释的器质性原因,常见有头痛、颈痛、腰背痛等。慢性疼痛可成为抑郁症的重要症状或就诊的主诉,而抑郁症状也可使各种原因所产生的疼痛症状加重。

9. 其他症状 除上述症状外,抑郁障碍还可出现其他多种症状,包括各种躯体不适,常见的主诉如口干、恶心、呕吐、咽喉不适、胃部烧灼感、消化不良、胃肠胀气、便秘、气短、胸部不适等。患者常因为这些症状到综合医院反复就诊，接受多种检查和治疗，延误了正确的诊断与治疗。

三、诊断及症状评估

（一）诊断评估

抑郁障碍应根据病史、体格检查、实验室检查以及详细的精神检查来进行诊断。临床工作中，检查者往往根据自己的经验和被检查者的具体情况决定精神检查的内容与顺序。为了避免检查者的主观原因影响检查的准确性，将精神检查的过程、症状提问方式、必须涉及的症状内容、各种症状的严重程度和临床意义等要素进行规范化整合的定式诊断工具应运而生。

1. 复合性国际诊断交谈检查表（Composite International Diagnostic Interview, CIDI）　是与 ICD-10 及 DSM-Ⅳ 两类诊断系统配套的定式检查，其不仅规定了检查范围、方法、顺序，连提问词也做了统一规定，并对每一个阳性回答设定了追问句式，以厘清重要的相关因素，从而提高评定的可靠性。CIDI 是 WHO 推荐的用于精神疾病流行病学调查的专用工具之一。

2. DSM-5 障碍定式临床检查（Structured Clinical Interview for DSM-5, SCID-5）　根据 DSM-5 制定的定式诊断工具，以规范精神障碍诊断过程，提高精神障碍诊断的信度和效度。SCID-5 有临床版和研究版，可按需要用于临床诊断、临床研究以及流行病学调查[165]。

3. 简明国际神经精神障碍交谈检查表（Mini-International Neuropsychiatric Interview, MINI）　是基于 DSM-Ⅳ 和 ICD-10 诊断标准编制的简短的结构式访谈，其操作简单、耗时短，是目前精神医学领域进行临床研究和实践所使用较为广泛的工具[166]。

（二）症状严重程度的评估

临床评定量表较多，从其性质上看，大多可分为他评量表与自评量表[167]。

1. 汉密尔顿抑郁量表（Hamilton Depression Rating Scale, HAMD/HDRS）　是目前使用最为广泛的抑郁量表之一，常作为新编抑郁量表的平行效度检验工具。一般采用交谈与观察的方式，由经过培训的评定者对患者进行评估。目前有 17 项、21 项及 24 项 3 种版本，大部分项目采用 5 级评分（0~4分），少数项目采用0、1、2分的3级评分法。HAMD具有良好的信度和效度，能较敏感地反映抑郁症状的变化，被认为是治疗学研究较优的评定工具之一，其总分能较好地反映疾病严重程度。

2. 蒙哥马利-艾森贝格抑郁评定量表（Montgomery-Asberg Depression Rating Scale，MADRS）　是被广泛使用的他评量表之一，共有10个项目，采用0~6的7级评分。主要用于评定抗抑郁治疗的疗效，许多精神药理学研究均采用这一量表。

3. 贝克抑郁量表（Beck Depression Inventory，BDI）　是应用最为广泛的抑郁症状自评量表之一，共有21个条目，采用0~3分的4级评分，总分0~63分。一般而言，该量表不适合于文盲和低教育人群。

4. 抑郁自评量表（Zung Self-rating Depression Scale，SDS）　是使用最广泛的抑郁症自评工具之一，包括20个条目，其中情感症状2个条目，躯体性症状8个条目，精神运动性症状2个条目，抑郁性心理症状8个条目，可直观地反映抑郁患者的主观感受。

5. 抑郁症状自我报告快速清单（Quick Inventory of Depressive Symptomatology-Self Report，QIDS-SR）　是一项症状严重程度自评量表，共包含16个条目，每项为0~3分的4级评分，总分为0~27分，是评估抑郁障碍严重程度有效且可靠的测量工具。

6. 9条目患者健康问卷（Patient Health Questionnaire-9，PHQ-9）　是常用于筛查的自评问卷之一，有9个条目，每条为0~4分的5级评分。

7. 其他适用于特殊人群的抑郁量表　如适用于产妇的爱丁堡产后抑郁量表（Edinburgh Postnatal Depression Scale，EPDS），适用于老年人的老年抑郁量表（Geriatric Depression Scale，GDS），适用于儿童的儿童抑郁自评量表（Depression Self-Rating Scale for Children，DSRSC），适用于综合医院兼评焦虑和抑郁的医院焦虑抑郁量表（Hospital Anxiety and Depression Scale，HADS）等。

抑郁症的评定量表是临床诊断与评估过程中的常用工具，要掌握各量表的优缺点、侧重点。应该注意，在使用这些量表时，必须结合病史、精神检查，并与诊断标准和定式检查相配合，才能发挥其应有的作用。

（三）认知症状评估

抑郁障碍可能涉及多个维度的认知功能损害,因此认知症状评估亦尤为重要,常用评估工具包括神经心理测量工具和自评量表等。

1. 标准化神经心理学测试　可客观评估注意力、记忆力、执行功能、信息处理速度等认知缺陷。例如,连线测试（Trail Making Test, TMT）、数字符号替换测验（Digit Symbol Substitution Test, DSST）、持续操作测验（Continuous Performance Test, CPT）等用于评估注意力与信息处理速度;霍普金斯词语学习测验（Hopkins Verbal Learning Test, HVLT）、加州词语学习测验（California Verbal Learning Test, CVLT）等用于评估记忆功能;Stroop色词测验、威斯康星卡片分类测验（Wisconsin Card Sorting Test, WCST）、伦敦塔测验（Tower of London）等用于评估执行功能;控制性口语词语联想测验（Controlled Oral Word Association Test, COWAT）、语义流畅性测试用于评估语言流畅性。

2. 中国简版神经认知成套测验（Chinese Brief Cognitive Test, C-BCT）是适合中国的本土化认知评估工具,由优化后的符号编码、TMT-A、CPT、数字广度测验（Digit Span）四个分测验组成,可快速评估患者多维度的神经认知水平[168],但目前仍缺乏针对抑郁症患者的大样本研究。此外,THINC-it是针对抑郁症的数字化认知评估工具,聚焦信息处理速度、工作记忆等抑郁核心认知维度。

3. 认知缺陷问卷（Perceived Deficits Questionnaire, PDQ）　是临床和研究中广泛应用的自评量表,尤其适用于评估患者主观认知功能障碍,包括注意力、记忆力、执行功能和计划能力等方面的损害[169]。目前有PDQ-5、PDQ-20及PDQ抑郁版3种版本。

（四）抑郁障碍不同临床特征的评估

DSM-5提出了抑郁障碍的8种临床特征标注:伴焦虑痛苦、伴混合特征、伴忧郁特征、伴非典型特征、伴精神病性特征、伴紧张症、伴围产期起病及伴季节性模式。临床评估应遵循国内外指南,亦可使用量化工具作为辅助手段,以提高不同临床特征的识别及评估准确性。SCID-5是基于DSM-5诊断系统配套的定式访谈工具,针对上述8种不同临床特征标注分别设置不同的模块,可用于临床特征的识别及严重程度评估。MINI则主要包含抑郁发作伴忧郁特征和精神病性疾患模块。

1. 伴焦虑痛苦特征　可采用 HAMD 的焦虑 / 躯体化因子（包括条目 10、11、12、13、15 和 17）、汉密尔顿焦虑量表（Hamilton Aanxiety Scale，HAMA）或者结合 MADRS 和抑郁症状清单（Inventory for Depressive Symptomatology，IDS）。此外，SCID-5 抑郁发作伴焦虑痛苦特征模块、世界卫生组织 5 项心身健康指数（5-item World Health Organization Well-being Index，WHO-5）、广泛性焦虑量表（Generalized Anxiety Disorder 7-item scale，GAD-7）、临床实用抑郁结局量表 - 焦虑痛苦特征量表（Clinically Useful Depression Outcome Scale-Anxious Distress Specifier Subscale，CUDOS-A）和 DSM-5 焦虑痛苦特征标注访谈（DSM-5 Anxious Distress Specifier Interview，DADSI）等，因其操作便捷、敏感且效度良好，也可以用于评估抑郁和焦虑症状。

2. 伴混合特征　可采用 32 项 /33 项轻躁狂症状自评量表（Hypomania Symptom Checklist-32/33，HCL-32/HCL-33）、心境障碍问卷（Mood Disorder Questionnaire，MDQ）或杨氏躁狂状态评定量表（Young Mania Rating Scale，YMRS）等辅助识别伴混合特征。SCID-5 抑郁发作伴混合特征模块、临床实用抑郁结局量表 - 混合特征量表（Clinically Useful Depression Outcome Scale-Mixed Subscale，CUDOS-M）均是基于 DSM-5 中抑郁发作伴混合特征的诊断标注编制，适用于伴混合特征抑郁症的筛查与评估。

3. 伴忧郁特征

（1）SCID-5 抑郁发作伴忧郁特征模块和 MINI 抑郁发作伴忧郁特征模块，均是基于 DSM-5 中抑郁发作伴忧郁特征的诊断标注编制。

（2）HAMD、MADRS、QIDS-SR 等抑郁症状量表包括 DSM-5 忧郁特征诊断标准中相关症状条目，均可以用于忧郁特征的筛查评估。有学者将 HAMD 和 MADRS 两者部分条目结合用于忧郁型抑郁症的判断标准，即快感缺失（MADRS 条目 8 ≥4 分）或心境无反应性（MARDS 条目 1 或条目 2=6 分），而且至少有以下 3 条症状：精神运动性紊乱（HAMD 条目 8 或条目 9 ≥2 分）、食欲或体重下降（HAMD 条目 12 或条目 16=2 分）、早醒（HAMD 条目 6 ≥1 分）和过度自责（HAMD 条目 2 ≥2 分）。也有研究者提取 HAMD 部分条目后制定了忧郁指数量表，用于临床上识别忧郁型抑郁症以及预测分析抑郁症对于抗抑郁药和安慰剂的疗效差异性。

（3）悉尼忧郁症原型指数（Sydney Melancholia Prototype Index, SMPI）：SMPI由12个忧郁原型特征和12个非忧郁原型特征共24个条目组成,包括忧郁症状、消极与积极情绪反应、情绪和家庭关系、早年生活逆境、先证者（遗传）、病程等多个维度,忧郁型与非忧郁型抑郁症的分界值均为4分。

（4）快感缺失量表:快感缺失是忧郁型抑郁症的核心特征,常用的评估量表包括斯奈思-汉密尔顿快感量表（Snaith-Hamilton Pleasure Scale, SHAPS）、快感缺失量表（Dimensional Anhedonia Rating Scale, DARS）、福塞特-克拉克快感量表（Fawcett-Clark Pleasure Capacity Scale, FCPS）和时间性愉悦体验量表（Temporal Experience of Pleasure Scale, TEPS）。

4. 伴非典型特征　①SCID-5抑郁发作伴非典型特征模块是基于DSM-5中抑郁发作伴非典型特征的诊断标注编制。②IDS-30某些条目针对了非典型特征的诊断标注进行评估,临床评估参考标准:存在心境反应性（IDS条目8≤2分）;至少有以下2条附加症状:嗜睡（IDS条目4≥2分）、食欲增加（IDS条目12≥2分）或体重增加（IDS条目14≥2分）、人际关系敏感度（IDS条目29=3分）、极度疲惫/体能（IDS条目30≥2分）。

5. 伴精神病性特征　①SCID-5抑郁发作伴精神病性特征模块和MINI精神病性疾患模块可有助于伴精神病性特征的识别及评估;②精神病性症状的评估:HAMD或MADRS结合简明精神病评定量表（Brief Psychiatric Rating Scale, BPRS）等精神病性问卷。

6. 伴紧张症　①SCID-5抑郁发作伴紧张症特征模块是基于DSM-5中抑郁发作伴紧张症特征的诊断标注编制;②紧张症症状评估量表:紧张症作为抑郁发作的伴随特征,可采用布什-弗朗西斯紧张症评定量表（Bush-Francis Catatonia Rating Scale, BFCRS）、诺索夫紧张症量表（Northoff Catatonia Rating Scale, NCRS）等量表评估紧张症症状。

7. 伴围产期起病　①SCID-5抑郁发作伴围产期起病是基于DSM-5中抑郁发作伴围产期起病的诊断标注编制;②伴围产期的评估工具较多,其中爱丁堡产后抑郁量表（Edinburgh Postnatal Depression Scale, EPDS）、产后抑郁筛查量表（Postpartum Depression Screening Scale, PDSS）等量表主要用于产后抑郁的筛查、辅助诊断和评估。

8. **伴季节性模式** ①SCID-5 抑郁发作伴季节性是基于 DSM-5 中抑郁发作伴季节性起病的诊断标注编制；②季节性模式的评估：季节性模式评估问卷（Seasonal Pattern Assessment Questionnaire, SPAQ）可用于评估抑郁症状的季节性波动。此外，生物节律紊乱与季节性模式紧密相关，可采用神经精神科生物节律评估访谈（Biological Rhythms Interview of Assessment in Neuropsychiatry, BRIAN）[170]、清晨型和夜晚型问卷（Morningness-Eveningness Questionnaire, MEQ）及慕尼黑睡眠时型问卷（Munich Chronotype Questionnaire, MCTQ）等评估个体的生物节律特征。

四、疗效评估

1. **治疗效果评估** 评估抑郁障碍治疗及预后的"5R"标准：①有效（Response），抑郁症状减轻，HAMD-17 或者 MARDS 较基线减分率≥50%；②缓解（Remission），抑郁症状完全消失时间≥2 周且 <6 个月，HAMD ≤7 或者 MARDS ≤10 或 PHQ-9 ≤4，并且心理社会功能恢复良好；③痊愈（Recovery），指患者完全恢复正常或持续缓解至少 6 个月；④复燃（Relapse），指患者病情在治疗未达缓解但出现症状反复和加重；⑤复发（Recurrence），指痊愈后一次新的抑郁发作。

2. **心理社会功能** 抑郁障碍对生命质量及社会功能受损存在较大影响，其治疗目标之一是要求提高心理社会功能，达到稳定和真正意义上的痊愈，而不仅仅是症状的消失。其评估可采用如下量表。

（1）生命质量评定量表：①生存质量评定量表，如 36 项健康调查简表（36-items Short Form Health Survey, SF-36）、生活质量享受与满意度问卷（Quality of Life Enjoyment and Satisfaction Questionnaire, Q-LES-Q）、世界卫生组织生活质量测定量表（简表）[World Health Organization Quality of Life Assessment（Brief），WHOQOL（Brief）]等，多为自评量表；②针对原发病的生存质量评定量表，如日常生活活动能力 Barthel 指数量表；③改进的生存质量量表，如生活质量定量观察量表。针对抑郁症的专用生存质量量表目前还没有编制应用。

（2）社会功能缺陷筛选量表（Social Disability Screening Schedule，SDSS）：是世界卫生组织制定的功能缺陷评定量表。本量表适用于非住院的患者，主要用于评定最近1个月内精神障碍患者的社会功能缺陷程度。该量表主要就社会功能方面归纳了10个方面：①职业工作情况；②婚姻职能，包括夫妇交往关系，共同处理事务等；③已有子女者的父母职能，对子女的照顾等；④是否回避与人见面等社会性退缩行为；⑤家庭以外的社会活动；⑥家庭内活动；⑦家务职能表现；⑧个人生活自理情况；⑨对外界的兴趣和关心；⑩对自己和家庭成员的责任心和对未来的计划性。该量表为他评量表，评定时由经过培训的评定员，重点通过对知情人的询问，参照每个条目的具体评分标准对患者做3级评分：0分为无异常或仅有不引起抱怨或问题的极轻微缺陷；1分为确有功能缺陷；2分为严重的功能缺陷。

（3）席汉残疾量表（Sheehan Disability Scale，SDS）：是一种简短的评估受试者社会功能水平的工具，分别评定工作、社交生活及家庭生活/家庭责任3方面。该量表主要用于治疗效果评价研究，能反映对治疗的敏感程度。

（4）世界卫生组织残疾评定量表（World Health Organization Disability Assessment Schedule，WHO-DAS）：依据世界卫生组织《国际功能、残疾和健康分类》框架开发，目前为2.0版本，可自评、面访或代理完成。12项简版约2分钟、36项完整版5~10分钟可填完，覆盖认知、活动性、自理、人际、生活活动与社会参与六大领域。量表采用5级困难度评分，分数既可直接求和，也可经项目反应理论换算成0~100的标准化残疾指数，分数越高功能限制越重，便于监测干预效果及跨人群比较。

（5）社会和职业功能评定量表（Social and Occupational Functioning Assessment Scale，SOFAS）：源自DSM-Ⅳ附录，用于综合评估个体在过去1个月内的社会与职业功能水平。该量表采用单一0~100分连续评分，分数越高表示功能越佳。评估范围独立于症状严重程度，涵盖职业角色、学业表现、人际关系及日常生活自理等维度，适用于各类精神障碍患者及普通人群。SOFAS可由经过培训的临床医师在2分钟内完成，常用于疗效监测、康复计划制定及跨研究功能比较。

（6）Lam缺勤率和生产力量表（the Lam Employment Absence and

Productivity Scale，LEAPS）：是一项 10 条目自评工具，用于量化抑郁及相关障碍患者在最近两周内的缺勤天数和工作效率损耗。量表前 3 个条目记录实际缺勤时数，后 7 个条目以 0~100% 的五级频率评分评估精力不足、注意力下降、工作效率降低及人际回避等维度；总分 0~28 分，分值越高提示职业功能受损越严重。LEAPS 完成时间约 3 分钟，与 PHQ-9 和 QIDS-SR 等效标呈高度相关，可用于评估患者复工适宜度，并作为干预疗效监测的有效指标。

（7）其他评估量表 / 问卷：除上述评估量表外，还包括工作和社会适应量表（Work and Social Adjustment Scale，WSAS）、个人和社会功能量表（Personal and Social Performance Scale，PSP）及功能缺陷评定量表（Disability Assessment Schedule，DAS）等。2016 年我国研发的心理社会功能量表（Psychosocial Functioning Questionnaire，PFQ），是针对抑郁症患者心理社会功能评估的系统、全新的工具，包括主观幸福感、心理认知和社会功能 3 个维度，共 18 个项目，采用 5 级评分。问卷总分越高，说明心理社会功能受损越严重。目前该问卷有待在临床实践中推广使用。

3. 药物不良反应及依从性评估　临床要记录药物不良事件和依从性，加以量化和规范化，以说明药物安全性和个体对药物耐受性，常用的评估量表如下。

（1）治疗伴发症状量表（Treatment Emergent Symptom Scale，TESS）：又名副反应量表。是较为详细而实用的评估药物不良反应的工具之一。该量表涵盖各个系统的症状，既包括常见的症状和体征，又包括若干实验室检查结果，可全面反映不良事件。量表要求每项对症状作 3 个方面的评定：严重度、症状与药物的关系以及采取的措施。

（2）UKU 副作用量表（Udvalg for Kliniske Undersøgelser-Side Effect Rating Scale，UKU-SERS）：主要用于全面评价精神药物的不良反应，同时评价药物治疗与不良反应的关系。量表包括 3 个部分：①48 个单项条目，内容涵盖精神、神经、自主神经和其他方面的症状；②副作用对患者日常生活的影响的总体评价，包括患者本人和医师两方面评价；③采取的措施。

（3）药物不良反应频率、强度与负担评定量表（Frequency，Intensity，Burden of Side Effects Rating，FIBSER）：是 STAR*D 研究开发的 3 项自评量

表,用0~6分快速记录过去1周药物不良反应的频率、严重度及对功能的干扰,重点看"负担"一项:≥3分提示需干预。适用于常规随访和基于评估的量化治疗。

（4）亚利桑那性体验量表（Arizona Sexual Experience Scale, ASEX）:该量表是一个包含5个条目的评定量表,每个条目依照从功能亢进到功能低下分别设定为1~6分,根据被检查者的性别分为男性版本和女性版本,量表的评定内容涵盖了性驱动、性觉醒、阴道润滑/阴茎勃起、性高潮能力以及性满意度,全面评价了患者的性反应。

（5）药物依从性评估:常用的有药物依从性评定量表（Medication Adherence Rating Scale, MARS）、简明依从性评定量表（Brief Adherence Rating Scale, BARS）。目前专门针对抑郁症依从性评估的问卷尚不多,主要包括抗抑郁药物依从问卷（Antidepressant Compliance Questionnaire, ADCQ）、抗抑郁药物态度问卷（Antidepressant Attitude Questionnaire, ATAQ）,其中ADCQ量表应用最为广泛。

4. 总体量表的评定　指综合评定受试者的病情严重程度、功能水平、治疗效果及副反应情况。其中大体评定量表（Global Assessment Scale, GAS）和临床总体印象量表（Clinical Global Impression, CGI）为临床常用。

（1）大体评定量表（GAS）:只有一个项目,即病情概况,一般需要具有一定临床经验的精神科医师评定,需要同时考虑精神症状的严重程度和社会功能水平,分为1~100个等级,分数越低,病情越重。评定时间一般为入组前1周,以及后续每2~6周评定1次。

（2）临床总体印象量表（CGI）:适用于评定临床疗效,包括病情严重程度、疗效总评、疗效指数三项。疗效指数需综合治疗效果和治疗引起的不良反应等予以评定,其中疗效指数=疗效分/不良反应分。评定时间范围一般为2~4周。

5. 抑郁障碍治疗量化评估

（1）评估要点:MBC（measurement-based Care）是指基于评估的量化治疗[171],是目前国内外权威治疗指南推荐的抑郁症治疗模式,可以有效解决指南内容转化为实际临床服务的问题,为实现抑郁症的规范化治疗奠定了基础（图2-3-2）。

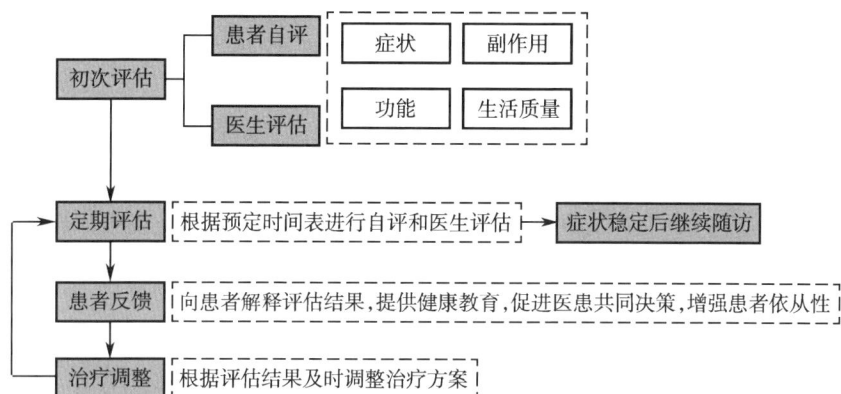

图 2-3-2 抑郁障碍 MBC 评估要点

（2）评估工具：量化治疗以自评工具为基础，自评量表包括治疗效果评估、副作用、功能及生活质量评定等。临床医生评估是 MBC 的另一重要部分，结合自评结果，提供更全面的评估。建议的评估工具见表 2-3-1。

表 2-3-1 抑郁障碍 MBC 模式中建议采用的评估量表

评估方向	医生他评	患者自评
症状	• 汉密尔顿抑郁量表（HAMD/HDRS） • 蒙哥马利 - 艾森贝格抑郁评定量表（MARDS） • 简明国际神经精神障碍交谈检查表（MINI） • 抑郁症状清单（IDS）	• 9 条目患者健康问卷（PHQ-9） • 抑郁症状自我报告快速清单（QIDS-SR） • 临床实用抑郁结局量表（CU-DOS）
功能	• 世界卫生组织残疾评定量表（WHO-DAS） • 社会和职业功能评定量表（SO-FAS）	• 席汉残疾量表（SDS） • Lam 缺勤率和生产力量表（LEAPS）
不良反应	• 治疗伴发症状量表（TESS） • UKU 副作用量表（UKU-SERS）	• 药物不良反应频率、强度与负担评定量表（FIBSER）
生活质量	• 生活质量问卷（Quality of Life Inventory，QoLI）	• 欧洲五维生存质量量表（EQ-5D）

五、风险评估

抑郁障碍的风险评估非常重要，主要包括自杀风险、非自杀性自伤风险、转躁风险、药物或物质滥用风险等。

（一）自杀风险评估

自杀是指个体有意地企图伤害自己的身体已达到结束自己生命的行为，包括自杀意念、自杀企图（suicide attempt，亦有学者译为自杀未遂或自杀尝试）和自杀死亡。自杀风险评估可以采用 DSM-5、MINI 自杀模块、哥伦比亚自杀严重程度评定量表（Columbia Suicide Severity Rating Scale，C-SSRS）、贝克自杀意念量表（Beck Scale for Suicide Ideation，BSS）等。

1. DSM-5　对自杀行为障碍的建议诊断标准如下：A. 在过去 24 个月内，个体有一次自杀企图（注：自杀企图是一个自我启动的系列行为，个体在启动时，期待这一系列的行动导致自身的死亡）；B. 该行动不符合非自杀性自伤（non-suicidal self-injury，NSSI）的诊断标准，即不涉及那些指向躯体表面来诱发从负性感觉 / 认知状态中缓解，或获得正性的心境状态的自我伤害行为；C. 该诊断不适用于自杀观念或准备行动；D. 该行动不是在谵妄或意识模糊状态时启动；E. 该行为的采取不仅是为了宗教等目标。

2. MINI 自杀模块　涵盖自杀意念、自杀计划和自杀未遂，共 6 个条目。项目内容及评分标准如下：1~5 项评定最近 1 个月内的情况，包括你是否觉得死了会更好或者希望自己已经死了（回答"是"计 1 分）；你是否想要伤害自己（回答"是"计 2 分）；你是否想到自杀？（回答"是"计 6 分）；你是否有自杀计划？（回答"是"计 10 分）；你是否有过自杀未遂的情况？（回答"是"计 10 分）；第 6 项：一生中，你曾经有过自杀未遂的情况吗？（回答"是"计 4 分），以上问题回答"否"均不计分。将上述条目分数相加得总分。

3. 哥伦比亚自杀严重程度评定量表（C-SSRS）　适用于量化评估自杀意念和行为的严重度的工具之一。该量表是一个半结构化的访谈评估量表，包括自杀意念严重程度、自杀意念强度、自杀行为和自杀致命性 4 个分量表。该量表可以用于有自杀风险者的追踪和评估疗效。

4. 贝克自杀意念量表（BSS） 评估个体对生命和死亡的想法以及自杀意念严重程度，共包含 19 个条目，每个问题询问两个时间段：最近 1 周及既往最消沉、最忧郁或自杀倾向最严重的时候（即最严重时）。该量表是临床和研究中应用最为广泛的工具之一。

5. 其他评估量表 主要包括自杀评估量表（Suicide Assessment Scale，SUAS）及自杀行为问卷（Suicidal Behaviors Questionnaire，SBQ）等。

（二）非自杀性自伤风险评估[172]

1. DSM-5 建议的诊断标准如下：①在过去一年内，有 5 天或更多，该个体从事对躯体表面的可能诱发出血、瘀伤或疼痛（例如，切割伤、灼烧、刺伤、击打、过度摩擦）的故意的自我伤害，预期这些伤害只能导致轻度或中度的躯体损伤（即没有自杀观念）。②个体从事自我伤害行为有下述预期中的 1 个或更多：从负性的感觉或认知状态中获得缓解；解决人际困难；诱发正性的感觉状态。③这些故意的自我伤害与下述至少 1 种情况有关：在自我伤害行动的不久前，出现人际困难或负性的感觉或想法，例如，抑郁、焦虑、紧张、愤怒、广泛的痛苦或自责；在从事行动之前，有一段时间沉湎于难以控制的故意行为；频繁地想自我伤害，即使在没有采取行动时。④该行为不被社会所认可（例如，体环、文身、作为宗教或文化仪式的一部分），也不局限于揭疮痂或咬指甲。⑤该行为或其结果引起有临床意义的痛苦，或妨碍人际、学业或其他重要功能方面。⑥该行为不仅仅出现在精神病性发作、谵妄、物质中毒，或物质戒断时。在有神经发育障碍的个体中，该行为不能是重复的刻板模式的一部分。该行为不能更好地用其他精神障碍和躯体疾病来解释。

2. 自我伤害想法和行为访谈（Self-Injurious Thoughts and Behaviors Interview，SITBI） 是一种包含 169 个条目的结构访谈问卷，涵盖自杀意念、自杀计划、自杀姿态、自杀企图以及非自杀性自伤（NSSI）5 个模块。该工具可用于综合测量个体 NSSI 是否存在、其频率和特征，所评估的特征包括发病年龄、方法、功能、严重性、诱发因素、不良经历、存在自我伤害想法和行为期间的酒精和药物使用情况、冲动性、同伴影响以及未来发生自我伤害想法和行为的可能性。

3. 非自杀性自伤功能评估工具（Non-Suicidal Self Injury-Assessment Tool, NSSI-AT） 是一种基于网络的 NSSI 测量工具，评估内容不仅包括 NSSI 形式、位置、频率等基本评估，同时亦对 NSSI 的功能、动机、实施环境、生活干预、治疗和影响等方面进行评估，完成问卷约需 15~30 分钟。

4. 自残功能性评估（Functional Assessment of Self-Mutilation, FASM） 是用于评估自伤行为的方法、频率和功能的结构化访谈问卷之一。该问卷由两部分组成：①NSSI 的行为清单，如割伤、烧伤、故意打自己等，罗列了 11 种不同的自我伤害行为，可评估过去的 12 个月内上述自伤行为的发生频率、持续时间、严重程度、治疗情况、身体的痛觉程度及治疗情况等；②22 种自伤行为的动机清单，如情绪管理、人际关系、自我惩罚等功能。

5. 渥太华自我伤害问卷（Ottawa Self-Injury Inventory, OSI） 是评估 NSSI 行为功能和成瘾特征的自评量表。该量表共 28 个条目，采用李克特 2 级（是 / 否）和 5 级评分（0~4 分），包括标准化评估 NSSI 的方式、部位、动机、频率，以及情绪管理、自伤相关事件和潜在的成瘾特征等。

6. 蓄意自伤问卷（Deliberate Self-Harm Inventory, DSHI） 蓄意自伤是指非致命形式直接、故意、损害身体组织和器官的行为，并足以导致严重的组织损伤。该访谈问卷包含 17 个项目，主要测评自伤的类型、程度、持续时间、频率等，不仅对自残功能性评估（FASM）常见的 11 种自伤行为评定，而且涵盖了许多额外自伤行为（例如干扰伤口愈合、摩擦皮肤等）的评定。问卷开始首先询问"你曾经是否发生过故意伤害自己的行为？"其次询问自伤的具体部位，最后开放式询问患者是否有过其他自伤行为。

7. 其他评估方法 还有许多关于 NSSI 行为评估工具，如自我伤害行为问卷（Self-Harm Behavior Questionnaire, SHBQ）、自伤问卷（Self-Injury Questionnaire, SIQ）及自我伤害的内隐联想测验（Implicit Association Test, IAT）等。

抑郁障碍自杀评估要点见图 2-3-3。

（三）转躁风险评定量表

1. 32 项 /33 项轻躁狂症状自评量表（HCL-32/HCL-33） HCL-32 和 HCL-33 是适用于评估轻躁狂的自评筛查量表。HCL-33 由 33 项轻躁狂症状组成，被试根据要求回答"是"或"否"，评估的是被试终身情况，并不限于

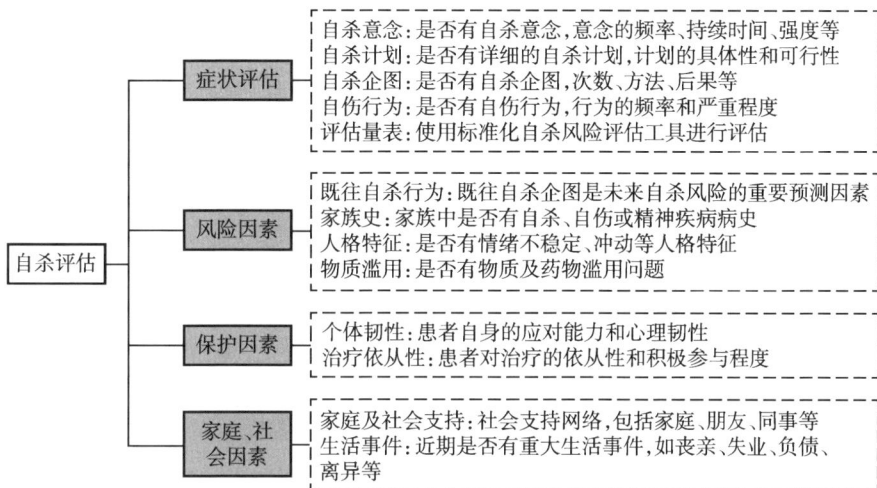

图 2-3-3 抑郁障碍自杀评估要点

最近某一段时间,中文版 HCL-33 区分双相障碍与抑郁障碍的最佳划界分为 15 分,区分双相Ⅱ型障碍与抑郁障碍的最佳划界分为 13 分[173],为避免漏筛,推荐使用 13 分作为双相障碍与抑郁障碍的筛查划界分。HCL-32 由 32 项轻躁狂症状组成,是 HCL-33 的简化版本,中文版 HCL-32 区分双相障碍与抑郁障碍的最佳划界分为 14 分,区分双相Ⅱ型障碍与抑郁障碍的最佳划界分为 12 分[174],为避免漏筛,推荐使用 12 分作为双相障碍与抑郁障碍的筛查划界分。

2. 心境障碍问卷(MDQ) 是适用于筛查双相障碍的自评问卷,共有 13 项症状条目。中文版 MDQ 区分双相障碍与抑郁障碍的最佳划界分为 7 分,而区分双相Ⅱ型障碍与抑郁障碍的最佳划界分为 6 分[174],为避免漏筛,推荐使用 6 分作为双相障碍与抑郁障碍的筛查最佳划界分。

3. 杨氏躁狂状态评定量表(YMRS) 是一个用于评价躁狂严重程度的工具,包括 11 个条目。评定一般采用会谈与观察相结合的方式。由经过量表训练的精神科医师进行临床精神检查后,综合家属或工作人员提供的资料进行评定。评定的时间范围一般规定为最近 1 周。

(四)其他风险评估

抑郁障碍患者还常伴有药物或物质滥用,成瘾严重程度指数(Addiction Severity Index, ASI)是其常用的评估工具之一。ASI 是针对药物滥用和依赖人群的结构式访谈问卷,主要用于评估成瘾行为的程度和治疗效果,适用于对可卡因、阿片类、致幻剂、苯丙胺类兴奋剂、酒精等多种药物 / 物质使用问题的评估,从躯体健康、职业功能、药物 / 物质使用、违法犯罪、家庭关系、精神健康等 6 个维度来评定药物 / 物质成瘾的严重程度,是目前药物 / 物质滥用研究中应用最为广泛的评估工具。常用评定量表见表 2-3-2。

表 2-3-2　常用评定量表汇总

评估方向	评估内容	推荐工具
诊断	诊断正确性	• 复合性国际诊断交谈检查表（CIDI） • DSM-5 障碍定式临床检查（SCID-5） • 简明国际神经精神障碍交谈检查表（MINI）
症状	严重程度	• 汉密尔顿抑郁量表（HAMD/HDRS） • 蒙哥马利 - 艾森贝格抑郁评定量表（MADRS） • 贝克抑郁量表（BDI） • 抑郁症状自我报告快速清单（QIDS-SR）
	认知症状	• 标准化神经心理学测试 • 中国简版神经认知成套测验（C-BCT） • 认知缺陷问卷（PDQ）
临床特征	8 种临床特征标注	• DSM-5 障碍定式临床检查（SCID-5）及 8 种临床特征相对应的评定量表
治疗	药物疗效	• 汉密尔顿抑郁量表（HAMD/HDRS） • 蒙哥马利 - 艾森贝格抑郁评定量表（MADRS） • 9 条目患者健康问卷（PHQ-9） • 抑郁症状自我报告快速清单（QIDS-SR）
	心理社会功能	• 生命质量评定量表 • 生活质量问卷（QoLI） • 社会功能缺陷筛选量表（SDSS） • 席汉残疾量表（SDS）
	不良反应	• 治疗伴发症状量表（TESS） • UKU 副作用量表（UKU-SERS） • 亚利桑那性体验量表（ASEX） • 药物不良反应频率、强度与负担评定量表（FIBSER）

续表

评估方向	评估内容	推荐工具
治疗	服药依从性	• 抗抑郁药物依从问卷（ADCQ） • 抗抑郁药物态度问卷（ATAQ） • 药物依从性评定量表（MARS） • 简明依从性评定量表（BARS）
	总体评定	• 大体评定量表（GAS） • 临床总体印象量表（CGI）
风险	自杀风险	• MINI 自杀模块 • 哥伦比亚自杀严重程度评定量表（C-SSRS） • 贝克自杀意念量表（BSS）
	非自杀性自伤风险	• 自我伤害想法和行为访谈（SITBI） • 非自杀性自伤功能评估工具（NSSI-AT） • 自残功能性评估（FASM） • 渥太华自我伤害问卷（OSI） • 蓄意自伤问卷（DSHI）
	转躁风险	• 32 项轻躁狂症状自评量表（HCL-32） • 33 项轻躁狂症状自评量表（HCL-33） • 心境障碍问卷（MDQ） • 杨氏躁狂症状评定量表（YMRS）
	药物或物质滥用风险	• 成瘾严重程度指数（ASI）

六、辅助检查

除了进行全面的躯体检查及神经系统检查外，还要注意完善辅助检查。血、尿、便常规，血液生化、胸部 X 线片等检查外，应根据病史和临床体征，进行有针对性的辅助检查，为抑郁障碍的诊断和鉴别诊断提供可靠的证据支持，以及指导治疗方案的制定。

迄今为止，尚无针对抑郁障碍的特异性检查项目，但以下辅助检查具有一定的意义，主要检查项目如下。

1. 血常规、尿常规、粪常规、肝功能、肾功能、电解质、血脂、血糖及心电图等作为常规检查。

2. 内分泌检查如甲状腺功能、女性性激素检查以排除由相关的内分泌系统疾病所致的抑郁。

3. 感染性疾病筛查（乙型病毒性肝炎、丙型病毒性肝炎、梅毒、获得性免疫缺陷综合征等）以排除由相应的感染性疾病所致精神障碍。

4. 精神活性物质筛查（海洛因、可卡因、吗啡、大麻、鸦片、"摇头丸"、"K粉"、冰毒等）等以排除精神活性物质所致精神障碍。

5. 脑电图检查用以排除癫痫或脑炎等躯体疾病，颅脑CT、MRI、近红外光谱成像检查等，尤其是颅脑MRI，对于排除脑器质性疾病所致精神障碍非常重要。

6. 胸部X线片、超声心动图、心肌酶学、腹部B超、相关免疫学检查等则根据临床需要进行。

近年来治疗药物监测（therapeutic drug monitoring, TDM，又称血药浓度监测）和药物基因组学成为药物治疗研究的热点。TDM主要通过测定患者体内的抗抑郁药的血药浓度，利用定量药理模型，探索血药浓度与药物剂量、临床疗效、不良反应等的关系，以协助临床调整药物剂量，实现个体化合理用药。而药物基因组学是指导常规用药的新兴技术，利用基因与药物在不同人群个体内作用的差异性，通过药效学和药代动力学相关基因的分析来辅助指导临床用药，以提高药物治疗的有效性和安全性。常用的辅助检查见表2-3-3。

表2-3-3　抑郁障碍采用药物治疗需要定期完善的辅助检查

监测内容	检查项目
药物疗效	治疗药物监测（TDM）
药物副作用	实验室检查：血常规、肝功能、肾功能、心肌酶谱、电解质、血糖、血脂、甲状腺功能、性激素、血清垂体泌乳素、尿液分析等，明确药物引起的肝肾功能损害，对糖脂代谢的影响，以及对心血管、内分泌、血液等系统的副作用； 心电图、血压、心率：明确药物引起的心血管系统副作用

七、入院与转介评估

1. 入院评估　对于病情严重、有自杀风险或无法在门诊中得到充分疾病管理的抑郁障碍患者,可进行必要的入院评估。入院评估应包括详细的病史询问、躯体检查、心理评估和实验室检查,以排除其他可能的疾病和评估患者的整体健康状况。

2. 转介评估　①出院计划:在入院期间,医生及诊疗团队将制订出院计划,确保患者在出院后能够继续得到适当的治疗;②转介医疗保健提供者:如果患者在门诊诊疗中无法得到足够的护理或专业治疗,医生可能会安排转介到其他医疗保健提供者,如心理治疗师、康复中心或基层精神卫生中心等;③在转介过程中,医生应确保与接收方的医疗保健机构进行充分的沟通,以确保患者的连续性护理和治疗。

八、数字评估

数字表型是指从智能手机或其他可穿戴式设备等在其自身环境中对个体层面进行实时采集的表型信息[175]。通过智能手机、可穿戴式设备等移动设备所获得的与健康相关的数据,相较于临床量表访谈评估、实验室检查和影像检查等一些传统定义的疾病表型,对抑郁障碍的评估具有重要的辅助作用。目前常用的评估指标包括心率、心率变异性、眼动、语音、面部表情、活动监测、生态瞬时评估等。在抑郁障碍的临床诊疗中引入数字化评估,有望为抑郁障碍的管理和干预提供新的方向。然而,现有技术设备良莠不齐,这可能导致信效度和信息安全性方面的问题,因此,我们需注意数字表型在临床转化中的挑战。

（方贻儒　彭代辉）

┃ 第四节　抑郁障碍的诊断 ┃

> **⚠ 要点提示**
>
> - 本指南使用 ICD-10 诊断标准。
> - 抑郁障碍的诊断应结合病史、病程特点、临床症状、体格检查和实验室检查等进行综合考虑。
> - 病史包括一般情况、现病史、既往史、个人史及家族史，需全面、完整且有重点地进行采集，并有条理地进行分析综合。

一、诊断原则

抑郁障碍是一类具有"发作性"特点的精神障碍，诊断时既要评估当前发作的特点，还要评估既往发作的情况。临床诊断应依据下述原则。

1. 确定当前（或最近一次）发作的类型，并进行详细的精神状态检查，确定当前（或最近一次）发作是否为抑郁发作，并确定亚型。

2. 确定既往发作类型和发作次数。如果既往及目前只有抑郁发作，则依据抑郁障碍的诊断标准进行相应诊断；如果既往有过躁狂或轻躁狂发作，则诊断为双相障碍。

3. 若诊断为抑郁障碍后出现躁狂发作，则应该修改诊断为双相情感障碍。

二、诊断标准

抑郁障碍的临床诊断应依据诊断标准。本指南主要介绍 ICD-10 第 5 章精神与行为障碍分类（WHO，1992），并介绍与 DSM-5（2013）两者之间的主要区别。

（一）ICD-10 抑郁障碍分类及诊断标准要点

F32　抑郁发作

各种类型发作的核心症状，患者通常有心境低落、兴趣和愉快感丧失，导致劳累感增加和活动减少的精力降低。也很常见的症状还有稍做事情即觉明显的倦怠。其他症状包括：①集中注意和注意的能力降低；②自我评价和自信降低；③自罪观念和无价值感（即使在轻度发作中也有）；④认为前途暗淡悲观；⑤自伤或自杀的观念或行为；⑥睡眠障碍；⑦食欲或体重改变。

心境低落症状几乎每天都一样，不随环境而改变，但在一天内可以显示出特征性的昼夜差异。临床表现有个体差异，在青少年患者中常见非典型的临床表现。某些病例的焦虑、痛苦和运动型激越比其抑郁症状更为突出；有些病例的心境低落症状可能被易激惹、过度饮酒、戏剧化行为、恐怖或者强迫症状等附加临床特征所掩盖。对于 3 种不同严重程度抑郁的诊断，均要求至少持续 2 周，但是如果症状格外严重或起病急骤，时间标准可以适当缩短。

特征性的临床表现主要为：对通常能享受乐趣的活动丧失兴趣和愉快感；对通常令人愉快的环境缺乏情绪反应；早上较平时早醒 2 小时或更多；早晨抑郁加重；精神运动性迟滞或激越（为他人提及或报告）；食欲明显下降；体重降低（通常定义为过去 1 个月里失去体重的 5% 或更多）；性欲明显降低。一般只有肯定存在 4 条上述症状时，才被视为有特定临床意义的"躯体综合征"。

依据严重程度的不同，可以分为轻度（F32.0）、中度（F32.1）、重度（F32.2 和 F32.3）抑郁发作。轻度、中度、重度抑郁之间的区分有赖于复杂

的临床判断,包括症状的数量、类型、严重度及日常工作和社交活动的表现
（表 2-4-1）。日常工作和社交活动的表现通常是帮助了解严重程度的有用
指标,但是个人的、社会的、文化的影响使症状的严重程度与社会功能之间
并不呈现平行关系,这种影响很常见也很有力。

表 2-4-1　抑郁发作严重程度的分级标准

标准	轻度（F32.0）	中度（F32.1）	重度	
			不伴精神病性症状（F32.2）	伴精神病性症状（F32.3）
症状学标准	≥2 条核心症状 + ≥2 条其他症状	≥2 条核心症状 + ≥3 条其他症状	3 条核心症状 + ≥4 条其他症状	3 条核心症状 + ≥4 条其他症状 + 幻觉、妄想或木僵
病程标准	上述症状≥2 周	上述症状≥2 周	上述症状≥2 周,症状异常严重且起病迅速时可短于 2 周	
严重程度标准	持续进行日常的工作和社交活动有一定困难	进行工作、社交或家务活动有相当困难	几乎不可能继续进行社交、工作或家务活动	

F32.0　轻度抑郁发作

心境低落、兴趣与愉快感丧失、精力下降与活力减少这 3 条通常为核心
抑郁症状。正确诊断应该至少 2 条核心症状,加上至少上述 2 条其他症状。
所有症状都不应达到中度。整个发作持续至少 2 周。轻度抑郁发作的患者
通常受症状困扰,继续进行日常的工作和社交活动有一定困难,但患者的社
会功能仍相对保存。

F32.1　中度抑郁发作

至少存在轻度抑郁发作中给出的 3 条核心抑郁症状中的 2 条,加上至
少 3 条的其他症状。整个发作至少持续 2 周。通常,中度抑郁患者继续进
行工作、社交或家务活动有相当的困难。

F32.2　重度抑郁发作,不伴有精神病性症状

重度抑郁发作的患者常表现出明显的痛苦或激越,如以激越或迟滞这
类症状为突出特征时,上述表现可不明显。自尊丧失、无用感、自罪感可以

很突出。在极严重的病例，自杀是显而易见的危险。重度抑郁发作中几乎总是存在躯体症状。诊断要点包括：轻度或中度抑郁发作中的 3 条核心症状都存在，同时存在至少 4 条其他症状，其中某些症状应达到严重的程度。某些病例激越或者迟滞症状突出时，对其他症状难以表述，需要注意从总体上对其进行抑郁发作症状及其严重程度的评定。抑郁发作一般持续 2 周，但在症状极为严重且起病非常急骤时，症状不足 2 周的病程作这一诊断也是合理的。

F32.3　重度抑郁发作，伴精神病性症状

符合重度抑郁发作的标准，并且存在妄想、幻觉或抑郁性木僵。妄想一般涉及自罪、贫穷或灾难迫在眉睫的观念，患者自认对灾难降临负有责任。听幻觉常为诋毁或指责性的声音；嗅幻觉多为污物腐肉的气味。严重的精神运动迟滞可发展为木僵。若有必要，妄想或幻觉可进一步标明为与心境协调或与心境不协调。抑郁性木僵必须与紧张型精神分裂症、分离性木僵以及器质性木僵表现相鉴别。

F32.8　其他抑郁发作

当总的诊断印象表明发作有抑郁性质，但并不符合 F32.0~F32.3 中给出的抑郁发作的描述时，归于本类。这类例子有：轻重时有变化的抑郁症状（特别是其躯体表现）与紧张、烦恼、痛苦等非诊断症状；躯体抑郁症状与非器质性原因所致的持续性疼痛或疲劳的混合形式（有时在综合医院可见）。包含非典型性抑郁，单次发作的"隐匿性"抑郁。

F32.9　抑郁发作，未特定

包含抑郁（未特定，non specified，NOS），抑郁性障碍 NOS。

抑郁发作几个类别都仅用于单次（首次）抑郁发作，若再有抑郁发作，则应归于复发性抑郁障碍（F33）的亚型中。

F33　复发性抑郁障碍

反复出现抑郁发作，包括轻度（F32.0），中度（F32.1）和重度（F32.2 和 F32.3）中所表明的抑郁发作历史，不存在符合躁狂标准的心境高涨和活动过度的独立发作。如果紧接在抑郁之后出现短暂的符合轻躁狂标准的轻度心境高涨和活动增加（主要指由抗抑郁药治疗所诱发），仍应使用本类别。复发性抑郁障碍出现躁狂发作的风险始终不能完全排除，一旦出现了躁狂

发作,就应该诊断为双相情感障碍。

F33.0 复发性抑郁障碍,目前为轻度发作

应符合复发性抑郁障碍（F33）的标准,目前发作应符合轻度抑郁发作（F32.0）的标准;应至少 2 次发作,每次持续时间至少 2 周,两次发作之间应有几个月无明显心境紊乱。否则,诊断应为其他复发性心境障碍（F38.1）。

F33.1 复发性抑郁障碍,目前为中度发作

应符合复发性抑郁障碍（F33）的标准,目前发作应符合中度抑郁发作（F32.1）的标准;应至少 2 次发作,每次持续时间至少 2 周,两次发作之间应有几个月无明显心境紊乱。否则,诊断应为其他复发性心境障碍（F38.1）。

F33.2 复发性抑郁障碍,目前为不伴精神病性症状的重度发作

应符合复发性抑郁障碍（F33）的标准,目前发作应符合不伴精神病性症状的重度抑郁发作（F32.2）的标准;应至少 2 次发作,每次持续时间至少 2 周,两次发作之间应有几个月无明显心境紊乱。否则,诊断应为其他复发性心境障碍（F38.1）。若需要,可标明既往发作中占优势的类型（轻度或中度,重度,不确定）。

F33.3 复发性抑郁障碍,目前为伴精神病性症状的重度发作

应符合复发性抑郁障碍（F33）的标准,目前发作应符合伴精神病性症状的重度抑郁发作（F32.3）的标准;应至少 2 次发作,每次持续时间至少 2 周,两次发作之间应有几个月无明显心境紊乱。否则,诊断应为其他复发性心境障碍（F38.1）。若需要,妄想或幻觉可标明为与心境协调或与心境不协调（见 F30.2）;可标明既往发作中占优势的类型（轻度或中度,重度,不确定）。

F33.4 复发性抑郁障碍,目前为缓解状态

既往应符合复发性抑郁障碍（F33）的标准,目前不应符合任何严重程度抑郁发作或 F30~F39 中任何其他障碍的标准;应至少 2 次发作,每次持续时间至少 2 周,每次发作之间应有几个月无明显心境紊乱。否则,诊断应为其他复发性心境障碍（F38.1）。

如果患者为减少复发危险在继续接受治疗,仍可采用本类别。

F33.8　其他复发性抑郁障碍

F33.9　复发性抑郁障碍，未特定

包含单相抑郁 NOS。

F34　持续性心境障碍

表现为持续性并常有起伏的心境障碍，每次发作极少（即或有的话）严重到足以描述为轻躁狂，甚至不足以达到轻度抑郁。一次持续数年，有时甚至占据个体一生中的大部分时间，因而造成相当程度的主观痛苦和功能残缺。在某些情况下，反复和单次发作的躁狂以及轻度或重度的抑郁发作可叠加在持续的心境障碍之上。

F34.0　环性心境

心境持续不稳定，包括多发的阶段性心境轻度低落和高涨的时期。这种不稳定开始于成年早期，为慢性病程，偶有正常心境的状态，一次可以稳定数月。由于心境波动幅度相对较小，心境高涨的时期患者体会到愉快，这需要对患者经过长时间观察及了解，否则很难做出正确的诊断。诊断要点是心境持续不稳定，包括轻度低落和轻度高涨的多个周期，没有任何一次发作在严重程度或持续时间上符合双相情感障碍（F31）或复发性抑郁障碍（F33）标准。包括情感性人格障碍、环性人格和环性人格障碍。

F34.1　恶劣心境

基本特征为相当长时间存在的低落心境，无论从严重程度还是一次发作的持续时间，目前均不符合轻度（F33.0）或中度（F33.1）复发性抑郁发作的标准。但过去（尤其是开始发病时）可以曾符合轻度抑郁发作的标准。通常始于成年早期，持续数年，有时终生。患者往往有数天至数周的时间自述感觉不错，但多数时间（一般一次数月）感到疲惫、抑郁、睡眠不佳、自感能力不足等，但通常尚能应付日常生活中的基本事务。若在晚年发病，通常为一次独立抑郁发作的后果，与居丧或其他明显的应激有关。包括抑郁性神经症，抑郁性人格障碍，神经症性抑郁（持续 2 年以上），持续性焦虑抑郁。不包括焦虑抑郁（轻度或非持续性），居丧反应、持续不足 2 年（延长的抑郁反应），残留型精神分裂症。

F34.8　其他持续性心境（情感）障碍

症状有临床意义，但持续时间或严重度不足以符合环性心境（F34.0）或恶劣心境（F34.1）标准的持续性情感障碍归于此类；过去称为"神经症性"的某些类型的抑郁，如果既不符合环性心境（F34.0）或恶劣心境（F34.1）的标准，也不符合轻度抑郁发作（F32.0）或中度抑郁发作（F32.1）的标准，归于本类。

F34.9 持续性心境（情感）障碍，未特定

F38 其他心境（情感）障碍

F38.0 其他单次发作的心境（情感）障碍

F38.00 混合性情感发作：持续至少 2 周的情感发作；特征是，或为轻躁狂，躁狂及抑郁症状的混合，或为上述症状的快速交替（通常在几小时内）。

F38.1 其他复发性心境（情感）障碍

F38.10 复发性短暂抑郁障碍：反复出现的短暂抑郁发作，在既往一年中大约每月出现一次，每次抑郁发作时间都不足两周（典型的为 2~3 天，缓解完全），但能够符合轻度、中度、或重度抑郁发作的症状学标准。

F38.8 其他特定的心境（情感）障碍

此为残留类别，用于不符合上述 F30~F38.1 标准的任何其他类别的情感障碍。

F39 未特定的心境（情感）障碍

仅在无其他术语可用时选用。包含情感性精神病 NOS，不包含精神障碍 NOS（F99）。

（二）DSM-5 抑郁障碍分类简述

DSM-5 中抑郁障碍包括破坏性心境失调障碍、抑郁症（包括单次和反复发作）、持续性抑郁障碍（包括心境恶劣）、经前期烦躁障碍、物质和 / 或药物所致的抑郁障碍、由其他躯体疾病所致的抑郁障碍、其他特定的抑郁障碍、非特定的抑郁障碍 8 种亚型。DSM-5 在抑郁症中还增加了很多伴随症状要求做标注，如伴焦虑痛苦、伴混合特征、伴忧郁特征、伴非典型特征、伴与心境一致或不一致的精神病性特征等。

破坏性心境失调障碍是 DSM-5 抑郁障碍分类中新增的一种疾病亚型，核心特征为慢性、严重的持续易激惹，即在 2 种场景以上的持续 12 个月以上的每周至少 3 次的严重易激惹。患者在 10 岁前起病，首次诊断年龄为

6~18岁。这些儿童进入青少年或成人期后,大部分发展为抑郁障碍而非双相障碍。这类患者常见各种共病,但若患者同时符合双相障碍,则只诊断为双相障碍;若同时符合间歇性暴怒障碍或对立违抗障碍,则只诊断破坏性心境失调。抑郁症是抑郁障碍中主要经典的亚型,特征为持续至少2周的发作,包括情绪、认知及自主神经系统显著的变化。DSM-5中根据符合诊断症状的项目数、症状的严重程度、功能损伤程度、有无监测的必要以及伴或不伴精神性表现,将抑郁症分为轻、中、重度,这与国际疾病分类ICD-10接轨。

DSM-5将心境恶劣障碍和慢性抑郁障碍合并为持续性抑郁障碍。诊断标准要求成人病史持续2年以上,儿童和/或青少年持续1年以上,符合食欲紊乱、睡眠紊乱、精力不足和/或疲劳、自卑感、注意力和/或决策力差以及绝望这6条症状中2条以上的症状即可诊断。然而值得注意的是,在进一步细分的标注中,包含了心境恶劣障碍与持续的症状更严重的抑郁症。

经前期烦躁障碍是DSM-5中新增的另一种疾病亚型。目前认为已有足够循证医学证据支持,确实存在这样一种抑郁障碍的亚型。

抑郁障碍异质性大,临床科研中必须对不同亚型患者分别抽样研究,才有可能获得科学合理的结果。DSM-5推荐使用9条目患者健康问卷(PHQ-9)作为抑郁严重程度的评估工具。PHQ-9仅9个条目,信效度好,更适合在临床实践中常规使用。PHQ-9提供了量化指标,既可用于跟踪评估抑郁严重程度、为抑郁障碍治疗提供了调整策略与方案的客观依据,又可用于普通人群的抑郁障碍筛查。DSM-5工作组对精神障碍诊断一致性的现场调查显示,抑郁障碍诊断的低信度情况没有改善。然而,与DSM-Ⅳ比较,DSM-5外延变宽,内涵变细,DSM-5中这些变动对临床治疗和临床研究有益。

(三)ICD和DSM两大诊断系统的主要异同

ICD和DSM这两大诊断系统对抑郁障碍的分类和描述,总体而言非常相近,都将抑郁障碍作为一个系列综合征,即抑郁障碍是一个连续谱,其严重程度有别,病程可长短不一,可伴有或不伴有精神病性症状和/或躯体症状。两大诊断体系的主要差异见表2-4-2。

表 2-4-2　ICD-10、ICD-11 和 DSM-5 抑郁障碍诊断标准的主要差异

差别点	ICD-10	ICD-11	DSM-5
诊断类别	• "心境障碍"包括"双相障碍"和"抑郁障碍"	• 延续了 ICD-10 分类标准 • 取消"持续性心境障碍"诊断，将"恶劣心境"归入抑郁障碍，将"环性心境障碍"归入双相障碍 • 提出"混合性抑郁和焦虑障碍"这一诊断类别	• 直接划分了"双相障碍及相关障碍"和"抑郁障碍"两个诊断类别
诊断分级	• 通过亚诊断来区分不同类型的心境障碍 • 然后从严重程度、是否伴有精神病性症状以及是否缓解等维度划分为更次级诊断	• 病情严重程度评估由原来的注重症状数量和功能更改为更加注重功能，例如伴精神病性症状可以诊断为中度	• 在诊断之下以各种标注的形式来区分伴不同特征的抑郁症，如伴焦虑痛苦、伴混合特征、伴忧郁特征、伴非典型特征等
核心症状	• 心境低落、兴趣或愉快感丧失、导致劳累感增加和活动减少的精力降低（需至少2项核心症状）	• 抑郁心境或兴趣/愉快感缺失（需至少1项核心症状）	• 心境低落或兴趣/愉快感丧失（需至少1项核心症状）
其他症状	• 集中注意和注意的能力降低 • 自我评价和自信降低 • 自罪观念和无价值感（即使在轻度发作中也有） • 认为前途暗淡悲观 • 自伤或自杀的观念或行为 • 睡眠障碍 • 食欲或体重改变（需至少2项其他症状）	• 注意力集中困难 • 无价值感或过度而不适当的内疚自罪 • 绝望感 • 反复的死亡或自杀的想法 • 睡眠或食欲变化 • 精神运动性激越或迟滞 • 精力减退或疲劳（核心症状和其他症状共满足5项）	• 食欲和体重改变 • 睡眠紊乱 • 精神运动性激越或迟滞 • 疲劳或精力不足 • 无价值感或内疚感 • 思考、集中注意力或做决定困难 • 反复思考死亡，存在自杀观念或自杀企图（核心症状和其他症状共满足5项）

差别点	ICD-10	ICD-11	DSM-5
病程标准	• 单次发作:整个抑郁发作至少持续2周 • 复发性抑郁:至少2次发作,2次发作之间应有几个月没有明显的心境紊乱	• 与 ICD-10 一致	• 单次发作:在2周内出现与以往功能不同的明显改变 • 复发性抑郁:呈现2次以上抑郁发作,其间歇期至少为连续2个月,在这2个月内的表现不符合抑郁发作的标准

三、诊断要点

抑郁障碍的诊断应结合病史、病程特点、临床症状、体格检查和实验室检查等进行综合考虑。

1. 病史采集 包括现病史、症状演化过程、是否有过自杀意念,既往是否有过躁狂发作或幻觉、妄想等精神病性症状发作,目前的治疗情况及疗效、过去的治疗史、家族史、个性特点、嗜好及重大生活事件影响等。

2. 精神状况检查 全面的精神状况检查包括一般表现(意识、定向力、接触情况、日常生活表现等),认知过程(包括感知觉、注意力、思维、记忆力、智能、自知力等),情感活动,意志及行为表现等。在此基础上,重点关注患者的情绪及其相关症状,评估其抑郁是否伴有躁狂症状、认知缺陷和幻觉、妄想等精神病性症状。评估患者的自杀风险是抑郁障碍评估的重要环节。同时还需评估与其他精神障碍和躯体疾病的共病情况。评估这些内容有助于治疗方法的选择。

3. 临床症状评估 参照"二、诊断标准"。

4. 躯体及神经系统检查　检查的目的是排除躯体疾病或脑器质性疾病继发抑郁症状的可能。如有阳性发现,应积极处理躯体和脑器质性疾病。

5. 辅助检查　对疑似抑郁障碍患者,除进行全面的躯体检查及神经系统检查外,还要注意辅助检查及实验室检查。尤其注意血糖、甲状腺功能、心电图等。辅助检查的目的之一是排除导致抑郁症状的躯体病因或脑器质性病因。

根据具体情形选择使用以下检查项目:①血常规、尿常规、便常规、心电图、肝功能、肾功能、电解质、血脂以及血糖作为常规检查;②内分泌检查如甲状腺功能、激素检查可除外相关内分泌系统疾病所致的抑郁;③感染性疾病筛查(乙肝、丙肝、梅毒、艾滋病等)可除外相关感染性疾病所致抑郁;④脑电图检查用以排除癫痫或脑炎等神经系统疾病,头颅影像学检查尤其是头颅 MRI 检查,对于排除脑结构性病变非常重要;⑤胸部 X 线片、超声心动图、心肌酶学、腹部 B 超、相关免疫学检查等则根据临床需要进行。如果患者长期进食差或已经发生自伤、自杀行为,应视具体情况完善必要检查,做相应的处理,如急查血糖、电解质、心电图,如果存在低血糖或电解质紊乱及时纠正;如有开放性伤口做必要外科处理。

四、诊断流程

诊断流程见图 2-4-1。

五、鉴别诊断

主要需与继发性抑郁障碍及其他精神障碍进行鉴别,见表 2-4-3。

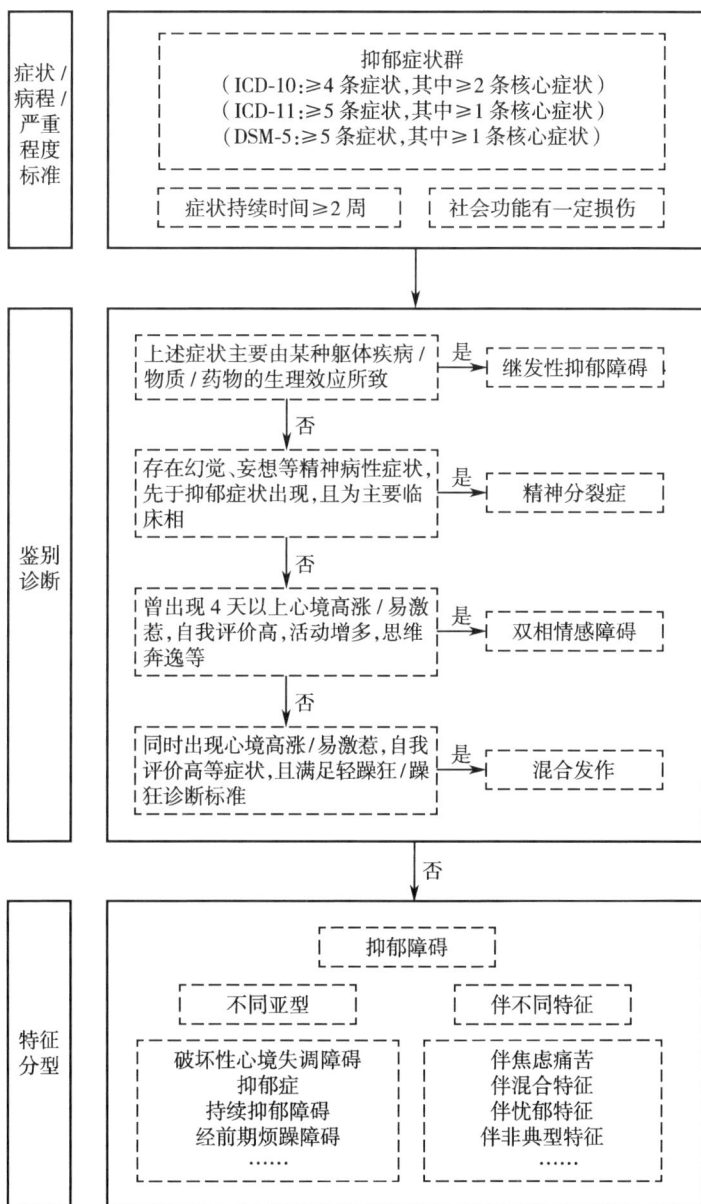

图 2-4-1 诊断流程

表 2-4-3　主要鉴别诊断疾病

需鉴别的疾病/情况	核心症状或特征	关键鉴别点	诊断要点
继发性抑郁障碍			
（1）脑器质性疾病相关抑郁（阿尔茨海默病、血管性痴呆、脑卒中、帕金森病、癫痫、多发性硬化症、创伤性脑损伤）	抑郁症状与脑部结构性或功能性病变直接相关	• 伴随神经系统症状：认知衰退（痴呆类疾病）运动障碍（帕金森病、卒中）癫痫发作或局灶性神经功能缺损 • 影像学（MRI/CT/PET）显示脑损伤或萎缩	• 病史：明确脑损伤或神经系统疾病史 • 神经影像学（MRI/CT/PET）确认脑病变 • 神经认知功能学评估（如 MMSE、MoCA）
（2）非神经系统躯体疾病相关抑郁（糖尿病、恶性肿瘤、自身免疫性疾病、慢性肾病、心血管疾病、更年期综合征等）	躯体疾病直接导致抑郁	• 实验室检查异常（如 TSH 升高、血糖异常、性激素水平波动） • 抑郁症状与原发病病程平行（如更年期潮热与情绪低落同步出现） • 治疗原发病后抑郁改善（如激素替代治疗缓解更年期抑郁）	• 躯体、神经系统检查 • 关注症状与躯体疾病/免疫、内分泌变化的时序性 • 激素检测（如 FSH、雌二醇） • 排除原发性抑郁障碍
（3）精神活性物质所致抑郁	酒精、毒品（如可卡因、苯丙胺）、尼古丁等长期使用或戒断后诱发抑郁	• 抑郁症状与物质使用或戒断时间密切关联 • 戒断后症状逐渐缓解（如酒精戒断后 2~4 周情绪改善）	• 详细物质使用史采集 • 尿液/血液毒理学筛查
（4）药源性抑郁	药物副作用直接导致抑郁（如干扰素、糖皮质激素、β 受体阻滞剂、抗癫痫药等）	• 抑郁症状在用药后出现，停药后减轻 • 药物与抑郁的因果关系明确（参考药物说明书或文献报道）	• 药物使用时间线与症状出现匹配 • 必要时调整药物方案观察症状变化
双相障碍	抑郁发作与躁狂/轻躁狂交替	• 存在至少一次躁狂（情绪高涨、精力旺盛）或轻躁狂（持续时间 ≥4 天）发作史	• 病史采集需明确询问躁狂症状 • 抑郁发作期无法单独诊断为双相障碍

需鉴别的 疾病/情况	核心症状或 特征	关键鉴别点	诊断要点
适应障碍	情绪或行为问题与应激事件直接相关	• 症状在应激事件后3个月内出现,且应激源消除后6个月内缓解 • 症状严重程度通常较低	• 不符合抑郁发作的症状标准
焦虑障碍	以过度担忧、恐惧或躯体焦虑症状(如心悸、颤抖)为主	• 焦虑是主导症状,而非情绪低落 • 可能共病抑郁,需判断何者为主	• 区分核心症状:抑郁障碍患者以"心境低落"为核心,焦虑障碍以"害怕,恐惧,担忧"为特点
创伤后应激障碍	创伤经历再体验(闪回、噩梦)、回避行为、过度警觉	• 症状与特定创伤事件直接相关 • 可能伴随抑郁,但核心特征为创伤相关症状	• 需满足创伤后应激障碍的四大核心症状群
精神分裂症	精神病性症状(幻觉、妄想)、阴性症状(情感淡漠)	• 精神病性症状在抑郁障碍中主要出现于重度抑郁发作,通常与心境协调 • 精神分裂症的精神病性症状通常与心境无关 • 抑郁障碍患者多为间歇性病程;精神分裂症患者的病程多为发作进展或持续进展	• 抑郁伴精神病性症状需标注"伴精神病性特征"
慢性疲劳综合征	持续≥6个月的严重疲劳,活动后加重	• 缺乏抑郁的核心症状(如情绪低落、兴趣丧失) • 疲劳为唯一突出表现	• 需排除其他躯体疾病(如感染、自身免疫性疾病)

注:MMSE,Mini-Mental State Examination,简易精神状态检查表;MoCA,Montreal Cognitive Assessment,蒙特利尔认知评估量表;TSH,thyroid-stimulating hormone,促甲状腺激素;FSH,follicle-stimulating hormone,促卵泡激素。

六、诊断注意事项

（一）临床特征

抑郁障碍临床表现异质性很大，诊断一致性较差，详细了解情绪症状变化的特点，仔细甄别抑郁症状和其他症状的主次、先后关系是准确鉴别抑郁障碍和其他精神障碍的关键。

（二）病程特点

抑郁障碍多为发作性病程，发作间期可缓解，既往有过类似发作史有助于诊断。病程可能给诊断带来困难的地方在于：①部分抑郁障碍患者呈慢性迁延性病程，缺乏明显的发作 - 缓解特征，对于此类患者，需要仔细甄别慢性病程中的波动性或潜在的发作 - 缓解特点。②病史中可能存在的轻躁狂发作不易识别。许多有过轻躁狂发作的患者并不觉得自己有过轻躁狂发作，周围人也不一定能看出患者状态的变化，需要医生仔细询问和甄别。对于可能有过轻躁狂发作的患者，应警惕双相障碍。

（三）实验室检查

目前尚缺少稳定的、可应用于临床的抑郁障碍实验室检查手段和客观诊断标志物，实验室检查多用于排除躯体疾病或精神活性物质 / 药物所致的抑郁障碍。

（四）其他因素

结构化诊断性访谈工具，如 DSM 精神障碍定式临床检查（SCID）、简明国际神经精神障碍交谈检查表（MINI）等、临床心理测评、家族（特别是一级亲属）中有同类精神障碍阳性家族史、无精神活性物质使用史、体格检查无神经系统阳性特征、实验室检查排除可引起抑郁障碍的躯体疾病或精神活性物质等有助于明确抑郁障碍的诊断。

（李凌江）

第三章

抑郁障碍的治疗

3

抑郁障碍的治疗

第一节　概　述

　　抑郁障碍的治疗目标在于尽可能早期诊断,及时规范治疗,控制症状,提高缓解率,最大限度减少病残率和自杀率,恢复全面功能和生活质量,防止复燃及复发。围绕目标应采用以患者为中心的个体化治疗,临床医生应详细了解患者的需求,以促进共同决策和合作。成功治疗的关键是要彻底消除临床症状,减少复发风险;提高生存质量,恢复社会功能,达到痊愈。抑郁障碍的治疗包括:药物治疗、心理治疗、物理治疗、补充替代治疗和数字疗法等。

　　抗抑郁药是当前抑郁障碍的主要治疗药物,需要保证足够剂量、全病程的药物治疗。一般药物在治疗 2~4 周开始起效,治疗有效率与时间呈线性关系,急性期若足量药物治疗 4~6 周无效,换用同类其他药物或作用机制不同的药物可能有效。巩固期治疗原则上应继续使用急性期治疗有效的药物,并维持原剂量不变。维持期治疗可缓慢减药,以便观察有无复发迹象,减少撤药综合征,一旦发现有复燃或复发的早期征象,应迅速恢复原治疗。

　　治疗抑郁障碍的心理治疗技术有多种,包括:支持性心理治疗、动力学心理治疗、认知行为疗法、人际心理疗法、婚姻和家庭疗法等。心理治疗有助于:①减轻和缓解心理社会应激源相关的抑郁症状;②改善正在接受抗抑郁药治疗患者对服药的依从性;③矫正抑郁障碍患者继发的各种不良心理社会性后果,如自卑绝望、退缩回避等;④最大限度地使患者达到心理社会功能和职业功能的康复;⑤协同抗抑郁药维持治疗,预防抑郁障碍的复发。

　　物理治疗包括:采用电或磁刺激针对特定脑区域治疗的非侵入性神经

调控疗法,如经颅直流电刺激(transcranial direct current stimulation, tDCS)、重复经颅磁刺激(repetitive transcranial magnetic stimulation, rTMS)、电休克治疗(electroconvulsive therapy, ECT)和磁惊厥治疗(magnetic seizure therapy, MST);侵入性手术疗法,如迷走神经刺激(vagus nerve stimulation, VNS)和深部脑刺激(deep brain stimulation, DBS),以及光照治疗(light therapy, LT)。物理治疗多用于急性期治疗或其他治疗无效的抑郁障碍患者。

补充替代治疗可分为躯体疗法(运动、瑜伽和针灸)和营养食品疗法两大类。

数字疗法,主要包括数字化筛查和辅助诊疗工具、可穿戴设备、数字表型、数字化心理治疗等,属新兴的治疗技术。

第二节 全病程治疗与管理原则

> **⏺ 要点提示**
>
> - 抑郁障碍倡导全病程治疗,包括急性期、巩固期和维持期治疗。
> - 全病程治疗目标包括三点:实现症状缓解,提高缓解率;提高生存质量,全面恢复功能;预防复发。
> - 抑郁障碍治疗及预后的5R标准:有效(response)、缓解(remission)、痊愈(recovery)、复燃(relapse)和复发(recurrence)。

一、全病程治疗分期及其治疗原则

抑郁障碍复发率高达50%~85%,其中50%的患者在疾病发生后2年内复发[176]。为防止疾病复燃或复发,改善预后,目前倡导全病程治疗,包括急性期、巩固期和维持期治疗[177]。抑郁障碍的全病程治疗与管理原则见表3-2-1。

表3-2-1　抑郁障碍的全病程治疗与管理原则

治疗期	时长	治疗目标	管理原则
急性期	8~12周	确保患者安全; 尽量达到症状缓解; 促进功能改善,提高长期预后	评估患者风险,尤其是自杀风险,确定治疗环境(门诊或住院),制定安全计划; 建立医患关系与治疗联盟; 监测治疗耐受性、依从性、药物疗效及副作用
巩固期	6个月	维持缓解,防止复燃; 促进功能康复,提高预后	根据量化监测结果优化治疗方案; 治疗残留症状和共病; 维持良好治疗依从性
维持期	≥2年	维持痊愈,预防复发; 促进个人及社会功能全面恢复,提高生活质量	高复发风险者长期维持治疗; 监测疾病状态和治疗依从性,持续优化治疗方案; 可联合社会心理干预增强心理韧性
终止治疗		确定适应人群和时机,缓慢逐步减停抗抑郁药	密切监测撤药反应,维持痊愈状态及功能康复

不同严重程度抑郁障碍的治疗方案:对所有已知和可疑的抑郁表现,进行全面评估(症状数量及特征、症状严重程度、既往病史与病程、疾病相关功能障碍以及发作持续时间、既往用药史及潜在不良反应、自伤自杀风险、躯体疾病风险以及家庭及社会支持等)、监测和心理支持。轻度抑郁障碍患者,建议首先进行社会心理干预或心理治疗,并安排定期随访以进一步评估决定是否进行药物治疗或物理治疗,如重复经颅磁刺激(rTMS);对低风险的中度抑郁障碍患者,可以根据治疗方法的可获得性或者患者的意愿选择药物治疗或有循证证据的心理治疗、物理治疗等非药物治疗方式;对高风险的中度抑郁障碍患者、重度抑郁障碍或初始心理干预效果不佳的抑郁障碍患者,推荐进行积极的药物治疗,或抗抑郁药联合心理治疗或物理治

疗,如改良电休克治疗(又称无抽搐电休克治疗,modified electroconvulsive therapy, MECT);对于慢性抑郁障碍、精神病性抑郁障碍和伴有人格障碍的抑郁障碍患者,还应密切关注治疗依从性;伴高自残或自杀风险的抑郁障碍患者,推荐 MECT 或住院治疗。

管理原则:以开放、参与、尊重和不带偏见的方式与患者及家属沟通,建立相互信任的医患关系与治疗联盟;在确保隐私和尊严的环境中与患者探讨治疗选择,向患者解释抑郁障碍的不同病程以及疾病康复的可能性,提高患者的治疗依从性;在开始治疗后定期进行基于评估的量化治疗(measure-ment-based care, MBC);向患者进行抑郁障碍的科普宣教,解释抑郁障碍的症状和治疗,帮助患者降低病耻感;及时向患者提供自助团体、同伴支持团体信息,鼓励患者寻求积极的社会支持。

二、全病程治疗的目标及 5R 标准

全病程治疗的目标包括以下三点。

1. 实现症状缓解,提高缓解率,最大限度减少病残率和自杀率。

2. 提高生存质量,全面恢复患者的个人功能和社会功能,达到稳定和真正意义的痊愈,而不仅是症状的消失。

3. 预防复发,确保患者接受治疗的安全性和依从性。通过心理教育和自我教育促进患者识别早期症状,尽早进行干预,使用药物时需要长期监测副作用,进一步提高患者治疗依从性,尤其对于高复发风险的患者。

评估抑郁障碍治疗及预后的 5 "R" 标准见表 3-2-2。

表 3-2-2 抑郁障碍治疗及预后评估标准(5R)

治疗结果	评估标准
有效(response)	• 抑郁症状减轻,如 HAMD 或 MADRS 较基线减分率至少达 50%
缓解(remission)	• 抑郁症状完全消失≥2 周,<6 个月 • HAMD-17≤7 或 MADRS≤10 或 PHQ-9≤4 • 心理社会功能恢复良好

续表

治疗结果	评估标准
痊愈（recovery）	• 患者完全恢复正常或持续缓解至少 6 个月 • 个人以及社会功能恢复 • 生活质量改善
复燃（relapse）	• 患者病情未达缓解但出现症状反复和加重
复发（recurrence）	• 痊愈后一次新的抑郁发作

三、全病程治疗相关原则

ⓘ 要点提示

- 影响急性期治疗选择的因素包括疾病相关因素、治疗相关因素以及患者相关因素。
- 复燃的危险因素包括：存在残留症状、既往发作次数多、最近一次抑郁发作的严重程度重和持续时间长、对治疗的依从性差、伴有精神病性症状等（2D）。
- 对于抑郁症状缓解后的患者，推荐在巩固期继续使用抗抑郁药治疗可以降低复燃风险（1B）。
- 对于在急性期药物治疗达到缓解的抑郁症患者，推荐序贯心理治疗以降低复燃和复发风险。序贯单独心理治疗和联合抗抑郁药治疗均有效（1B）。

（一）急性期治疗

缓解是急性期治疗目标，以最大限度减少病残率，自杀率和复燃、复发风险。急性期优化治疗策略首要步骤是对症状的评估，包括评估症状严重程度和进展，既往药物和其他治疗方式疗效的全面回顾。在此基础上选取更有针对性的治疗方式，包括：药物治疗、非药物的心理治疗和物理治疗（如 MECT、rTMS 等）、补充或替代药物治疗和数字疗法等[178,179]。

影响急性期治疗选择的因素很多，包括：①疾病相关因素，如临床症状的特征和严重程度（轻度、中度或重度）、伴随疾病等；②治疗相关因素，如目前及既往的治疗史、治疗可及性和治疗费用等；③患者相关因素，如患者的意愿、社会支持系统及治疗依从性等。

在评估基础上给患者选择个体化急性期治疗方案。研究显示基于评估的治疗可显著提高患者的治疗依从性和长期预后。治疗中需要评估的项目包括：①症状严重程度，是否有残留症状，包括社会功能及生活质量；②对自己或他人的"危险"程度；③转躁的线索；④其他精神障碍，包括酒依赖或其他物质依赖；⑤躯体状况；⑥对治疗的反应；⑦治疗的副反应；⑧治疗的依从性。残留症状会明显损害社会心理功能，增加疾病复发风险，要坚持足量足疗程治疗。

急性期治疗方案选择如图 3-2-1 所示。

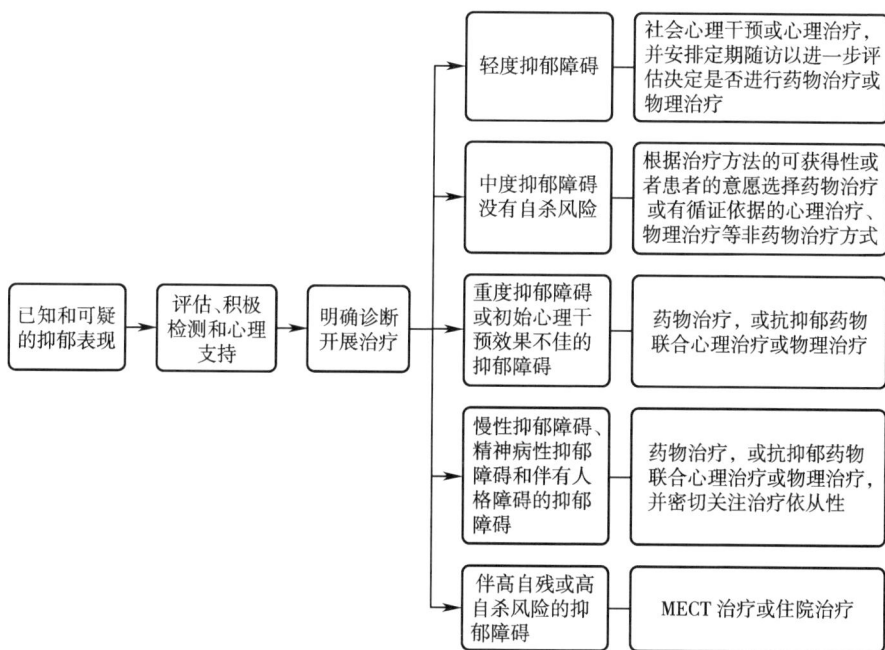

图 3-2-1　抑郁障碍急性期治疗

1. 药物治疗原则　抗抑郁药的选择应该考虑患者的症状特点、年龄、是否有共病、抗抑郁药的药理作用（半衰期、P450 酶活性、药物耐受性、潜在的药物间作用等）、治疗史、患者对药物的偏好以及治疗成本等。抗抑郁药可改善急性期抑郁心境以及伴随的焦虑、紧张和躯体症状，并可预防复发。

（1）充分的评估与监测原则：对疾病诊断、临床症状及其特征（包括精神病性症状、非典型特征、季节性特征、难治性患者等）、治疗以及影响药物治疗的躯体状况、患者社会功能、生活质量以及药物经济负担等进行充分的评估。定期进行疗效、耐受性和安全性的量化评估，包括实验室检查及精神科量表（自评量表和他评量表）评估。

（2）确定药物治疗时机原则：对于本人不愿接受药物治疗或专业医务工作者认为不需要治疗干预也可以康复的轻度抑郁障碍患者，需要谨慎等待，通常应该在 2 周内进一步评估以决定是否用药。对于风险低的中度抑郁障碍患者如果不愿意接受药物治疗，也可以接受有循证证据的心理治疗、物理治疗等非药物治疗方式；高风险的中度抑郁障碍患者、重度抑郁障碍患者应尽早开始药物治疗或药物联合心理治疗。

（3）个体化合理用药原则：应根据临床因素对抗抑郁药进行个体化选择，因人而异，合理用药。例如，考虑药物疗效或不良反应的性别差异选择药物种类；考虑不同年龄患者的代谢差异调整药物剂量；对于有自杀意念的患者避免一次处方大量药物，以防意外；考虑患者既往用药史，优先选择过去药物疗效满意的种类。

（4）抗抑郁药单一使用原则：通常，抗抑郁药应尽可能单一使用。对难治性病例可以联合用药以增加疗效；伴有精神病性症状的抑郁障碍，应该采取抗抑郁药和抗精神病药联合的药物治疗方案。

（5）起始剂量确定及剂量调整原则：抗抑郁药疗效最早在治疗起始 1~2 周便能够显现。症状的早期改善可以成为最终是否缓解的一个指标。尽可能应用最小有效量，以减少不良反应，提高服药依从性。如果在服用抗抑郁药 2 周后未起效（通常指抑郁症状评定量表减分率≤20%），可以考虑根据不良反应和耐受情况适当调整药物剂量的治疗方案：当剂量还没有达到上限时，提高药物剂量是合理的选择；对表现出部分疗效的患者，可以考虑维持相同剂量的抗抑郁药治疗至 4 周。

（6）换药原则：对于依从性好的患者，如果抗抑郁药的剂量达到通常有效剂量之上甚至最大耐受剂量,并维持此剂量至少 4 周仍无效,即可确定药物无效并考虑换药。可以换用同类或不同作用机制药物。

（7）联合治疗原则:当换药治疗无效时,可考虑 2 种作用机制不同的抗抑郁药联合使用以增加疗效。目前证据不支持两种以上抗抑郁药联合。或考虑其他附加治疗 / 强化治疗,如锂盐或第二代抗精神病药。汇总现有研究数据,有六类抗抑郁药 "联用" 概念[180]。

1）组合治疗（combination treatment）:指两种药物组合形成单一的、固定的治疗单位,如奥氟合剂。

2）多模态治疗（multimodality treatment）:指两种不同的治疗模式联用,如 "抗抑郁药 + 心理治疗"。

3）并行治疗（concurrent treatment）:指为了同一个目标（例如,改善抑郁核心症状,包括心境低落及快感缺失）而同时使用两种药物,既包括单药治疗效果不佳后加用另一种药物,也包括从治疗一开始即同时使用两种药物,如 "文拉法辛 + 米氮平"。

4）辅助治疗（adjunctive treatment）:指从治疗一开始,就在抗抑郁药的基础上联用另一种药物,作为补充性的而非必要的治疗元素,用于改善处于从属地位的非核心症状。例如, "抗抑郁药 + 苯二氮䓬类药物,以改善睡眠问题及焦虑症状"。

5）追加治疗（add-on treatment）:在抗抑郁药治疗开始一段时间后,在其基础上加用另一种药物,作为补充性的而非必要的治疗元素,用于改善某些残留的非核心症状（当前使用的抗抑郁药没有充分使之缓解）,或解决当前使用的抗抑郁药的耐受性问题。如 "抗抑郁药 + 苯二氮䓬类药物,以改善残留的睡眠问题及焦虑症状"。

6）增效治疗（augmentation treatment）:指在抗抑郁药的基础上联用一种自身并非抗抑郁药的药物,以增加前者的疗效。例如: "抗抑郁药 + 甲状腺激素 T3/T4"。

（8）加强宣教原则:治疗前向患者宣教抑郁障碍疾病及治疗规律、治疗药物及其潜在不良反应及对策,争取他们的主动配合,保证依从性。

（9）治疗共病原则:积极治疗与抑郁障碍共病的焦虑障碍、躯体疾病、物质依赖等。

2. 非药物治疗原则　非药物治疗主要包括心理治疗、物理治疗、补充或替代治疗及数字疗法等。

（1）心理治疗：对于轻度抑郁障碍患者或低风险的中度抑郁障碍患者可单独使用，尤其适用于不愿或不能采用药物治疗或物理治疗的患者。心理治疗在解决心理社会问题、改善医患关系方面的疗效较好，特别适用于那些存在心理社会应激源、人际关系困难等因素的患者。若首选单一心理治疗，则建议临床医生需监测和评估患者的症状反应（第1、2、4、6、8、12周均应对抑郁症状进行复查评估，以判断治疗效果）。急性期单用心理治疗6周后无疗效或12周后未获得缓解的患者，则应联合药物治疗。心理治疗具体疗法的选择应结合不同心理治疗技术的心理学原理特点，判断个体问题与其抑郁症状的相关性，来进行选择。例如，认知行为疗法强调认知重构和改变非适应性行为；人际心理疗法侧重患者目前的生活变故，调整与抑郁发作有关的人际因素；家庭和伴侣疗法（包括系统性疗法、行为伴侣疗法等）旨在矫正家庭系统内人际关系；行为激活疗法聚焦于增加个体与周围环境的活动；动力学疗法主要强调修通患者的核心冲突以及习惯性防御等；问题解决疗法则更适用于有日常生活问题的老年患者。尤其应当注意的是，心理治疗是否有效更多地取决于患者所面临的特定问题与当前抑郁症状的关系，许多患者甚至同时面临多种问题，应当根据个体的情况制定个性化的治疗方案。

（2）物理治疗：①MECT可以快速缓解症状，尤其适用于有拒食、自杀等紧急情况。以下几种临床状况需要合并MECT与药物治疗：伴有忧郁特征的重度抑郁障碍，特别是有强烈自伤、自杀行为或明显自责、自罪患者；经过充分药物治疗但效果不佳的患者；伴有妄想（通常是偏执性、躯体性或自我负性评价）等精神病性特征的抑郁障碍；因躯体疾病不能给予药物治疗的患者。②无创神经调控：包括rTMS、tDCS、经颅交流电刺激（transcranial alternating current stimulation，tACS）、LT等，对于不能接受心理治疗或药物治疗的患者增加了安全性较高的新选择，也可以与其他治疗方式联合使用。③有创神经调控：VNS和DBS等是近年来发展较快的神经调控技术，适用于难治性抑郁患者。

（3）补充或替代治疗（complementary and alternative medicine，CAM）：

被广泛用于抑郁障碍和其他的精神障碍患者,在某种程度上是由于人们普遍相信"自然是更好的"[181]。CAM 通常作为一种附加辅助治疗,需要谨慎 CAM 与治疗药物间潜在的相互作用。CAM 包括以下几类:运动治疗[182-184];针灸疗法[185];食品营养疗法(Ω-3 脂肪酸[186, 187]、益生菌、叶酸等)。

(4)数字疗法:近年来新兴的诊疗手段,包括并不限于:①数字化筛查和辅助诊断工具,通过在线问卷、应用程序或聊天机器人等数字平台进行自动化处理,能够即时评估患者的情绪和认知状态,为医生提供关于是否需要进一步临床评估的重要线索;②可穿戴设备,能够实时监测与抑郁障碍有关的生理参数;③数字表型,通过传感器和设备来监测患者的情绪和生理指标;④数字化心理治疗,通过数字化技术把心理治疗的程序制作成可视听设备,在治疗师指导下患者学习和自我治疗,如国外已有上市的认知行为疗法(cognitive behavioral therapy, CBT)数字产品。

(二)巩固期治疗

巩固期的治疗目的是预防复燃。荟萃分析发现,抑郁症状缓解后在巩固期继续使用抗抑郁药治疗与使用安慰剂治疗相比,可以降低 50%~70% 的复燃率[188-191]。为了防止复燃发生,经急性期抗抑郁药治疗获得缓解的患者,巩固期应当继续维持急性期的治疗方案,同药物同剂量坚持治疗至少 6 个月,不同抗抑郁药都能有效预防复燃[190-192]。对药物不耐受的患者,各国指南和研究也推荐一些非药物治疗的方法,如 CBT 可降低 50% 的复发风险,正念认知疗法(mindfulness based cognitive therapy, MBCT)对多次复发患者效果显著;规律运动和健康饮食(如地中海饮食)也被推荐;此外,也有证据支持光照治疗的效果,但需更多研究验证[193]。

1. 复燃的风险和危险因素

临床问题:抑郁障碍症状缓解后,复燃的危险因素有哪些?

推荐意见:复燃的危险因素主要包括:存在残留症状、既往发作次数多、最近一次抑郁发作的严重程度重和持续时间长、对治疗的依从性差、伴有精神病性症状等(2D)。

推荐意见说明:一项纳入随机对照研究的系统回顾[194]显示,在纳入的 12 项研究中,有 11 项被评估为总体偏倚风险高,没有评估临床效用,无法实施荟萃分析,证据等级低。

在急性期治疗后，患者病情常常没有达到完全稳定的状态，复燃风险较大。在抗抑郁药治疗有效的患者中，如果停止使用抗抑郁药，6个月内复燃的风险约为30%~80%[188,192,195,196]。在急性期治疗未完全缓解的患者中，复燃风险更高[197,198]。因此，巩固期治疗对于维持患者的症状缓解状态和防止复燃是必要的。复燃的危险因素主要包括：存在残留症状、既往发作次数多、最近一次抑郁发作的严重程度重和持续时间长、对治疗的依从性差、伴有精神病性症状等[199-201]。要注意监测患者可能复燃的指征，定期系统地评估患者的症状、治疗反应、依从性和功能状况。

2. 防止复燃的策略

临床问题：抑郁障碍症状缓解后，继续使用抗抑郁药治疗是否可以降低复燃风险？

推荐意见：对于抑郁障碍症状缓解后的患者，推荐在巩固期继续使用抗抑郁药治疗，以预防复燃（1B）。

推荐意见说明：在巩固期继续使用抗抑郁药治疗，可以降低抑郁症状的复燃率。一项纳入随机对照研究的荟萃分析[191]显示，在6个月复发率方面，阿米替林、西酞普兰、地文拉法辛、度洛西汀、氟西汀、氟伏沙明、米氮平、奈法唑酮、帕罗西汀、瑞波西汀、舍曲林、噻奈普汀、文拉法辛、伏硫西汀优于安慰剂，其 *RR* 为奈法唑酮0.149（95% *CI*: 0.018~0.610）最低，氟西汀0.583（95% *CI*: 0.410~0.789）最高。

（三）维持期治疗

首次抑郁发作在缓解后6个月，有20%的患者可能复发[202]，50%~85%的抑郁障碍患者在一生中至少有一次复发[203,204]，每个人的复发时间不一致，通常在2~3年内[176]。研究显示抑郁障碍首次发作后有50%的概率复发，第二次或第三次发作后分别上升到70%和90%[205,206]。为了降低抑郁障碍的复发风险，对既往有反复发作病史，特别是发生在最近两年内或频繁发作的患者、慢性抑郁障碍的患者、存在共病或伴其他精神障碍的患者[207-209]，或者存在其他复发危险因素的患者，在巩固期治疗结束后，应进行维持期治疗[201,210-212]。此外，还应当考虑患者对治疗的选择、治疗方法、在巩固期存在的不良反应、既往抑郁发作的频率和严重程度（包括精神病性症状和自杀风险等）等因素的影响。

1. 复发的风险因素

临床问题：抑郁障碍患者复发的风险因素有哪些？

推荐意见：抑郁障碍患者复发的风险因素主要包括：既往反复发作病史、存在残留症状、有心境障碍家族史、儿童期受虐待史、存在共病（如焦虑障碍等）等。（2D）

推荐意见说明：影响抑郁障碍复发风险的因素较多，一项纳入9篇观察性研究的荟萃分析[201]结果显示，儿童期受虐待史（$OR=1.50$, 95% CI: 1.27~1.77）、残留症状（$OR=2.77$, 95% CI: 2.80~3.68）、既往抑郁发作（$OR=1.69$, 95% CI: 1.28~2.24）、起病年龄早（$OR=0.99$, 95% CI: 0.98~1.00）、有抑郁障碍家族史（$OR=1.36$, 95% CI: 0.92~2.01）、共病焦虑障碍（$OR=1.74$, 95% CI: 1.37~2.22）等是抑郁障碍复发的危险因素。

2. 预防复发的策略

临床问题：抗抑郁药维持治疗是否可以降低抑郁障碍复发风险？

推荐意见：对达到缓解或处于维持期的抑郁障碍患者，推荐继续维持常规抗抑郁药治疗至少 6 个月以预防抑郁障碍复发 / 复燃（1B）。

推荐意见说明：常规抗抑郁药指 5- 羟色胺选择性再摄取抑制剂（serotonin-selective reuptake inhibitors, SSRIs）、5- 羟色胺和去甲肾上腺素再摄取抑制剂（serotonin-noradrenalin reuptake inhibitors, SNRIs）、单胺氧化酶抑制剂（monoamine oxidase inhibitors, MAOIs）等常用抗抑郁西药。单用抗抑郁药维持治疗的 6 个月复发率低于安慰剂治疗。三项纳入随机对照双盲研究的荟萃分析[189,191,192]结果显示，对降低 6 个月的复发率来说，继续单用常规抗抑郁药治疗可显著减少复发，优于使用安慰剂维持治疗，抗抑郁药的类型对结果的显著性没有影响（$OR=0.35$, 95% CI: 0.32~0.39; $RR=0.59$, 95% CI: 0.51~0.68; $OR=0.41$, 95% CI: 0.35~0.48）。一项多中心双盲随机平行分组对照试验[213]结果显示，停止服用抗抑郁药的维持期抑郁障碍患者，抑郁复发时间更短，风险比 OR 为 2.06（95% CI: 1.56~2.70）。

在急性期和巩固期接受抗抑郁药治疗的患者，防止复发的最佳治疗建议是在维持期继续使用相同剂量的药物[214,215]。不同类型的抗抑郁药均能有效预防抑郁障碍复发[216-218]。与三环类等传统抗抑郁药相比，新的抗抑郁药可能具有更好的耐受性、长期疗效和安全效益[219]，锂盐也可以在维持期继续使用[220,221]。

前期接受单独心理治疗或药物联合心理治疗症状缓解的患者,如果存在高复发风险,在维持期应考虑继续使用相同的治疗方法,药物和心理联合治疗比单一治疗更有效地预防复发[222-224]。不少研究显示维持期心理治疗有效[215,219,225],小组 CBT 和 MBCT 均能有效预防复发[215,226-229]。

临床问题:抑郁症患者在急性期药物治疗达到缓解后,序贯心理治疗能否降低复燃/复发风险?

推荐意见:对于在急性期药物治疗达到缓解的抑郁症患者,推荐序贯心理治疗以降低复燃和复发风险。序贯单独心理治疗和联合抗抑郁药治疗均有效(1B)。

推荐意见说明:一项纳入 17 项研究、2 283 例受试者的针对抑郁症复燃/复发预防的荟萃分析[230]结果显示:在急性期药物治疗取得缓解后,序贯心理治疗(单独或联合抗抑郁药)与对照组相比,能降低抑郁症复发风险(RR=0.84,95% CI:0.74~0.94)。亚组分析中,在抗抑郁药持续使用期间序贯使用心理治疗,能显著降低复发率(RR=0.821,95% CI:0.710~0.949);而在抗抑郁药停用后序贯使用心理治疗,与对照组相比,患者复发风险差异无统计学意义(RR=0.860,95% CI:0.708~1.044)。这项更新的系统综述和荟萃分析的结果表明,在急性期药物治疗后,对反应良好的患者进行心理治疗,无论是单独使用还是与抗抑郁药联合使用,都与抑郁症复燃和复发风险的降低相关。

维持期医生应根据患者情况及治疗方法制定适当的随访期,调整治疗策略以防止复发。维持期的随访期限及频率,目前尚无明确研究证据支持,视患者的临床特征、治疗方法以及患者具体情况个体化确定。急性期接受电休克治疗有效的患者,维持期可以考虑继续单用或与抗抑郁药联合进行持续电休克治疗,以降低复发风险[215,226-229]。

3. 复发的识别和处理方法 维持期应定期对患者进行随访,预防复发。参考英国国家卫生与临床优化研究所(National Institute for Health and Care Excellence, NICE)指南,维持期可每 6 个月随访一次,随访期间应重点关注患者的心境变化、抗抑郁药治疗情况、是否存在药物不良反应、心理干预措施以及可能影响患者复发的风险因素,如躯体疾病、心理社会因素等,可使用标准化测量量表进行监测,帮助识别早期复发症状,提高治疗依从性。

来自抑郁障碍序贯治疗(Sequenced Treatment Alternatives to Relieve depression,STAR*D)研究显示,早期治疗效果不佳的患者,经过强化治疗获得缓解后,维持期更容易复发;然而未坚持足够维持期治疗的患者复发风险更高[196,204]。因此当患者出现复发症状时,应增加药物剂量、换药、合并用药或联合心理治疗来增加疗效[219,228]。

(四)终止治疗

1. 减药停药原则 当患者经过前期足量足疗程的治疗症状完全缓解、获得痊愈后,可以考虑与患者讨论逐步减量至停用抗抑郁药。停止抗抑郁药治疗时,需要考虑药代动力学特征和治疗持续时间,例如半衰期较短的抗抑郁药需要以更慢的速度逐渐减少剂量[199,231]。需要以循序渐进的方式逐渐将用药剂量减少到零,并且随着剂量的降低,逐渐放慢减量的速度[231,232]。

减药停药需要精神卫生专业支持,如增加就诊或治疗的频率,或在减药停药阶段联合认知疗法或MBCT等[177]。减药时需要对患者进行随访,关注患者的撤药反应和抑郁症状的复发情况,在进行下一次剂量减少之前,需要确保患者出现的所有撤药反应的症状都已经缓解或可以耐受。如果出现严重或无法忍受的不良反应(如低钠血症或上消化道出血)需要更换抗抑郁药时,可以更快地进行停药[195,231]。

2. 撤药反应与复发症状的区别 撤药反应的风险与服用抗抑郁药的种类、剂量及持续治疗时间有关。短半衰期和高剂量抗抑郁药、服用8周或更长时间的患者在减药停药后更容易出现撤药反应[177]。据统计,连续服用至少1个月抗抑郁药后突然减量或停用,有27%~86%的人会在1~2周内出现撤药反应。撤药反应的症状会在药物剂量减少或停止后的早期迅速出现;与患者既往报告的抑郁障碍症状有显著差别;可能是患者以前没有经历过的新症状[177,232]。

3. 撤药反应的应对 为患者提供有关抗抑郁药的在线或书面形式的详细科普宣教,告知患者如果突然停止服用或自行减量抗抑郁药,可能会出现撤药反应,不同的人可能会出现不同类型和严重程度的症状。

患者在终止治疗的过程中出现撤药反应时,首先需要确保患者的抑郁症状没有复发,在考虑进一步减少剂量之前,建议通过1~2周的时间来评估药物减量的效果[231]。增加就诊频率,监测患者的撤药反应症状,如果症状没有改善,或者病情加重,考虑按照以前的剂量重新开始原来的抗抑郁药治疗,在症状完全缓解后再尝试以更慢的速度和更小的减量幅度进行终止治疗[177,231]。

（司天梅）

| 第三节　抑郁症的治疗 |

一、药物治疗

!> **要点提示**

- 综合疗效和可接受度,推荐如下种类抗抑郁药作为抑郁症一线治疗药物:5-羟色胺选择性再摄取抑制剂（SSRIs）,5-羟色胺和去甲肾上腺素再摄取抑制剂（SNRIs）,去甲肾上腺素能和特异性5-羟色胺能再摄取抗抑郁剂（NaSSAs）,去甲肾上腺素和多巴胺再摄取抑制剂（NDRI）,MT_1/MT_2激动剂/5-HT_2拮抗剂（MRA-5HT_{2C}R）,多模式抗抑郁剂（MMAs）,5-羟色胺、去甲肾上腺素和多巴胺再摄取抑制剂（SNDRI）等,共17种代表药物（1A）。
- 在抗抑郁药治疗全病程,推荐使用基于评估的量化治疗（MBC）以提升疗效和依从性（1B）。
- 对于轻度抑郁发作,推荐首先进行社会心理干预或心理治疗,每2~4周定期随访以进一步评估是否用药（1B）。有如下情况需考虑启动抗抑郁药治疗:不能进行心理干预/治疗;既往有中重度抑郁发作病史;患者个人意愿;既往对抗抑郁药治疗有效;对于非药物治疗缺乏疗效（2B）。

- 对于中度到重度抑郁发作的急性期患者,推荐抗抑郁药治疗联合心理治疗或 TMS 治疗,较单一药物治疗可提升疗效(1B)。
- 对于首次发作、安全风险较低的中度抑郁患者,在初始治疗的选择上,可以根据治疗方法的可获得性以及患者意愿,选择抗抑郁药治疗,或有循证证据的心理治疗、物理治疗等非药物治疗,在治疗过程中应定期评估疗效和风险情况,以及时调整治疗策略。
- 抗抑郁药的个体化选择,需综合考虑患者因素(症状特点、共病、既往疗效和耐受性、生理基础、治疗偏好和依从性、家族史的用药情况等)和药物因素(药理学特征、不良反应、药物相互作用、经济性、可获得性等)(2C)。
- 药物基因组学检测(PGx)可考虑用于指导中重度抑郁症患者的抗抑郁药治疗,与常规治疗相比可以提升疗效(2C)。
- 在急性期达到临床缓解后,对于复燃/复发风险相对较低的患者,建议进行至少 6 个月的抗抑郁药巩固和维持治疗;而对于复燃/复发风险相对较高的患者,建议进行至少 2 年的抗抑郁药巩固和维持治疗(2C)。

(一)抗抑郁药的分类和作用机制

口服抗抑郁药是当前治疗各种抑郁障碍的主要手段,能有效解除抑郁心境及伴随的焦虑和躯体症状,改善生活质量和社会功能,预防疾病复燃与复发。口服抗抑郁药发展经历了从早期的单胺氧化酶抑制剂(monoamine oxidase inhibitors, MAOIs)、三环类抗抑郁药(tricyclic antidepressants, TCAs)到现代的 5-羟色胺选择性再摄取抑制剂(serotonin-selective reuptake inhibitors, SSRIs)、5-羟色胺和去甲肾上腺素再摄取抑制剂(serotonin-nor-adrenalin reuptake inhibitors, SNRIs)以及其他新型抗抑郁药的演变。尽管已有诸多选择,口服抗抑郁药还存在很多未解决的临床痛点,如起效慢、疗效个体差异大、无法快速减轻自杀风险等。近年来,新的用药途径和作用机制的药物开始进入临床,如艾司氯胺酮(esketamine)鼻喷雾剂,以及尚未在国内上市、静脉注射用的产后抑郁治疗药物布瑞诺龙(brexanolone)等,为抑郁症的药物治疗带来了新希望。过去临床上市药品全部由国外原研，如今我国也有了自主研发的创新抗抑郁药，提供了更多临床选择。

1. 药物种类　根据作用机制的不同，抗抑郁药分为多种类型，每类包括一至多种药物（表3-3-1）。

（1）传统抗抑郁药：传统抗抑郁药主要包括单胺氧化酶抑制剂（MAO-Is）、三环类抗抑郁药（TCAs）和四环类抗抑郁药（tetracyclic antidepressants，TeCAs）。这些药物在抗抑郁治疗的历史中发挥了重要作用，疗效明确，但不良反应较多，随着新型抗抑郁药的出现，它们的使用已显著减少，不再作为一线选择。

1）单胺氧化酶抑制剂（MAOIs）：MAOIs通过抑制单胺氧化酶（monoamine oxidase，MAO）的活性，减少5-羟色胺（5-hydroxytryptamine or serotonin，5-HT）、去甲肾上腺素（norepinephrine，NE）和多巴胺（dopamine，DA）的降解，从而增加这些神经递质在突触间隙的浓度。

代表药物：非选择性MAOIs如苯乙肼（phenelzine）、异烟肼（isoniazid）；可逆性的MAO-A选择性抑制剂如吗氯贝胺（moclobemide）；不可逆性的MAO-B选择性抑制剂如司来吉兰（selegiline）透皮贴剂。目前国内仅有吗氯贝胺获批适应证上市。

常见不良反应：恶心、口干、头痛、头晕、出汗、心悸、失眠、直立性低血压等。MAOIs与多种药物、富含酪胺的食物存在相互作用，可能导致高血压危象、严重低血压、5-羟色胺综合征等严重不良反应。在与其他种类抗抑郁药进行转换时，建议两种治疗之间停止服用药物10~14天进行洗脱。例如，换用氟西汀，MAOI应停用2周；从氟西汀换为MAOI，氟西汀应停用5周。

2）三环类抗抑郁药（TCAs）：TCAs主要通过抑制去甲肾上腺素（NE）和5-HT的再摄取，增加突触间隙中NE和5-HT的浓度，增强其对突触后受体的刺激，发挥抗抑郁作用。部分TCAs还具有抑制多巴胺（DA）再摄取的作用。此外，TCAs对多种受体具有阻断作用，包括组胺H_1受体（histamine H_1 receptor，H_1R）、毒蕈碱型胆碱能受体（muscarinic acetylcholine receptor，mAchR）和肾上腺素α_1受体（alpha-1 adrenergic receptor，α_1-AR）。

代表药物：阿米替林、多塞平、丙咪嗪、氯米帕明。

表 3-3-1 抗抑郁药治疗的分类、用量和作用机制 *

药理学分类	药物名称	推荐剂量 (mg·d⁻¹)	起始剂量 (mg·d⁻¹)	半衰期 /h	药理学参数			主要作用机制		
					活性代谢产物及半衰期	血药浓度达峰时间 /h	代谢肝药酶	再摄取抑制的神经递质	受体拮抗或阻断	受体激动
5-羟色胺选择性再摄取抑制剂 (SSRIs)	艾司西酞普兰 (escitalopram)	10~20	5	27~32	S-去甲基西酞普兰，约 54h	4~5	2C19,3A4	5-HT		
	西酞普兰 (citalopram)	20~60	20	36		4~5	2C19,3A4	5-HT		
	舍曲林 (sertraline)	50~200	50	26	N-去甲基舍曲林,2~3 天	6~8	3A4	5-HT	M₁	
	帕罗西汀 (paroxetine)	20~50	20	21		2~8	2D6,3A4	5-HT		
	氟西汀 (fluoxetine)	20~60	20	24~72	去甲基氟西汀, 7~14 天	6~8	2D6	5-HT		
	氟伏沙明 (fluvoxamine)	100~300	50	15~20		2~8	1A2,2C19	5-HT		
5-羟色胺和去甲肾上腺素再摄取抑制剂 (SNRIs)	文拉法辛 (venlafaxine)	75~225	25	3~7	O-去甲基文拉法辛,11h	3~6	2D6,2C19,3A4	5-HT, NE		
	度洛西汀 (duloxetine)	60~120	40~60	11~16	去甲基度洛西汀,11~16h	4~6	2D6,1A2	5-HT, NE		
	米那普仑 (milnacipran)	100~200	50	8		0.5~4		5-HT, NE		

药理学分类	药物名称	推荐剂量/(mg·d⁻¹)	起始剂量/(mg·d⁻¹)	药理学参数				主要作用机制		
				半衰期/h	活性代谢产物及半衰期	血药浓度达峰时间/h	代谢肝药酶	再摄取抑制的神经递质	受体拮抗或阻断	受体激动
	地文拉法辛（desvenlafaxine）	50~100	50	11		4~5	UGT 亚型，3A4	5-HT，NE		
	左旋米那普仑（levomilnacipran）	40~120	20	12		6~8	3A4	5-HT，NE		
去甲肾上腺素和多巴胺再摄取抑制剂（NDRI）	安非他酮（bupropion）	150~450	75	21	羟基安非他酮等，20-37h	2	2B6，2C19	NE，DA		
5-羟色胺去甲肾上腺素多巴胺再摄取抑制剂（SNDRI）	托鲁地文拉法辛（toludesvenlafaxine）	80~160	40	9~10	O-去甲基托鲁地文拉法辛，9~10h	6~8	CES2	5-HT，NE，DA		
去甲肾上腺素能和特异性5-羟色胺能再摄取抗抑郁剂（NaSSAs）	米氮平（mirtazapine）	15~45	15	20~40	N-去甲基米氮平和8-羟基米氮平，NR	2	1A2，2D6，3A4		α_2，5-HT$_2$，5-HT$_3$，H$_1$	
	米安色林（mianserin）	30~90	30	6~40	去甲基米安色林和8-羟化米安色林，14-48h	2	2D6，UGT2B10		α_2，5-HT$_2$，5-HT$_3$，H$_1$	

续表

药理学分类	药物名称	药理学参数						主要作用机制		
		推荐剂量/(mg·d⁻¹)	起始剂量/(mg·d⁻¹)	半衰期/h	活性代谢产物及半衰期	血药浓度达峰时间/h	代谢肝药酶	再摄取抑制的神经递质	受体拮抗或阻断	受体激动
褪黑素受体激动剂和 5-HT$_{2C}$ 受体拮抗剂(MRA-5HT$_{2C}$R)	阿戈美拉汀(agomelatine)	25~50	25	1~2		1~2	1A2, 2C9, 2C19		5-HT$_{2C}$	MT$_1$, MT$_2$
多模式抗郁剂(MMAs)	伏硫西汀(vortioxetine)	10~20	10	57~66		7~11	2D6, 3A4, 3A5, 2C9	5-HT	5-HT$_3$, 5-HT$_7$, 5-HT$_{1D}$	5-HT$_{1A}$, 5-HT$_{1B}$
选择性去甲肾上腺再摄取抑制剂(NRI)	瑞波西汀(reboxetine)	8~12	4~8	13		2	3A4	NE		
5-羟色胺受体拮抗和再摄取抑制剂(SARIs)	曲唑酮(trazodone)	50~400	25~50	5~9	m-氯苯哌嗪, 4~14h	1~2	3A4, 2D6, 1A2	5-HT	5-HT$_{2A}$, 5-HT$_{2C}$, $α_1$, H$_1$	
谷氨酸受体调节剂(GRMs)	艾司氯胺酮(esketamine)	84 每周2次, 共4周	56~84 每周2次, 共4周	2~3	去甲氯胺酮, 3~5h	0.5~2			NMDA	

097

续表

药理学分类	药物名称	推荐剂量/(mg·d⁻¹)	起始剂量/(mg·d⁻¹)	药理学参数				主要作用机制		
				半衰期/h	活性代谢产物及半衰期	血药浓度达峰时间/h	代谢肝药酶	再摄取抑制的神经递质	受体拮抗或阻断	受体激动
三环类抗郁药（TCAs）	阿米替林（amitriptyline）	50~250	25	9~25	去甲替林，18~93h	8~12	2C19,1A2,2D6	5-HT,NE	$5\text{-}HT_2,\alpha_1,\alpha_2,H_1,M_1$	
	氯米帕明（clomipramine）	50~250	25	12~36	N-去甲氯米帕明，36h	2~4	3A4,2C19,1A2	5-HT,NE	M_1	
	多塞平（doxepine）	50~250	50	8~12	去甲基多塞平，33~81h	2~4	2C19	NE	$5\text{-}HT_2,\alpha_1,\alpha_2,H_1,M_1$	
	丙咪嗪（imipramine）	100~250	25~50	6~20	去甲丙咪嗪，7~60h	2~6	CYP1A2,CYP3A4,CYP2C19	5-HT,NE	M_1,α_1,β,D_2	
	噻奈普汀（tianeptine）	25~37.5	12.5	2.5		0.79~1.8		增加5-HT的摄取		MOR,DOR
四环类抗郁药（TeCAs）	马普替林（maprotiline）	50~225	25	27~58	去甲马普替林，60~90h	8	2D6,1A2	NE	$\alpha_1,\alpha_2,H_1,M_1$	
选择性单胺氧化酶抑制剂（MAOIs）	吗氯贝胺（moclobemide）	150~600	50~100	1~2		1~2	2C19,1A2,2D6	选择性抑制脑内单胺氧化酶A（MAO-A），减少5-HT,NE,DA降解		

注：* 表格仅提供国内上市、获批抑郁障碍适应证的单分子抗抑郁药相关信息。NR，无报告。

常见不良反应：口干、便秘、视物模糊、尿潴留、嗜睡、体重增加、震颤等。TCAs 的安全剂量范围很窄。

此外，噻奈普汀（tianeptine）是一种非典型的 TCAs，其作用机制主要通过增加突触前膜对突触间隙内 5-HT 的摄取，提高囊泡中 5-HT 的储存，且改变其活性。噻奈普汀也是 μ- 阿片受体（μ-opioid receptor，MOR）激动剂，同时还是效能较低的 δ- 阿片受体（δ-opioid receptor，DOR）激动剂。适用于伴有焦虑和心境紊乱的患者，对胃肠道不适症状有明显作用。

3）四环类抗抑郁药（TeCAs）：与三环类抗抑郁药类似，主要通过抑制突触前膜对去甲肾上腺素（NE）和部分 5- 羟色胺（5-HT）的再摄取，增加这两种神经递质在突触间隙的浓度，从而发挥抗抑郁作用。此外，TeCAs 还具有 α_1、H_1 和乙酰胆碱（Ach）能受体拮抗作用，这可能带来一些副作用，但也可能有助于改善患者的睡眠和焦虑症状。

代表药物：马普替林、阿莫沙平。

常见不良反应：口干、便秘、心悸、失眠等。对心脏毒性较三环类抗抑郁药小。

（2）新型抗抑郁药：SSRIs、SNRIs 等近 20 多年以来上市的抗抑郁药因其有别于传统抗抑郁药的全新作用机制、更高的安全性和耐受性，被广泛认为是新型抗抑郁药。这些药物通常针对特定的神经递质或受体，通过调节其功能来达到治疗效果，在临床应用中表现出显著的疗效和较少的副作用。

1）5- 羟色胺选择性再摄取抑制剂（SSRIs）：通过选择性抑制 5- 羟色胺（5-HT）的再摄取，增加突触间隙中 5-HT 的浓度，从而发挥抗抑郁作用。

代表药物：氟西汀、帕罗西汀、舍曲林、氟伏沙明、西酞普兰和艾司西酞普兰。

常见不良反应：恶心、呕吐、失眠或嗜睡、口干、腹泻、视物模糊、食欲变化等。SSRIs 疗效明确，耐受性好，是国内外指南普遍公认的一线抗抑郁药。

2）5- 羟色胺和去甲肾上腺素再摄取抑制剂（SNRIs）：通过抑制 5- 羟色胺（5-HT）和去甲肾上腺素（NE）的再摄取，增加这两种神经递质的浓度，从而发挥抗抑郁作用。

代表药物：度洛西汀、文拉法辛、地文拉法辛、米那普仑和左旋米那普仑。

常见不良反应：恶心、头痛、失眠、性功能障碍、高血压、头晕、嗜睡、食欲减退、感觉减退、呕吐等。SNRIs 较 SSRIs 作用机制强，起效更快，且对躯体疼痛症状有明显改善作用。

3）去甲肾上腺素和多巴胺再摄取抑制剂（norepinephrine-dopamine reuptake inhibitor, NDRI）：NDRI 通过抑制去甲肾上腺素（NE）和多巴胺（DA）的再摄取，增加这两种神经递质的浓度，从而发挥抗抑郁作用。

代表药物：安非他酮。

常见不良反应：头晕、便秘、恶心、呕吐、视物模糊、癫痫发作、血压变化等。安非他酮起效较快，不增加体重、对性功能影响小，镇静作用低。还可以与 SSRIs 或 SNRIs 联合使用，增强抗抑郁效果，同时减轻这些药物的副作用。

4）5- 羟色胺、去甲肾上腺素和多巴胺再摄取抑制剂（serotonin-norepi-nephrine-dopamine reuptake inhibitor, SNDRI）：通过阻断这三种神经递质的再摄取，增加它们在突触间隙的浓度，从而发挥抗抑郁作用。三重再摄取可实现治疗作用相互协同，更全面地缓解抑郁症患者不同维度的症状，同时拮抗 5-HT 水平增加带来的 DA 能下降所引起的副作用。

代表药物：托鲁地文拉法辛，是我国首个自主研发的抗抑郁 1 类创新药，填补了国内在该领域的空白。

常见的不良反应：恶心、头晕、口干、嗜睡、镇静等。该药主要通过非 CYP450 酶系代谢，减少了药物对肝脏的负担和潜在的肝毒性，药物相互作用风险低。

5）去甲肾上腺素能和特异性 5- 羟色胺能再摄取抗抑郁剂（NaSSAs）：是一类具有 NE 和特异性 5-HT 双重作用机制的抗抑郁药。通过阻断中枢突触前去甲肾上腺素能神经元的 α_2 自身受体及异质受体，增强 NE 和 5-HT 的释放，从而发挥抗抑郁作用。

代表药物米氮平、米安色林。其中，米安色林从化学结构上也可以被归类为四环类抗抑郁药。

常见的不良反应：食欲增加、体重增加、嗜睡、镇静，少见性功能障碍、恶心及腹泻。NaSSAs 适用于伴有失眠和焦虑症状的抑郁症患者。

6）褪黑素受体激动剂和 5-HT$_{2C}$ 受体拮抗剂（melatonin receptor agonist and serotonin 5-HT$_{2C}$ receptor antagonist, MRA-5HT$_{2C}$R）：通过激动褪黑素受体 MT$_1$（melatonin receptor type 1）、MT$_2$（melatonin receptor type 2）和拮抗 5-HT$_{2C}$ 受体，发挥抗抑郁作用，可改善睡眠和昼夜节律。

代表药物：阿戈美拉汀。

常见不良反应：头痛、恶心、肝功能异常等。阿戈美拉汀起效较快，对性功能无影响，也无明显撤药反应，可能对认知功能有潜在益处。使用中应监测肝功能，尤其是治疗初期。

7）多模式抗抑郁剂（multimodal agents /multimodal antidepressants, MMAs）：代表药物伏硫西汀，抑制 5-HT 的再摄取，增加突触间隙中 5-HT 的浓度，且对多种 5-HT 受体具有调节作用，包括 5-HT$_3$、5-HT$_7$、5-HT$_{1D}$ 受体的拮抗作用，以及 5-HT$_{1A}$ 受体的激动作用和 5-HT$_{1B}$ 受体的部分激动作用，还可增强多巴胺、去甲肾上腺素、乙酰胆碱、谷氨酸（glutamate）的神经传递，同时降低 γ- 氨基丁酸（gamma-aminobutyric acid, GABA）的释放，作用广谱，是能同时改善抑郁症和认知功能的抗抑郁药。常见不良反应：恶心、头痛、腹泻等。

另一个多模式药物维拉佐酮（国内未上市），抑制 5-HT 的再摄取，增加突触间隙中 5-HT 的浓度，同时对 5-HT$_{1A}$ 受体具有部分激动作用，进一步增强 5-HT 的信号传递。常见不良反应：恶心、腹泻、失眠等。

8）选择性去甲肾上腺素再摄取抑制剂（selective norepinephrine reuptake inhibitor, NRI）：通过抑制神经元突触前膜去甲肾上腺素（NE）的再摄取，增强中枢神经系统 NE 的功能，从而发挥抗抑郁作用。

代表药物瑞波西汀。

常见不良反应：失眠、口干、便秘、多汗、头痛、眩晕、心率加快、心悸、血管扩张等。

9）5- 羟色胺受体拮抗和再摄取抑制剂（serotonin receptor antagonist/reuptake inhibitors, SARIs）：SARIs 通过阻断 5-HT$_2$ 受体和抑制 5-HT 的再摄取，在中高剂量下发挥抗抑郁和抗焦虑作用。低剂量时主要拮抗 α$_1$ 受体和 H$_1$ 受体，具有镇静催眠作用。

代表药物：曲唑酮、奈法唑酮。

常见不良反应：嗜睡、皮肤过敏、视物模糊、便秘、口干、高血压或低血压、心动过速等。

10）谷氨酸受体调节剂（glutamate receptor modulators，GRMs）：主要作用机制是通过阻断NMDA受体，抑制谷氨酸的过度释放，从而减少神经元的过度兴奋和损伤。

代表药物：艾司氯胺酮、氯胺酮。艾司氯胺酮鼻喷雾剂已上市，能够迅速通过鼻腔黏膜吸收进入血液循环，在数小时内显著改善患者的抑郁症状，与传统治疗方法相比，起效时间大大缩短，适用于伴有急性自杀意念或行为的成人抑郁症患者，能够快速减轻患者的抑郁症状。通常与口服抗抑郁药联合使用，以增强治疗效果。氯胺酮和艾司氯胺酮对难治性抑郁症有治疗和增效作用。

常见不良反应：头晕、恶心、血压升高、短暂神经精神症状（如头晕和复视），少数受试者给药后出现短暂幻觉。

（3）复合制剂的抗抑郁药

1）奥氮平氟西汀合剂（olanzapine and fluoxetine combination，OFC）：简称奥氟合剂。美国FDA批准用于双相Ⅰ型障碍抑郁发作和难治性抑郁的治疗。国内已获批双相Ⅰ型障碍抑郁发作适应证。对于成人难治性抑郁，在奥氮平6~12mg和氟西汀25~50mg的剂量范围内显示出抗抑郁疗效。最常见的不良反应（发生率≥5%，且至少是安慰剂的2倍）：镇静、体重增加、食欲增加、口干、疲劳、水肿、震颤、注意力障碍、视物模糊。

2）氟哌噻吨美利曲辛（flupentixol and melitracen）：由氟哌噻吨和美利曲辛组成的复方制剂。氟哌噻吨是一种噻吨类神经阻滞剂，小剂量具有抗焦虑和抗抑郁作用；美利曲辛是一种三环类抗抑郁药，低剂量应用时具有兴奋特性。两者合用具有抗抑郁、抗焦虑和兴奋特性。适用于轻中度抑郁、焦虑患者。临床使用中发现氟哌噻吨美利曲辛撤药困难，停药后易出现症状的反复，长期使用可能会发生锥体外系反应（如迟发性运动障碍），尤其老年人需多加注意。

3）右美沙芬安非他酮合剂（dextromethorphan hydrobromide and bupropion hydrochloride）：右美沙芬属于NMDA受体拮抗剂，具有与艾氯胺酮相

似的药理特性,而安非他酮除本身的抗抑郁作用外,也是 CYP450 2D6 抑制剂,可以提高右美沙芬的口服生物利用度,因此二者联合使用时,具有协同治疗效果。2022 年美国 FDA 批准用于治疗成人抑郁症,是首款用于治疗抑郁症的速效口服药。最常见的不良反应:头晕、头痛、腹泻、嗜睡、口干、性功能障碍和多汗症。国内未上市。

（4）其他抗抑郁药

1）γ- 氨基丁酸（gamma-aminobutyric acid,GABA）A 受体正向变构调节剂（GABA-A receptor positive allosteric modulator）:通过正向变构调节 GABA$_A$ 受体,增强 GABA 与 GABA$_A$ 受体结合时的抑制效应,从而在中枢神经系统中减少神经活动,缓解产后抑郁症状。代表药物:布瑞诺龙（brexanolone）、祖拉诺龙（zuranolone）,均为神经类固醇。布瑞诺龙为静脉输注用药,而祖拉诺龙为口服用药。常见不良反应包括嗜睡、头晕、疲劳、口干、潮热等。国内未上市。

2）吉哌隆（gepirone）:是一种口服的新型选择性 5-HT$_{1A}$ 受体激动剂和5-HT$_{2A}$ 受体的拮抗剂,2023 年美国 FDA 批准用于治疗成人抑郁症。该药对性功能和体重影响小。最常见的不良反应:头晕、恶心、失眠、腹痛和消化不良。国内未上市。

2. 抗抑郁药的分级

（1）一线抗抑郁药

临床问题:哪些抗抑郁药可以作为抑郁症的一线治疗药物?

推荐意见:综合疗效和可接受度,推荐以下口服抗抑郁药作为抑郁症的一线治疗药物:SSRIs（6 种）、SNRIs（5 种）、NaSSAs（2 种）、NDRI（1 种）、MT$_1$/MT$_2$ 激动剂 /5-HT$_2$ 拮抗剂（1 种）、多模式抗抑郁剂（1 种）、SNDRI（1种）等,共 17 种代表药物（1A）。

推荐意见说明:一项纳入自 1979—2016 年的 522 项随机对照研究,共116 477 名参与者的荟萃分析[233],比较了 21 种抗抑郁药对成人抑郁患者的疗效及可接受度。在疗效方面,所有抗抑郁药的疗效都优于安慰剂,其中疗效最好的是阿米替林（OR=2.13,95% CI:1.89~2.41）,最弱的是瑞波西汀（OR=1.37,95% CI:1.16~1.63）。在可接受度方面,阿戈美拉汀（OR=0.84,95% CI:0.72~0.97）和氟西汀（OR=0.88,95% CI:0.80~0.96）的可接受度显著高于安慰剂,而氯米帕明的可接受度显著低于安慰剂(OR=1.30,95% CI: 1.01~1.68),其他抗抑郁药的可接受度与安慰剂无显著差异。另一项网状荟萃分析[234]共纳入了来自602项抗抑郁药治疗的RCT,包含135 180名参与者,涉及22种抗抑郁药。结果显示所有抗抑郁药均比安慰剂更有效,其中托鲁地文拉法辛疗效最佳(OR=4.52,95% CI: 2.65~7.72),而瑞波西汀疗效最弱(OR=1.34,95% CI: 1.14~1.57)。

头对头研究显示,在疗效方面,阿戈美拉汀、阿米替林、艾司西酞普兰、米氮平、帕罗西汀、文拉法辛及伏硫西汀的疗效显著优于其他抗抑郁药(OR=1.19~1.96),而氟西汀、氟伏沙明、瑞波西汀及曲唑酮的疗效相对较差(OR=0.51~0.84)。在可接受性方面,阿戈美拉汀、西酞普兰、艾司西酞普兰、氟西汀、舍曲林及伏硫西汀的耐受性显著优于其他抗抑郁药(OR=0.43~0.77),而阿米替林、氯米帕明、度洛西汀、氟伏沙明、瑞波西汀、曲唑酮及文拉法辛的脱落率最高(OR=1.30~2.32)。综合考虑疗效和可接受度,阿戈美拉汀、艾司西酞普兰及伏硫西汀最优[233]。

尽管存在研究方法的局限性,这2项网状荟萃分析结果仍是目前最全面的抗抑郁药证据基础,用于指导处于抑郁症急性期的成人患者用药选择。专家组讨论形成共识,将上述7类共17种药物列为一线抗抑郁药。

这17种一线抗抑郁药具体为: SSRIs(艾司西酞普兰、西酞普兰、舍曲林、帕罗西汀、氟西汀、氟伏沙明)、SNRIs(文拉法辛、度洛西汀、米那普仑、地文拉法辛、左旋米那普仑)、NaSSAs(米氮平、米安色林)、NDRI(安非他酮)、MT$_1$/MT$_2$激动剂/5-HT$_2$拮抗剂(阿戈美拉汀)、多模式抗抑郁剂(伏硫西汀)、SNDRI(托鲁地文拉法辛)。

抗抑郁药的首选可以是任何一种一线抗抑郁药,实际选择时临床医生需综合考虑疗效、潜在不良反应、临床表现、成本和患者偏好等因素(参见本节"个体化治疗")。

如第一种一线抗抑郁药疗效不佳,需采取优化治疗策略,根据综合评估,进行优化剂量、换药或增效治疗方式(参见本节"优化治疗")。

如序贯两种及以上抗抑郁药的充分治疗效果不佳,则采取难治性抑郁治疗策略(详见本章第六节"难治性抑郁症的治疗")。

（2）二线和三线抗抑郁药：在国内上市的抗抑郁药中，三环类和四环类抗抑郁药疗效明确，但不良反应较多；曲唑酮有较好的抗焦虑和镇静作用，常作为辅助增效治疗用药；艾司氯胺酮鼻喷雾剂对于伴有急性自杀意念或行为的成人抑郁症，以及难治性抑郁症患者群体具有快速和明确的疗效；奥氟合剂对于难治性抑郁有较好的证据。上述药物在优化治疗和难治性抑郁的治疗中具有重要地位，因此列为二线抗抑郁药，或特定用途的一线药物。

瑞波西汀与其他口服抗抑郁药相比，在疗效和可接受度中表现较弱；MAOIs尽管疗效显著，但药物相互作用多，可能引起严重不良反应，临床已很少使用。因此列为三线抗抑郁药。

氟哌噻吨美利曲辛仅在少数欧洲和亚洲国家及地区上市，循证证据不足，长期不良反应多，撤药困难，自第2版指南起已不再推荐用于抑郁症患者。

（二）药物治疗管理模式

抑郁症的药物治疗原则是构建在抑郁障碍的整体治疗原则之上的。虽然现有的药物治疗原则为临床实践提供了基本指导，但在实际应用中，抑郁症的药物治疗仍面临诸多挑战。例如，患者对治疗的反应存在显著的个体差异，部分患者可能对初始治疗无反应，甚至发展为难治性抑郁。此外，药物治疗的不良反应、患者的依从性问题以及残留症状的存在，都可能对治疗效果产生不利影响。

为了进一步优化抑郁症的药物治疗，自2015年第2版指南开始，笔者就提出了基于评估的量化治疗（measurement-based care，MBC）。MBC是指导抑郁症治疗的一种循证医学支持的治疗管理模式，它通过使用标准化评估工具开展系统的、持续的评估，监测症状、跟踪进展并指导治疗临床决策，从而提高治疗效果和患者的依从性[235,236]。MBC的核心是通过患者报告和医生评估的评分量表与基于证据的临床实践指南相结合，提供对患者进展的客观评估，从而指导更有效的治疗计划。这种模式在全病程药物治疗中，确保医生能够及时获取每个患者的具体症状特征和对药物的反应，进一步调整治疗药物的剂量、类型或组合，改善临床结局。

临床问题：在抗抑郁药的全病程治疗中，基于评估的量化治疗（MBC）能否提升疗效和依从性？

推荐意见：在抗抑郁药治疗全病程，推荐使用基于评估的量化治疗（MBC）以提升疗效和依从性。（1B）

推荐意见说明：一项纳入 29 项研究，共 15 255 名参与者的荟萃分析[237]显示，EEC（"enhanced" evidence-based care，增强型循证治疗，核心组分为 MBC）的有效率（$RR=1.30$，95% CI：1.13~1.50，$P<0.001$，18 项研究），缓解率（$RR=1.35$，95% CI：1.11~1.64，$P<0.001$，18 项研究）均显著高于对照组。EEC 和常规治疗之间的全因脱落率相似（$RR=1.08$，95% CI：0.94~1.23，$P=0.303$，27 项研究）。

另一项针对成年抑郁障碍患者 MBC 的疗效的系统综述及荟萃分析[238]，共纳入 7 项随机对照研究，MBC 频率为每周一次至每月一次；研究时长为 3~12 个月。结果显示 MBC 组与对照组的有效率无显著差异（$OR=1.66$，95% CI：0.66~4.17，$P=0.279$，3 项研究）。MBC 组的临床治愈率显著高于对照组（$OR=1.83$，95% CI：1.12~2.97，$P=0.015$，5 项研究）。MBC 组的治疗依从性显著高于对照组（$OR=1.68$，95% CI：1.22~2.30，$P=0.001$，3 项研究）。

MBC 不仅适用于药物治疗，还可以扩展到心理治疗和综合治疗中，以全面改善抑郁症患者的治疗结果。近年来，MBC 逐渐与数字化平台相结合，通过电子健康记录系统和移动医疗应用，实现患者数据的实时收集和分析，提高了评估的及时性和准确性。今后的研究将更加关注如何优化 MBC 的算法，以及通过 MBC 实现个性化的治疗，例如结合生物标志物和遗传学信息来指导治疗决策，以进一步提高治疗效果，改善长期预后。

（三）急性期治疗

1. 初始药物治疗　当计划给患者处方抗抑郁药时，医生应与患者（必要时监护人共同参与）讨论如下内容，包括：为什么要进行药物治疗，药物的选择，如何进行剂量调整，药物治疗可能的获益与风险，患者关心的疗效和不良反应问题，以及患者的个人用药意愿[206]。

（1）处方前需要患者了解的信息：当计划启动抗抑郁药治疗时，有必要让患者了解以下信息，以保证药物治疗的顺利进行。详见表 3-3-2[62,206]。

表 3-3-2　初始抗抑郁药治疗时需要患者了解的信息

问题	内容
不良反应	• 开始服药后可能出现哪些不良反应,应该如何应对 • 突然中断服药可能出现撤药反应
疗效	• 开始服药多长时间可以出现疗效(通常在 2~4 周内) • 同一种药物的疗效因人而异
自我评估	• 如何进行病情及不良反应的自我监测
复诊	• 通常应在服药 2 周内进行首次复诊,以评估疗效和不良反应,制定下一步治疗策略 • 针对青少年患者和 25 岁以下的成年患者,或者高自杀风险的患者,建议在 1 周内进行复诊 • 开始服药后应定期复诊,复诊频率根据病情和用药反应决定
服药方法	• 在合理的时间服药(如早饭后、随餐、睡前等) • 药物完整性,如有的药物不宜掰开或碾碎 • 不要随意减少剂量、漏服或者停服 • 不能超剂量用药 • 遵守服药期间对酒精的限制、对可能存在药物相互作用的其他药物限制
用药安全	• 向医生准确、全面地报告既往史 • 向医生报告合并药物的名称和用法 • 患者或家人妥善保管药品,避免误服和过量吞服 • 定期做实验室检查
药物经济性和便利性	• 服药的频率 • 药品获取途径 • 药品价格

（2）轻度抑郁发作

临床问题：轻度抑郁发作是否进行药物治疗？

推荐意见：对于轻度抑郁发作，推荐首先进行社会心理干预或心理治疗，每 2~4 周定期随访以进一步评估是否用药（1B）。有如下情况需考虑启动抗抑郁药治疗：不能进行心理干预 / 治疗；既往有中重度抑郁发作病史；患者个人意愿；既往对抗抑郁药治疗有效；对于非药物治疗缺乏疗效（2B）。

推荐意见说明：轻度抑郁发作首先进行心理干预或心理治疗是长期以来在国内外临床指南中得到普遍认同的方法。2022 版 NICE 指南[206]建议对于轻度抑郁发作患者一线治疗方案为社会心理干预或心理治疗，且需要

2~4 周进行定期随访评估抑郁症状是否加重，是否需要启动抗抑郁药治疗。2023 版 CAMMAT 指南[62] 也建议，轻度抑郁发作患者一线治疗方案为心理治疗、运动干预、补充和替代药物治疗以及数字化健康干预。但在一些情况下，需要将抗抑郁药治疗作为初始治疗，比如因为路途遥远或者无法承担花费而不能进行心理干预/治疗[62, 206, 239]。

开始药物治疗后，应对患者进行密切监测，2 周内进行复诊。

（3）中重度抑郁发作：国内外指南普遍推荐口服抗抑郁药治疗作为中重度抑郁发作的主要治疗方式，初始治疗时应选择单一抗抑郁药治疗。虽然市面上有多种抗抑郁药可供选择，但初始单药治疗的有效率仅为 60% 左右，即使在治疗 12~24 周后，也只有 40% 的患者获得治愈[240]。

临床问题：对于中度到重度抑郁发作急性期患者，抗抑郁药治疗联合心理治疗或物理治疗，疗效是否优于单一药物治疗？

推荐意见：对于中度到重度抑郁发作的急性期患者，推荐抗抑郁药治疗联合心理治疗或经颅磁刺激治疗，较单一药物治疗可提升疗效（1B）。

推荐意见说明：一项网状荟萃分析[241] 比较了药物治疗、心理治疗及联合治疗针对成人抑郁的疗效及可接受度，共纳入了 58 项研究，受试者共 9 301 人。绝大部分研究中患者的抑郁程度为中到重度。认知行为疗法（CBT）是入组研究中最常用的心理治疗，SSRIs 是最常使用的药物。结果显示，药物联合心理治疗（$RR=2.15$，95% CI：1.56~2.97）、单一药物治疗（$RR=1.65$，95% CI：1.35~2.03）或单一心理治疗（$RR=1.60$，95% CI：1.40~1.83）均为有效的治疗方式，优于安慰剂、常规管理或观察等待。联合治疗与单一药物治疗相比，有进一步提高有效率（$RR=1.30$，95% CI：0.98~1.73）和治愈率（$RR=1.25$，95% CI：0.77~2.04）的趋势，可接受度相当。

一项系统综述和元分析[242]，比较了经颅磁刺激（TMS）或伪刺激联合抗抑郁药治疗抑郁症的效果。研究纳入了 10 项 RCTs，共 654 名受试者，其中 6 项研究采用了左侧背外侧前额叶皮质（dorsal lateral prefrontal cortex，DLPFC）高频 rTMS，1 项研究采用右侧 DLPFC 低频 rTMS，1 项研究采用左侧 DLPFC 的间歇性 Theta 爆发式磁刺激（iTBS）。结果显示，TMS 联合抗抑郁药治疗的疗效优于伪刺激联合抗抑郁药（$Hedge's\ g=0.71$，95% CI：0.26~1.15）。尽管研究间存在高异质性（$I^2=84\%$），但结果表明，TMS 联合抗抑郁药在急性期内对 MDD 的治疗效果更好。未来需要更多研究来优化 TMS 与抗抑郁药的联合治疗方案。

综上专家组一致同意,在可获得心理治疗或物理治疗的前提下,对中度到重度抑郁发作的患者推荐进行抗抑郁药联合心理治疗,或抗抑郁药联合 TMS 治疗。

临床上对于首次发作、安全风险较低的中度抑郁患者,在初始治疗的选择上,可以根据治疗方法的可获得性以及患者意愿,选择抗抑郁药治疗,或有循证证据的心理治疗、物理治疗等非药物治疗,在治疗过程中应定期评估疗效和风险情况,以及时调整治疗策略。

(4)个体化治疗:许多临床特征与对药物反应较差相关,例如年龄的增长、既往发作的次数,发作时间长、伴有焦虑等。但并没有一致的证据表明,年龄、性别、民族等因素可预测使用某种抗抑郁药的疗效[62]。

选择抗抑郁药时还需要考虑生理基础、是否共病,抗抑郁药的药理特征(药物半衰期、CYP450 酶活性、药物的耐受性、潜在的药物间作用、药效学特点等),既往治疗及对药物的偏好及治疗成本等(表 3-3-3)。

表 3-3-3　抗抑郁药个体化选择考虑的因素

患者因素	药物因素
临床症状特点(如不同伴随特征)	药理学特征(作用机制、代谢途径、受体效应、剂量 - 反应关系等)
共病其他精神障碍或躯体疾病	
既往抗抑郁药治疗疗效和耐受性	药物不良反应
生理基础(年龄、躯体状况、药物基因等)	药物相互作用
治疗的偏好和依从性	药品经济性
家族史的用药情况	药品使用的便捷性、可获得性

临床问题:抗抑郁药的个体化选择需考虑哪些因素?

推荐意见:抗抑郁药的个体化选择,需综合考虑患者因素(症状特点、共病、既往疗效和耐受性、生理基础、治疗偏好和依从性、家族史的用药情况等)和药物因素(药理学特征、不良反应、药物相互作用、经济性、可获得性等)(2C)。

推荐意见说明:多个指南建议抗抑郁药的个体化选择,需综合考虑多种因素,表 3-3-3[62,243]中也提到选择抗抑郁药治疗最终由很多因素决定,包括既往抗抑郁药治疗的疗效及剂量，临床症状的特点及严重程度，可获得性等。在选择过程中，应进行医患共同讨论决策。

（5）药学技术在抑郁障碍治疗中的应用：药学技术如药物基因组学检测（PGx）、血药浓度监测（TDM）、群体药代动力学（PPK）等具有一定的前景。抗抑郁药治疗的有效性及安全性是临床治疗中的关键问题。PGx通过检测影响药物代谢和疗效相关基因位点辅助抗抑郁药选择，并提高抗抑郁药治疗有效率。结合药物基因检测指导用药可以识别出药物-基因相互作用，优化抗抑郁药治疗方案，减少不良反应发生。

临床问题：药物基因组学检测（PGx）能否提升抗抑郁药疗效？

推荐意见：药物基因组学检测（PGx）可考虑用于指导中重度抑郁症患者的抗抑郁药治疗，与常规治疗相比可以提升疗效（2C）。

推荐意见说明：三项荟萃分析比较了在成年抑郁患者中采用PGx指导治疗与非指导治疗的抗抑郁药疗效。一项分析[244]纳入了10项随机对照试验，发现中至重度的抑郁症患者在PGx指导下进行药物治疗的缓解率（RR=1.46，95% CI：1.02~2.08，P=0.043）和有效率（RR=1.32，95% CI：1.00~1.73，P=0.047），均优于常规治疗。另一项分析[245]显示接受PGx指导抗抑郁治疗的患者（n=2 395）与接受非指导抗抑郁治疗的患者相比，缓解率更高（RR=1.41，95% CI：1.15~1.74，P=0.001）。此外还有一项分析[246]也证实了PGx指导治疗组在第8周的有效率（RR=1.64，95% CI：1.19~2.25，P<0.001）和缓解率（RR=2.27，95% CI：1.39~3.73，P<0.001）均优于非指导组，但12周有效率未出现差异，PGx组也未明显降低不良反应的发生率。但是，既往PGx的相关研究均存在未设定盲法的显著局限性，只有个别研究采用的是临床医生单盲的设计，且没有一项研究评估了盲法的有效性及缺乏盲法可能对于研究结果造成的影响。也正因如此，美国FDA的建议认为，现有证据仍不足以支持基于PGX指导下的临床药物治疗选择[247]。但考虑抑郁症的重大危害，本指南专家组认为现有的最佳证据提示，PGx指导的中度至重度成人抑郁症药物治疗比常规治疗更有可能提升有效率和缓解率，故形成此推荐。

临床遗传药理学实施联盟（Clinical Pharmacogenetics Implementation Consortium，CPIC）制定了代谢酶基因表型与SSRIs药物个体化治疗的指

南[248,249]。基于循证证据,总结了 *CYP2D6*、*CYP2C19*、*CYP2B6*、*SLC6A4*（5-HT 转运体）和 *HTR2A*（5-HT$_{2A}$ 受体）基因表型对抗抑郁药剂量、疗效和耐受性的影响。并给出了 *CYP2D6*、*CYP2C19* 和 *CYP2B6* 不同表型患者使用 SSRIs 药物时的剂量调整建议,以及相应的证据等级。不过该指南认为根据现有研究,尚不支持将 *SLC6A4* 和 *HTR2A* 基因型用于疗效预测。

药物浓度是抗抑郁药发挥药理学作用的物质基础。治疗药物监测（therapeutic drug monitoring, TDM）是通过对生物样本中的药物、生物标志物等进行分析,以获得最佳疗效和最小不良反应,并实现个体化治疗的技术。常规剂量下治疗无效,用药依从性难以判断,药物耐受性不佳,以及可能存在药代动力学方面的药物 - 药物相互作用等情况都是治疗药物监测的典型指征。TDM 应用于患者个体化治疗有助于缩短住院时长,节省治疗费用。一项荟萃分析[250]纳入了 65 项浓效关系的 RCT 研究,确认了抗抑郁药血药浓度与疗效之间的关系;另外一项 mega 分析对艾司西酞普兰、度洛西汀、文拉法辛和米氮平浓效关系研究,再现了早在去甲替林血药浓度与临床疗效研究中就出现过的钟形曲线,即在高浓度时疗效改善反而更差[251]。这表明,药物存在一个疗效最佳而且安全性可接受的血药浓度范围,即"治疗参考浓度范围"。治疗参考浓度范围包括下限浓度和上限浓度。低于下限浓度很可能治疗无效;而高于上限浓度则耐受性降低或疗效不太可能进一步提高。中国精神科治疗药物监测临床应用专家共识[252]提出 TDM 结果解读需结合患者个体情况,包括人口学资料、生理病理特征、临床特殊诊疗操作、用药情况、依从性、遗传学信息、生活及饮食习惯等,为临床干预提供有效建议,促进和提升抗抑郁药的个体化治疗水平。

群体药代动力学（population pharmacokinetics, PPK）,即药代动力学群体分析法。PPK 模型通过血药浓度和剂量的相互预测,有助于制定患者的个体化药物治疗方案,如确定个体化的起始剂量,目标剂量,及滴定速度等。目前,抗抑郁药群体药代动力学模型较少,大部分模型仅用于科学研究,尚缺少经过临床试验验证的 PPK 模型。

2. **优化药物治疗** 如果初始药物治疗 4 周时症状改善不足 50%,则认为属于初始药物疗效不佳。对于初始药物疗效不佳的患者首先要从临床因素及治疗因素两方面进行重新评估诊断（表 3-3-4）。本节仅讨论通过药物调整进行的优化治疗。

表 3-3-4　疗效不佳的患者需重新评估的因素

临床因素	治疗因素
• 诊断不正确（例如未识别的双相障碍） • 特定的人口学及疾病特征（例如年龄大、女性、起病年龄小、严重程度高、发作次数多、发作持续时间长、创伤史） • 共病精神障碍（例如焦虑障碍、人格障碍、注意缺陷多动障碍、物质使用障碍等） • 共病躯体疾病（例如贫血、肥胖、睡眠呼吸暂停、甲状腺疾病等） • 急性或慢性应激源	• 治疗剂量不足 • 治疗持续时间不足 • 误将药物副作用混淆为症状 • 治疗依从性差 • 药物遗传学变异（例如药物代谢过快或过慢）

明确疗效不佳的患者应在现有抗抑郁药的基础上，处理策略有优化剂量、更换抗抑郁药以及增效治疗。在进行换药或增效治疗前，首先应考虑优化剂量。

（1）优化剂量（optimizing the dose）：整个流程应当充分考虑药物不良反应和药物初期的治疗效果。对于初始药物疗效不佳，首先考虑在推荐剂量范围内增加剂量，增加剂量必须与增加不良反应负担和较差的依从性相平衡。如果增加剂量不能耐受，或者在开始服用有效剂量的抗抑郁药后的前 4 周内症状评分下降未达到 20%，预示着后期有效的可能性较低，在这种情况下应优先考虑更换抗抑郁药[62,243]。当对初始抗抑郁药优化剂量后有部分疗效且耐受性良好时，应优先考虑增效治疗。

药物治疗的早期改善（治疗 2~4 周后抑郁症状评分量表比基线减少 20%~30%）与 6~12 周的疗效和症状改善相关[253]。既往研究结果不支持对接受抗抑郁药治疗 2 周后没有早期改善的抑郁障碍患者附加治疗或改变治疗策略[254]。同时，临床医生也应当警惕，在加量治疗的过程中，如需要超剂量范围用药，应遵照《中华人民共和国医师法》相关规定，确保在尚无有效或者更好治疗手段等特殊情况下，医师取得患者明确知情同意后，才可以采用药品说明书中未明确但具有循证医学证据的药品用法实施治疗。医疗机构应建立相应的管理制度,对医师的处方和用药医嘱的适宜性进行审核,严格规范医师的用药行为。

（2）更换抗抑郁药（switching to another antidepressant）：选择第二种抗抑郁药时应考虑副作用特征、作用机制和药物的治疗优势。几项研究均表明在同一类别或不同类别中更换药物的结果没有差异,但建议首先选择在一线抗抑郁药中进行更换,必要时再顺序选择更换为二线和三线药物[62]。如果患者对初始药物耐受性差,应优先考虑转换为不同作用机制的药物。

更换药物的过程应考虑撤药反应的可能性、更换的紧迫性和潜在药物相互作用的影响。在大多数情况下,鉴于抗抑郁药之间相互作用和副作用的风险较低,可以使用"交叉换药法",即在缓慢减少第一种药物的同时缓慢增加第二种药物的剂量。如果转换的紧迫性较低,或者有明显撤药反应的既往病史,或者为了避免将撤药症状与新药的副作用相混淆,可以使用"药物清洗法",即在开始第二种药物之前逐渐减少并停止第一种药物。转换到 MAOIs 需要从其他 5-HT 能药物中停药至少 2 周,如果从氟西汀转换为MAOIs 则停药为 5 周。

（3）增效治疗（adding an adjunctive medication）：选择增效治疗药物,应首先评估患者的生理状况,包括躯体基础疾病,心血管、内分泌和肝肾功能指标、营养与活动状况等。其次考虑增效药物的作用机制、不良反应,以及与当前抗抑郁药的药物相互作用。药物基因检测结果可能有助于治疗选择,尤其是对于难治性抑郁症患者。临床常用的增效治疗策略是联合能够针对患者特定残留症状和/或副作用的药物。需要注意的是,在考虑增效治疗时应该重新评估所有合并用药,考虑停用益处不明确的药物,尽可能减少多药联合治疗[62, 206, 243]。

增效药物的循证证据主要来源于难治性抑郁的临床研究及相关荟萃分析,具体推荐参见本章第六节"难治性抑郁症的治疗"。国内已上市且证据较多的增效药物种类包括抗精神病药物（阿立哌唑 2~15mg/d、喹硫平100~300mg/d、奥氮平 2.5~10mg/d、布瑞哌唑 1~3mg/d 以及利培酮 1~3mg/d）,作用机制不同的第二种抗抑郁药（安非他酮 150~450mg/d、米氮平 15~45mg/d、艾司氯胺酮 56~84mg/ 次）,锂盐（血清浓度 0.4~0.8mmol/L）,甲状腺素（25~50μg/d），以及中枢兴奋剂（莫达非尼 100~400mg/d）[62,206,255]。其中莫达非尼有潜在的成瘾性和依赖性，不建议常规使用。

3. 特定用途的药物治疗

（1）快速缓解自杀意念或行为：口服抗抑郁药起效通常需要 1~2 周，难以满足临床处理严重抑郁症状、伴自杀意念或行为的紧急治疗需求。研究发现，氯胺酮可以加快口服抗抑郁药起效速度[256]。荟萃分析表明，以氯胺酮、艾司氯胺酮为代表的新型作用机制药物，可以快速改善自杀症状[257]。不过氯胺酮类药物的长期疗效、耐受性和安全性，仍有待更多的临床验证。氯胺酮类药物眩晕、血压升高等不良反应发生率较高[258]，对于有心血管病史的患者，使用这类药物应该保持谨慎。

（2）难治性抑郁的治疗：目前，有两种治疗药物获美国 FDA 批准作为单一治疗手段用于治疗难治性抑郁，分别为奥氟合剂（2009 年获批）及艾司氯胺酮鼻喷雾剂（2025 年获批），循证证据较为充分[255,259]。两药均已在国内上市，但尚未获批难治性抑郁的适应证。对于服药期间出现突破性发作的抑郁症患者，静脉用艾司氯胺酮能产生重新激动疗效的作用[260]，可能减少换药或联合用药。

（3）产后抑郁症的治疗：目前美国 FDA 批准上市的布瑞诺龙和祖拉诺龙，是特定用于产后抑郁的神经类固醇药物。尚未在国内上市。药物介绍详见第四章第二节"产后抑郁症的治疗"部分。

（四）巩固和维持期治疗

药物治疗的巩固期和维持期是一个延续的、整体的过程。在本章第二节"全病程治疗相关原则"中，已经明确阐述了巩固期和维持期治疗的相关原则。经急性期抗抑郁药治疗获得缓解的患者，巩固期应当继续维持急性期的治疗方案，在耐受良好的前提下，同药物同剂量坚持治疗至少 6 个月，其间定期进行症状、不良反应、依从性和复燃 / 复发风险评估，以及时调整药物方案。

巩固期药物治疗结束后，继续维持期药物治疗。由于药物预防复燃或复发的研究证据并没有明确区分巩固期和维持期，因此绝大多数国际指南的维持期治疗是包含巩固期治疗在内。维持期的开始时间通常是急性期治疗 8~12 周（CANMAT 指南为 8~16 周），以急性期疗效达到缓解为开始。

临床问题：急性期达到临床缓解后，抗抑郁药治疗还应该持续多久？

推荐意见：在急性期达到临床缓解后，对于复燃/复发风险相对较低的患者，建议进行至少6个月的抗抑郁药巩固和维持治疗；而对于复燃/复发风险相对较高的患者，建议进行至少2年的抗抑郁药巩固和维持治疗（2C）。

推荐意见说明：由于药物治疗研究的长程观察周期多在2年以内，因此目前的循证证据对维持期的持续时间尚无定论。2020版澳大利亚与新西兰皇家精神科医师学会（RANZCP）指南建议反复发作的抑郁症患者，药物治疗应该至少维持6个月，最好维持12个月以上，维持治疗的剂量应与急性治疗所使用的剂量相同[243]。2022版NICE则建议近期有2~3次抑郁发作的患者、发作期有严重功能损害的患者，均应持续服用抗抑郁药至少2年。而对于维持治疗的患者，应该再次进行评估，考虑其年龄、共病状况和其他危险因素之后，再决定2年以后是否需要维持治疗[206]。2023版CANMAT则建议6~12个月作为维持治疗的时间窗是合理的，对于有复发风险因素的患者，维持治疗则应建议在2年及以上[62]。其他的指南推荐维持时间也都与上述建议大同小异。综上，经专家组共识形成本推荐意见。

文献中有报道的复燃和复发的常见风险因素见表3-3-5[62,200,201]。

表3-3-5　复燃和复发的常见风险因素

复燃风险因素	复发风险因素
• 残留症状 • 既往多次发作 • 童年受虐经历 • 认知失调 • 发病年龄较小 • 症状严重程度高、持续时间久 • 具有典型生物学症状（如食欲减退、体重减轻） • 具有"真实药物反应"（起效延迟但持续改善） • 高焦虑水平或精神病性症状 • 躯体疼痛或躯体症状多 • 抑郁症家族史	• 持续的残留症状（如快感缺失、睡眠问题和认知功能障碍） • 童年受虐经历 • 抑郁发作的严重程度更高（例如严重的功能受损、自杀企图或行为） • 慢性抑郁发作共病其他精神障碍 • 既往多次发作 • 社会支持不足 • 持续的压力生活事件 • 抑郁症家族史

（五）终止治疗

终止抗抑郁药治疗应遵循第二节中的减药停药原则。专家组一致认为对于完成急性期和巩固维持期的全病程治疗且持续缓解的患者再考虑终止药物治疗。停药决策应个体化，考虑患者的病情、既往发作次数、残留症状和面临的复发风险等因素。患者的年龄、合并症、药物耐受性等因素都可能影响停药的决策和过程，因此青少年和老年人可能需要更谨慎的处理[192]。

抗抑郁药应逐步减停，遵循边减量边观察的原则，在较长的一段时间内逐渐减少剂量。减药过程中第一步是将剂量减少到最低有效剂量。在这之后，剂量应该根据药片的分割方式，缓慢地小幅减少剂量，减药后期，速度应当更慢，整个过程持续数周至数月。停药症状通常在停药 5 天内或减量、漏服药物时发生，为避免停药症状的发生，停药过程至少需要 4 周，药物半衰期越短，越要遵循这个规则。停药后前 6 个月是复发风险较高的时期，应提供心理支持和患者教育，指导患者如何察觉复发风险，提高依从性，坚持定期随访和评估，帮助患者应对可能出现的情绪波动和复发风险，必要时恢复用药。

当抗抑郁药突然停用时，多达 40% 的患者可能会出现不适应或戒断症状，症状通常轻微并有自限性。但也有患者报告存在更严重的撤药综合征。在临床常用的抗抑郁药中，帕罗西汀和文拉法辛的速释制剂最有可能出现撤药综合征，而长半衰期药物，如氟西汀和伏硫西汀发生撤药综合征的可能性最小。

（六）使用抗抑郁药的常见注意事项

1. 常见的药物不良反应　SSRIs 最常见的不良反应是胃肠道反应（恶心、呕吐和腹泻），激活 / 坐立不安（加重坐立不安、激越和睡眠障碍），性功能障碍（勃起或射精困难，性欲丧失和性冷淡）和神经系统（偏头疼和紧张性头疼）。

2. 5- 羟色胺综合征（serotonin syndrome，SS）　即 5-HT 综合征，是神经系统 5-HT 功能亢进引起的一组症状和体征，是有可能危及生命的药物不良反应。通常表现自主神经功能改变、精神状态改变和神经肌肉异常的临床三联征。轻微的症状可能容易被忽略，而无意中加大致病药物的剂量或增加具有促 5-HT 能作用的药物,则可激起严重的临床恶化反应。

3. 撤药综合征 抗抑郁药的撤药综合征通常出现在大约 20% 的患者中,在服用一段时间的抗抑郁药后停药或减药时发生。几乎所有种类的抗抑郁药都有可能发生撤药综合征。撤药综合征的发生与使用药物时间较长、药物半衰期较短有关。通常表现为流感样症状、精神症状及神经系统症状等。撤药综合征的症状有可能被误诊为病情复燃或复发。

4. 代谢综合征 抗抑郁药引起代谢综合征发生率小于非典型抗精神病药物。但米氮平及其他 H_1 受体亲和力强的抗抑郁药可引起体重增加,血糖、血脂升高。抗抑郁药增加代谢综合征的风险,其中帕罗西汀和米氮平对血糖、体重、脂质代谢有一定影响,与代谢综合征关系更为密切。但一般情况下,用药 2~4 年后代谢综合征发生率会有所上升。

5. 自杀风险 2004 年,美国 FDA 要求抗抑郁药厂商在药物说明书中就儿童和青少年服用抗抑郁药可能引发的自杀问题予以黑框警示。此后,有多篇关于自杀问题的相关文献发表,归纳这些研究,没有明确的迹象表明在成年人或老年人中使用抗抑郁药与自杀有关。而在初始使用 SSRIs 抗抑郁药的 25 岁以下患者中,用药初期自杀风险有所增加,特别是 6~17 岁人群。可能与青少年大脑发育未完全成熟,对 SSRIs 的神经化学调节更敏感、药物早期有激活副作用、启动抗抑郁药物治疗的患者病情更严重、疗效在青少年群体中延迟等多种因素的共同作用有关[261]。因此,在用药的最初 2~4 周需要评估自杀风险,此时药物的不良反应与症状的叠加作用可能导致自杀风险增高,对自杀的评估应该贯穿于整个治疗过程中。

详细的处理措施,详见本节第七部分"治疗中的安全性与处理"。

(七)药物治疗展望

未来,抗抑郁药治疗的发展将更加注重个性化治疗和精准医疗,通过基因检测、生物标志物、药学检测等技术手段,医生能够更准确地评估患者的病情和治疗反应,并为其提供定制化的治疗方案。在现有治疗方式层面,针对药物起效慢、疗效不足、难治、复发、自杀自伤等临床未满足的治疗需求,大量药物联合或与非药物联合策略的研究正在尝试突破。在新药研发层面,开发新型作用机制和生物学靶点的药物、研发新剂型和药物递送系统,已成为前沿热点。

抗抑郁药治疗汇总表见表 3-3-6。抗抑郁药治疗流程见图 3-3-1。

表 3-3-6　抗抑郁药治疗汇总（国内已上市）

推荐级别	抗抑郁药	证据级别
1 级推荐（一线用药）	SSRIs（氟西汀、帕罗西汀、舍曲林、氟伏沙明、西酞普兰、艾司西酞普兰）	A
	SNRIs（文拉法辛、度洛西汀、地文拉法辛、米那普仑、左旋米那普仑）	A
	NaSSAs（米氮平、米安色林）	A
	NDRI（安非他酮）	A
	MT_1/MT_2 激动剂 /$5-HT_{2C}$ 拮抗剂（阿戈美拉汀）	A
	多模式抗抑郁剂（伏硫西汀）	A
	SNDRI（托鲁地文拉法辛）	A
特定用途的 1 级推荐	艾司氯胺酮鼻喷雾剂用于伴自杀意念的成人抑郁症	A
	奥氟合剂、艾司氯胺酮鼻喷雾剂用于难治性抑郁	B
2 级推荐（二线用药）	TCAs（阿米替林、氯米帕明、多塞平、丙咪嗪）	B
	TeCAs（马普替林）	B
	SARIs（曲唑酮）	B
其他选择（三线用药）	NRI（瑞波西汀）	B
	MAOIs（吗氯贝胺）	B

轻度抑郁发作者
- 首选社会心理干预或心理治疗
- 每 2~4 周评估病情是否加重

中重度抑郁发作者
- 早期联合心理治疗、物理治疗
- 监测自杀风险
- 必要时住院治疗

- 不能进行心理干预 / 治疗
- 既往有中度抑郁发作病史
- 患者有个人意愿
- 既往对抗抑郁药物治疗有效或非药物治疗缺乏疗效

- 首次发作、安全风险低的中度抑郁发作，可选用药物、心理治疗或物理治疗
- 定期评估疗效和风险

基于量化评估的全病程药物治疗选择并启动一线抗抑郁药物治疗

2~4 周后是否早期改善？ → 否 → 是

4 周评估初始治疗效果不佳的患者

增加剂量是否有效？ → 否

增效治疗是否有效？ 或 → 否

换药治疗是否有效？ → 否

重新考虑优化治疗方案

继续治疗 6~8 周

联用第二代抗精神病药

增加碳酸锂或甲状腺素

合并第二种抗抑郁药

更换另一种一线药物

启动 TRD 治疗流程

是否为 TRD？ → 是

是否症状缓解？ → 是

缓解或达到治疗目标

持续的残留症状
童年受虐史
发作严重或有自杀企图
慢性抑郁发作或共病其他精神障碍
既往多次发作
社会支持不足
持续的压力生活事件
抑郁症家族史

是否高复发风险？ → 是 → 维持治疗 2 年或以上

否 → 巩固维持治疗至少 6 个月

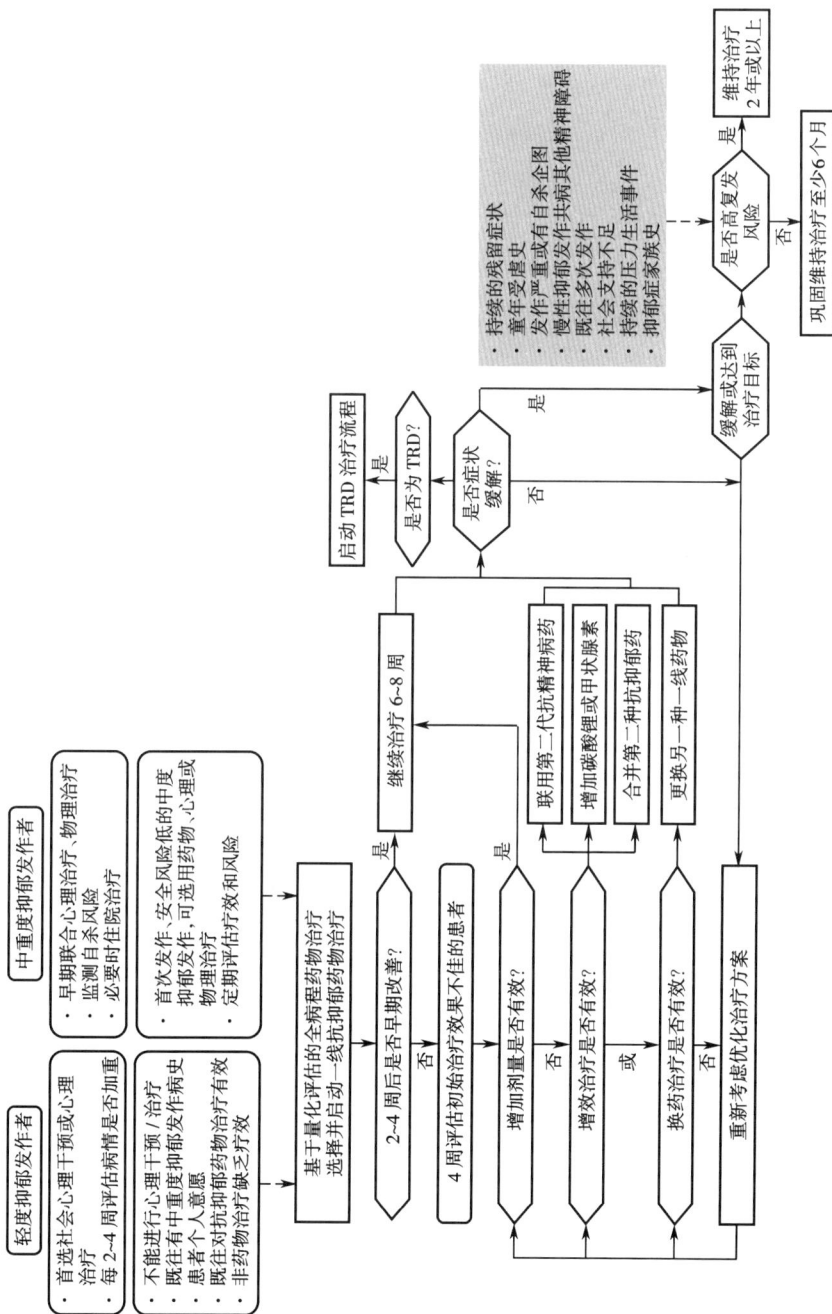

图 3-3-1 抗抑郁药治疗流程

（王刚）

二、心理治疗

> **❗ 要点提示**
>
> - 在成人轻中度抑郁症的治疗中，当单一使用心理治疗时，推荐使用认知行为疗法（1A）、行为激活疗法（1A）、人际心理疗法（1B）以改善急性期抑郁症状，也可考虑短程精神动力学疗法（2C），其他心理治疗尚缺乏高质量证据。
> - 心理治疗联合药物治疗成人中重度抑郁症患者时，推荐认知行为疗法（1B）、行为激活疗法（1B）、人际心理疗法（1B）、问题解决疗法（1B）；可考虑使用网络认知行为疗法（2D）、团体认知行为疗法（2D）、团体行为激活疗法（2D）、网络精神动力学疗法（2C）。其他心理治疗尚缺乏高质量证据。
> - 抑郁症急性期症状缓解或部分缓解后，推荐药物治疗联合以下心理治疗方法可用于巩固 - 维持期复燃复发的预防：CBT 序贯治疗（1A）、正念认知疗法（1B）；可考虑联合行为激活疗法（2C）、人际心理疗法（2C）、精神动力学疗法（2C）、问题解决疗法（2C），其他心理治疗尚缺乏高质量证据。

（一）概述

心理治疗是一种专业性的助人活动，指以临床心理学的理论系统为指导，以良好的医患关系为桥梁，运用临床心理学的技术与方法治疗精神障碍或心理问题的过程。具体而言，心理治疗的作用是治疗师通过语言、表情、行为向患者施加心理上的影响，解决患者认知、行为、情绪、生理等方面的问题，达到治疗疾病的目的。

关于抑郁症心理治疗的研究已有很长的历史，近年来，有关抑郁症心理治疗的研究较多，心理治疗的疗效也得到了肯定。Cuijpers 等[262]的研究证实了 15 种心理治疗对抑郁患者均有效。Furukawa 的研究显示心理治疗及心理治疗联合药物治疗较单纯药物治疗获得更持久的疗效[263]。此外，心理治疗对预防抑郁症复发的积极作用也被多项荟萃分析证实[263,264]。在药物难治性抑郁的治疗中,心理治疗作为药物治疗的增效策略,有助于患者在短、中、长期收益[265,266]。

目前的研究显示认知行为疗法(cognitive behavioral therapy,CBT)、人际心理疗法(interpersonal psychotherapy,IPT)、行为激活疗法(behavioral activation therapy,BA)、是循证证据最充分的治疗抑郁症的心理治疗方法。精神动力学疗法(psychodynamic therapy,PDT)、短程精神动力学疗法(short-term psychodynamic psychotherapy,STPP)、家庭与伴侣疗法(family and couple therapy,FCT)、问题解决疗法(problem-solving therapy,PST)对抑郁症疗效的研究证实了其有效性[267-269],但由于研究方法学上的特殊性,用符合自然科学范式衡量的循证依据不如传统 CBT 及 IPT 充分。正念认知疗法(mindfulness-based cognitive therapies,MBCT)是近年来发展较快的新兴疗法,对其疗效的研究也越来越多。Kristine[270]的研究显示,抑郁患者对上述心理治疗反应良好。此外,随着心理治疗和科技的发展,不同形式的治疗,如经典的团体治疗、基于网络的心理治疗根据患者的不同需求,也为抑郁症患者带来治疗福音。

尽管心理治疗的流派和种类各有不同,但抑郁症的心理治疗具有以下共同之处:①治疗目标为减轻抑郁的核心症状;②每种心理治疗都有各自特殊的设置;③心理治疗聚焦于患者当前的问题;④治疗师和患者都要求保持积极主动;⑤通常有症状的监测,一般为量表的评估;⑥一般都具有疾病心理教育的环节;⑦治疗有时间限制,通常合并药物治疗。现在,很多个体心理治疗的手段经过改良、创新之后用于团体治疗,但治疗的关键环节仍被保留。

除生物学因素外,环境因素、心理因素在抑郁症的成因及维持、发展中也起很重要的作用。很大部分抑郁患者存在童年创伤、认知歪曲,心理治疗在处理患者童年创伤及重建认知上起到了积极的作用;很多患者有人际关系、社会适应方面的困难,心理治疗还可以帮助调整患者与环境的关系。医患两方面因素都可能对心理治疗疗效产生影响。因此,在选择心理治疗时,应从医患两方面进行考虑。治疗师的资质、技能、受训经历可能影响治疗效果,患者的病情严重程度、病程、对心理治疗的态度和观念、早年生活经历也可对疗效产生影响。此外,治疗师与患者的匹配度对治疗也可能产生重要的影响。

　　心理治疗的优势在于帮助抑郁症患者改变非适应性认知,重塑更具适应性的思维、行为、情绪模式,有助于巩固疗效。然而,正如一枚硬币的正反面,心理治疗亦存在缺点。如治疗需要充裕的时间和足够的耐心,以及治疗费用等。这些对部分患者而言是难以承受的。再者,心理治疗过程中可能激发患者既往的创伤性情绪体验或焦虑体验,部分患者难以应对与处理,出现不良反应,需要治疗师帮助。

（二）治疗方法

1. 认知行为疗法（CBT）

（1）基本特征:CBT 经历了不同阶段的发展演变过程。初期,行为治疗主要基于学习理论,强调行为和情感的改变,此为第一代 CBT。20 世纪70—80 年代,Beck 发展的认知疗法强调认知观念的转变,融入了行为治疗的方法和技术,这标志着第二代 CBT 的形成。近三十年来,精神病学与心理学家在 CBT 基础上发展出一系列创新疗法,被称为第三代 CBT。第三代CBT 共同的特征包括聚焦正念、接纳内心感受,并由价值观、人生目标、人际关系等驱动行为改变。此次发展不仅扩展了 CBT 的理论框架,还将其应用范围延伸至更广泛的心理、环境和经验领域,正念认知疗法（MBCT）、接纳与承诺疗法（acceptance and commitment therapy, ACT）及辩证行为疗法（dialectical behavior therapy, DBT）等均为此次浪潮中的代表性疗法。需要特别指出的是,本小节中的 CBT 特指第二代认知行为疗法,第三代认知行为疗法将在其余章节详述。

　　CBT 是一种强化、限时、聚焦于症状的心理治疗。Beck 用"认知三联征"归纳了抑郁症患者特征性的歪曲认知,即抑郁患者通常认为自己没有价值,做得不够好;认为自己无法控制所处的环境,外界环境是灾难性的;对未来的生活感到很悲观。这些低自我评价、低自尊的负性图式是导致患者抑郁和意志行为减退的重要原因。CBT 通过挑战抑郁障碍患者对自我、周围环境和未来的歪曲信念,同时帮助患者改变非适应性的行为来减轻抑郁症状。治疗中常用的技术包括:识别自动思维,现实检验,纠正歪曲的思维,验证新的信念,社交技能训练、行为激活疗法、家庭作业等[271]。

急性期治疗的 CBT 疗程一般推荐 12~16 周,平均每周 1 次,治疗初期可每周 2 次,治疗后期可每 2 周或 3 周 1 次。当前研究表明,短期疗程(5~8 周)同样被推荐,且未发现不同时长的 CBT 对抑郁症疗效存在显著差异[272]。

(2)疗效评价:许多研究均显示,CBT 与抗抑郁药治疗同样有效或更有效,一项纳入 90 个研究的荟萃分析显示,较常规治疗的患者,经 CBT 治疗的患者短期抑郁降分更显著[273]。无论是抑郁症还是难治性抑郁,CBT 联合抗抑郁药治疗的效果都优于任何一种单一治疗[201, 265, 274, 275]。青少年群体中,CBT 联合药物治疗效果优于药物治疗联合其他心理治疗[276],对药物难治性青少年抑郁,药物治疗联合 CBT 的短、中、长期疗效均优于单独药物治疗[277]。随着技术的进步,CBT 的形式也日趋多样化,如基于网络的 CBT、混合媒体 CBT。Meta 研究表明,不同形式的 CBT 疗效差异无统计学意义[273]。CBT 与药物治疗均能高质量完成时,联合使用能提高患者的痊愈率。除此之外,CBT 能有效改善成年抑郁患者的生活质量,对患者的社交能力及归属感带来有益的影响[278]。多项研究均表明 CBT 能有效预防抑郁症复发[279, 280]。最新的荟萃分析显示,CBT 在中国成人抑郁症研究中的疗效显著高于世界其他地区,尤其是在团体和个体形式、亚临床抑郁症和学生群体中效果最佳[281]。

2. 人际心理疗法(IPT)

(1)基本特征:IPT 是一种聚焦情感与关系的、帮助抑郁患者的限时、短程心理治疗[282]。该治疗关注抑郁患者的四方面问题:角色转换、人际冲突、悲伤及社会隔离[283]。IPT 通常进行 8~20 次,分为 3 个阶段。第 1 阶段内容包括临床诊断,社会功能检验,了解患者的密切关系系统、交流模式、人际期待及导致抑郁的社会环境以及心理教育。在第 2 阶段治疗中,治疗师通过交流分析、决策分析、情感探索、行为改变学习有效表达自己的需求、建立社交网络来解决人际问题。第 3 阶段即结束阶段的治疗,治疗师帮助来访者回顾治疗中的收获,讨论患者关于结束的感受以及预防复发、未来需要时的治疗推荐[282, 283]。综上所述,IPT 通过帮助患者识别诱发或促发其抑郁的人际因素,鼓励其完成哀伤的过程,帮助解决角色困扰与转换的问题,学习社交技能以建立良好的人际关系和获得必要的社会支持,从而改善抑郁。

(2)疗效评价:Paula Ravitz 对近 15 年的 IPT 文献总结分析显示,IPT

在海地、南非、印度等多个国家,对抑郁症的青少年、围产期妇女、精神障碍患儿的母亲、中老年人均有积极效果[282]。IPT 能有效改善青少年、围产期妇女的社会功能及焦虑抑郁症状[284]。刘嫣等对国内外的研究进行的荟萃分析也表明,IPT 对产后抑郁有效[285]。Fiona 的研究认为[286]IPT 对于抑郁症青少年疗效与 CBT 相当,但这个结论需要设计更完善的 RCT 研究进一步验证。也有研究有不同的结果,Aoife 的荟萃分析显示,IPT 的疗效不优于 CBT[287],对于有更少自我牺牲性问题的抑郁症患者,IPT 疗效优于CBT[288]。随着时代的发展,IPT 也出现了如电话、网络治疗等新形式。研究结果表明,通过电话进行的 IPT 疗效与面对面 IPT 疗效相当[283]。

3. 行为激活疗法（BA）

（1）基本特征:BA 指治疗内容以增加个体与周围环境间的活动与积极互动为主的心理干预。早在 20 世纪 70 年代,聚焦于增加活动及提高正强化的 BA 已诞生。治疗有以下四种模式:①通过活动计划表增加患者的愉快活动[289];②自我控制疗法,主要包括自我监测、自我评价、自我强化三个核心元素[290];③源自贝克认知行为疗法手册中行为激活部分的情境行为激活[291];④Lejuez 的抑郁症行为激活[292]。自我控制疗法通过强调使用自我管理技巧强化积极的行为改变,以及以自我控制减弱负性结果塑造愉快事件。Lejuez 的抑郁症行为激活通过将目标与关系、习惯等重要生活领域联系,达到目标活动后按等级进行奖励进一步拓展愉快事件。情境激活则强调回避及方法行为在克服抑郁中的作用[293]。BA 对于改善抑郁患者的动力,特别是避免社交退缩非常实用。

（2）疗效评价:Cuijpers 的荟萃分析认为,BA 对抑郁症可能有效,但此结果需进一步证实。主要原因为该疗法效应值为 1.05,异质性为 77%,但由于存在公共偏倚,校正后的效应值减小[262]。Ciha rova 在 2021 年的研究中显示,行为激活疗法在抑郁治疗中显著优于无治疗和常规治疗,短期与认知行为疗法效果相当且长期疗效相近[294]。另一项关于躯体疾病共病抑郁症的团体 BA 荟萃分析显示,BA 对共病躯体障碍的抑郁症的短期及中期疗效均较对照组更好,对照组包括常规治疗、等待组、药物或联合治疗,少数对照组使用认知行为疗法或支持性治疗;但 BA 在治疗接受度及生活质量、社会功能上无明显优势[295]。团体行为激活疗法治疗效应值较高,与其他形式的行为激活疗法疗效相当,脱落率与其他形式的行为激活疗法的差异无统计学意义,随访期仍维持良好效果[267]。

4. 精神动力学疗法(PDT)

(1)基本特征:PDT 起源于 Sigmund Freud 的经典精神分析理论体系,原本多为一种长程的心理治疗,治疗持续时间可长达数年,费用昂贵。经过近百年的发展,它逐步分化出多个重要流派,如经典精神分析强调潜意识冲突、性本能及童年经历的影响;自我心理学重视自我功能及适应能力;客体关系理论关注早期关系内化对后续人际的影响;自体心理学强调自体需要与共情理解;主体间性心理治疗注重治疗师与患者互动;拉康学派则重解弗洛伊德理论,强调语言和符号在潜意识中的塑造作用。为应对长程治疗的局限,精神动力学治疗趋向短程化,发展出了短程精神动力学治疗(STPP)和基于网络的精神动力学治疗(internet delivered psychodynamic therapy,iPDT)等更高效、实用的分支。STPP 大大缩短了治疗时间,通常 16~20 次治疗为 1 个疗程,聚焦于患者长期存在的功能失调性人际问题。

(2)疗效评价:Christiane[296] 的 Meta 分析结果显示,PDT 对患者社会功能的改善优于其他心理治疗。Cuijpers 的研究显示[262],PDT(*Hedges's g*=0.39)与 CBT 相比效应值更小(*Hedges's g*=0.73),由于存在异质性与公共偏倚,疗效评估的准确性受到一定影响。Town 等人在一项 18 个月的随访研究结果显示[297],在难治性抑郁症患者中,限时强化短程动力学治疗可有效改善患者预后,成本效益更高。研究显示,STPP 的疗效优于无干预组及非结构化的常规治疗、支持性心理治疗,但与 CBT 相比,几乎没有优势。与抗抑郁药治疗相比,STPP 略显劣势。同样,单纯 STPP 效果差于药物治疗联合 STPP,但后者异质性较高[298]。iPDT 的研究显示出了对于抑郁症状、生活质量的微小效果,但相关荟萃分析收集的研究仅有两项包含了对照组[299]。该研究得到的效应值低于 iCBT 荟萃分析的效应值[300],也低于面对面精神动力学疗法荟萃分析的效应值[301]。

5. 正念认知疗法(MBCT)

(1)基本特征:正念的概念源于佛教冥想实践,其技术原理是通过对当下的体验,包括身体感觉、个人想法、对外部环境不加评判的觉知,同时抱有开放接纳的心态。治疗疗程一般 8 周,平均每周 5 次,治疗中常用的技术包括：静坐、冥想、身体扫描、3 分钟呼吸空间、认知记录等，主要强调有意识、不带评判地觉察当下，帮助个体从反刍思维中解脱出来，阻断反刍的恶性循环，减少抑郁复发。

（2）疗效评价：许多研究表明，MBCT 可有效降低抑郁症复发风险，也能改善重度抑郁症患者的抑郁症状和自杀意念[302]。一项纳入 18 项 RCTs 的荟萃分析显示，对于短期随访（12 个月）的患者，MBCT 在有 3 次或以上抑郁发作的患者中有显著疗效[279]。MBCT 联合氟西汀、艾司西酞普兰或氯咪帕明治疗在改善抑郁症患者的自杀意念方面比单纯抗抑郁药治疗更有效[303]。一项纳入 20 项研究的荟萃分析显示，MBCT 对于当前抑郁症状也是有效的[304]，轻中度抑郁症状的患者在经过 MBCT 干预后生活质量明显提高。

6. 家庭与伴侣疗法（FCT）

（1）基本特征：家庭治疗是旨在矫正家庭系统内人际关系的一类治疗方法。其理论假设将症状行为与问题视作异常家庭关系的结果而非某一成员的特性，即心理障碍产生于家庭内部人际关系而非个体本身。伴侣治疗是对出现问题的夫妻或伴侣进行的心理治疗，旨在改善配偶 / 伴侣间的婚姻状态。伴侣治疗所关注的是夫妻的关系，包括他们之间的情感、相处关系、沟通状况或所扮演的角色等。由于夫妻是传统家庭的一部分，因此婚姻治疗在某种意义上可以包括在广义的家庭治疗中。不过，现代社会中还存在另外一些没有进入婚姻阶段的伴侣，他们之间的关系也常常与临床问题相关，需要心理治疗。对于存在明显家庭或伴侣冲突的抑郁症患者，可在药物治疗基础上考虑联合家庭或伴侣治疗，可有利于降低复燃和复发的风险。

（2）疗效评价：伴侣与家庭问题在抑郁障碍患者中较为常见，其存在会影响抑郁的康复，可以是抑郁的后果，也可能是其诱因。家庭疗法聚焦改善家庭成员之间的人际互动，治疗形式和技术多种多样，包括系统式家庭治疗、结构式家庭治疗、家庭认知行为疗法、行为伴侣疗法、家庭心理教育、基于家庭的人际治疗、基于家庭的问题解决治疗等，一般提倡与药物治疗合用。总体而言，由于家庭疗法技术多样，家庭与伴侣疗法的循证支持有限[269,305]。一项 Meta 分析研究指出，家庭疗法对青少年抑郁症患者的抑郁症状有改善作用,但对儿童患者的抑郁症状疗效有限[306]。多个随机对照试验均观察到家庭疗法对抑郁症患者抑郁症状的改善作用,但结论并不一致[269,305]。FCT 的疗效很大程度上取决于抑郁症状是否与家庭、伴侣关系紧张有关,针对性地开展家庭与伴侣疗法可能有效。相对药物治疗,心理治疗由于其高度个体化的特点,循证研究相对困难;考虑到该因素,为了避免基于循证证据推荐限制心理治疗对人群的可及性,2022 年 NICE 成人抑郁指南[206]推荐,当个体与家庭成员 / 伴侣之间的人际互动显著地影响抑郁症状或治疗效果时,可以考虑选用行为伴侣疗法。

7. 团体心理治疗(group psychotherapy,GP)

(1)基本特征:团体心理治疗简称团体治疗,指治疗者同时对许多患者进行心理治疗。各种个体心理治疗的技术都可以应用在团体治疗中,团体治疗的形式较个体治疗在时间和成本效益均具有优势。在团体治疗的过程中,患者也能够从集体形式中收获同伴支持。因此近年来,团体治疗越发受到关注。

(2)疗效评价:团体治疗运用的技术多样,包括认知行为疗法、认知疗法、辩证行为疗法、行为激活疗法、动力学疗法、心理教育、支持性治疗等。团体治疗可基于手册或者模型开展,能够在医院、诊所、大学心理咨询中心、社区心理卫生中心等多种场所进行。目前研究较多的为团体认知行为疗法、团体行为激活疗法与团体正念瑜伽治疗,荟萃分析指出,团体认知行为疗法对青少年[307]、成人抑郁症患者[308]的抑郁症状均有较好的疗效。在疗程结束后的短期内,团体认知行为疗法较常规治疗有优势,但长期疗效相当[308]。团体行为激活疗法能够显著地减少成年抑郁症患者的抑郁症状、改善患者的临床痊愈率及降低治疗脱落率,疗效与其他形式的心理治疗相当[267,309]。正念瑜伽团体干预也可显著改善抑郁症患者的抑郁、焦虑症状[310]。

8. 其他 除上述主流的心理治疗外,随着社会技术的不断发展,一些新兴的治疗手段也逐渐出现,以下简单介绍几种治疗方法。

(1)问题解决疗法(PST):①基本特征:这是一种简易手册指导的治疗方法,包括确定问题、制定解决方法、形成解决方案、选取并执行方案、评估问题解决情况等模块,问题解决疗法适用于轻度抑郁障碍、老年和内科疾病患者,可由护士或社会工作者承担,治疗方式包括面对面干预、居家护理、电话访问等,疗程为 6~12 次。具有干预过程结构化、适应性强的优点。②疗效评价:问题解决疗法通过强化个体解决问题的态度和能力,帮助个体有效地应对和管理生活问题,减轻个体与难以解决问题有关的压力和抑郁症状。一项荟萃分析研究表明,PST 对老年抑郁症患者的抑郁症状具有短期(3 个月)和长期(6 个月)疗效[311],较非指导性支持性疗法或心理教育在疗效上具有优势[262,268]。人群上,PST 对成人[262]、老年[268],以及伴有躯体疾病的老年抑郁症患者[312]的抑郁症状均有疗效,但对青少年抑郁症患者的抑郁症状改善不明显[313]。PST 对老年抑郁症患者的社会功能也有一定的改善作用[311],但研究异质性较强,证据质量低。

（2）网络心理治疗:①基本特征:迎合当今信息化时代的需求,网络心理治疗日渐兴起,通过互联网提供心理治疗已被认为是改善可及性的一种可能途径,对于因时间、费用限制和病耻感而依从性低的患者更具优势。这种交互模式通常包括在互联网上提供的一系列治疗模块,视频、音频也可包括在内,治疗师通常会通过短信或电话提供一定程度支持。未来,人工智能在该领域的应用更值得关注。人工智能不仅能够通过自然语言处理技术提供基础情绪支持,识别用户语言中的抑郁或焦虑信号,并推荐相应的干预措施,还能够结合用户的行为数据(如睡眠、社交媒体活动等)和心理学理论(如认知行为疗法),生成个性化的心理干预方案,甚至模拟治疗师的角色,为用户提供定制化的心理治疗服务。此外,人工智能技术在情绪识别、共情式交互等方面也展现出了巨大的潜力,为网络心理治疗开辟了新的可能性。②疗效评价:一项荟萃分析显示基于网络的认知行为疗法(internet-delivered cognitive behavioural therapy, iCBT)有助于缓解抑郁症状[314]。当有临床医生参与指导时,患者的依从性有所提高 iCBT 疗效更明显[315]。一项纳入了 15 项 RCTs 研究的荟萃分析显示,iCBT 可能对成人轻度至中度抑郁症产生较小的附加效应,但证据的确定性仍然很低。目前尚不清楚这种附加效应是否持久,以及症状严重程度的减轻是否会伴随着生活质量和功能的改善[316]。未来还需更多研究来得出确切结论,并对儿童、青少年和老年人的潜在影响进行研究。关于人工智能在心理治疗领域的应用,目前正处于起步阶段,疗效评价有待进一步的研究。

（三）心理治疗的临床应用

1. 单用心理治疗，还是药物治疗联用心理治疗？

（1）单用心理治疗：心理治疗可单独应用于轻度抑郁障碍和低风险的中度抑郁障碍患者以及特殊患者（如孕产妇、药物不耐受者等）的急性期治疗，但不宜单独应用于高自杀风险或者重度抑郁症患者。目前研究证据相对充足的为 CBT，CBT 单一使用与抗抑郁药治疗同样有效或比药物治疗更有效[273]。单用短程精神动力学疗法（STPP）较非结构化的常规治疗、不治疗均显示出有效性，但和单用药物治疗相比略显劣势[298]；使用抗抑郁药风险较高、药物不耐受者可考虑应用。在单独应用团体治疗时，不限定治疗方法（包括认知行为疗法、辩证行为疗法、正念认知疗法、长程精神动力学疗法等），相比于不治疗或常规治疗组均有效，甚至与药物治疗有相当的疗效[308]。此外，单独应用团体行为激活疗法在治疗结束后，除改善抑郁症状外，在预防复发方面相比于等待治疗组也有积极作用[267]。在特定人群方面，单用团体认知行为疗法对青少年抑郁症有改善作用[307]。对伴有躯体功能障碍的老年抑郁症患者，单用问题解决疗法可改善抑郁症状和短期内的功能[312]。其他心理治疗方法尚缺乏单独应用疗效的充分证据。

临床问题：哪种心理治疗方法可以作为单一治疗，用于治疗成人抑郁症？

推荐意见：在成人轻中度抑郁症的治疗中，当单一使用心理治疗时，推荐使用认知行为疗法（1A）、行为激活疗法（1A）、人际心理疗法（1B）以改善急性期抑郁症状，也可考虑短程精神动力学疗法（2C），其他心理治疗尚缺乏高质量证据。

推荐意见说明：一项荟萃分析探索 CBT 治疗对初级保健系统的抑郁症患者的效果[317]，对照组包括常规治疗、另一种心理治疗、等候组或安慰剂，共纳入了 34 项研究，2 543 例使用 CBT 治疗的抑郁症患者和 2 815 例对照。结果表明 CBT 比对照组更有效（*Hedges'g*=0.22，95% *CI*：0.15~0.30），并且在随访中效果持续（*Hedges'g*=0.17，95% *CI*：0.10~0.24）。CBT 组的有效率（*OR*=2.47，95% *CI*：1.60~3.80）和缓解率（*OR*=1.56，95% *CI*：1.15~2.14）也高于对照组。研究结果提示，CBT 对初级保健系统中的抑郁症患者有效，推荐在初级保健系统中为轻至中度抑郁症患者提供 CBT 治疗。

　　另一项网状荟萃分析比较了 CBT 及 CBT 的不同成分干预成人抑郁症急性期的有效性，对照组包括常规治疗（TAU）、等候组、心理治疗安慰剂组和 / 或 CBT 的不同组分[273]。共纳入 91 项研究，8 003 名参与者。结果显示，与对照组相比，CBT 干预在短期内产生了更大的抑郁评分下降，面对面 CBT 的标准化平均变化差异为 –1.11（95% CI：–1.62~–0.60），混合CBT 为 –1.06（95% CI：–2.05~–0.08），多媒体 CBT 为 –0.59（95% CI：–1.20~0.02），而等待组显示了 0.72（95% CI：0.09~1.35）的有害影响。没有发现任何内容成分或成分组合的特定效果的证据。结果提示，CBT 治疗对抑郁症急性期有效，CBT 的不同形式及不同成分的效果无明显差异。

　　一项纳入 21 项随机对照试验的 Meta 分析[262]中，BA 与等待列表等对照组相比，整体效应量达 $Hedges'\ g$=1.05（95% CI：0.80~1.30），属于高效应量范围（>0.8），显著优于对照。亚组分析显示，基于 Jacobson/Martell 方案的情境行为激活效应量为 $Hedges'\ g$=1.06（95% CI：0.46~1.65），基于 Lewinsohn 方案的愉悦活动安排效应量为 $Hedges'\ g$=1.04（95% CI：0.77~1.30），两种亚型均显示出显著疗效。在真实临床场景中，BA 相较于常规护理的效应量仍达 $Hedges'\ g$=0.85（95% CI：0.53~1.18），表明其在实际应用中有效性稳定。多元回归分析证实，BA 与认知行为疗法（CBT，$Hedges'\ g$=0.73）的疗效差异无统计学意义（β=0.33，P=0.05），支持其作为独立治疗方案的地位。即使在低偏倚风险研究（占纳入研究的 27%）中，BA 仍保持显著效应（$Hedges'\ g$=0.78，95% CI：0.52~1.03），且优于问题解决疗法（PST，$Hedges'\ g$=0.27）等其他疗法，进一步验证了其疗效的稳健性。综上，BA 可作为急性期轻中度抑郁症的推荐单独治疗选择。

　　一项荟萃分析比较人际心理疗法（IPT）及对照组对抑郁症患者的社会功能及抑郁焦虑情绪的效果[284]，共纳入了 11 项研究，包含 860 例患者，对照组包括未治疗组、常规护理组、等候组或其他心理治疗方法，结果表明与对照组相比，IPT 对抑郁症有显著疗效（SMD=–0.49，95% CI：–0.80~–0.19，P=0.001）。排除 3 项异质性较大研究后，试验组的疗效优于对照组（SMD=–0.35，95% CI：–0.51~–0.19，P<0.001）。结果提示 IPT 在减少抑郁和焦虑方面有显著效果，是治疗抑郁症的一种有效的非药物治疗方法。

　　另一项关于 STPP 的荟萃分析涵盖 31 项研究，涉及超 3 500 名受试者[298]。结果显示，STPP 在治疗抑郁症具一定优势。与无干预相比，STPP 能显著减轻抑郁症状，治疗结束时症状严重程度的效应值显著（ES=-0.91，95% CI：-1.49~-0.33）。与常规非结构化治疗相比，STPP 优越性明显，治疗反应和症状缓解的风险差异分别为 0.22（95% CI：0.09~0.35）和 0.21（95% CI：0.07~0.34）。与支持性心理治疗相比，STPP 有轻微优势，风险差异为 0.17（95% CI：0.07~0.28）。与 CBT 相比，STPP 疗效略优但不显著，风险差异为 -0.06（95% CI：-0.17~0.05）。与药物治疗相比，STPP 效果稍逊但差异小。综上，STPP 治疗抑郁症具一定疗效，存在局限性但仍具参考价值，还应注意的是，该证据并未澄清应用 STPP 时所有受试者是否均处于急性期，故作 2 级推荐，可考虑用于抑郁症急性期。

（2）心理治疗联合药物治疗：心理治疗与药物治疗联合应用适用于不同严重程度的包括急性期、巩固期和维持期的各个治疗阶段的抑郁障碍患者[318,319]。证据表明，对于成人急性期抑郁症患者，心理治疗联合药物治疗对药物治疗疗效不佳或中重度患者抑郁症状的改善均更有效[319,320]。在患者获得临床缓解（remission）[321]后，心理治疗联合药物治疗较仅使用药物维持治疗能够更好地预防复发。其他方面，联合正念认知疗法还被发现较常规治疗对自杀意念的改善更有效[303]。

联合心理治疗可以增加疗效，药物治疗有助于早期改善抑郁症状，心理治疗则有助于改善患者的主观体验、提高患者服药的依从性、更全面地恢复患者的功能状态，有条件可优先联合治疗。对于药物治疗效果不佳的抑郁症，联合 CBT 治疗也可以提升疗效，相关推荐意见参见本章第六节"难治性抑郁症的治疗"。

临床问题：对于成人中重度抑郁症，心理联合药物治疗是否比单一治疗更有效？

推荐意见：推荐心理治疗联合药物治疗用于成人中重度抑郁症患者，比单一心理治疗或单一药物治疗更有效（1A）。推荐认知行为疗法（1B）、行为激活疗法（1B）、人际心理疗法（1B）、问题解决疗法（1B）；可考虑使用网络认知行为疗法（2D）、团体认知行为疗法（2D）、团体行为激活疗法（2D）、网络精神动力学疗法（2C）。其他心理治疗尚缺乏高质量证据。

推荐意见说明：一项网状 Meta 分析纳入 101 项研究[319]，旨在比较心理治疗（CBT 是最常用的治疗方式共 48 项研究，其他包括行为激活疗法、人际心理疗法、问题解决疗法、短程动力学治疗、正念认知疗法）、抗抑郁药以及两者联合治疗对抑郁症患者的疗效。共纳入 11 910 例患者，其中，联合治疗组 2 587 名，心理治疗组 3 625 名，药物治疗组 4 769 名，结果表明，对于中到重度的抑郁症患者，联合治疗比单独心理治疗（$RR=1.27$；95% CI：1.14~1.39）和单纯药物治疗（$RR=1.25$；95% CI：1.14~1.37）更有效。单纯心理治疗与单纯药物治疗无显著差异（$RR=0.99$；95% CI：0.92~1.08）。联合治疗（$RR=1.23$；95% CI：1.05~1.45）和单独进行心理治疗（$RR=1.17$；95% CI：1.02~1.32）比药物治疗可接受性更高。证据表明，以 CBT 为主的心理治疗联合药物治疗能够显著改善患者的症状，提高患者的生活质量。鉴于该研究没有对 CBT 进行亚组分析，依据 GRADE 证据评定原则，依据"间接性"标准对证据质量进行降级至 B 级，作 1 级推荐。

一项网络 Meta 分析[318]共计纳入 331 项随机对照研究，涉及 34 285 名患者，旨在比较不同心理治疗较常规治疗组、等待治疗组对抑郁症患者抑郁症状的疗效。该研究对急性期抑郁症患者抑郁症状疗效的分析结果显示，在 13 项 BA 比较常规治疗组的分析中，BA 较常规治疗组具有显著优势（$RR=0.33$；95% CI：0.20~0.56）；对 17 项 IPT 对于常规治疗组的分析结果显示，IPT 具有显著优势（$RR=0.42$；95% CI：0.26~0.68）；对 10 项 PST 比较常规治疗组的分析结果显示，PST 具有显著优势（$RR=0.37$；95% CI：0.19~0.73），上述证据由于没有澄清是否联用药物，因此依据 GRADE 证据评定原则，依据"间接性"标准对证据质量降级至 B 级，作 1 级推荐，值得注意的是，IPT 是否有效取决于个体目前人际困扰与其抑郁症状的相关程度；PST 更适用于存在切实现实问题的老年患者，因此应注意治疗前的个体评估，依据实际情况选用。

基于团体、网络的不同形式的心理治疗方法有助于提升治疗的可及性，一项纳入 35 项研究的 Meta 分析[309]旨在比较应用团体认知行为疗法治疗前后对抑郁症患者抑郁症状的疗效，共纳入 969 例患者，结果表明，应用团体认知行为疗法治疗后比治疗前更有效（$RR=1.33$；95% CI：1.16~1.50）；一项纳入 13 项研究的 Meta 分析[267]旨在通过与治疗前、积极治疗组进行比较，探究团体行为激活疗法对急性期抑郁症患者的疗效，共纳入 244 例患者,结果显示,应用团体行为激活疗法治疗后比治疗前（$SMD=0.72$,95% CI：0.34~1.10）更有效。一项 Meta 分析[273]旨在探究不同形式的认知行为疗法对于抑郁症患者抑郁症状的疗效,该研究包含 27 项网络认知行为疗法研究,结果显示,应用网络认知行为疗法相比常规治疗组更有效（$DMC=-0.59$, 95% CI：-1.20~0.02）。一项纳入 7 项研究的 Meta 分析[299]旨在探究网络精神动力学疗法对抑郁症患者抑郁症状的疗效,结果显示,治疗后比治疗前（$Hedges's\ g=0.84$; 95% CI: 0.24~1.45）、比非积极治疗组（$Hedges's\ g=0.46$; 95% CI: 0.17~0.74）均更有效。上述证据表明,结合抗抑郁药,基于团体、网络形式的心理治疗能够促进中重度抑郁症患者症状的改善,在个体心理治疗的实施有困难时,可考虑选用。

联合治疗模式需由专业临床心理学家和精神科医生共同实施,以确保药物和心理治疗的协同作用。治疗中注意个体化选择,BA 适用于希望通过增加行为活动改善抑郁症状的患者,而 PDT 适用于探讨个体心理冲突及长期心理问题的患者。需密切关注患者的依从性和副作用,并及时调整治疗方案。

2. 抑郁症心理治疗的时机、对象和设置　心理治疗可单独应用于轻至中度抑郁障碍患者和特殊患者（如孕产妇、药物不耐受者等）的急性期治疗;亦可与药物治疗合用,适用于不同严重程度抑郁障碍治疗的各个阶段（包括急性期,巩固期和维持期）。但心理治疗不宜单独应用于重度抑郁症患者。何时何地开始心理治疗除上述治疗原则外,还需要考虑到患者、治疗师、医疗系统的因素。患者方面需要考虑:患者的个人倾向性、支付能力等;治疗师方面需要考虑:治疗师能否提供专业的心理治疗,以及时间、场地能力和治疗流派等;医疗系统方面则包括提供资源的能力和资源的可获得性。

在选择心理治疗的对象时应首先考虑到患者病情的严重程度、治疗的安全性和相对禁忌证,如果患者存在严重的自杀及攻击风险,应首先考虑住院药物治疗,并注意药物治疗的疗效和起效时间,必须避免单一心理治疗。其次应考虑到不同心理治疗技术具有不同的心理学原理及治疗技术和方法,如认知行为疗法强调认知重构和改变非适应性行为;人际心理疗法侧重患者目前的生活变故,调整与抑郁发作有关的人际因素;家庭和伴侣疗法旨在矫正家庭系统内人际关系；行为激活疗法聚焦于增加个体与周围环境的活动；动力学疗法主要强调修通患者的核心冲突以及习惯性防御等；问题解决疗法则更适用于有日常生活问题的老年患者；应根据每种治疗方法的特点和原理，判断个体问题与其抑郁症状的相关性，来进行选择（图 3-3-2）。

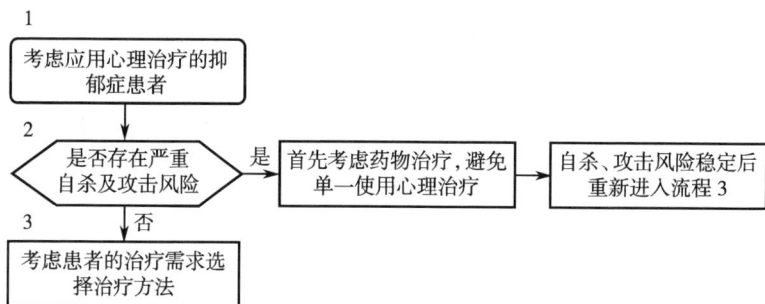

图 3-3-2　心理治疗选择的时机

不同心理治疗具有各自特殊的设置，保证设置是维持良好治疗关系、保障治疗效果的前提。在心理治疗设置的基本原则之外，根据个体情况制定个性化的治疗计划也十分重要。

3. 心理治疗在抑郁症复燃、复发预防中的作用　复发是抑郁症急性期治疗后面对的主要问题，荟萃分析显示，即使继续使用药物维持治疗，抑郁症临床复燃复发率可达 20%[192]。心理治疗主要通过聚焦于患者当前的问题，重塑更具适应性的思维、行为、情绪模式，可能有助于患者获得更好的心理社会功能以降低复燃复发风险。

临床问题：抑郁症急性期症状缓解或部分缓解后，哪些心理治疗方法可用于巩固 - 维持期复燃复发的预防？

推荐意见：抑郁症急性期症状缓解或部分缓解后，推荐药物治疗联合以下心理治疗方法可用于巩固 - 维持期复燃复发的预防：认知行为疗法序贯治疗（1A）、正念认知疗法（1B）；可考虑联合行为激活疗法（2C）、人际心理疗法（2C）、精神动力学疗法（2C）、问题解决疗法（2C），其他心理治疗尚缺乏高质量证据。

推荐意见说明：一项荟萃分析探索药物治疗和心理治疗序贯组合与降低抑郁症复发的关系[230]。纳入 17 项研究，共 2 283 例患者，其中序贯治疗组 1 208 例,对照组 1 075 例。纳入患者为急性期药物治疗后被判断为完全或部分缓解的人群。心理治疗方法主要是认知行为疗法。结果示心理治疗与药物治疗的序贯整合在预防复发上较对照组有优势($RR=0.835$, 95% CI: $0.743\sim0.938$)。结果提示,经急性期药物治疗后,连续整合心理治疗(单独使用或与治疗联合)与减少抑郁症复发和复发的风险相关。

一项纳入 25 项随机对照试验,共 2 871 例参与者的 Meta[224] 分析比较了在相同随访时长,不同心理治疗对抑郁症的疗效,结果显示,MBCT 联合药物治疗疗效($OR=26.56$, 95% CI: $1.31\sim536.52$)以及在随访 6 个月期间 MBCT($OR=12.98$, 95% CI: $1.52\sim110.60$)、12 个月期间 MBCT($OR=4.01$, 95% CI: $1.02\sim15.80$)疗效均比支持性咨询更有显著优势。在为期 15 个月的随访中,共纳入了 20 项研究,结果提示 MBCT 联合药物治疗($OR=1.90$, 95% CI: $1.32\sim2.73$)比单一使用抗抑郁药治疗疗效更优。由于使用了与以往研究不同的结果测量方法,因此这项网状 Meta 分析纳入的研究较少,纳入的研究也无法比较不同类型、剂量和持续时间的抗抑郁药对患者结果的影响,证据质量为中,故作 1B 推荐。建议未来开展更多大规模、高质量的随机对照试验,进一步验证 MBCT 的长期疗效。

一项纳入 331 项随机对照试验,共 34 285 名患者的网状 Meta 分析[318] 旨在比较不同心理治疗较常规治疗组、等待治疗组对抑郁症患者抑郁症状的疗效,并确定哪种结合方式能产生最佳的治疗效果。其中 90 项目原始研究包含了对抑郁症状长期疗效[(12±6)个月]的比较,Meta 分析结果显示,BA($RR=0.61$, 95% CI: $0.39\sim0.96$)、IPT($RR=0.43$; 95% CI: $0.30\sim0.63$)、PDT($RR=0.58$; 95% CI: $0.36\sim0.93$)、PST($RR=0.35$; 95% CI: $0.23\sim0.53$)比常规治疗组在抑郁症状的控制室具有显著优势,上述证据由于一方面没有澄清是否联用药物,另一方面并非直接对复发风险进行分析,因此依据 GRADE 证据评定原则,依据“间接性”标准对证据质量降级至 C 级,作 2 级推荐。

值得注意的是,对复燃、复发的预防,不同疗法的疗效有其人群适用性,在选取治疗方法之前,必须评估其心理社会因素及心理社会功能表现,进行个体化选择。近年来,随着对抑郁症治疗理念的进步,抑郁症的远期治疗目标已经由预防复燃复发进一步诠释为实现心理社会功能痊愈和提高生活质量。虽然一些研究者通过随访抑郁症状来评估心理治疗后抑郁症患者的复燃复发风险，但抑郁症状无法完全地反映患者的心理社会功能和生活质量。相比抑郁症状的控制，心理社会功能能够更直接地反映心理治疗对患者思维、行为功能的改变。由于既往研究对心理社会功能的标准缺乏共识，所以不同研究在工具的使用上异质性较大[269,295,311]，对抑郁症患者心理社会功能评估的准确上存疑[322]，但报告心理社会功能的研究均显示了积极的疗效[268,284,295,311]。抑郁症患者心理社会功能问卷（Psychosocial Functioning Questionaire，PFQ）是针对抑郁症患者开发的心理社会功能问卷，信效度良好，但目前有关研究尚少[323]。

4. 心理治疗的副作用及其防治　心理治疗的副作用可能是多方面的，包括对患者症状、心理社会层面的不良影响。症状方面，可导致抑郁、焦虑症状的增加或病程延长；心理社会方面，可导致患者在家庭、职业生活出现负面改变，如导致家庭、社会关系的紧张[324-326]。副作用的出现相对普遍，一项纳入135名抑郁症患者的研究显示，38.8%的受试者出现了1~3种副作用[327]。治疗师应该接受专业、规范的培训，并在治疗过程保持对副作用的敏感，以及时识别、记录、处理不良反应。如出现危险性较高的不良反应，如自伤、自杀，则必须考虑及时转诊以尽快降低风险。

心理治疗对成人抑郁症患者的治疗汇总见表3-3-7。

表 3-3-7　心理治疗对成人抑郁症患者的治疗汇总表

推荐级别	抑郁症的心理治疗	靶症状	证据级别
1 级推荐	CBT 单一用于急性期	轻中度抑郁症状	A
	BA 单一用于急性期	轻中度抑郁症状	A
	IPT 单一用于急性期	轻中度抑郁症状	B
	CBT 联合药物用于急性期	中重度抑郁症状	B
	BA 联合药物用于急性期	中重度抑郁症状	B
	IPT 联合药物用于急性期	中重度抑郁症状	B
	PST 联合药物用于急性期	中重度抑郁症状	B
	CBT 序贯治疗用于临床缓解后	预防复燃复发	A
	MBCT 联合药物用于临床缓解后	预防复燃复发	B

续表

推荐级别	抑郁症的心理治疗	靶症状	证据级别
2 级推荐	STPP 单一用于急性期	轻中度抑郁症状	C
	网络 PDT 联合药物用于急性期	中重度抑郁症状	C
	网络 CBT 联合药物用于急性期	中重度抑郁症状	D
	团体 CBT 联合药物用于急性期	中重度抑郁症状	D
	BA 联合药物用于临床缓解后	预防复燃复发	C
	IPT 联合药物用于临床缓解后	预防复燃复发	C
	PDT 联合药物用于临床缓解后	预防复燃复发	C
	PST 联合药物用于临床缓解后	预防复燃复发	C

注：CBT，认知行为疗法；IPT，人际心理疗法；BA，行为激活疗法；MBCT，正念认知疗法；PDT，精神动力学疗法；PST，问题解决疗法；STPP，短程精神动力学疗法。

（张宁　李占江）

三、物理治疗

！要点提示

- 在抑郁症患者进行电休克治疗（ECT）期间，建议联用抗抑郁药物治疗，可提升 ECT 疗效（2C）。

- 对于反复发作的严重抑郁症患者，经充分个体化评估，可考虑将延续性/维持性改良电休克（MECT）作为维持治疗，能够减少抑郁症复发风险（2D）。

- 对于抑郁症急性期患者，重复经颅磁刺激（rTMS）可以单用或联合抗抑郁药物治疗。联合治疗可增加抗抑郁药物疗效（1B）。

- 对于难治性抑郁症患者，在药物治疗基础上联合使用 rTMS，可改善疗效（2C）。

- 对于药物疗效不佳的抑郁症患者，采用加速经颅磁刺激（aTMS）可以提高抗抑郁疗效。其中针对左侧背外侧前额叶皮质增加每日脉冲数和每日治疗次数证据较为充分（2C）。

- Theta 爆发式磁刺激（TBS）可用于急性期抑郁症和难治性抑郁症的治疗（2C）。
- 亮光治疗（BLT）对季节性抑郁症的疗效明确。对于非季节性抑郁症患者，BLT 可以作为辅助治疗方式改善抑郁症状，且可缩短初始治疗的起效时间（2B）。
- 对于轻中度抑郁症患者，经颅直流电刺激（tDCS）辅助抗抑郁药物治疗可以更好地改善抑郁症状（2C）。

物理治疗通常是指利用物理手段（电流、磁场和光能等物理因子）作用于机体，进行疾病治疗的方法。它强调通过以非药物、非化学干预直接作用机体以改善功能、缓解症状。抑郁症的物理治疗方法包括神经调控技术、光照治疗以及一些新兴治疗技术。神经调控技术的基础是对抑郁症的神经生物学机制的理解，特别是大脑网络的功能失衡，通过干预大脑特定区域的神经活动来改善情绪和认知功能，进一步提高生活质量[328]。目前常用的非侵入性神经调控技术手段包括：改良电休克治疗（MECT）、重复经颅磁刺激（rTMS）和经颅直流电刺激（tDCS）。经颅交流电刺激（tACS）、磁惊厥治疗（magnetic seizure therapy, MST）等新兴技术也在不断发展中。光照治疗（light therapy, LT）则通过调节生物节律，起到改善情绪的作用，特别对季节性情感障碍患者有效。侵入性神经调控技术如迷走神经刺激（VNS）和深部脑刺激（DBS）在难治性抑郁症领域获得积极证据。

（一）电休克治疗

1. 定义与用法　临床上将电休克治疗（ECT）也称为电抽搐治疗。在使用镇静药和肌松剂使患者意识消失后进行的电休克治疗，称为改良电休克治疗（modified electroconvulsive therapy, MECT）或无抽搐电休克治疗（nonconvulsive ECT）。ECT 与 MECT 概念的内涵一致[329]。2018 年，美国 FDA 批准 ECT 在 13 岁及以上的严重单相抑郁或双相抑郁，以及紧张症患者中应用。特殊人群（儿童青少年、孕妇、老年人群）应用 ECT 请参考本指南第四章中的介绍。

ECT 是伴严重精神病性症状、紧张症、有严重自杀意念或身体状况恶化需要快速改善症状的抑郁障碍患者的一线治疗方式[62]。对于难治性抑郁，ECT 的整体有效率可达 60%~80%，缓解率为 50%~60%[330]。ECT 治疗参数包括电极位置、电刺激量、治疗频率等。常用的电极位置为双额侧（bifrontal, BF）、双颞侧（bitemporal, BT）、右单侧（right unilateral, RUL）。癫痫阈值（seizure threshold, ST）是引起全面性癫痫发作的最低电刺激量，双侧治疗（BT 和 BF）通常使用 1.5~2 倍 ST，RUL 使用 2.5~6 倍的 ST。ECT 一般每周行 2~3 次，单个疗程实施 6~12 次，实践过程中需注重患者年龄、体质等个体差异，根据治疗需求和治疗反应调整治疗频率和次数[331]。ECT 治疗急性期可能出现认知功能受损（意识模糊、顺行性遗忘和逆行性遗忘等，多为轻度到中度，数天到数周缓解）、头痛、恶心、肌肉疼痛[332]等不良反应。在 ECT 对长期认知功能的影响方面，研究发现其对记忆、注意力、语言等领域并未产生显著影响[333]。

ECT 使用不同麻醉剂产生的抗抑郁疗效可能不同。一项纳入 17 个 RCTs、2 322 名患者的网状荟萃分析[334]结果显示，与丙泊酚相比，使用氯胺酮作为麻醉剂的 ECT 抗抑郁疗效更为显著，但对认知的不良影响相对更多。因此，应根据临床疗效和安全性考虑不同的麻醉剂，同时考虑特定患者的临床特征和偏好，以提高 ECT 治疗抑郁症的有效性和安全性。

2. 电休克治疗联合抗抑郁药治疗

临床问题：在抑郁症患者进行 ECT 治疗期间，联用抗抑郁药是否有更多获益？

推荐意见：在抑郁症患者进行 ECT 治疗期间，建议联用抗抑郁药治疗，可提升 ECT 疗效（2C）。

推荐意见说明：一项纳入 6 项 RCTs 和 3 项队列研究的系统综述和荟萃分析发现[335]：在抑郁症患者接受 ECT 治疗期间，联合抗抑郁药治疗较安慰剂/活性安慰剂可提升 ECT 的疗效。需要注意的是，该综述纳入的研究开展时间均较早，只涉及了 TCAs、SSRIs 和 MAOIs 抗抑郁药，未发现联合不同药物的效果存在差异。研究结论建议常规使用充分剂量的抗抑郁药辅助提升 ECT 的疗效，药物使用方案由临床医生做出决策。

ECT 联合抗抑郁药的使用时间也会影响治疗结局。在 ECT 治疗期间联合使用抗抑郁药治疗,抗抑郁疗效更佳,并且可降低复发风险,改善患者的长期结局[335,336]。ECT 治疗期间,应减少或避免应用苯二氮䓬类和 / 或抗惊厥药等影响 ECT 治疗效果的药物,或者锂盐等增加认知损害风险的药物。

3. 延续性 / 维持性电休克治疗

抑郁症复发概率高,因此 ECT 治疗有效后常需要进行维持治疗。延续性 / 维持性电休克治疗（continuation/maintenance ECT, c/m-ECT）是指在ECT 急性期治疗结束后的 6 个月内继续进行 ECT 治疗,治疗间隔增加,可以波动在每 1 周到每 3~4 周给予一次治疗,治疗的频率根据患者的症状及不良反应进行调整[337,338]。目前 c/m-ECT 治疗依据有限,急性期 ECT 治疗有效时,是否选用 c/m-ECT 作为抑郁症的维持治疗需要考虑诸多因素,比如前期 ECT 的治疗反应、抑郁发作的严重程度、治疗抵抗程度、复发情况、ECT 的不良反应以及患者的治疗选择等。

临床问题：ECT 能否用于抑郁症的维持治疗？

推荐意见：对于反复发作的严重抑郁症患者,经充分个体化评估,可考虑将延续性 / 维持性 ECT 作为维持治疗,能够减少抑郁症复发风险（2D）。

推荐意见说明：一项纳入 14 项研究的荟萃分析[339]发现,c/m-ECT 可以有效降低抑郁的复发,其中 6 项研究关注了认知功能,发现 c/m-ECT 对认知功能无明显影响。另一项荟萃研究发现进行 c/m-ECT 患者在治疗6~12 个月时的认知功能与治疗前相比无明显变化[340]。c/m-ECT 可作为一种有效的维持治疗手段,适用于反复发作的严重抑郁症患者,特别应在经过充分个体化评估后,根据患者的具体情况进行治疗调整,并密切监测治疗过程中可能出现的不良反应。尽管目前的证据支持 c/m-ECT 作为维持治疗手段,但依然存在一定的不确定性,尤其是长期治疗对认知功能的潜在影响。因此,未来的研究应进一步探索不同治疗周期和剂量下 c/m-ECT对认知功能的具体影响,并验证其在不同抑郁症亚群体中的疗效与安全性。

（二）经颅磁刺激

1. 定义和方法　经颅磁刺激（TMS）是一种非侵入性的神经刺激术。基于电磁感应及转换原理,刺激线圈通电后的瞬变电流产生感应磁场,该磁场可穿透颅骨并产生感应电流,刺激神经元去极化,改变皮质内兴奋性,进而调节受刺激的功能失调的皮质区域及与刺激位置有功能性连接的其他脑区、神经环路等活动。TMS 主要分为以下模式:单脉冲刺激、成对脉冲刺激、重复脉冲刺激,以及爆发模式脉冲刺激。临床应用较多的为重复刺激模式,即重复经颅磁刺激(repeated TMS,rTMS),通常使用的方法有高频(5~20Hz)rTMS 刺激左侧背外侧前额叶皮质(dorsolateral prefrontal cortex,DLPFC)、低频(≤1Hz)rTMS 刺激右侧 DLPFC 及双侧 DLPFC 刺激,即高频刺激左侧 DLPFC 和低频刺激右侧 DLPFC 的序贯组合。急性期治疗通常每次 20~30 分钟,每周 5 次治疗,持续 4~6 周。与 ECT 不同,rTMS 不需要麻醉,也不需要诱发癫痫发作,无认知功能损害。rTMS 能显著改善抑郁症患者的情绪,且安全性较高[341]。rTMS 在 2008 年被美国 FDA 批准用于治疗难治性抑郁症。目前 rTMS 在我国已获批用于治疗抑郁症、卒中后功能障碍、帕金森病、神经性疼痛、阿尔茨海默病等。

临床问题:重复经颅磁刺激(rTMS)如何用于抑郁症的治疗?

推荐意见:对于抑郁症急性期患者,rTMS 可以单用或联合抗抑郁药治疗。联合治疗可增加抗抑郁药疗效(1B)。

对于难治性抑郁症患者,在药物治疗基础上联合使用 rTMS,可改善疗效(2C)。

推荐意见说明:一项纳入 65 项 RCTs、2 982 人的荟萃分析[342]表明,与伪刺激对照组相比,rTMS 干预与抑郁症状改善有关($Hedges'g$=−0.79,95% CI:−0.98~0.65),且治疗有效率(RR=2.38,95% CI 1.882~3.005)和缓解率(RR=2.45,95% CI:1.78~3.39)更高,急性期疗程多在 4~6 周,每周 5 次。高频左侧重复经颅磁刺激(high frequency left-rTMS,HFL-rTMS)、低频右侧重复经颅磁刺激(low frequency right-rTMS,LFR-rTMS)和双侧重复经颅磁刺激(bilateral-rTMS,BL-rTMS)的疗效均显著,且未发现这些方式之间的疗效存在明显差异。未来研究仍需进一步探索其对不同抑郁症亚型的疗效差异,不同治疗方案(如频率、强度等)的最佳选择,以及 rTMS 的长期效果与不良反应,为临床提供更全面的指导。

一项针对难治性抑郁症(TRD)物理治疗的网状荟萃分析显示[343],

针对抑郁症的亚组分析（10项研究，1 093人）结果显示，BL-rTMS（RR=3.48，95% CI：1.50~8.03）和HFL-rTMS（RR=2.06，95% CI：1.23~3.46）分别比伪刺激更有效，疗程多在3~6周。两种治疗之间的疗效无显著差异，可接受度均与伪刺激无显著差异。由于难治性抑郁研究的样本量均不大，研究质量评估均为低质量及以下，因此作为弱推荐。

对于严重或伴自杀观念的抑郁症患者，不建议单独使用rTMS。目前大多数rTMS研究在干预期间联合药物治疗，并在治疗过程中要求不改变剂量。rTMS治疗是否有效与基线的抑郁及焦虑程度以及抗抑郁治疗失败的次数有关[344]。某些药物如苯二氮䓬类药物，可能对rTMS的疗效有负面影响。

2. 重复经颅磁刺激的参数选择

（1）线圈、刺激部位、刺激频率和脉冲数量：rTMS治疗线圈包括8字形线圈（带或不带铁芯）、H形线圈、圆形线圈、圆锥形线圈等。临床上最常用刺激部位定位方法是基于头皮距离的测量，如选择运动皮质M1区前5cm处作为刺激位点，俗称"5厘米规则"，或者基于"Beam F3系统"，即将治疗时常用的DLPFC靶点和在国际10-20系统中与之相对应的F3位置结合起来的定位法。常用的治疗模式选择有高频刺激左侧DLPFC、低频刺激右侧DLPFC以及双侧刺激DLPFC。此外，深部TMS采用对双侧前额叶皮质进行18Hz刺激[345]。

加速经颅磁刺激（accelerated transcranial magnetic stimulation，aTMS）是一种通过增加治疗频率（例如每天进行多次治疗）来强化rTMS疗效的治疗方案。aTMS的目的是在更短的时间内提供更多的治疗脉冲，以提高治疗效果，尤其是在治疗难治性抑郁症（TRD）时。aTMS方案的一个典型例子是斯坦福神经调控疗法（Stanford neuromodulation therapy，SNT）。SNT方案通过神经影像寻找治疗靶点和神经导航引导定位的基础上，每天进行10次间歇性Theta爆发式磁刺激（intermittent theta burst stimulation，iTBS），每次1 800脉冲，持续5天。这种高频率的治疗方案在开放性和双盲RCT临床试验中均显示出显著的疗效[346,347]。

此外，TMS通过调节特定脑区的神经可塑性，在改善抑郁患者的记忆、注意力和执行功能等认知能力方面展现出一定的潜力。作为一项非侵入性神经调控技术,TMS 因其精准、有效和安全,在抑郁症的治疗中具有重要价值。

临床问题:加速经颅磁刺激(aTMS)能否提升药物疗效不佳患者的疗效?

推荐意见:对于药物疗效不佳的抑郁症患者,采用 aTMS 疗法可以提高抗抑郁疗效。其中针对左侧 DLPFC 增加每日脉冲数和每日治疗次数证据较为充分(2C)。

推荐意见说明:一项纳入 52 项对照试验、2 596 人的荟萃分析[348]提示,对于已经接受过至少一种抗抑郁药治疗但疗效不佳的抑郁症患者,针对左侧 DLPFC,增加每日脉冲数(1 000~2 000 脉冲:$ES=0.63$,95% CI:0.41~0.86,$P<0.000\ 1$,$I^2=48.0\%$;2 000~3 000 脉冲:$ES=0.80$,95% CI:0.46~1.15,$P=0.005$,$I^2=87.0\%$;$\geq 8\ 000$ 脉冲:$ES=1.95$,95% CI:0.59~3.31,$P<0.000\ 1$,$I^2=87.4\%$)与每日治疗次数($t=3.01$,$P=0.005$)可提升 rTMS 的抗抑郁疗效,而线圈放置、刺激的强度与频率、治疗天数及总脉冲数与疗效不相关。研究质量和结论的局限性可能影响结果的推广,仍需要进行更精心设计的随机对照试验,以明确哪些参数能产生最佳的抗抑郁疗效。

在临床实践中,可通过 aTMS 来实现 SNT 方案。建议在治疗过程中根据患者耐受性调整脉冲数与治疗频次,但应注意过高的治疗频率可能引起不良反应。此外,尽管研究表明增加每日脉冲数和治疗次数有助于提升 rTMS 的抗抑郁疗效,但需警惕过度刺激可能带来的负面影响。过高的脉冲数或治疗频率可能超出神经可塑性的适宜范围,不仅可能影响疗效,还可能引发头痛、疲劳或认知功能受损等不良反应。因此,在临床实践中,应在优化疗效与保障患者耐受性之间寻求平衡,根据个体化反应动态调整治疗参数。

(2)刺激强度:rTMS 的标准刺激强度是按照运动阈值的百分比实施刺激的。一般来说,采用静息运动阈值的 80%~120% 进行刺激。运动阈值定义为 10 次刺激中至少 5 次诱发出波幅超过 50μV 的靶肌运动诱发电位(motor evoked potentials, MEP)所需要的最低刺激强度。靶肌通常为对侧拇短外展肌(abductor pollicis brevis, APB)或对侧第一骨间背侧肌(first dorsal interosseous, FDI),通过肌电图测量 MEP 或观察手指肌肉抽搐以确定运动阈值。

（3）疗程：疗程根据方案有所变化，通常每周治疗5天，连续4~6周，必要时可延长治疗时间或增加每日频次。

（4）禁忌证和副作用：rTMS治疗的禁忌证包括头颅或体腔内存在金属磁性物质（电子耳蜗、心脏起搏器等植入性医疗产品）、脑器质性疾病急性期、严重或最近有心脏病发作、癫痫发作史（禁用高频刺激）等。rTMS的常见不良反应包括头痛、头皮不适或刺痛。少数患者可能出现轻度晕眩、肌肉抽搐及听力损害等，多为一过性。罕见癫痫发作。

3. Theta爆发式磁刺激 Theta爆发式磁刺激（theta burst stimulation，TBS）是将3个连续50Hz脉冲嵌入5Hz脉冲中，具有刺激持续时间短、高效的优势。TBS可通过诱导类似突触可塑性、调控某些基因表达和蛋白合成，以及调节皮质兴奋性实现治疗效果。TBS序列分为2种：连续Theta爆发式磁刺激（continuous theta burst stimulation，cTBS）可抑制皮质功能，间歇性Theta爆发式磁刺激（intermittent theta burst stimulation，iTBS）（刺激2s，间隔8s）可兴奋皮质功能。目前，美国FDA推荐的TBS治疗参数为：80%静息运动阈值的强度，刺激左侧DLPFC，1次/d，5次/周，干预4~6周。荟萃分析显示采用右侧cTBS（DLPFC）和左侧iTBS（DLPFC）序贯疗法，或左侧iTBS（DLPFC）疗法，有效率更高。iTBS的不良反应主要包括头痛、恶心和头晕，以治疗时刺激部位头痛最多见，不良反应发生率和严重程度与传统高频rTMS无显著差异。一项大样本的关于难治性抑郁症的随机对照试验显示，iTBS的抗抑郁疗效与高频rTMS相当[349]。

临床问题：Theta爆发式磁刺激（TBS）能否用于治疗抑郁症？

推荐意见：TBS可用于急性期抑郁症和难治性抑郁症的治疗（2C）。

推荐意见说明：一项包含针对抑郁症或TRD患者的23项RCTs、960人的荟萃分析[350]比较了6种不同的TBS治疗模式的疗效，结果显示，与伪刺激相比，cTBS（R-DLPFC）+iTBS（L-DLPFC）序贯疗法的有效率更高（$RR=2.435$，95% CI：$1.537~3.859$，$I^2=0.00\%$）。除外SNT研究的敏感性分析显示，与伪刺激相比，iTBS（L-DLPFC）的有效率更高（$RR=2.11$，95% CI：$1.316~3.386$，$I^2=46.76\%$）。TBS组全因脱落率（$k=17$）、转躁率（$k=7$）和治疗部位头痛/不适发生率(*k*=10)与伪刺激组相比无显著差异。实施时需确保治疗参数如刺激频率和时间的规范性,并加强患者治疗期间的监测,以及时调整治疗方案。由于现有研究样本较小,证据质量为低到极低,故做弱推荐。建议未来开展更多大规模、高质量的随机对照试验,以进一步验证 TBS 的长期疗效和安全性。

4. 精准经颅磁刺激治疗 传统 TMS 的治疗靶点定位多基于手动定位,由于人工测量的偶然性和个体间脑结构和功能连接的差异性,手动定位法对于确定目标靶点具有很高的异质性,导致 TMS 疗效个体差异大。

随着精准医学的快速发展,通过整合患者的生物标志物、脑电图(EEG)、功能磁共振成像(fMRI)等多维数据,优化 TMS 刺激参数,结合神经影像、神经电生理技术和神经导航系统,对特定脑区进行高精度刺激,有望实现个体化的精准 TMS 治疗。近年来关注 TMS 个体化影像定位的研究日益增长,尤其是基于静息态 fMRI 的个体化影像定位方法表现出巨大潜力。目前研究中最常用的 TMS 刺激靶点是左侧 DLPFC 与膝下前扣带皮质(subgenual anterior cingulate cortex, sgACC)负相关最强的位点,而基于其他功能连接的靶点研究普遍较少。未来仍需开展更大样本的前瞻性随机对照试验,以及对 MDD 不同亚型的刺激靶点进行全面研究,以验证精准 TMS 治疗的有效性和可行性[351]。

随着脑科学研究的深入和神经影像技术的进步,精准 rTMS 未来有望在临床治疗中得到更加广泛的应用,成为神经精神疾病干预领域的重要工具。

(三)光照治疗

1. 光照治疗 作为一种非侵入性生物节律干预方法,具有无创性、安全性、有效性等特点。按照强度可以分为亮光治疗(bright light therapy,BLT)和暗光治疗(dim light therapy, DLT),BLT 的光照强度一般至少为1 000~10 000lux,DLT 的光照强度一般小于 1 000lux。光照治疗调节情绪的神经生物学机制尚不明确,可能与自感光视网膜神经节细胞介导的感光通路、时钟基因表达、睡眠结构及昼夜节律的改变有关。光照的强度及波长、光照时间长短、接受光照时间段、光照方式等均影响着光照治疗的质量和效果。大量研究已证实 BLT 对于季节性抑郁症的治疗效果,现已成为季节性抑郁症的一线治疗方法[62]。根据对患者病情的评估,BLT 可以单独应用,也可作为药物治疗或心理治疗的辅助疗法。BLT 通常选用 10 000lux 的照度,每天行 30~60 分钟,持续数周,早上的治疗效果较下午更佳。

非季节性抑郁症患者的情绪波动也常具有昼夜变化的特点,伴有睡眠-觉醒节律异常。目前越来越多的研究发现光照治疗对非季节性抑郁症、双相情感障碍抑郁发作等也有较好的效果。

临床问题:亮光治疗(BLT)能否用于非季节性抑郁症的治疗?

推荐意见:对于非季节性抑郁症患者,亮光治疗(BLT)可以作为辅助治疗方式改善抑郁症状,且可缩短初始治疗的起效时间(2B)。

推荐意见说明:一项包含 8 项 RCTs、700 余例非季节性单相抑郁症患者的荟萃分析[352],将 BLT 单一治疗或 BLT 加抗抑郁药,与安慰剂、抗抑郁单药治疗或暗淡红光治疗进行对照。BLT 主要采用 10 000lux,每天 30 分钟,持续 2~5 周的方案。结果 BLT 组的缓解率和有效率显著优于对照组(缓解率:40.7% vs 23.5%,$OR=2.42$,95% CI:1.50~3.91,$P<0.001$;有效率:60.4% vs 38.6%,$OR=2.34$,95% CI:1.46~3.75,$P<0.001$),且在治疗 4 周内和 4 周以上差异均显著。表明 BLT 可以作为治疗非季节性抑郁症的有效辅助治疗方法,且 BLT 可能会缩短初始治疗的起效时间。由于纳入的研究样本量偏低,证据质量有限,未来仍需开展更多高质量研究以优化治疗方案。

2. 蓝光治疗　光照治疗按照光谱可分为单色光治疗和全光谱白光治疗,后者安全有效,临床上主要使用白光治疗。近来的研究发现光调节除视觉外的其他过程称为非视觉反应,由非经典光反射系统介导,该系统对蓝光最为敏感,蓝光可能会促进情感唤起并调节大脑的情绪反应,特别是抑郁症相关的脑区,如丘脑、杏仁核及海马体。一项系统评价,纳入 9 项研究,发现蓝光与白光的抗抑郁效果无显著差异[353]。研究样本量小,今后还需扩大样本量、标准化治疗参数等更高质量的研究来证明蓝光治疗在抑郁症中的疗效。

(四)电刺激治疗

1. 经颅直流电刺激　经颅直流电刺激(tDCS)通过在头皮上放置 2

个或多个电极,在短时间内(不超过 30 分钟)施加低强度直流电(通常为 1~2mA,不超过 4mA)来调节大脑皮质的兴奋性,影响神经元的膜电位并改变其活动,从而改变神经系统功能、认知和行为[354]。在国内抑郁症已获批为适应证。tDCS 的优点是设备价格相对便宜,使用相对方便,副作用较少且安全性较高。主要作用靶点为 DLPFC。目前大量 tDCS 临床研究中的刺激模式为连续刺激,即电流按一定幅值(通常 1~2mA)持续刺激(通常 20~30 分钟),可将电流调节为渐入和渐出模式,需要控制的参数为连续刺激的电流幅值和刺激时间。抑郁症的 tDCS 治疗方案专家共识[355]有三种:①刺激阳极为 F3,阴极为 F4,电流密度≥0.571A/m²,刺激时间≥20 分钟,10~22 次;②阳极为 F3,阴极为右侧眶上区,电流密度≥0.286A/m²,刺激时间≥20 分钟,5~20 次;③阳极为 F3,阴极为 F8,电流密度≥0.571A/m²,刺激时间≥20 分钟,5~20 次。

临床问题:经颅直流电刺激(tDCS)如何用于抑郁症的治疗?

推荐意见:对于轻中度抑郁症患者,tDCS 辅助抗抑郁药治疗可以更好地改善抑郁症状(2C)。

推荐意见说明:一项纳入 12 项 RCTs、455 人的荟萃分析[356]表明,与伪刺激相比,tDCS 在治疗轻中度抑郁症方面更有效,进一步分析表明 tDCS 与 SSRIs 联合使用时,在降低抑郁评分和提高治疗有效率方面效果显著(OR=2.7, P=0.006)。然而,tDCS 的临床研究结果仍存在一定争议,受到刺激参数和群体异质性等因素的影响,其证据质量较低。在实际应用中,建议结合患者的个体化特征,综合评估后进行决策。

tDCS 在重度抑郁症或难治性抑郁症患者中的效果尚需进一步验证。tDCS 的简单可操作性使得未来居家 tDCS 治疗成为可能。近几年出现的高精度经颅直流电刺激(high-definition transcranial direct current stimulation, HD-tDCS)[357],其使用 4×1 环形电极布局,采用更小面积的电极片(1cm²)来提高刺激的空间选择性和靶向性,其前景有待进一步验证。

2. 经颅交流电刺激 经颅交流电刺激(tACS)是一种通过在头皮上放置电极并施加特定频率的交流电来同步或调节大脑电活动的非侵入性技术,通过影响神经元的振荡和连接,从而改变大脑功能和行为。目前研究采用 α 波(8~12Hz)或 γ 波(30~80Hz)等生理节律频率(具体参数因设备型号而异），刺激强度为毫安级电流，单次刺激时间多在 20~40 分钟，疗程通常为数周。电极放置方案需根据治疗靶点调整，常见靶区包括前额叶及颞区。电极位置为前额 1 个，双乳突各 1 个。小样本随机对照试验显示，tACS 可作为一种潜在的非药物干预方法用于抑郁症治疗[358,359]，其疗效和不良反应还需要大规模研究验证。

（五）其他物理治疗

1. 磁惊厥治疗　磁惊厥治疗（magnetic seizure therapy, MST），又称为磁休克治疗（magnetic shock therapy, MST），是一种近年来新兴的抗抑郁物理治疗方法。其原理是采用高频强脉冲磁场持续刺激大脑皮质并诱发癫痫发作。ECT 诱发的癫痫发作会扩散到包括海马在内的深层皮质下结构，而 MST 诱发的癫痫发作则更多地局限于大脑皮质，因此接受 MST 治疗的患者比接受 ECT 治疗的患者经历的认知副作用更少，并且在治疗后恢复得更快[360]。MST 治疗可快速缓解抑郁障碍患者的抑郁症状，荟萃分析显示其对难治性抑郁症的临床疗效与 ECT 类似[361]。在 MST 治疗难治性抑郁症的研究中，通常采用顶点或中线前额叶皮质作为刺激位置，刺激频率多为 50~100Hz，治疗频次每周 2~7 次，总次数 5~24 次不等。MST 是一种很有前景的无创神经调控疗法，目前仍需进一步积累高质量证据，形成治疗规范。

2. 迷走神经刺激　迷走神经刺激（vagus nerve stimulation, VNS）是一种侵入性有创的持续神经电刺激技术，通过外科手术植入脉冲发射器和刺激器，从而反复给予迷走神经电刺激脉冲。该技术最早被用于癫痫的治疗，随后被应用于难治性抑郁症。VNS 的抗抑郁作用主要与低水平间歇性的对左侧迷走神经的电刺激，可以进一步刺激孤束核及其皮质和皮质下的连接有关。针对 VNS 的开放性研究进行的荟萃分析发现，VNS 可为难治性抑郁症患者带来获益[362]。已获得美国 FDA 批准用于难治性抑郁症的治疗。

3. 深部脑刺激　深部脑刺激（deep brain stimulation, DBS）也是一种有创的物理治疗手段，通过外科手术将电极植入到大脑的特定区域，将电极与锁骨下植入的脉冲发生器连接，以产生高频电刺激连续脉冲。DBS 在抑郁方面的应用研究对象多为难治性抑郁症患者。治疗难治性抑郁症的刺激靶点尚无统一说法,单靶点和多靶点在临床试验中有不同的临床获益。一项纳入 17 项研究的系统评价,涉及 7 个 DBS 靶点,包括胼胝体下扣带回（subcallosal gyrus, SCG）、硬膜外前额叶皮质（epidural prefrontal cortex, EpC）、腹侧内囊 / 腹侧纹状体（ventral capsule/ventral striatum, VC/VS）、伏隔核（nucleus accumbens, NAc）、内侧前脑束的上外侧支（superolateral branch of the medial forebrain bundle, sMFB）、直回后部（posterior gyrus rectus, PGR）和内囊前肢腹侧部（ventral anterior limb of the internal capsule, vALIC），发现 DBS 对难治性抑郁的有效率、缓解率和复发率分别为 56%、35% 和 14%[363]。然而,其中 2 项 RCTs 研究发现 DBS 无效。因此,DBS 对难治性抑郁的作用以及长期效果尚需要更多的大样本随机对照试验进一步验证。

（六）其他新型技术

经皮耳迷走神经刺激（transcutaneous auricular vagus nerve stimulation, taVNS）为无创性刺激技术,通过耳部迷走神经传递电信号,调节脑内神经网络。常用频率为 20~30Hz,刺激强度为 1~3mA,每次治疗约 30 分钟,刺激部位多为耳廓三角窝或耳轮舟部。

时间干涉刺激（temporal interference stimulation, TI）是通过两个高频电流交汇产生深层电场的技术,能够非侵入性地调节脑内神经活动。其参数设置灵活,常见 10Hz、40Hz 和 130Hz,每次治疗时间约 20~40 分钟,可刺激杏仁核、伏隔核等深部脑区。

超声刺激（transcranial focused ultrasound stimulation, tFUS）利用低强度聚焦超声波,非侵入性地刺激深层脑区,影响神经传导和神经递质释放。治疗频率通常在 200~700kHz,强度为 0.1~0.5W/cm^2,主要靶向大脑前额叶或杏仁核区域。

上述新型刺激技术在研究中呈现较好的安全性和耐受性,对抑郁症状展现出初步疗效。未来应进一步研究其作用机制、治疗参数优化及长期效果,以推动其在临床中的应用。

抑郁症的物理治疗汇总见表 3-3-8。

表 3-3-8　抑郁症的物理治疗汇总

推荐级别	抑郁症的物理治疗	证据级别
1 级推荐	ECT 用于严重抑郁症 [a]	A
	BLT 用于季节性抑郁症	A
	rTMS 用于急性期抑郁症	B
2 级推荐	ECT 用于难治性抑郁症	C
	ECT 用于预防抑郁症复发 [b]	D
	rTMS 用于难治性抑郁症	C
	aTMS 用于药物疗效不佳的抑郁症	C
	TBS 用于急性期抑郁症	C
	tDCS 用于轻中度抑郁症	C
	BLT 用于非季节性抑郁症	C
有积极证据 [c]	tACS 用于轻中度抑郁症	
	MST 用于严重抑郁症	
	DBS 用于难治性抑郁症	
	VNS 用于难治性抑郁症	
试验性治疗 [d]	taVNS、TI、tFUS 等	

注：ECT，电休克治疗；rTMS，重复经颅磁刺激；BLT，亮光治疗；aTMS，加速经颅磁刺激；TBS，Theta 爆发式磁刺激；tDCS，经颅直流电刺激；tACS，经颅交流电刺激；MST，磁惊厥治疗；DBS，深部脑刺激；VNS，迷走神经刺激；taVNS，经皮耳迷走神经刺激；TI，时间干涉刺激；tFUS，超声刺激。

[a] 伴严重精神病性症状、紧张症、有严重自杀意念或身体状况恶化需要快速改善症状者。

[b] 需经个体化评估。

[c] 数量较少、样本量较低的随机对照研究提示有临床疗效。

[d] 尚处于临床试验探索阶段。

（唐向东）

四、中医药治疗

> **!** **要点提示**
>
> ● 对于急性期抑郁症患者,在抗抑郁化药基础上联合中药治疗可提升疗效,减少不良反应。中药应由专业医师处方和辨证使用(2C)。
> ● 圣·约翰草提取物片、舒肝解郁胶囊和巴戟天寡糖胶囊与常规抗抑郁药疗效相当,解郁除烦胶囊和金香疏肝片与氟西汀疗效相当,参郁宁神片疗效优于安慰剂。可用于治疗轻、中度抑郁症。
> ● 建议针刺辅助抗抑郁药物治疗轻、中度抑郁症,有助于提高临床疗效,降低不良反应(2C)。

(一)中药治疗

目前在我国获得国家药品监督管理局正式批准用于治疗抑郁症的中成药有:圣·约翰草提取物片、舒肝解郁胶囊、巴戟天寡糖胶囊、解郁除烦胶囊、金香疏肝片、参葛补肾胶囊、参郁宁神片,主要治疗轻、中度抑郁症。

1. 圣·约翰草提取物片 是从草药(圣·约翰草)中提取的一种天然药物,其主要药理成分为贯叶金丝桃素和贯叶连翘。适用于治疗轻、中度抑郁症,同时改善失眠及焦虑[364]。患有严重肝肾功能不全者慎用或减量使用,出现过敏反应者禁用。相对严重的不良反应是皮肤的光过敏反应。

治疗轻、中度抑郁症的疗效优于安慰剂[365],不良反应发生率和安慰剂相当[366];治疗轻、中度抑郁症的疗效和单用常规抗抑郁药相当,不良反应发生率低于单用常规抗抑郁药[366,367]。

2. 舒肝解郁胶囊 是由贯叶金丝桃、刺五加复方制成的中成药胶囊制剂。治疗轻、中度单相抑郁症属肝郁脾虚证者。不良反应偶见恶心呕吐、口干、头昏或晕厥、失眠、食欲减退或厌食、便秘、视物模糊、心慌、谷丙转氨酶轻度升高。肝功能不全的患者慎用舒肝解郁胶囊。

治疗轻、中度抑郁症的疗效和单用常规抗抑郁药相当,优于安慰剂,不良反应发生率低于单用常规抗抑郁药[368-371]。联合 SNRIs 抗抑郁药治疗轻、中度抑郁症的疗效优于单用 SNRIs 抗抑郁药,不良反应发生率低于单用 SNRIs 抗抑郁药[371,372]。联合常规抗抑郁药治疗产后抑郁的疗效优于单用常规抗抑郁药,且安全性相当[373]。

3. 巴戟天寡糖胶囊　主要成分为巴戟天寡糖,是从中药巴戟天中提取的 3-9 淀粉型寡糖。治疗轻中度抑郁症中医辨证属于肾阳虚证者。常见的不良反应包括:腹泻、失眠、乏力、恶心、头晕、嗜睡和白细胞减少。治疗抑郁症的疗效和安全性与单用常规抗抑郁药相当[374,375]。口服每次 1 粒,每日 2 次,用药 2 周后若症状减轻不明显可增加剂量为每次 2 粒,每日 2 次,疗程 6 周。

4. 解郁除烦胶囊　主要成分包括栀子、姜厚朴、姜半夏、连翘、茯苓、紫苏梗、枳壳和甘草。治疗轻中度抑郁症中医辨证属气郁痰阻、郁火内扰证者。治疗轻、中度抑郁症的疗效和氟西汀相当,优于安慰剂[376]。口服每次 4 粒,每日 3 次,疗程 6 周。

5. 金香疏肝片　由柴胡、香附、枳壳、青皮、合欢皮、石菖蒲、郁金、茯苓、黄芪、砂仁、酸枣仁(炒)、白芍等组成。治疗轻中度抑郁症中医辩证属肝郁脾虚证。治疗轻、中度抑郁症的疗效和氟西汀相当,安全性更优[377]。口服一次 3 片,每日 3 次,疗程 6 周。

6. 参葛补肾胶囊　由太子参、葛根、淫羊藿组成。治疗轻中度抑郁症中医辨证属气阴两虚、肾气不足证者[378]。治疗轻、中度抑郁症的疗效和氟西汀相当,优于安慰剂[379]。口服一次 4 粒,每日 2 次(早晚各 1 次),疗程 8 周。

7. 参郁宁神片　由西洋参、郁金、酸枣仁(炒)、五味子四种中药药材制成,益气养阴,宁神解郁,适用于轻、中度抑郁症中医辨证属气阴两虚证。疗效优于安慰剂[380]。口服一次 4 片,每日 3 次,疗程 8 周。

除上述有抑郁症适应证的中成药,我国临床治疗中,中医师常根据患者临床证候,辨证使用中药汤剂。相关诊疗意见请参考中医或中西医专业指南。

临床问题:对于急性期抑郁症患者,抗抑郁化药联合中药能否提升疗效?

推荐意见:对于急性期抑郁症患者,在抗抑郁化药基础上联合中药治疗可提升疗效,减少不良反应。中药应由专业医师处方和辨证使用(2C)。

推荐意见说明:常规抗抑郁药指 SSRIs、SNRIs 等常用抗抑郁化学药物。

一项纳入随机对照研究的荟萃分析[381]显示,对急性期抑郁症患者,在症状减分方面,常规抗抑郁化药联合中药显著优于单用常规抗抑郁化药治疗[均数差(*MD*):−2.51,95% *CI*:−3.24~−1.77,11项研究,共829名参与者];在部分有效率方面(定义为汉密尔顿抑郁量表减分率≥25%),常规抗抑郁化药联合中药也优于单用常规抗抑郁化药治疗(*RR*=1.16,95% *CI*:1.07~1.27,12项研究,共964名参与者),且不良反应发生率更低(*RR*=0.64,95% *CI*:0.58~0.71,17项研究,共1 518名参与者)。研究质量的局限性可能影响结果的推广,仍需要开展严格的随机对照试验以提供更可靠的循证证据,并在中医医师的指导下,依据辨证结果选择合适的中药联合治疗。

(二)中医非药物治疗

针刺是在中医理论的指导下把针具(通常指毫针)按照一定的角度刺入患者体内,运用捻转与提插等针刺手法来对人体特定部位进行刺激,从而达到治疗疾病的目的。其作为一种非药物补充和替代疗法,用于轻-中度抑郁症的治疗,能改善抑郁及失眠症状,且不良反应发生率低。另外,针刺可辅助SSRIs药物有助于提高疗效,总缓解率更高,对抑郁症状改善更有效,并减少药物不良反应,提高生活质量。

临床问题:针刺治疗能否提高抗抑郁药治疗疗效?

推荐意见:建议针刺辅助抗抑郁药治疗轻、中度抑郁症,有助于提高临床疗效,降低不良反应(2C)。

推荐意见说明:一项纳入21项研究、1 733名参与者的荟萃分析[373]显示,针刺联合SSRIs抗抑郁西药治疗轻、中度抑郁症的疗效优于单用SSRIs药物[加权均数差(weighted mean difference,*WMD*)=−4.18,95% *CI*:−5.04~−3.31,*P*<0.001,21项研究];且不良反应更少(*WMD*=−4.39,95% *CI*:−5.15~−3.62,*P*<0.001,6项研究)。另一项纳入16项研究、1 958名参与者的荟萃分析[382]显示,针刺联合抗抑郁药在降低HAMD-17评分方面优于单用抗抑郁药[标准化均数差(*SMD*=−0.94,95% *CI*:−1.28~−0.60,*P*<0.01,15项研究);针刺联合抗抑郁药在降低不良反应方面优于单用抗抑郁药(*SMD*=−1.11,95% *CI*:−1.56~−0.66,*P*<0.01,7项研究)。

（司天梅　贾竑晓）

五、补充治疗

> **ⓘ 要点提示**
>
> ● 在常规抗抑郁治疗的基础上，规律体育运动（1A）、补充益生菌（2B）、Omega-3 多不饱和脂肪酸（2B）、叶酸 /L- 甲基叶酸（2B）、维生素 D（2C）、锌（2C）、S- 腺苷 -L- 蛋氨酸（2C），以及辅助艺术治疗（2C）可能有助于改善抑郁症患者的症状。

除了上述治疗方法，还有一些其他非药物的治疗方法作为抑郁症的辅助治疗已在临床上开始使用，并已取得初步证据。这些治疗方法被称为抑郁症的补充治疗。在常规抗抑郁治疗的基础上加用补充治疗，可以进一步改善抑郁症状。

临床问题：哪些补充治疗方法对抑郁症患者的症状具有改善作用？

推荐意见：在常规抗抑郁治疗的基础上，规律体育运动（1A）、补充益生菌（2B）、Omega-3 多不饱和脂肪酸（2B）、叶酸 /L- 甲基叶酸（2B）、维生素 D（2C）、锌（2C）、S- 腺苷 -L- 蛋氨酸（2C），以及辅助艺术治疗（2C）可能有助于改善抑郁症患者的症状。

推荐意见说明：一项荟萃分析[383]结果显示，体育运动（包括有氧训练、力量训练或协调性、耐力或力量训练组合训练等不同类型锻炼）有助于改善成年轻度至中度抑郁症患者的工作记忆（$RR=0.33$, 95% CI: 0.04~0.61, $P=0.026$ 7 项研究）。一项荟萃分析[384]结果显示，与对照组相比，对青少年进行有氧运动（为持续一段时间有节奏地活动身体大肌肉群的运动）干预与减轻抑郁症状相关联（$RR=-0.29$, 95% CI: -0.47~-0.10, $P=0.004$, 21 项研究）。一项纳入 218 个独立研究的荟萃分析[385]显示，和阳性对照（常规护理、安慰剂、拉伸及社会支持）相比，舞蹈能显著降低抑郁症状（$Hedges'g=-0.96$, 95% CI: -1.36~-0.56），其次是走路或慢跑（$Hedges'g=-0.63$, 95% CI: -0.89~-0.46），瑜伽（$Hedges'g=-0.55$, 95% CI: -0.73~-0.36）和力量训练（$Hedges'g=-0.49$, 95% CI: -0.69~-0.29）。规律体育运动通常为中等强度,每周 3 次,每次 30~90 分钟,持续 8 周及以上。

一项涉及 5 项益生元(即通过影响宿主肠道微生物组产生健康益处的化合物)和 23 项益生菌(即食用时有助于宿主肠道微生物群落的微生物,从而对健康产生有益影响)治疗抑郁症的 RCTs 的荟萃分析[386]结果显示,在接受药物治疗和心理治疗基础上,相比安慰剂,口服益生菌辅助治疗能够在 3~45 周内显著改善患者的抑郁症状,降低患者贝克抑郁量表和汉密尔顿抑郁量表评分($Hedges'g$=−0.24,95% CI:−0.36~−0.12,23 项研究,ES=24),而口服益生元疗效不显著,证据评价为中等至低质量。另一项新近发表的纳入 51 项 RCTs 试验的荟萃分析[387]中,1 662 名患者接受微生物组靶向治疗(包括益生菌、益生元、合生元),1 681 名患者接受对照治疗。结果显示,微生物组靶向治疗组在改善抑郁症状方面优于对照组(SMD=−0.26,95% CI:−0.32~−0.19,I^2=54%),表明微生物组靶向治疗对抑郁症有显著疗效,证据评价为中等至低质量。整体益生菌补充治疗安全性好,不良反应发生率较低,且多为轻度,疗程通常为 12 周以内,大多数研究采用乳杆菌属或双歧杆菌属制剂,每天剂量为 10 亿~100 亿单位。

Omega-3 多不饱和脂肪酸(Omega-3 polyunsaturated fatty acids,Omega-3 PUFAs)是细胞膜的重要组成部分,参与调节身体的多种生理过程,包括炎症反应、免疫功能、心血管健康和神经系统功能等,主要类型包括 α- 亚麻酸(alpha-linolenic acid,ALA),二十碳五烯酸(eicosapentaenoic acid,EPA)和二十二碳六烯酸(docosahexaenoic acid,DHA)。一项纳入 26 项研究、2 160 名参与者荟萃分析[388]结果显示,连续补充 Omega-3 PUFA(EPA 含量 60%~100%,剂量≤1g/d)12 周以上,能在一定程度上减轻抑郁症状(SMD=−0.28,95% CI:−0.47~−0.09)。另外新近一项荟萃分析(22 项研究,ES=26)[389]发现补充 Omega-3 PUFA 对抑郁症状具有显著的改善作用(SMD=−0.61~−0.94)。对抑郁症症状改善效果更显著的情况包括补充 EPA 与 DHA 组合、日均 PUFAs 摄入量超过 3g(其中 EPA 1~2g/d)、干预时长超过 15 周。这一结果在重度抑郁症患者中更为明显,并且 EPA 比 DHA 具有更强的抗抑郁作用。上述证据评价为中等到低质量。补充 Omega-3 PUFA 安全性较高,除了可能出现轻微的胃肠道症状外,未观察到其他明显的不良反应。

根据一项涵盖 9 项 RCTs 研究、1 061 名抑郁症患者的荟萃分析[390]结果表明，辅助叶酸（0.5~10mg/d）治疗在改善抑郁症状方面明显优于安慰剂（$SMD=-0.38$，95% CI：$-0.66~-0.09$，$I^2=71\%$，$P=0.01$）。在治疗持续平均 15.2 周后，叶酸组中有 47.8% 的患者症状缓解，而安慰剂组这一比例为 26.6%。值得注意的是，亚组分析显示在女性占主体（≥60%）的研究中，辅助叶酸治疗抑郁症状的显著益处有所减弱。另一项评价 SSRIs/SNRIs 联合叶酸（0.5~10mg/d）或 L- 甲基叶酸（7.5~15mg/d）与联合安慰剂进行比较的 RCTs 的荟萃分析[391]，共纳入 6 项研究，584 名患者。结果显示联合组有效率优于安慰剂组（$RR=1.36$，95% CI：$1.16~1.59$，$P=0.000\ 1$）。证据整体评价为中等，治疗安全性较高，但研究数量目前较为有限，仍需进一步研究以验证结果。

一项纳入 24 510 名参与者、10 项荟萃分析的伞状荟萃分析[392]显示，与对照组（未补充或给予安慰剂）相比，服用维生素 D 补充剂的参与者其抑郁症状显著减轻（$SMD=-0.40$，95% CI：$-0.60~-0.21$，$P<0.01$，$I^2=89.1\%$），其中干预组每日接受不同剂量（一般为 2 500~6 000 IU/d）的维生素 D 补充，疗程为 8~74 周。另一项纳入了 18 项 RCTs 研究的荟萃分析[393]显示，补充维生素 D 可改善原发性抑郁成人的抑郁症状（$SMD=-0.15$，95% CI：$-0.26~-0.04$，18 项研究），在血清 25（OH）D 水平高于 50nmol/L 的人群中效果更为明显（$SMD=-0.38$，95% CI：$-0.68~-0.08$），但在维生素 D 水平较低者中未见明显改善。环境因素如日照、海拔或饮食对血清 25（OH）D 状态的影响未被纳入考虑，可能影响维生素 D 补充治疗的效果。证据评价为低质量至中等质量。需要注意的是，过量补充维生素 D 也可能带来风险，如高钙血症等不良反应。建议补充 1 500~4 000IU/d，并定期监测。

一项纳入 5 项 RCTs 研究的荟萃分析[394]显示，与安慰剂组相比，成人 MDD 以及儿童青少年在接受每日补充锌 7~25mg，持续 2~5 个月之后的贝克抑郁量表减分差异有统计学意义（$SMD=-0.36$，95% CI：$-0.67~-0.04$），在参与者平均年龄≥40 岁的研究中，干预组的抑郁症状评分较安慰剂组减少有统计学意义（$SMD=-0.61$，95% CI：$-1.12~-0.09$）。证据评价为中等到低质量，研究数量目前较为有限，人群证据尚不足。

一项纳入 23 项 RCTs、2 183 名受试者，评估 S- 腺苷 -L- 蛋氨酸（S-adenosyl-

L-methionine，SAMe）治疗抑郁症的疗效和可接受性的荟萃分析[395]发现，与安慰剂相比，SAMe显示出显著更优的疗效（11项研究，$SMD=-0.58$，95% CI：$-0.93\sim-0.23$，$I^2=68\%$）；在与抗抑郁药联用时，SAMe与安慰剂之间没有显著差异（5项研究，$SMD=-0.22$，95% CI：$-0.63\sim0.19$，$I^2=76\%$）；SAMe与单独使用抗抑郁药之间也没有显著差异（7项研究，$SMD=0.06$，95% CI：$-0.06\sim0.18$，$I^2=49\%$）。通过口服或肌内注射的方式进行SAMe治疗，日平均剂量800mg（200~1 600mg），疗程3~8周。结论为SAMe单药治疗对抑郁症患者可能是有效的，并且耐受性良好。证据质量为低。需要更多高质量的研究来确定SAMe的最佳剂量、作为抗抑郁药辅助治疗的疗效以及与抗抑郁药的比较疗效。

一项纳入14项研究的系统综述认为艺术治疗（素描、绘画、陶瓷或黏土造型、音乐、诗歌、摄影、戏剧和艺术作品的沉思）是改善抑郁情绪的安全且有效的措施[396]。手工类活动是最常用的艺术治疗（8项研究），其次是音乐（3项研究）。视觉艺术疗法（visual art therapy，VAT）是一种非药物治疗手段，通过积极参与创造性的表达和艺术体验来影响心理健康。VAT涵盖绘画、泥塑、拼贴等多种艺术形式。元分析显示，VAT能显著减轻成人的抑郁症状，合并效应量为（$SMD=-0.73$，95% CI：$-1.07\sim-0.39$；$P<0.001$），亚组分析显示在中国人群中，VAT对改善抑郁症状效果显著（$SMD=-1.19$；95% CI：$-1.70\sim-0.68$；$P<0.001$），干预时长≤12周的效果优于更长疗程[397]。证据评价为低至极低质量。

还有一些研究发现补充B族维生素后，血清叶酸和B_{12}浓度增加，同型半胱氨酸（Hcy）浓度降低，汉密尔顿抑郁量表评分显著降低。即使在没有血清维生素B缺乏的情况下，也能通过降低Hcy浓度来减轻抑郁症状[398]。

在使用营养补充剂辅助治疗抑郁障碍时，需考虑个体差异（如基因、代谢、营养状态、合并用药等），并利用适当的生物标志物监测评估补充效果，以实现个体化治疗。对于孕妇、儿童、老年人等特定人群的证据不足，采用补充治疗时需考虑代谢差异及潜在的安全性问题。不建议将营养补充单独用于抑郁障碍的治疗。大多数研究的治疗周期为4~12周，长期使用的数据仍然有限，未来需要更多关于长期疗效和预防作用的研究。建议选择高质量、标准化的营养补充产品，以确保其疗效和安全性。补充治疗的实施方法仍然有待标准化,部分补充治疗的效果仍然有待验证,需要进一步更大规模的、规范化的 RCT 研究进行明确。

抑郁症的补充治疗汇总见表 3-3-9。

表 3-3-9　抑郁症的补充治疗汇总

推荐级别	抑郁症的补充治疗	证据级别
1 级推荐	体育运动(包括有氧运动,力量及协调性训练等。通常中等强度,每周 3 次,每次 30~90 分钟,持续 8 周及以上)	A
2 级推荐	益生菌(含乳杆菌或双歧杆菌,每天 10 亿 ~100 亿单位)	B
	Omega-3 多不饱和脂肪酸(EPA 1~2g/d)	B
	叶酸(0.5~10mg/d),L- 甲基叶酸(7.5~15mg/d)	B
	维生素 D(1 500~4 000IU/d)	C
	锌(≤25mg/d)	C
	S- 腺苷 -L- 蛋氨酸(200~1 600mg/d)	C
	辅助艺术治疗(手工类、音乐、视觉疗法)	C

(马现仓)

六、数字疗法

> ❗ 要点提示
>
> ● 基于数字健康技术(digital health technology,DHT)的治疗方法可作为抑郁症患者的辅助治疗手段。
> ● 数字表型有助于理解抑郁症的复杂性和异质性,在预防、诊断、治疗和监测抑郁症及自杀行为方面发挥重要作用。
> ● 电子化筛查工具与传统纸笔模式具有高度相关性,极大提高了筛查效率。

- 引导式 iCBT 与传统 CBT 治疗在改善抑郁症状方面疗效相当,推荐作为轻度抑郁症的单一治疗,或中重度抑郁症的辅助治疗(1A)。尤其适用于条件所限无法参与传统 CBT 治疗的患者。
- 推荐数字化认知训练联合抗抑郁药物治疗,可以改善抑郁症患者的情绪和认知症状,尤其是对于存在认知障碍的抑郁症患者(1B)。
- 在抗抑郁药物治疗时,使用药物基因组学指导的临床辅助决策系统(CDSS)较临床常规治疗可以提升疗效(2C)。
- 数字化疾病管理工具对抑郁症的预防和管理产生了积极影响,建议在抑郁症的临床管理中,可以考虑适当地引入数字化工具,以提升疾病管理效果。
- 大语言模型(large language model, LLM)在抑郁症诊疗中已经展现出了独特的优势,在未来具有更广阔的应用前景。

(一)概述

1. 数字疗法　依据国际数字疗法联盟(Digital Therapeutics Alliance, DTA)的定义,数字疗法(digital therapeutics, DTx)指的是通过产生并提供具有可证明的积极治疗效果的医疗干预来治疗或缓解疾病、紊乱、状况或伤害的健康软件。数字疗法的应用形式多样,不仅可以作为独立软件出现,还可以与通用计算设备、其他医疗器械或药物相结合,形成综合治疗方案。基于数字健康技术(digital health technology, DHT)的治疗方法可作为抑郁症患者的辅助治疗手段,可以提供个性化的治疗方案,提高患者的参与度和治疗依从性,是当前医疗行业的一个重要发展方向[399](表 3-3-10)。

表 3-3-10　抑郁症数字健康技术分类

分类	技术形式	技术描述
数字医疗 (digital care)	远程精神医学(tele-psychiatry)	提供远程精神健康服务的电子信息技术
	虚拟医疗平台(virtual care platforms)	整合数字干预、精准精神医学和虚拟护理的新型医疗模式

续表

分类	技术形式	技术描述
数字医疗（digital care）	数字诊所（digital clinics）	以 MDD 为中心的远程医疗提供者，通常是直接面向消费者的服务
	数字药房（digital pharmacies）	利用互联网和应用程序提供的药房服务，可居家接收处方药品
数字治疗（digital therapeutics）	数字处方（prescription digital therapeutics，PDT）	由医生开具的、受监管的基于循证的软件干预措施，以改善临床结局
	非数字处方（non-PDT）	未受监管但基于循证的高质量软件程序，有可能成为 PDT
数字干预（digital interventions）	健身应用程序（wellness APPs）	通过软件改善健康和行为的运动和技术，尚未经过临床验证
	辅助性数字干预（adjunctive digital intervention）	与药物相结合的数字健康解决方案，以提高依从性和疗效
	神经刺激 / 调控（neuro-stimulation/modulation）	受监管的、使用电、磁、视觉和听觉刺激的医疗设备
（数字赋能的）精准精神医学（precision psychiatry）	数字生物标志物 / 数字诊断（digital biomarkers/diagnostics）	使用客观数据监测、预测或诊断 MDD 的硬件和软件解决方案
	电子患者报告结果（electronic patient-reported outcome，ePRO）/ 电子临床结果评估（electronic clinical outcome assessment，eCOA）	主观患者报告结果 / 临床结果评估，用于监测、预测和诊断 MDD
	临床决策支持（clinical decision support）	分析各种大数据源，以协助管理 MDD 的软件平台和 / 或算法
	数字成像病理学（digital imaging pathology）	利用人工智能和机器学习方法评估用于医疗目的的数字图像的算法和平台

2. 数字表型 数字表型(digital phenotyping, DP)是指通过数字应用收集的与健康相关的全部数据,包括社交媒体、论坛和在线社区、可穿戴技术及移动设备等,用于定义和更好地理解人类疾病。除此之外,还包括其他常见的医学检查,如身体或精神病学检查、实验室检测和医学影像等[400]。数字表型可以区分为主动表型和被动表型。主动表型需要患者的明确参与,例如询问主观体验的数字问卷;而被动表型的数据收集则是数字信息和活动的"客观观察者",如生命体征、语音、步数、GPS 定位、手机使用行为等[401-403]。对于抑郁症表型而言,这种区分可能至关重要,因为缺乏动力和主动性是典型的抑郁症状,这可能成为设计需要患者积极参与的干预措施或特定应用时的限制因素[404]。作为与临床就诊相结合的工具,数字表型在预防、诊断、治疗和监测抑郁症及自杀行为方面发挥重要作用。它可能有助于理解抑郁症的复杂性和异质性,使个性化的药物方法和以患者为中心的治疗更接近现实[405]。

(二)数字化诊断和筛查

在抑郁症的筛查与诊断中,数字疗法为医疗专家提供了一系列有效的工具,包括电子化问卷工具、可穿戴设备、智能手机等获取主动或被动数字表型的各类工具。这些数字工具有助于提高诊断准确性,减少依赖于单一主观评估;也允许更连续的患者监测,从而为医生提供更全面的患者状况视图。

1. 电子化问卷工具 在抑郁症的筛查中,电子化问卷工具已经成为一种迅速获得关键信息的方法。电子化问卷,如 PHQ-9、数字符号转换测试(Digit Symbol Substitution Test, DSST)、心境作图(Mood Chart)等经常通过在线问卷、应用程序或聊天机器人等数字平台进行自动化处理,能够即时评估患者的情绪、认知、睡眠和自杀等症状,为医生提供关于是否需要进一步临床评估的重要线索。一项研究发现基于个人智能手机上定制的应用程序 PHQ-9 分数与传统纸笔测试有很高的相关性($r=0.84$),应用程序在捕捉自杀意念方面表现出更高的敏感性[406]。另一项研究发现基于应用的 DSST 与纸笔版本在基线($r=0.69$, $df=27$; $P<0.001$)和研究结束时($r=0.82$, $df=27$; $P<0.001$)都有很高的相关性,可实现简捷评估,用于指导 MBC 治疗,并且受到了患者的积极评价,认为其用户友好[407]。

2. 可穿戴设备的数字表型　在抑郁症的诊断和筛查过程中,可穿戴设备为临床医生和研究人员提供了额外的、量化的信息来源。可穿戴设备,如智能手环、智能手表、睡眠追踪器、心率变异性传感器、皮肤导电率传感器、移动设备的应用程序等,能够实时监测与抑郁症有关的生理参数,例如心率、血压、活动水平、睡眠质量、心率变异性和皮肤电活动等。这些数据在人工智能算法的辅助下进行综合分析,有助于提早识别与抑郁症相关的生理变化。尽管已有系统综述和荟萃分析显示,结合人工智能的可穿戴设备在检测和预测抑郁症方面的最高准确度、灵敏度、特异度的合并平均值分别为0.89、0.87 和 0.93,最低准确度、灵敏度、特异度的合并平均值分别为 0.70、0.61 和 0.73,然而,不同的算法和设备之间在准确度、灵敏度和特异度方面仍存在显著差异[408]。可穿戴设备作为抑郁症检测和预测工具还处于起步阶段,应与其他诊断和预测抑郁症的方法结合使用,未来研究需要深入探讨和完善这些技术的应用范围和准确性。

3. 智能手机的数字表型　智能手机的普及为在自然环境中连续、无干扰地记录行为动态提供了独特机会。智能手机可以收集多种行为数据(如地理位置、社交媒体使用、屏幕时间、打字数据等),用于构建数字表型,这些表型可能与临床行为相关[409]。例如,移动设备中的 GPS 数据可以揭示患者的日常活动模式,一项研究探讨了多重环境暴露(包括绿地、蓝色空间、噪声和空气污染)与抑郁症状之间的关系,结果显示,在家庭和日常移动路径的即时环境中,绿地暴露与抑郁症状的减少有显著的负相关关系[410]。需要注意的是,数字表型仅限于智能手机可以被动记录的行为、活动或生理反应的数据评估。也就是说,它无法评估这些行为、活动或生理反应背后的潜在动机或体验,除非结合生态瞬时评估(ecological momentary assessment,EMA)或自我报告。例如,可以对个体进行定性推断,即夜间使用智能手机可能导致抑郁,但更直接的关系可能是夜间使用智能手机可能表明与抑郁相关的失眠。在没有对潜在动机或体验进行评估的情况下,必须谨慎解释智能手机数字表型的结果[409]。

4. 语音语义和表情的数字表型　随着自然语言处理(natural language processing,NLP)的发展,情绪分析工具能从患者的文本自述或其社交媒体活动中捕获潜在的情感变化,为抑郁症的早期识别提供另一种有力手段[411,412]。这些自动化筛查工具大大提高了筛查效率。一项研究收集了抑郁症患者汉密尔顿抑郁量表-17项(HAMD-17)评估过程中的音频数据,进行词汇使用分析和深度时序语义分析,发现深度时序语义模型在分类抑郁严重程度(F1值为0.719)和识别抑郁症状(F1值为0.890)方面表现出较高的准确性[413]。一项研究探讨了抑郁症患者的词频与HAMD-17之间的相关性,结果显示,消极评价词和消极情感词的使用频率与HAMD-17总分存在显著相关性[414]。此外,一项研究旨在通过基于情感面部刺激任务的脑电图特征和机器学习方法来提高抑郁症的识别准确性,结果发现集成学习方法在使用功率谱密度特征时达到了89.02%的最高准确率,而深度学习方法在使用活动特征时达到了84.75%的最高准确率[415]。

5. 电生理与影像的数字表型 通过将机器学习应用于EEG数据,可以非侵入式且高分辨率地诊断抑郁障碍,这种方法可用于准确分类抑郁症患者。利用磁共振成像(MRI)扫描数据、多模态临床数据、智能手机传感器数据、生物标志物数据和调查结果,并将其应用于支持向量机、决策树、高斯过程和反向传播神经网络等算法,可以达到较高的诊断预测准确度[416]。

当这些数字表型数据与机器学习及深度学习技术相结合时,抑郁症的预测和检测的准确性显著提高。然而,尽管初步研究成果令人鼓舞,数字表型在抑郁症筛查和诊断中的广泛应用仍需要依赖更多高质量的前瞻性临床研究来进一步证实数字表型的准确性和可靠性。

(三)数字化治疗

数字化治疗技术主要基于心理学、神经科学、药理学等医学理论及循证证据对抑郁症患者进行疾病干预,例如心理学的认知行为疗法、神经科学的生物反馈疗法、药理学的基于药代动力学及药物基因组学的个性化用药指导等。

1. 数字化认知行为疗法 在智慧医疗的新时代背景下,数字化技术已经在认知行为疗法中得到广泛应用,从而诞生了数字化认知行为疗法(digital cognitive behavioral therapy, dCBT)这一新兴治疗策略。其中,计算机化认知行为疗法(computer-assisted cognitive behavior therapy, CCBT)作为核心应用，不依赖于传统的面对面交互，显著提高了治疗的效率与便捷性。这种自助式的方法，结合了丰富的网络资源，为患者提供了一个随时可访问的治疗平台。随着技术进一步演进，CCBT衍生出了基于网络的认知行为疗法（internet-delivered cognitive behavioral therapy，iCBT）。这种形式以其高度结构化的在线内容为特点，通过文本、视频等多媒体手段为患者提供生动、直观的治疗信息。

临床问题：基于网络的认知行为疗法（iCBT），与传统面对面CBT治疗的疗效相比如何？

推荐意见：引导式iCBT与传统CBT治疗在改善抑郁症状方面疗效相当，推荐作为轻度抑郁症的单一治疗，或中重度抑郁症的辅助治疗（1A）。尤其适用于条件所限无法参与传统CBT治疗的患者。

推荐意见说明：荟萃分析显示[417,418]，基于网络的认知行为疗法（iCBT）、计算机化认知行为疗法（CCBT）对抑郁症治疗的有效性与传统CBT相当，而且对于因时间、经济限制或病耻感而无法参与传统CBT治疗的患者，iCBT具有显著优势。在临床医生或其他帮助者支持下的CCBT（引导式iCBT）效果更好，而自助式CCBT（非引导式iCBT）效果较差（均数差=–0.8，95% CI：–1.4～–0.2）。荟萃分析[419-421]结果同样发现引导式iCBT比非引导式iCBT更有效，尤其对中重度抑郁症患者。大量研究和荟萃分析都证实了iCBT在改善抑郁症状和预防抑郁复发上的显著效果。荟萃分析[422-425]显示，iCBT对抑郁症治疗的有效性与传统CBT相当，而且对于因时间、经济限制或病耻感而无法参与传统CBT治疗的患者，iCBT具有显著优势。2023版加拿大情绪和焦虑治疗网络（CANMAT）成人抑郁症管理指南将引导式iCBT推荐用于轻度抑郁症的一线单一治疗推荐，证据等级为1级。对于中、重度抑郁症作为一线辅助治疗。

引导式iCBT指由专业人员或受过iCBT培训的相关人员（如心理健康照护领域的非专职人员）实时或非实时地提供与治疗内容相关的支持。非引导式iCBT则指的是仅在网络技术支持下的自助式治疗[418]。需要注意的是，iCBT并不适合所有患者，也不是所有CBT的组分在iCBT模式下都能有效[425]。对于那些更喜欢面对面交流或在技术应用上存在障碍的患者，传统的 CBT 可能更为合适。因此,医生在决策时应充分考虑患者的需求、能力和可用资源,确保为他们提供最适宜的治疗。

2024 年 3 月 30 日,美国 FDA 批准了第一个抑郁症的处方数字化疗法——Rejoyn,作为临床医生管理的门诊治疗的辅助手段,用于治疗 22 岁及以上正在服用抗抑郁药的成年抑郁症(MDD)患者的症状。Rejoyn 是一项为期 6 周的治疗计划,通过结合临床验证的大脑认知情绪训练练习和简短的治疗课程来帮助患者增强对情绪的认知控制。与健康应用程序不同,Rejoyn 应用程序是美国 FDA 授权的医疗软件,由医疗保健专业人员开具处方。其疗效和可行性仍需进一步验证。

2. 数字化认知训练 抑郁症患者常伴随认知功能障碍,如注意力不集中、决策困难、思维迟缓及记忆衰退等,在日常生活中造成了显著的功能障碍,但目前的抗抑郁药对于这些认知症状的疗效有限。近年来研究表明,基于数字化技术的认知训练和干预系统则可能有助于患者认知功能的恢复。

临床问题: 数字化认知训练是否对抑郁症有改善作用?

推荐意见: 推荐数字化认知训练联合抗抑郁药物治疗,可以改善抑郁症患者的情绪和认知症状,尤其是对于存在认知障碍的抑郁症患者(1B)。

推荐意见说明:一项纳入 9 项针对成人抑郁症的认知训练联合抗抑郁药治疗的临床研究,包含数字化认知训练(定义为由临床医生辅助的结构化程序,通过计算机软件提供练习)在内的荟萃分析[426]结果表明:认知训练对整体认知($Hedge's\ g$=0.37, 95% CI: 0.14~0.60, P=0.004)、执行功能($Hedge's\ g$=0.38, 95% CI: 0.11~0.65, P=0.005)、处理速度($Hedge's\ g$=0.37, 95% CI: 0.06~0.67, P=0.017)、言语记忆($Hedge's\ g$=0.62, 95% CI: 0.30~0.94, P<0.001)的效应量有统计学意义,对言语学习($Hedge's\ g$=0.45, 95% CI: −0.02~0.92, P=0.058)、非言语学习($Hedge's\ g$=0.35, 95% CI: 0.00~0.70, P=0.051)和工作记忆($Hedge's\ g$=0.26, 95% CI: −0.21~0.73, P=0.272)的效应量统计学意义不显著。对抑郁症状($Hedge's\ g$=0.57, 95% CI: 0.16~0.99, P=0.007)有中等的综合效应量且有统计学意义。功能结果方面,认知训练对日常生活活动(如工具性日常生活活动)的综合效应量统计学意

义不显著（*Hedge's g*=0.38，95% *CI*：–0.01~0.78，*P*=0.055）。鉴于认知训练在改善MDD患者认知和情绪方面的有效性和价值，研究认为应将其视为MDD治疗的主要治疗方法，尤其是对于那些同时存在认知障碍的患者。未来的研究应采用更一致的认知评估方法，提高方法学质量，并包括纵向评估以确定效果的持续性。

3. 生物反馈技术　生物反馈技术（biofeedback technology）是一种通过实时监测和反馈个体的生理数据（如心率、皮肤电导、脑电波等）来帮助人们意识到和调整自己的生理和心理状态的方法。在抑郁症治疗中，生物反馈常与心理治疗（如认知行为疗法）和药物治疗相结合。生物反馈与虚拟现实以及严肃游戏的交叉整合模式也逐渐出现，并展现出一定优势[427]。荟萃分析显示，与对照治疗相比，辅助生物反馈治疗可以明显改善抑郁症患者的抑郁和焦虑症状，然而多数研究样本量小，存在高偏倚风险或偏倚风险不明确，需要提高研究质量[427,428]。此外，基于脑电的生物反馈训练对提升抑郁症患者的认知功能也有一定帮助[429]。随着生物传感器技术的进步，预计这种技术将得到显著改进，并可能成为抑郁症治疗的潜在替代方案。

4. 虚拟现实技术　近年来，虚拟现实（virtual reality，VR）技术逐渐成为精神健康治疗领域的研究热点。VR技术的沉浸式体验优势不仅促进了患者在视觉和听觉方面的高度代入，也为治疗抑郁症提供了新颖的干预途径。VR技术突破了传统治疗的时空局限性，使得患者有机会在模拟环境中自由地练习社交互动和应对策略。患者可以通过VR技术参与各类放松和冥想活动，进而有效减轻焦虑和压力。VR也为实施暴露疗法提供了一个安全、可控的平台。系统综述显示[430]，VR是治疗各种焦虑症和创伤后应激障碍的有效方式，对于抑郁症的治疗证据还不足。不同VR研究间的成本、技术规格、治疗师参与程度、交付形式、剂量、持续时间和治疗频率存在相当大的差异。因此，虽然VR技术显示出在精神健康治疗方面的可行性和潜在价值，但其在抑郁症中真正的临床应用效果仍需要通过高质量研究来进一步确认。

5. 临床辅助决策系统　临床辅助决策系统（clinical decision support systems，CDSS）是一种基于人机交互的医疗信息技术应用系统，旨在为医生和其他卫生从业人员提供临床决策支持。这一系统通过综合应用医疗数据、数学模型和算法,帮助医生确定关键决策点,降低漏诊率和误诊率,规范化诊疗行为,达到提高医疗机构服务质量的目的。目前,国际上一些领先的 CDSS 技术,如 BMJ 集团的"BMJ 最佳临床实践(BMJ Best Clinical Practice,BP)"和 Wolters Kluwer 医疗集团的 UpToDate,为临床实践提供了重要循证支持。近年来,人工智能、机器学习和自然语言处理(NLP)等前沿技术的应用为 CDSS 注入了新的活力。基于患者的个体特征,如症状表现、病史、基因信息、影像电生理信息等,通过机器学习模型预测不同治疗方法对患者的有效性,可为医生提供个性化的治疗方案推荐;在治疗过程中,持续收集患者的治疗反应数据,利用机器学习算法实时分析,及时发现治疗效果不佳或出现副作用的情况,为医生调整治疗方案提供依据。

尤其值得关注的是药物基因组学(pharmacogenomics,PGx)和治疗药物监测(therapeutic drug monitoring,TDM)技术的融合应用。目前,已成功开发出以 PGx 为基础的抑郁症个体化用药 CDSS。2022 年一项整群随机对照研究发现,CDSS 与远程医疗的结合在抑郁症治疗中可能优于常规治疗[431]。纵向观察研究显示,CDSS 操作简便,在医疗专业人员与患者中的接受度较高,具有广泛的应用前景[432]。

临床问题:使用临床辅助决策系统(CDSS)是否可以提高抗抑郁药的疗效?

推荐意见:在抗抑郁药治疗时,使用药物基因组学指导的临床辅助决策系统(CDSS)较临床常规治疗可以提升疗效(2C)。

推荐意见说明:一项荟萃分析[246]显示相较于常规治疗,药物基因组学指导的临床辅助决策系统 CDSS 的使用,能够显著提高抑郁症的症状缓解率(17.9% vs. 11.2%,$OR=2.27$,95% CI:1.39~3.73)。基因型指导的治疗在治疗 8 周和 12 周后显著改善了患者的有效率和缓解率,而没有观察到对药物不良反应的发展的影响。这项荟萃分析表明,预先使用基因分型来指导抗抑郁药的给药可能会提高治疗效果。

"Psymatik 治疗优化器"是一个应用程序,它将药物副作用数据库与个体用户定义的关注权重相结合。在计算多达 5 851 个抗抑郁药的成对比较和 5 142 个抗精神病药物的成对比较后，Psymatik 可根据个体用户的偏好对治疗方案进行排序，并以热力图的形式呈现结果，促进协作、个性化和基于循证的处方决策，改善临床治疗效果[433]。

（四）数字化预防与管理

数字疗法在抑郁症预防和管理中展现了多维效用。数字教育平台和远程监测提升了公众和患者的抑郁症认知，实现了病情的实时跟踪和早期干预。机器学习和大数据分析进一步加强了病情波动和复发的准确预测，数字用药管理系统优化了治疗依从性。总体而言，数字疗法为抑郁症的个性化、精准和高效管理提供了强有力的工具。

1. 数字化疾病教育平台　数字化教育平台在抑郁症的预防和管理方面受到广泛关注和应用。这些平台综合了专家设计的课程、视频讲座和互动模块，旨在系统性地普及抑郁症的专业知识，从而加强公众和患者的认知与自我管理能力。一项整群 RCT 研究证实，Climate Schools 课程能够提高青少年的自我效能感和心理健康知识水平，从而预防抑郁症的发生[434]。除了教育和知识传播外，数字化教育平台同样关注抑郁症相关的多种影响因素，如运动、饮食、睡眠、吸烟、酗酒和物质使用障碍等。现有证据支持数字化危险因素干预在预防或延缓抑郁症疾病发生发展中的作用。一些研究也发现，数字化的生活方式管理措施（例如，运动指导、营养建议、睡眠规划）以及在线的积极情绪写作活动，能有效地改善抑郁症患者的心理状态和生活质量[435,436]。此外，数字化教育平台还可以帮助患者连接到其他有相似经历的人，从而获得社交支持。

2. 数字化远程监测技术　远程监测技术通过传感器和移动设备，能够实时追踪和记录患者的心理状态和行为模式，有助于实现抑郁症的预防和管理。一项前瞻性的队列随访研究表明，通过智能手机被动采集的手机使用行为、睡眠及步数等数字表型数据，利用机器学习方法建立的模型，可以在随访中监测抑郁症的病情波动变化[437]。在预防层面，一系列文献资料显示，机器学习算法对行为和生理数据的分析具有预测抑郁症发生的有效性[175,408,415,438]。例如，一项大规模前瞻性观察性研究旨在使用可穿戴设备和智能手机的数据预测情绪障碍患者即将发生的情绪发作，结果显示，应用机器学习算法能在较准确地（接近或超过 90%）预测未来 3 天内的情绪发作,这些预测结果与通过面对面临床访谈获得的生态瞬时评估数据具有高度的一致性[439],为医疗团队提供了早期干预的时机。此外,在慢性疾病如高血压和糖尿病与抑郁症的交叉管理方面,远程监测亦显示出其独特优势[440]。远程监测技术能够以连续且无需主动参与的方式长期被动监测当前的抑郁状态,并识别与抑郁症相关的行为标志。生态瞬时评估可以实现多模态数据的被动、连续和客观收集与整合,并可能有助于评估抑郁症状(包括自杀念头和行为)在现实环境中的演变过程。

3. 电子药盒与依从性管理 在抑郁症的预防和管理中,电子药盒与用药管理系统显示出特定的应用潜力,但也存在挑战和限制。首先,规律服药是疗效显现的前提,而用药不依从可能导致治疗失败或病情复发。高度智能的电子药盒具有定时与提醒功能,旨在提高用药依从性。但一项RCT研究显示,低成本的提醒设备并未能显著改善抑郁症等慢性疾病患者的服药依从性[441]。这表明,单一的提醒功能可能不足以实现用药管理的优化。然而,值得注意的是,一项系统评价和荟萃分析研究发现,数字健康干预(digital health interventions, DHI)可能对焦虑抑郁的儿童和青少年患者的服药依从性产生积极影响[442]。这一结果提示,电子药盒和用药管理系统在设计和应用上需要更加个性化和目标导向。特别是在年轻患者群体中,通过与数字健康干预,如移动应用或在线平台,进行综合性的联动可能更为有效。综上,电子药盒和用药管理系统需要更精准和个性化的设计策略以增强其效用,同时也需要更多高质量的研究来进一步确认这些工具在不同人群和条件下的有效性。

(五)展望

数字疗法以其便捷、实时、个性化和精准化的优势,为传统诊疗方式赋能,为抑郁症的诊断、治疗、预防和管理提供全病程干预措施,从而实现医院社区居家一体化。通过大数据分析和人工智能算法,不断优化治疗方案,有望提高抑郁症的疗效和预后。近几年大语言模型(large language model, LLM)快速兴起,在抑郁症诊疗中已经展现出了独特的优势,在未来具有更广阔的应用前景。然而,数字技术作为传统治疗的辅助手段,不应取代人际互动和专业指导。此外,数字疗法还面临着数据安全、用户接受度和临床有效性等挑战。值得注意的是,数字疗法在哪些条件下有效,适用于哪些人群,是否可以在临床推广,未来的研究需要进一步解决这些问题,以推动数字疗法的持续发展和广泛应用。

（张玲）

七、治疗中的安全性与处理

> **⚠ 要点提示**
>
> ● 不同抗抑郁药的不良反应发生率不同,需根据患者的具体情况和药物特性,密切监测不良反应的发生。
> ● 抗抑郁药的停药需谨慎进行,密切监测患者的撤药反应和抑郁症状的复发,确保停药过程的安全性。
> ● 儿童青少年、老年人、女性等特殊人群在进行抗抑郁治疗时需特别注意,在临床中应更多地关注治疗安全性及处理方式。

（一）监测患者的精神状态

"评估检查"要贯穿抑郁症治疗的急性期、巩固期、维持期和停药期,有些不良反应与抑郁症或共病疾病的症状很难区分,如果患者出现精神状态变化或新的症状,需要重新对患者进行诊断评估。

精神科医生在选择抗抑郁药和治疗方案时,要对抑郁症状的类型、发作频率和严重程度进行仔细、系统的评估,也应对治疗获益及不良反应的应对决策进行评估。

（二）抗抑郁药不良反应发生率

常用抗抑郁药的不良反应类型和发生率见表 3-3-11[199, 443-449]。

表 3-3-11 抗抑郁药不良反应发生率

单位:%

药物	中枢神经系统				抗胆碱能反应			心血管系统			胃肠症状							全身症状								泌尿系统	
	困倦、镇静、嗜睡	失眠	头疼	震颤	口干	视物模糊	排尿延迟	头晕、体位性低血压	高血压	心动过速、心悸	胃肠疼痛	恶心	呕吐	腹泻	便秘	厌食	食欲增加	出汗	神经过敏	疲劳感	皮炎皮疹	体重增加	虚弱无力	激越	焦虑	尿潴留	性功能障碍
西酞普兰 (citalopram)	0	0	0	8	19	≤5	≤5	0	≤5	≤5	≤9	21	≤9	8	0	4	0	11	3	5	≤5	0	0	2	3	0	9
艾司西酞普兰 (escitalopram)	4	8	3	2	7	≤5	≤5	6	≤5	≤5	≤9	15	≤5	8	4	0	2	3	2	5	≤5	2	0	0	2	0	10
氟西汀 (fluoxetine)	13	16	0	10	10	≤5	≤5	0	≤5	≤5	≤9	21	≤5	0	0	11	0	8	14	0	≤9	0	9	0	12	0	2
帕罗西汀 (paroxetine)	23	13	18	8	18	≤9	≤9	13	≤5	≤5	≤9	26	≤9	11	14	0	1	11	5	0	≤9	0	15	2	5	1	16
舍曲林 (sertraline)	13	16	20	11	16	≤9	≤9	12	≤5	≤9	≤9	26	≤9	18	8	3	1	8	3	11	≤9	0	0	6	3	1	16
氟伏沙明 (fluvoxamine)	26	14	22	11	26			15	0	0		37		6	18	0	0	11	2	2		0	5	16	2		1
度洛西汀 (duloxetine)	7	11	0	3	15	≤9	≤9	8	≤9	≤9	≤9	20	≤9	8	11	0	0	6	0	8	≤5	0	0	0	3	1	10
左旋米那普仑 (levomilnacipran)	0	6	17	0	10			8	≤30	≤9		17		0	9	0	0	9	0	0		0	0	0	2		11

续表

药物	中枢神经系统				抗胆碱能反应			心血管系统			胃肠症状							全身症状								泌尿系统	
	困倦、镇静、嗜睡	失眠	头疼	震颤	口干	视物模糊	排尿延迟	头晕、体位性低血压	高血压	心动过速、心悸	胃肠疼痛	恶心	呕吐	腹泻	便秘	厌食	食欲增加	出汗	神经过敏	疲劳感	皮炎皮疹	体重增加	虚弱无力	激越	焦虑	尿潴留	性功能障碍
米那普仑（milnacipran）	0	7	10	3	9			0	≤30	≤9		12		0	7	0	0	4	0	3		0	0	0	4		0
地文拉法辛缓释片（desvenlafaxine）	4	9	0	2	11			13	≤30	≤30		22		0	9	0	0	10	≤1	7	0	0	0	0	3	1	6
文拉法辛速释片（venlafaxine IR）	23	18	25	5	22			19	≤30	≤30		37	8	8	15	11	0	12	13	0		0	12	2	6	1	18
文拉法辛缓释片（venlafaxine XR）	17	17	26	5	12			20	≤30	≤30		31	8	8	8	8	0	14	10	0		0	8	3	2	1	16
托鲁地文拉法辛（toludesvenlafaxine）	6	≤5	≤5		7	≤5		10	≤5	≤5		23	≤5	≤5	≤5	≤5	0	≤5		≤5		0	≤5				
安非他酮缓释剂 SR（bupropion SR）	3	8	28	3	13			7	≤30	≤9		11	4	4	7	0	0	2	5	0		0	2	2	5	0	0
安非他酮（XL 剂型）（bupropion XL）	0	16	34	3	26			6	≤30	≤9		13	0	0	9	0	0	0	0	0		0	2	2	5	0	0
米氮平（mirtazapine）	54	0	0	7	25			7	0	0		0	0	0	13	0	17	0	0	0		12	8	0	0	0	0

续表

药物	中枢神经系统				抗胆碱能反应			心血管系统			胃肠症状							全身症状								泌尿系统	
	困倦、镇静、嗜睡	失眠	头痛	震颤	口干	视物模糊	排尿延迟	头晕、体位性低血压	高血压	心动过速、心悸	胃肠痉挛	恶心	呕吐	腹泻	便秘	厌食	食欲增加	出汗	神经过敏	疲劳感	皮炎皮疹	体重增加	虚弱无力	激越	焦虑	尿潴留	性功能障碍
伏硫西汀（vortioxetine）	3	3	0	0	6			5	0	0		23		5	4	0	0	2	0	3	0	0	0	0	0		<1
阿戈美拉汀（agomelatine）	C	C	C	0	0			C				C		C	C		0	C	0	C	0	0	0	0	C		0
曲唑酮（trazodone）	11		5		11			20	0	0		6										0	0	0			
瑞波西汀（reboxetine）	1	1	4	1	1				0	20					20~23	1	0	1		0	0	0	0	0		1~14	5
噻奈普汀（tianeptine）	3	1	4	1	2			1			4	2	1		1	1		5		1	1	1	1	1	1		
阿米替林（amitriptyline）	43	5	13	17	71	18	9	14	12	6	23	8	1	5	22	0	17	5		12	4	20		15			16
吗氯贝胺（moclobemide）	4	7	8	5	9			5	≥30*	≥30*		5		2	4	0	0	2	4	3	1	0	1	5	3		0

注：空白为无数据。

* 与含有酪胺的食物同时服用。

"C"指一般不良反应发生率：≥1%且<10%。

氯米帕明、多塞平、丙米嗪、马普替林、米安色林等药物尚未找到具体的不良反应发生率。

173

（三）抗抑郁药合并用药的不良反应及监测

临床实践中,抗抑郁药常与其他种类的药物合并使用,相关常见不良反应和主要监测指标见表3-3-12[450]。监测的原则是:①个体化原则:根据患者的年龄、性别、体重、生理状态、病史、合并疾病等个体因素,制定个性化的监测方案。例如,肝肾功能不全和老年患者需要更密切地监测相关指标。②目的性原则:明确监测的目的,根据药物的药理作用、不良反应特点以及治疗目标来选择监测的指标和频率。③动态监测原则:在药物治疗过程中,定期进行监测,以及时发现药物疗效和不良反应的变化趋势。特别是在药物治疗的初期、剂量调整后或患者病情变化时,增加监测频率。④综合评估原则:结合患者的临床症状、体征、病史以及其他检查结果,对监测指标进行综合分析和评估,以更全面地了解患者的病情和药物治疗的效果。⑤成本效益原则:在保证医疗质量和患者安全的前提下,合理选择监测项目和频率,避免过度监测增加患者的经济负担。选择敏感性高、特异性好、成本相对较低的监测指标和方法,以达到最佳的监测效果。

表 3-3-12　抑郁症合并用药的常见不良反应及主要监测指标

药物名称	常见不良反应	主要监测指标
阿立哌唑	体重增加、躁动、失眠	血常规、肝功能、代谢指标（体重/血压/血糖/血脂/胰岛素抵抗）、心电图
喹硫平	口干、镇静、便秘、长期体重增加	血常规、甲状腺功能、代谢指标（体重/血压/血糖/血脂/胰岛素抵抗）、心电图
利培酮	体重增加、低血压、催乳素升高（避免在25岁以下/骨质疏松症/激素依赖性乳腺癌史的患者中使用）、性功能障碍	血常规、泌乳素、代谢指标（体重/血压/血糖/血脂/胰岛素抵抗）、心电图
奥氮平	长期体重增加、口干、食欲增加、疲劳、嗜睡、头痛和水肿、镇静、肝损伤	血常规、肝功能、代谢指标（体重/血压/血糖/血脂/胰岛素抵抗）、心电图
锂盐	当使用锂盐作为增效剂联合MAOIs/其他抗抑郁药时,可能会出现5-羟色胺综合征;甲状腺损伤、肾损伤、心脏损伤	用药前:肾功能、甲状腺功能和心脏功能;治疗期间:甲状腺功能、肾功能、血锂水平、钙水平、心电图

续表

药物名称	常见不良反应	主要监测指标
丁螺环酮	恶心、头晕和头痛	肾功能
甲状腺激素	腹泻、头痛、易怒、紧张、出汗和心动过速	甲状腺功能

（四）药物治疗过程中的相关问题

1. 常见不良反应及处理　药物的不良反应会影响治疗的耐受性和依从性，需要在临床使用中注意观察并及时处理。不同抗抑郁药的常见不良反应也有所不同，大部分新型抗抑郁药的总体耐受性要优于 TCAs，治疗中断率更低，安全性更好（表 3-3-13）。

表 3-3-13　常见不良反应及处理

常见不良反应	相关药物	处理措施
心血管系统		
心律失常	TCAs	心功能不稳定或心肌缺血者慎用；会与抗心律失常药产生相互作用
高血压	SNRIs、安非他酮	监测血压；尽量使用最小有效剂量；加用降压药
高血压危象	MAOIs 或 联用 5-HT 能抗抑郁药	紧急治疗；如果高血压严重，需使用静脉降压药（如拉贝洛尔、硝普钠）
直立性低血压	TCAs、曲唑酮、MAOIs、米氮平	补液，改变体位时缓慢，防跌倒，适当活动。如有休克应使用去甲肾上腺素等升压药，补充血容量
消化系统		
便秘	TCAs	保证摄入充足水分；补充纤维、泻药、治疗便秘的药物
口干	TCAs、SNRIs、安非他酮	建议使用无糖口香糖或糖果
胃肠道出血	SSRIs	确定合并用药是否会影响凝血
肝脏毒性	阿戈美拉汀及其他 SSRIs	护肝，提供有关的教育和监测肝功能

常见不良反应	相关药物	处理措施
恶心，呕吐	TCAs、SNRIs、SSRIs、安非他酮	饭后或分次给药，加用胃肠动力药物
泌尿生殖系统		
排尿困难	TCAs	加用坦索罗辛
性唤起、勃起功能障碍	TCAs、SSRIs、SNRIs	加用西地那非、他达拉非、丁螺环酮，或换用安非他酮、阿戈美拉汀
性高潮障碍	TCAs、SSRIs、文拉法辛、MAOIs	加用西地那非、他达拉非、丁螺环酮，或换用安非他酮、阿戈美拉汀
阴茎异常勃起	曲唑酮	泌尿科紧急治疗
神经精神系统		
谵妄	TCAs	评估其他可能导致谵妄的病因
头痛	SSRIs、SNRIs、安非他酮	评估其他病因（如咖啡因中毒、磨牙、偏头痛、紧张性头痛），短期联用苯二氮䓬类药物、对乙酰氨基酚对症
肌阵挛	TCAs、MAOI	氯硝西泮
癫痫	安非他酮、TCAs、阿莫沙平	评估其他病因，换用其他药物或加用抗癫痫药物
激越	SSRIs、SNRIs、安非他酮	早晨服用，短期联用苯二氮䓬类药物
静坐不能	SSRIs、SNRIs	减少药物剂量，加用 β 受体阻滞剂或苯二氮䓬类药物
失眠	SSRIs、SNRIs、安非他酮	早晨服用；加用镇静催眠药；增加褪黑素；提供睡眠卫生教育或失眠认知行为疗法
镇静	TCAs、曲唑酮、米氮平、帕罗西汀	睡前给药，缓慢加量
血液系统		
中性粒细胞减少	米氮平	立即停药，换用对血象影响较小的药物
白细胞减少	TCAs	立即停药，换用对血象影响较小的药物
再生障碍性贫血	MAOIs	立即停药，换用对血象影响较小的药物

续表

常见不良反应	相关药物	处理措施
其他		
胆固醇增加	米氮平	加用他汀类药物
体重增加	SSRIs、米氮平、TCAs、MAOIs	鼓励运动,咨询营养师;减少剂量;换用较少引起体重问题的药物(如安非他酮);加用二甲双胍
视物模糊	TCAs	加用毛果芸香碱滴眼液
磨牙症	SSRIs	若有临床指征,需牙科医生会诊
多汗	TCAs, 某些 SSRIs 药物、SNRIs	加用 α_1 肾上腺素能受体阻滞剂(如特拉唑嗪),中枢 α_2 肾上腺素能受体激动剂(如可乐定),或抗胆碱能药(如苯扎托品)
跌倒风险	TCAs、SSRIs、NaSSAs	监测血压;评估镇静作用,视物模糊;改善环境
骨质疏松	SSRIs	进行骨密度监测,必要时进一步干预,以减少骨质流失(如钙和维生素 D,双膦酸盐,选择性雌激素受体调节剂)

2. 5-羟色胺综合征(serotonin syndrome, SS) 5-羟色胺综合征是神经系统 5-羟色胺功能亢进引起的有可能危及生命的药物不良反应的一组症状和体征。通常表现为自主神经功能改变、精神状态改变和神经肌肉异常的临床三联征。轻微的症状容易被忽略,而如果无意中加大致病药物剂量或加用有促 5-羟色胺能作用的药物,可能使得病情急剧恶化。

诊断 SS 最常使用 Sternbach 临床诊断标准:①在原药物治疗方案中合并或增加一种 5-羟色胺能药物剂量的同时出现至少 3 项下列临床症状,包括精神状态变化(如意识模糊、轻躁狂)、激越、肌阵挛、反射亢进、出汗、寒战、震颤、腹泻、共济失调和发热;②排除其他病因,如感染、代谢性疾病、精神活性物质滥用或撤药;③在上述症状体征出现前没有开始使用某种抗精神病药物或增加剂量。

SS 在不规范用药时风险较高,但临床识别率低,发病率很难评估,因此早期识别与治疗 SS 极为关键。临床医生应对服用 5-羟色胺能药物的患者应保持警惕,以预防 SS 的发生。SS 通常在停用 5-羟色胺能药物后消

177

退。大多数患者在症状出现后的最初 24 小时内,仅通过支持性治疗就能有所改善,42% 的患者需要入住重症监护病房,只有 24% 的患者需要气管插管[451]。除了停用 5-羟色胺能药物外,SS 的治疗主要包括支持性护理,给予苯二氮䓬类药物治疗。对于危及生命的 SS 表现如僵直和高热,可能是由于 5-HT$_{2A}$ 受体被激动,具有 5-HT$_{2A}$ 拮抗活性的非典型抗精神病药物,如奥氮平可用于治疗 SS,需注意可能引起镇静,增加低血压和神经阻滞恶性综合征的风险。非选择性 5-HT$_{1A}$ 和 5-HT$_{2A}$ 拮抗剂西曲瑞克也已被建议作为治疗 SS 的潜在药物,在医学文献中有一些成功的报道,还需继续研究[452,453]。

3. 自杀　多项研究显示成年人使用抗抑郁药,特别是 SSRIs 与治疗中出现的自杀意念或行为风险没有明确关联。治疗 65 岁以上的老年人,可显著降低自杀风险,具有保护作用[454-456]。

在儿童和青少年中,抗抑郁药的使用与自杀关系尚不明确,临床试验中并没有记录到自杀事件的发生。一项荟萃分析[457]显示儿童和青少年使用抗抑郁药可能会增加自杀意念和自杀未遂的风险,但未经治疗的抑郁症仍然是自杀的最大危险因素之一,并且抗抑郁药的疗效已得到证实。在治疗过程中减少使用抗抑郁药反而可能会导致儿童青少年自杀等不良事件的增加[458]。

因此,临床医生在为儿童和年轻患者开具抗抑郁药时,应仔细监测青少年自杀风险[459,460],在用药的最初 2~4 周需要评估自杀风险,此时药物的不良反应与症状的叠加作用可能导致自杀风险增高,对自杀的评估需要贯穿于整个治疗过程中[461]。

4. 抗利尿激素分泌异常综合征　抗利尿激素分泌异常综合征(syndrome of inappropriate secretion of antidiuretic hormone, SIADH)是由于抗利尿激素(ADH)分泌不受血浆渗透压等调节而异常增多,导致体内水潴留和稀释性低钠血症等一系列临床表现。SIADH 多继发于呼吸系统疾病、肿瘤、炎症、药物应用或外科手术。经典的诊断标准由报道首例 SIADH 的 Schwartz 和 Bartter 提出,包括:①低钠血症,血钠 <135mmol/L;②血浆渗透压降低(<280mmol/L)伴尿渗透压升高,尿渗透压大于血浆渗透压;③尿钠 >20mmol/d;④临床上无脱水或水肿;⑤心脏、肾脏、肝脏、肾上腺及甲状腺功能正常。

大约有 80%SIADH 患者是由于药物引起的,有 40% 的药物相关性 SIADH 是由于抗抑郁药的使用。引起 SIADH 的第二代抗抑郁药主要为 SSRIs 及 SNRIs,其中最常报告的是 SSRIs 中的西酞普兰以及 SNRIs 中的文拉法辛。肾源性抗利尿剂或非甾体抗炎药被认为是大多数 SSRIs 诱导的低钠血症的潜在机制。女性及老年患者使用抗抑郁药后发生 SIADH 的风险较高[462,463]。

由精神药物引起的 SIADH 相关低钠血症治疗原则为去除诱因药物及对症治疗。对于轻至中度低钠血症患者,给予限制液体摄入量、口服补充浓钠等治疗。如患者不能耐受限制液体摄入的治疗,可用曲普坦类药物治疗。对于重度低钠血症患者,给予 3% 高渗盐水等治疗。因此在开始服用 SSRIs 及 SNRIs 药物时,特别是有合并用药的患者,应密切监视患者的电解质水平[464]。

(五)撤药注意事项及处理

抗抑郁药的撤药综合征(withdraw syndrome)通常出现在大约 20% 的患者中,在服用一段时间的抗抑郁药后停药或减药时发生。几乎所有种类的抗抑郁药都有可能发生撤药综合征,其发生与使用药物时间较长、药物半衰期较短有关。

撤药综合征通常表现为流感样症状、精神症状及神经系统症状等,可能被误诊为病情复燃或复发。

不同抗抑郁药的撤药反应发生率存在差异,其中丙米嗪和去甲文拉法辛 / 文拉法辛的发生率较高,而氟西汀、舍曲林[465]和阿戈美拉汀[233]的发生率较低(表 3-3-14)。

表 3-3-14　特定抗抑郁药的撤药反应发生率

药物名称	撤药反应发生率(95% *CI*)
丙咪嗪	0.44(0.25~0.66)
去甲文拉法辛和文拉法辛	0.40(0.35~0.45)
艾司西酞普兰	0.39(0.26~0.53)
氟伏沙明	0.38(0.08~0.81)

续表

药物名称	撤药反应发生率（95% *CI*）
帕罗西汀	0.32（0.25~0.39）
度洛西汀	0.32（0.22~0.44）
左旋米那普仑和米那普仑	0.19（0.09~0.33）
西酞普兰	0.19（0.05~0.48）
舍曲林	0.18（0.08~0.35）
氟西汀	0.15（0.01~0.80）

1. 撤药综合征出现的原因　如果患者突然停药、漏服、少服、服药时间不规律等，可能会出现戒断症状。

2. 撤药后戒断症状可能包括以下内容

（1）身体不稳、眩晕或头晕。

（2）感觉异常（如电击感）。

（3）情绪改变（如易怒、焦虑、情绪低落、流泪、惊恐发作、非理性恐惧、困惑，或极少有自杀念头）。

（4）不安或激动。

（5）睡眠问题。

（6）出汗。

（7）胃肠道症状（如恶心）。

（8）心悸、疲劳、头痛、关节和肌肉疼痛[466,467]。

3. 停服抗抑郁药的方案建议

（1）考虑药代动力学特征（如作为半衰期短的抗抑郁药，药物需要更缓慢地逐渐减少剂量）和治疗持续时间[232]。

（2）逐步将剂量降至零，每次处方开出上一次剂量的一部分（如上次剂量的50%）。

（3）在剂量较低时，考虑减量幅度更小（如25%）（双曲线减药法）。

（4）如果一旦达到很小的剂量，使用片剂或胶囊无法实现缓慢减量，则考虑使用液体制剂（如果有的话）。

（5）确保停药的速度和持续时间由服用处方药物的患者主导并

同意,确保在进行下一次剂量减少之前,任何停药症状都已解决或可以忍受。

（6）特殊情况下更快停药可能更好。例如,如果有严重或无法忍受的副作用（如低钠血症或上胃肠道黏膜出血）。

（7）在考虑转换抗抑郁药时,更快的停药可能会更加合适。

（8）撤药可能需要数周或数月才能成功完成。

4. 减少抗抑郁药剂量时的注意事项

（1）多种抗抑郁药（TCAs、SSRIs、SNRIs、MAOIs）均可出现撤药反应[468,469]。

（2）一些常用的抗抑郁药,如帕罗西汀和文拉法辛,更有可能与撤药反应有关,因此需要特别注意。

（3）氟西汀的长效作用意味着有时可以通过以下方式安全停用:①每天服用20mg氟西汀的患者,隔一天给药一段时间可适当减少剂量;②服用较高剂量（每天40~60mg氟西汀）的患者,使用逐步停药方法;③在考虑进一步减量前,有1~2周的时间评估减量的效果。

5. 停服药物中监测　在减少抗抑郁药剂量时,应监测和评估患者的撤药反应和抑郁症状的复发,根据患者的临床和支持需求确定监测频率[470,471]。

6. 随访跟踪患者停药后情况　临床医师应该认识到患者可能对停止抗抑郁药有担忧或害怕（例如,患者可能会经历戒断反应或害怕抑郁症的复发）,并且可能需要支持才能成功停药,特别是如果以前的尝试导致出现撤药综合征或停药失败。可提供如下方式。

（1）提供关于撤药综合征详细的在线或书面资源的科普内容可能会对患者有帮助。

（2）增加临床医生或治疗师的支持（例如,医护人员对患者定期打电话随访,复诊频率增加,为患者提供睡眠卫生的建议）[206]。

7. 症状出现特点　撤药综合征并不会影响到每位患者,而且在类型和严重程度上因人而异。

（1）戒断症状可能很轻微,可能在减少或停止抗抑郁药治疗的几天内出现,通常在1~2周内消失。

（2）停药有时更困难,症状持续时间更长(在某些情况下数周,偶尔几个月)。

（3）撤药反应有时可能很严重,特别是在如果突然停止抗抑郁药时[466]。

（4）对于易复发的患者在妊娠期间或产后停止抗抑郁药治疗会导致高复发风险,因此不推荐停药,此外,不建议在妊娠晚期停药以降低新生儿适应综合征的风险[467]。

8. 出现撤药反应如何处理

（1）如果患者在停止服用抗抑郁药或减少剂量后出现撤药反应,医师应向患者保证抑郁症没有复发。进行如下的解释:①这些症状很常见;②抑郁症复发通常不会在停止服用抗抑郁药或降低剂量后立即发生;③即使再次开始服用抗抑郁药或增加剂量,撤药反应可能需要几天才能消失。

（2）如果患者在停止服用抗抑郁药时出现轻微的戒断症状:①监测症状;②这些症状是常见的,通常是有时间限制;③如果症状没有改善或恶化,建议及时联系医师。

（3）如果患者有更严重的撤药反应,可考虑重新开始原剂量的抗抑郁药,待患者的戒断症状消退后再尝试以更为缓和、缓慢的速度逐步削减药物剂量,并且每次减少的幅度也要控制在较小范围之内[206]。

（六）特殊人群治疗注意事项

抑郁的发生风险与性别、年龄也有一定关系,如儿童、老年、女性。这部分人群除具有抑郁障碍的一般临床特征外,还具有其特征性症状及病理生理改变。因此,在临床中应给予更多的关注治疗安全性及处理方式。

1. 儿童青少年　目前还没有一种抗抑郁药对儿童和青少年绝对安全。一些成年人常用的抗抑郁药,如文拉法辛、米氮平、三环类抗抑郁药等,因缺乏对于儿童青少年抑郁障碍疗效与安全性的充分证据,应慎用。如果单独用药效果不明显,可合用增效剂,但在青少年抑郁患者中尚缺乏充分的临床证据。

2. 老年人　提高老年患者抑郁障碍治疗安全性,要特别注意老年人的病理生理改变以及社会地位改变的影响,定期监测患者躯体功能状况。

SNRIs 的代表药物度洛西汀、文拉法辛高剂量时可引起血压升高,在使用时需逐渐增加剂量,并注意监测血压的改变。应慎用三环类抗抑郁药,此类药物有明显的抗胆碱能作用及对心脏的毒性作用,易产生严重的不良反应。

目前对于老年患者联合用药的相关证据尚不充分,可结合个体情况慎重选用,对难治性的老年抑郁障碍患者可优先考虑。但应同时监测肝、肾功能以及血糖、血脂等指标,同时注意药物间的相互作用。

老年患者需注意药物蓄积作用,老年患者对药物的吸收、代谢、排泄等能力较低,因此血药浓度往往较高,易引起较为严重的不良反应。

3. 女性　女性抑郁障碍的发生率约为男性的 2 倍。由于神经内分泌以及其他因素的影响,其发病较多开始于青春期,持续到生育期,之后缓慢下降,到围绝经期再次呈上升趋势。

对于抗抑郁药在妊娠期和产后使用的风险与安全性尚无最终定论。妊娠期使用抗抑郁药后产生的不良事件主要涉及胎儿发育、新生儿发育和长期发育 3 个方面。评价药物的哺乳安全性时,WHO 制定的相对婴儿剂量(relative infant dose, RID)是常用指标,定义为哺乳期妇女使用药物时,婴儿通过母乳摄入的药物剂量相对于母体摄入剂量的比值,一般情况下 RID<10% 视为安全, RID<5% 时推荐母乳喂养。目前尚缺乏哺乳期暴露于抗抑郁药的婴儿的长期神经发育的可靠数据[472,473]。相关说明详见第四章第二节"围产期抑郁症"。

此外,围绝经期抑郁障碍应用雌激素替代治疗需要遵循时间和个体化治疗原则,治疗时应严格掌握雌激素使用的适应证,注意雌激素对乳房及子宫内膜的不良影响。

(荣晗)

│第四节　伴不同特征抑郁症的治疗│

❗要点提示

- 抑郁症的异质性强，临床应重视抑郁症诊断标注及其治疗策略的差异。

- 对于抑郁症伴焦虑痛苦特征患者的药物治疗，常用抗抑郁药的疗效无显著差异。可以使用喹硫平单药或增效治疗（2B）。在治疗早期可以使用苯二氮䓬类药物，疗程应小于4周（1B）。

- 对于抑郁症伴混合特征患者的药物治疗，建议急性期使用心境稳定剂和/或有镇静作用的抗精神病药（如鲁拉西酮、齐拉西酮和喹硫平），以控制混合特征和激活症状；考虑使用不增加去甲肾上腺素或多巴胺水平的抗抑郁药（如西酞普兰或曲唑酮）作为辅助治疗；在维持治疗阶段，个体化地考虑是否继续使用心境稳定剂和/或抗精神病药（2D）。

- 对于抑郁症伴忧郁特征患者的治疗，推荐使用阿戈美拉汀（1B）、伏硫西汀（1B）或安非他酮（1B），也可选择文拉法辛（2C）、左旋米那普仑（2C）、氟西汀（2C）或舍曲林（2C）。

- 对于抑郁症伴非典型特征患者的治疗，推荐使用氟西汀（1B）；也可使用艾司西酞普兰（2C）、文拉法辛（2C）、度洛西汀（2C）、安非他酮（2C）或瑞波西汀（2D）。联合阿立哌唑（2C）可以提升抗抑郁药的疗效。

- 对于抑郁症伴精神病性特征患者的治疗，推荐使用抗抑郁药与抗精神病药联合治疗，疗效优于单一抗抑郁药或单一抗精神病药治疗（1A）。其中氟西汀＋奥氮平（1A），文拉法辛＋喹硫平（1A）的证据较为充分。推荐在药物治疗基础上联合ECT治疗（1A）。

- 对于抑郁症伴紧张症患者的治疗,推荐常规抗抑郁药物治疗基础上,联合劳拉西泮治疗(1A)。如果患者服药困难,或劳拉西泮在 4~5 天内未能完全产生预期效果,推荐进行 ECT 治疗(1A)。
- 对于抑郁症伴季节性模式患者的治疗,抗抑郁药可选用氟西汀(2D),在药物基础上还可联合光照治疗(1A),和 / 或加以生活方式干预,如增加运动和自然光照(2D)。安非他酮从秋季开始到次年早春使用,可预防冬季抑郁发作(1B)。
- 对于抑郁症伴认知功能损伤患者的治疗,推荐使用伏硫西汀(1A);也可使用安非他酮(2B)、左旋米那普仑(2C)、地文拉法辛(2C)、度洛西汀(2C)或艾司西酞普兰(2D)。

一、伴不同特征抑郁症的概述

抑郁障碍是一种临床异质性较高的心境障碍,其核心症状包括持续的心境低落、兴趣和愉快感丧失以及精力减退,这些症状导致不同程度的社会和职业功能受损。DSM-5 发布的抑郁障碍包括伴焦虑特征、伴混合特征和伴非典型特征等在内的 8 个不同的临床特征标注,这些临床特征标注的具体定义在第一章描述。其中伴围产期发生特征的治疗在其他章节展开描述。还有其他未被 DSM-5 发布的临床维度特征可能对治疗选择具有指导价值,包括伴认知功能损伤特征。这些特征标注旨在帮助对疾病临床特征进一步细分,并对抑郁症的治疗选择和预后具有重要意义。临床医生应综合考虑患者的临床特征,采用更广泛的视角对抑郁症状进行评估,并优化治疗结果,以提高患者的生活质量。

二、伴不同特征抑郁症的治疗

近年我国针对伴焦虑痛苦特征、伴忧郁特征、伴非典型特征和伴混合特征抑郁症发布了相应的临床诊治专家共识。本节旨在汇总近年不同特征的抑郁症治疗的循证证据，以更新不同特征的抑郁症治疗方案。由于伴不同特征的抑郁症概念发布时间相对较短，部分特征如抑郁症伴混合特征患者的药物治疗仍缺乏大样本、高质量的循证证据，未来期望有更充足、高质量的循证证据补充。

需说明的是，除了推荐意见中的抗抑郁药，其他一线和二线抗抑郁药也适用于伴不同特征的抑郁症患者，需根据个体化评估选用。

（一）抑郁症伴焦虑痛苦患者的治疗

抑郁症伴随焦虑症状的情况极为普遍，并且具有重要的临床意义。大约37.3%的抑郁症患者存在至少一种类型的焦虑障碍共病情况，而在所有被诊断为抑郁症的患者中，具有焦虑痛苦特征的患者比例高达74.63%[14]。此类患者所表现出的抑郁症状及焦虑症状均较为严重，病程迁延，认知功能受损较为显著，自杀风险较高，治疗所需时间更长，且临床缓解率相对较低[474]。

临床问题：抑郁症伴焦虑痛苦患者应如何进行药物治疗？

推荐意见：对于抑郁症伴焦虑痛苦特征患者的药物治疗，常用抗抑郁药的疗效无显著差异。可以使用喹硫平单药或增效治疗（2B）。在治疗早期可以使用苯二氮䓬类药物，疗程应小于4周（1B）。

推荐意见说明：由于证据尚无有效的更新，在2023版CANMAT指南中推荐所有一线和二线抗抑郁药，在伴焦虑痛苦特征的抑郁症患者中均可以使用[62]。一项评估抗抑郁药对成人广泛性焦虑障碍（GAD）疗效的荟萃分析，也支持不同类别的常用抗抑郁药对焦虑症状的疗效均显著[475]。一项系统综述纳入27项研究涉及使用喹硫平治疗心境障碍[476]，在其中的20项研究中，喹硫平在减少单相和双相患者的焦虑方面比安慰剂和活性比较物更有效。研究发现喹硫平（150~300mg/d）对共病广泛性焦虑有效，在改善汉密尔顿焦虑量表（Hamilton Anxiety Scale，HAMA）总分方面优于安慰剂，患者从治疗的第1.43周开始焦虑症状得到显著改善。

一项Cochrane系统综述纳入10项研究[477]，其中8项研究使用三环类抗抑郁药或其他杂环类抗抑郁药，2项研究使用5-羟色胺选择性再摄取抑制剂；在早期治疗期（4周内），在改善汉密尔顿抑郁量表（HAMD）总分方面，苯二氮䓬类药物联合抗抑郁药治疗比单独使用抗抑郁药更有效（*SMD=*

–0.25，95% *CI*：–0.46~–0.03，10 项研究，598 名受试者，中等质量证据），但在急性期（5~12 周）（*SMD*=–0.18；95% *CI*：–0.40~–0.03，7 项研究，347 名受试者；低质量证据）或连续阶段（超过 12 周）（*SMD*=0.21，95% *CI*：–0.76~0.35，1 项研究，50 名受试者，低质量证据）治疗之间没有差异。

（二）抑郁症伴混合特征患者的治疗

抑郁症伴混合特征患者在抑郁症中的比例为 15.5%~26.0%[478]，是抑郁症中较为常见的亚型。这些患者往往展现出更为严重的抑郁症状、显著的激越性和易激惹性症状，以及更多的精神病性症状，并且更可能发展为双相障碍。此外，具有混合特征的抑郁症患者通常伴有更严重的自杀意念和自杀企图[478]。在治疗方面，此类患者对传统抗抑郁药的反应不佳，治疗难度较大，临床痊愈率低，且复发率较高，预后较差[479]。目前，针对 DSM-5 定义的抑郁症伴混合特征的临床治疗证据有限，现有研究多为双相障碍抑郁发作的研究结果。因此，亟须进一步研究和开发针对这一亚型的优化治疗方案。

临床问题：抑郁症伴混合特征应如何进行药物治疗？

推荐意见：对于抑郁症伴混合特征患者的药物治疗，建议急性期使用心境稳定剂和 / 或有镇静作用的抗精神病药（如鲁拉西酮、齐拉西酮和喹硫平），以控制混合特征和激活症状；考虑使用不增加去甲肾上腺素或多巴胺水平的抗抑郁药（如西酞普兰或曲唑酮）作为辅助治疗；在维持治疗阶段，个体化地考虑是否继续使用心境稳定剂和 / 或抗精神病药（2D）。

推荐意见说明：由于证据尚无有效的更新，在 2023 版 CANMAT 指南中推荐所有一线抗抑郁药，在伴混合特征的抑郁症患者中均可以使用[62]。然而，有学者提出观点：对于伴有混合特征和 / 或任何"激活"症状的 MDD 患者，建议应：①急性期初始治疗使用抗躁狂药物（心境稳定剂和 / 或抗精神病药）；②考虑使用不增加去甲肾上腺素或多巴胺水平的抗抑郁药作为辅助治疗，如西酞普兰或曲唑酮；③在维持治疗阶段，根据患者在急性期的具体症状、使用的心境稳定剂 / 抗精神病药以及风险 / 收益比，考虑停用心境稳定剂和 / 或抗精神病药。其对"激活"的定义部分与通常描述为混合特征的症状重叠，包括：精神运动性不安、易怒、坐立不安、冲动控制障碍、高自杀风险、思维奔逸、精力增加、严重失眠或睡眠需求减少[480]。考虑到 17 种一线抗抑郁药的激活特性差别较大，专家组一致认为应该采用针对心境稳定、镇静和减少激活的抗抑郁药方案，而不是直接推荐抗抑郁药作为一线治疗。尽管缺少足够数量的 RCT 用于荟萃分析，但在有镇静作用的抗精神病药物用于伴混合特征的 MDD 患者治疗方面，一项双盲RCT[481]显示治疗第6周 MADRS 评分的最小二乘平均变化为鲁拉西酮组（20~60mg/d）与安慰剂组分别为 -20.5 和 -13.0（ES=0.80），两组临床总体印象量表 - 疾病严重度评分的最小二乘平均变化为 -1.8 和 -1.2（ES=0.80）。一项为期6周的双盲RCT 显示齐拉西酮（40~160mg/d）比安慰剂的效果非常显著（P=0.003 8），齐拉西酮治疗的有效率为 52.9%，安慰剂为 28.9%（χ^2=4.29，P=0.04）；齐拉西酮的治疗缓解率为 50.0%，安慰剂为 18.4%（χ^2=8.05，P=0.004 5）[482]。其他被认为具有"镇静"效果且在 MDD 伴有激活和 / 或混合特征中有效的抗精神病药尚未在 MDD 患者样本中得到充分研究，如喹硫平，但在混合性双相发作中已知非常有效[483]。

（三）抑郁症伴忧郁特征患者的治疗

忧郁型抑郁症，既往被称为"内源性抑郁""典型抑郁症"等，其核心特征是快感缺失，且在症状表现、病情严重程度、病理生理机制、人格特征、治疗反应及预后等方面均具有独特性。国内一项大样本临床调查显示，在抑郁症患者中，忧郁型抑郁症的占比为 53.4%，其中女性患者比例更高，达到 81.3%[484]。

临床问题：抑郁症伴忧郁特征应如何进行药物治疗？

推荐意见：对于抑郁症伴忧郁特征患者的治疗，推荐使用阿戈美拉汀（1B）、伏硫西汀（1B）或安非他酮（1B），也可选择文拉法辛（2C）、左旋米那普仑（2C）、氟西汀（2C）或舍曲林（2C）。

推荐意见说明：由于证据尚无有效的更新，在 2023 版 CANMAT 指南中推荐所有一线和二线抗抑郁药，在伴忧郁特征的抑郁症患者中均可以使用[62]。快感缺失是忧郁特征的重要症状，相关研究数量较多。根据现有的证据，大多数抗抑郁药对快感缺失症状都有疗效，但缺乏更多的不同药物间疗效的对比。一篇包含了 17 项研究的综述（即评估药物治疗对快感缺失症的影响）[485]，评估了包括阿戈美拉汀、文拉法辛、氟西汀、艾司西酞普兰、舍曲林、安非他酮、吗氯贝胺、氯胺酮、赛洛西宾等 14 种不同药物治疗对快感缺失症状的疗效。上述综述纳入的 2 项 RCTs 研究[486,487] 提示阿戈美拉汀（25~50mg/d）疗效优于文拉法辛，而安全性高于艾司西酞普兰，在治疗的前 2 周内即可观察到疗效。对两项研究的数据事后分析证实了灵活剂量伏硫西汀（5~20mg/d）在 52 周治疗中的安全性和有效性，并表明 MADRS 快感缺乏因素评分随着长期维持治疗而持续改善[488]。鉴于多巴胺在快感缺失病理生理学中的作用，安非他酮是治疗快感缺失的潜在候选药物，安非他酮（150~300mg/d）对快感缺失有积极效果，而右美沙芬与安非他酮的联合用药也可能有效。SSRIs 似乎对快感缺失不太有益，例如艾司西酞普兰在改善快感缺失方面不如认知行为疗法（CBT）或阿戈美拉汀有效。然而，对多巴胺系统有一定作用的 SSRIs，如舍曲林和氟西汀，较其他 SSRIs 更有效。文拉法辛也对快感缺失有益，因为它同时作用于去甲肾上腺素和多巴胺系统。对左旋米那普仑 RCT 研究的事后分析显示 MADRS 快感缺失症状群显著改善（8.3%）。上述总结来自系统综述或综述[485,489]。此外，氯胺酮和哌甲酯在一些研究作为抗抑郁药的联合治疗也体现了疗效优势，但考虑潜在的成瘾和依赖问题，以及药物监管要求，不做推荐。

（四）抑郁症伴非典型特征患者的治疗

非典型特征是抑郁症常见的临床伴随特征之一。我国最新数据显示，抑郁症患者中伴有非典型特征者的占比为 15.3%[490]。此类患者通常具有早发、病程长、共病率高、自杀风险高、转躁风险大以及预后不确定等特点，且在常规抗抑郁治疗中反应较差，是抑郁症治疗中的难点之一[491,492]。目前，临床上对非典型特征抑郁症的认识仍明显不足，其诊断、分类及治疗方案尚未形成共识，针对该亚型的药物治疗亦缺乏统一的指导建议。

临床问题：抑郁症伴非典型特征患者应如何进行药物治疗？

推荐意见：对于抑郁症伴非典型特征患者的治疗，推荐使用氟西汀（1B）；也可使用艾司西酞普兰（2C）、文拉法辛（2C）、度洛西汀（2C）、安非他酮（2C）或瑞波西汀（2D）。联合阿立哌唑（2C）可以提升抗抑郁药的疗效。

推荐意见说明：由于证据尚无有效的更新，在 2023 版 CANMAT 指南中推荐所有一线和二线抗抑郁药，在伴非典型特征的抑郁症患者中均可以使用[62]。一项随机对照试验[493]纳入了 154 名符合 DSM-Ⅳ 标准的抑郁症患者，且符合哥伦比亚标准的非典型抑郁症标准，被随机分配接受氟西汀、丙咪嗪或安慰剂治疗,为期 10 周的临床试验。在研究结束时,氟西汀治疗组的平均每日剂量为 51.4mg（SE=14.6）,丙咪嗪治疗组为 204.9mg（SE=90.7）。与安慰剂相比,两种药物均表现出改善（F=7.9, df=2 150, P<0.05；氟西汀与安慰剂对比, t=3.4, df=98, P<0.01）。氟西汀对那些在基线时自评为最严重病态的患者最为有效（安慰剂 B $slope$=0.74,氟西汀 B $slope$=−0.16; t=2.7, df=103, P<0.01）。

一项共纳入 17 名伴有非典型特征的抑郁症患者的开放性研究[494],这些患者接受了固定剂量的文拉法辛治疗,剂量最高可达 300mg/d,疗程为 8 周。在治疗过程中,有 15 名患者（88%）完成了整个试验。治疗前,患者的汉密尔顿抑郁量表 −24 项平均评分为 22.2 分 ±5.1 分。经过 8 周的治疗,该评分显著下降至 11.8 分 ±8.9 分（P<0.001）。同时,非典型症状总评分的平均值从基线的 6.2 分 ±1.6 分降至 2.8 分 ±2.0 分（P<0.001）,表明患者症状得到了显著改善。

一项纳入 46 名患者的随机对照研究[495],受试者基线 HAMD 评分均≥14 分,表明存在中度至重度抑郁症状。患者随机分配至度洛西汀（60~120mg/d,根据基线抑郁严重程度调整剂量）联合安慰剂组,或联合安非他酮（150/300mg/d）组。研究通过结构化 HAMD 访谈指南中的非典型抑郁补充模块（额外 8 项）对患者的抑郁症状非典型特征进行评估。结果显示,治疗第 6 周,度洛西汀＋安慰剂组中仅有 5 名患者（21.7%）达到治疗有效,度洛西汀＋安非他酮组中 6 名患者（26.1%）达到治疗有效,两组中达到有效的患者在最终 HAMD 评分上无显著差异。对非有效者进行的二元逻辑回归分析表明,非典型特征数量较多显著预测了治疗无效。

在一项为期 8 周的评分员盲法的开放性试验中[496],共有 51 名非典型特征的抑郁症患者接受了安非他酮缓释片（150~300mg/d）治疗,治疗结束时,有 24.4%（n=10）的受试者达到缓解,51.2%（n=21）的受试者有效。

一项为期 8 周的开放性、灵活剂量（10~20mg/d）、评定者盲法的 RCT 中[497],观察了艾司西酞普兰治疗非典型特征抑郁症患者的疗效,主要疗效指标是从基线到治疗结束时汉密尔顿抑郁量表结构化访谈指南 - 季节性情感障碍版本（Structured Interview Guide for the Hamilton Rating Scale for Depression-Seasonal Affective Disorder Version, SIGH-SAD）评分的变化,该量表包含一组非典型症状的条目。在主要终点 SIGH-SAD 总评分方面，从基线到治疗结束时评分降低了 18 分（53.8%）。非典型症状亚量表评分降低了 4.9 分（44.5%），这表明艾司西酞普兰可以同时改善典型与非典型的抑郁症状。

在一项为期 8 周的随机对照临床试验中[498]，共纳入 43 例符合 DSM-Ⅳ标准的非典型抑郁症患者，随机分配至氟西汀组或瑞波西汀组。从基线到 8 周末研究终点时，氟西汀组（平均剂量 28.50mg/d）患者的 HAMD 平均评分从 21.05 分（SD=3.20）下降至 6.65 分（SD=3.11），而瑞波西汀组（平均剂量 8.44mg/d）患者的评分从 21.83 分（SD=3.20）下降至 8.07 分（SD=6.94）。两药改善抑郁症状的疗效相当，但在药物耐受性方面，氟西汀明显优于瑞波西汀。

一项研究考察阿立哌唑作为标准抗抑郁治疗的辅助治疗对伴有焦虑/非典型特征的 DSM-Ⅳ抑郁症患者的疗效[499]，研究者汇总了两项相同的 14 周研究（包括 8 周前瞻性标准抗抑郁治疗阶段和 6 周随机双盲阶段）的数据，研究共纳入 737 例非典型亚组患者。结果显示，接受阿立哌唑辅助治疗的患者在 MADRS 总分上的改善显著优于接受安慰剂辅助治疗的患者（9.31 分 vs. 5.15 分，$P \leqslant 0.001$），表明阿立哌唑辅助治疗（2~20mg/d）对伴有非典型特征的抑郁症患者具有显著的疗效。

（五）抑郁症伴精神病性特征患者的治疗

在抑郁症患者中，伴精神病性症状的比例约为 18%~53%[500]。一项前瞻研究对比了伴精神病性特征和不伴精神病性特征抑郁症患者，自入组开始至随访 15 年的生存状况，结果显示，伴精神病性特征组的死亡率显著高于不伴精神病性特征组，分别为 41% 和 20%[501]。这提示伴精神病性特征抑郁症患者的预后较差，死亡风险更高，提示临床需对这类患者给予更多关注和更积极的干预。

临床问题：抑郁症伴精神病性特征患者应如何进行药物治疗？

推荐意见：对于抑郁症伴精神病性特征患者的治疗，推荐使用抗抑郁药与抗精神病药联合治疗，疗效优于单一抗抑郁药或单一抗精神病药治疗（1A）。其中氟西汀 + 奥氮平（1A），文拉法辛 + 喹硫平（1A）的证据较为充分。推荐在药物治疗基础上联合 ECT 治疗（1A）。

推荐意见说明：由于证据尚无有效的更新，在 2023 版 CANMAT 指南中推荐所有一线抗抑郁药联合抗精神病药物,用于治疗伴精神病性特征的抑郁症患者[62]。在一项共纳入 12 项 RCTs 研究、涉及 929 名受试者的系统综述[502]显示,抗抑郁药联合抗精神病药治疗比抗精神病药物单药治疗更有效(RR=1.83, 95% CI: 1.40~2.38, n=447, 4 项研究),比抗抑郁药单药治疗更有效(RR=1.42, 95% CI: 1.11~1.80, n=245, 5 项研究)。

氟西汀联合奥氮平(RR=1.60, 95% CI: 1.09~2.34)的有效率显著高于单用奥氮平(RR=1.60, 95% CI: 1.09~2.34);文拉法辛联合喹硫平的有效率(RR=2.25, 95% CI: 1.09~4.63)显著高于单用文拉法辛[503]。

一项纳入了 34 篇研究的荟萃分析显示[504],电休克治疗(electroconvulsive therapy, ECT)治疗抑郁症伴精神病性特征患者的治疗缓解率(OR=1.47, 95% CI: 1.16~1.85, P=0.001, n=2 787, 21 项研究)和有效率(OR=1.69, 95% CI: 1.27~2.24, P<0.001, n=2 396, 21 项研究)均优于不伴精神病性特征患者,提示 ECT 对于伴精神病特征的抑郁症患者相对更有效。ECT 采用单侧或双侧颞叶,通常每周 3 次,总次数在 13 次以内。

（六）抑郁症伴紧张症患者的治疗

抑郁症伴紧张症是在抑郁症的背景下出现的一组以运动障碍、言语障碍和行为障碍为特征的临床综合征,核心症状是缄默、木僵、反应缺失。抑郁症伴紧张症的发病率曾有报道为 5%,相比其他标注类型少见[505]。抑郁症伴紧张症治疗策略包括药物治疗(如苯二氮䓬类药物、第二代抗精神病药物、常用一线抗抑郁药)及物理治疗(如 ECT)。苯二氮䓬类药物可以作为急性期单药使用的方案。ECT 治疗的循证证据较为充足。抗抑郁药及抗精神病药物治疗疗效的循证证据较为有限[506],故未能给出临床推荐意见。

临床问题:抑郁症伴紧张症患者应如何进行药物治疗?

推荐意见:对于抑郁症伴紧张症患者的治疗,推荐常规抗抑郁药治疗基础上,联合劳拉西泮治疗(1A)。如果患者服药困难,或劳拉西泮在 4~5 天内未能完全产生预期效果,推荐进行 ECT 治疗(1A)。

推荐意见说明:由于证据尚无有效的更新,在 2023 版 CANMAT 指南中推荐所有一线抗抑郁药,用于治疗伴紧张症的抑郁症患者[62]。一项纳入 17 项研究、504 名受试者的系统综述[507]提示,劳拉西泮(17 项研究)

及 ECT（11 项研究）对抑郁症伴紧张症有明确疗效。研究显示劳拉西泮有 66%~100% 的临床缓解率，用药途径包括口服、肌内注射和静脉注射，口服剂量多数在 1~4mg/d。目前国内尚无注射剂型劳拉西泮上市。ECT 采用单侧或双侧颞叶，通常每周 3 次，总次数在 13 次以内。另一项荟萃分析探索 ECT 对紧张症的疗效[508]，对抑郁症伴紧张症的患者，ECT 治疗后紧张症状有显著改善（$SMD=-3.14$，95% CI: -3.95~-2.34，$n=564$，28 项研究）。

（七）抑郁症伴季节性模式患者的治疗

抑郁症伴季节性模式也被称为季节性情绪失调（seasonal affective disorder，SAD）。流行病学调查显示，SAD 的发病率呈现显著的地理分布特征，高纬度地区人群的患病风险明显高于低纬度区域。北欧地区的回顾性研究表明，日照时长与此特征发病呈负相关，当白昼时间缩短至一定阈值以下时，发病率呈现指数级增长[509]。

临床问题：对抑郁症伴季节性模式患者如何进行药物治疗？

推荐意见：对于抑郁症伴季节性模式患者的治疗，抗抑郁药可选用氟西汀（2D），在药物基础上还可联合光照治疗（1A），和 / 或加以生活方式干预，如增加运动和自然光照（2D）。安非他酮从秋季开始到次年早春使用，可预防冬季抑郁发作（1B）。

推荐意见说明：一项系统综述[510]纳入了比较第二代抗抑郁药与安慰剂、光照治疗、其他第二代抗抑郁药或心理疗法的 RCTs，其中 1 项 RCT 研究提示，氟西汀（$n=36$）治疗 SAD 的临床有效率 55.6% 优于安慰剂组（$n=32$）的临床有效率 34.4%（$RR=1.62$，95% CI: 0.92~2.83），证据质量为极低。2 项 RCTs 共 136 名受试者的荟萃分析显示，氟西汀与光照治疗在治疗季节性抑郁方面的有效率相当（$RR=0.98$，95% CI: 0.77~1.24），但证据质量为低。综述结论为：关于 SGAs 治疗 SAD 的疗效证据仅限于一项小型氟西汀与安慰剂对照试验（显示非显著倾向氟西汀），以及两项小型氟西汀与光疗比较试验（提示两者等效）。一项 Cochrane 系统综述[511]结果表明，安非他酮缓释剂型（150~300mg/d）秋季开始用药至次年早春，抑郁发作发生率安非他酮 15%，安慰剂 27%（$RR=0.56$，95% CI: 0.44~0.72，$I^2=0$），证据质量中等。

一项网状荟萃分析[512]比较了光照治疗相较于抗抑郁药、认知行为疗法、负离子器的疗效及耐受性（n=1 037，21 项研究）。其中与安慰疗法组对比，光照治疗的疗效显著（OR=-4.64，95% CI：-7.03~-2.38），耐受性优于其他干预组或对照疗法。另一项评估光照治疗（≥1 000 lux）对抑郁症伴季节性模式疗效的荟萃分析指出[513]，亮光治疗被认为是伴季节性模式的有效治疗方法，光照治疗在改善抑郁症状（SMD=-0.37，95% CI：-0.63~-0.12，n=610，18 项研究）及治疗有效率（RR=1.42，95% CI：1.08~1.85，n=559，16 项研究）方面均显著优于安慰治疗组。光照治疗通常采用 2 500~10 000lux，每次 30~60 分钟。具体参数参见"物理治疗"章节介绍。睡眠卫生和锻炼可能对季节性情感障碍（SAD）有积极影响。尽管缺乏设计良好的临床试验的证据，但它们的伤害极小，并且还有其他益处。避免睡前长时间使用屏幕，保持规律的睡眠 - 觉醒周期，到户外散步或调整工作环境以增加自然光照，或者进行有氧运动，都可以改善情绪症状[514]。

（八）抑郁症伴认知功能损伤患者的治疗

抑郁障碍的临床表现呈现多维度特征，主要涵盖情感、躯体及认知三大症状群，其中认知症状作为功能预后的关键影响因素，具体表现为执行功能受损（如决策困难）、注意力涣散、记忆减退及信息处理速度迟缓等。这类症状具有全病程持续特性，在疾病前驱阶段即有 76.9%~94.0% 的显现率，即便进入缓解期仍有 32.4%~44.0% 的残留率[515-517]。未改善的认知症状不仅降低抗抑郁治疗应答率，更会显著增加复发风险，并导致部分患者无法恢复社会功能，由此产生的直接医疗成本与间接生产力损失[518]。

临床问题：抑郁症伴认知功能损伤患者如何进行药物治疗？

推荐意见：对于抑郁症伴认知功能损伤患者的治疗，推荐使用伏硫西汀（1A）治疗；也可使用安非他酮（2B）、左旋米那普仑（2C）、地文拉法辛（2C）、度洛西汀（2C）或艾司西酞普兰（2D）。

推荐意见说明：2022 年的一项荟萃分析综合了 6 项 RCTs 研究（n=1 782）[519]，发现伏硫西汀（10~20mg/d）相比安慰剂显著改善总体认知功能，在数字符号替换测试［加权均差（WMD）=2.44，95% CI：1.11~3.77，P<0.001］、感知缺陷问卷［标准化均差（SMD）=-0.40，95% CI：-0.48~-0.33，P<0.001］得分的改善上优于安慰剂组，提示伏硫西汀在抑郁症患者的认知功能方面上有一定的改善作用。伏硫西汀独立于抗抑郁效应的促认知作用

可能与其调节多种神经递质（DA、NE、GABA），提高代谢型谷氨酸受体 5（mGluR5）的可用性有关[520]。

一项系统综述[521]共纳入 26 项试验，$n \approx 4\,000$ 例，针对 18~65 岁抑郁症患者使用抗抑郁药的认知效应。结果显示，较早的 SSRIs 如氟西汀和氟伏沙明并不具有促进认知的作用，而艾司西酞普兰与执行功能、注意力、处理速度、言语记忆和非言语记忆的改善有关，但言语流畅性却有所下降，艾司西酞普兰在改善成人 MDD 患者的认知障碍方面不如其他新抗抑郁药，如伏硫西汀和度洛西汀。SNRIs 药物的证据显示，左旋米那普仑和地文拉法辛均可显著改善抑郁症患者的认知功能，对于左米那普仑，基线认知障碍较重的患者改善更为明显。有两项研究显示，度洛西汀可改善多个认知功能域；另一项 RCT 则显示，针对老年复发性抑郁患者，度洛西汀显著改善了这些受试者的总体认知功能。3 项研究证明安非他酮对认知有积极影响，特别是对记忆和加工速度有改善作用，且功能获益与记忆改善同步，证据质量为中等。

伴不同特征的抑郁症治疗总结见表 3-4-1。

表 3-4-1　伴不同特征的抑郁症治疗总结

伴不同特征的抑郁症	用途	代表药物 / 疗法
伴焦虑痛苦	单药治疗	喹硫平（2B）
	与抗抑郁药联合治疗	喹硫平（2B） 苯二氮䓬类药物，<4 周（1B）
伴混合特征	药物治疗	心境稳定剂 +/ 抗精神病药物（鲁拉西酮、齐拉西酮、喹硫平）（2D）
	辅助治疗	西酞普兰、曲唑酮（2D）
伴忧郁特征	单药治疗	阿戈美拉汀（1B） 伏硫西汀（1B） 安非他酮（1B） 文拉法辛（2C） 左旋米那普仑（2C） 氟西汀（2C） 舍曲林（2C）

续表

伴不同特征的抑郁症	用途	代表药物 / 疗法
伴非典型特征	单药治疗	氟西汀（1B）
		艾司西酞普兰（2C）
		文拉法辛（2C）
		度洛西汀（2C）
		安非他酮（2C）
		瑞波西汀（2D）
	与抗抑郁药联合治疗	阿立哌唑（2C）
伴精神病性特征	药物治疗	氟西汀 + 奥氮平（1A）
		文拉法辛 + 喹硫平（1A）
	联合治疗	ECT（1A）
伴紧张症	与抗抑郁药联合治疗	劳拉西泮（1A）
	单独或与药物联合	ECT（1A）
伴季节性模式	单药治疗	氟西汀（2D）
	与抗抑郁药联合治疗	光照治疗（1A）
		生活方式干预（2D）
	预防季节性发作	安非他酮（1B）
伴认知功能损伤	单药治疗	伏硫西汀（1A）
		安非他酮（2B）
		左旋米那普仑（2C）
		地文拉法辛（2C）
		度洛西汀（2C）
		艾司西酞普兰（2D）

（何红波）

| 第五节　其他抑郁障碍的治疗 |

一、持续性抑郁障碍

!要点提示

- 针对持续性抑郁障碍,推荐使用抗抑郁药物治疗(1A),也可以采用心理治疗,或抗抑郁药物治疗联合心理治疗(2C)。

依据 DSM-5 的诊断标准,持续性抑郁障碍(persistent depressive disorder)包括了 4 个亚组:心境恶劣、慢性抑郁、复发性抑郁症两次发作间的不完全缓解和双重抑郁,约占抑郁障碍患者总数的 20%~30%。抗抑郁药单独或联合心理治疗是当前治疗持续性抑郁障碍的主要治疗方式,对于急性期、缓解期及巩固期持续性抑郁障碍患者,均具有一定疗效(表 3-5-1)。

表 3-5-1　持续性抑郁障碍的治疗原则

推荐级别	持续性抑郁障碍的治疗方式	证据级别
1 级推荐	抗抑郁药 [a]	A
2 级推荐	心理治疗	C
	药物治疗联合心理治疗	C

注:[a] 目前研究并未特别指明哪一类抗抑郁药在改善持续性抑郁障碍的效果更佳。

临床问题:持续性抑郁障碍的治疗原则是什么?

推荐意见:对于持续性抑郁障碍的患者,推荐使用抗抑郁药治疗(1A),也可以采用心理治疗,或抗抑郁药物治疗联合心理治疗(2C)。

推荐意见说明:一项纳入 11 项研究、775 名参与者的荟萃分析显示[522],抗抑郁药物治疗持续性抑郁障碍患者的总体效应大小为 1.81(95% *CI*:

1.47~2.16），表明抑郁障碍患者在接受抗抑郁药治疗后抑郁症状明显减轻，且治疗疗程对于治疗结果没有显著影响（≥3个月：*Hedges'g*=1.68，95% *CI*：1.23~2.14；<3个月：*Hedges'g*=2.00，95% *CI*：1.63~2.36）。

心理治疗是治疗持续性抑郁障碍的重要手段之一。其中，心理治疗的认知行为分析系统（cognitive behavioral analysis system of psychotherapy，CBASP）是一种专为持续性抑郁障碍设计的治疗方法。然而，一项针对CBASP疗效的荟萃分析结果显示[523]，CBASP并不明显优于其他治疗方法（*Hedges'g*=0.24，95% *CI*：−0.03~0.52，*P*=0.087）。此外，CBASP的治疗效果与治疗次数相关，一般认为疗程超过18次才会有显著效应。最新的观点认为持续性抑郁障碍患者的基线症状严重程度会影响患者CBASP急性治疗中获益的程度，与药物的联合治疗效果要优于单独心理治疗，但尚缺乏高质量的证据支持[524,525]。

在临床治疗早期应结合患者不同的临床特征、耐受性、经济情况等，灵活地选择合适的药物治疗或心理治疗。急性期较为强调综合治疗，巩固和维持期应合理选择药物或心理治疗以预防复燃、复发。

二、共病其他精神障碍

> **! 要点提示**
>
> - 综合 ICD-11 和 DSM-5，较为公认的关于抑郁障碍共病其他精神障碍的定义为：同时符合抑郁障碍诊断和其他精神障碍诊断。
> - 治疗应遵循抑郁障碍治疗的一般原则。
> - 共病焦虑障碍的治疗：推荐度洛西汀、文拉法辛、艾司西酞普兰等抗抑郁药（1A），和以 CBT 为代表的心理治疗（1A）。苯二氮䓬类药物可短期（≤2周）、小剂量使用（2B）。
> - 共病酒精使用障碍的治疗：优先考虑 CBT 治疗（1B）。对于中重度抑郁且已稳定戒酒的患者，需在密切监测下选择药物相互作用少、半衰期较短的 SSRIs 如舍曲林和艾司西酞普兰（2C）进行治疗。

- 共病进食障碍的治疗：在确保患者营养状况和代谢平衡的基础上，推荐认知行为疗法、家庭治疗等心理治疗方法（1A）。在心理治疗基础上，抗抑郁药氟西汀可用于抑郁障碍共病神经性贪食症和暴食症的治疗（2C）。

- 共病神经认知障碍的治疗：推荐使用抗抑郁药，包括伏硫西汀（1B）、或舍曲林、西酞普兰、艾司西酞普兰等 SSRIs 抗抑郁药（1B），以改善神经精神症状。认知刺激疗法、按摩与抚触疗法、联合干预（运动＋社交＋认知刺激）等非药物干预方式可减轻神经认知障碍患者的抑郁症状（2B）。

- 共病注意缺陷多动障碍（ADHD）的治疗：对于抑郁障碍共病 ADHD 的患者，建议优先治疗功能损害最重、最不稳定或最危及安全的其中一种疾病，并密切监测该治疗对另一种疾病的影响。推荐 CBT 治疗，能显著改善 ADHD 患者的抑郁症状（1B）；可考虑使用安非他酮治疗，对 ADHD 患者具有一定的疗效（2C）。

- 共病边缘性人格障碍的治疗：以改善抑郁症状为主要治疗目标，对于人格障碍，推荐辩证行为疗法（DBT）或心智化疗法（MBT）（1A）。可在联合 DBT 等心理治疗的基础上，对症使用抗抑郁药、抗精神病药或心境稳定剂（2C）。

（一）共病焦虑障碍

约 41.6% 的抑郁障碍患者共病焦虑障碍[526]，共病不仅影响了患者的治疗效果，加重了社会功能损伤，还增加了自杀风险，促使疾病向慢性化发展。药物治疗和心理治疗仍然是目前治疗抑郁障碍共病焦虑障碍的主要方式。在临床诊疗过程中，应遵循综合治疗原则，注重早期鉴别诊断，及时进行干预，以促进临床症状的缓解（表 3-5-2）。

表 3-5-2　抑郁障碍共病焦虑障碍的治疗推荐

推荐级别	共病焦虑障碍的治疗方式	证据级别
1 级推荐	抗抑郁药（度洛西汀、文拉法辛、艾司西酞普兰等）	A
	心理治疗（以 CBT 为代表）	A
2 级推荐	苯二氮䓬类药物（短期、小剂量）	B

临床问题：哪些干预方式可用于抑郁障碍共病焦虑障碍的治疗？

推荐意见：对于抑郁障碍共病焦虑障碍的患者，推荐度洛西汀、文拉法辛、艾司西酞普兰等抗抑郁药（1A），和以 CBT 为代表的心理治疗（1A），苯二氮䓬类药物可短期（≤2 周）、小剂量使用（2B）。鉴于药物治疗和心理治疗的疗效与安全性差异，建议采用个体化的综合治疗方案，以确保达到最佳治疗效果。

推荐意见说明：一项包括 89 项研究的荟萃分析结果显示[527]，多种药物类别，包括 SSRIs、SNRIs、TACs 以及苯二氮䓬类药物等，在改善广泛性焦虑障碍患者焦虑症状上均显示出比安慰剂更好的效果。特别是度洛西汀（$MD=-3.13$，95% CI: -4.13~-2.13）、普瑞巴林（$MD=-2.79$，95% CI: -3.69~-1.91）、文拉法辛（$MD=-2.69$，95% CI: -3.50~-1.89）和艾司西酞普兰（$MD=-2.45$，95% CI: -3.27~-1.63），不仅疗效显著，且具有较好的可接受性。苯二氮䓬类药物虽然疗效显著，但耐受性较差。此外，网状荟萃分析结果显示[528]，在针对惊恐障碍的药物治疗中，地西泮（$SMD=0.65$，95% CI: 0.28~0.96）和阿普唑仑（$SMD=0.68$，95% CI: 0.39~0.92）均表现出良好的治疗效果，同时具有较高的患者依从性。在停药相关风险方面，地西泮的停药相对危险度（RR）为 0.50（95% CI: 0.23~0.91），阿普唑仑的停药 RR 为 0.46（95% CI: 0.33~0.65），表明停药后发生不良结局的风险分别降低了 50% 和 54%，具有较低的停药风险和良好的耐受性。

大量研究证据支持心理治疗，尤其是认知行为疗法（cognitive behavioral therapy，CBT），对于抑郁障碍和焦虑障碍具有确切的疗效。近年来，数字化 CBT 得到了重视，一项包含 10 项研究的荟萃分析显示[529]，在改善焦虑或抑郁症状方面，基于网络的认知行为疗法（iCBT）与面对面的认知行为疗法（face-to-face cognitive behavioral therapy，FCBT）在急性期、6 个月随访和 12 个月随访的效果评估均无显著差异（$Hedges'g$: -0.07，95% CI: -0.20~0.06）。此外，在依从性方面 iCBT 与 FCBT 也无显著差异（61% vs. 88%，$RR=0.86$，95% CI: 0.74~1.00）。

（二）共病酒精使用障碍

美国流行病学调查数据显示，抑郁障碍患者中物质使用障碍的发生率是一般人群的 1.5 倍，终生患病率为 17.6%~40.8%，其中以酒精使用障碍最为多见[14]。CANMAT指南[530]提出首选非药物干预,如认知行为疗法、动机访谈、戒酒互助小组等。情绪症状明显时,优先评估是否需戒酒4~6周后重评。如仍符合重度抑郁诊断,且患者已稳定戒酒,可在专科指导下考虑个体化用药。酒精使用障碍本身的治疗药物如纳曲酮、阿坎酸钙、托吡酯或加巴喷丁,均有潜在的情绪获益。由于缺乏高质量的证据支持SSRIs对此类患者的有效性,同时SSRIs的使用可能会增加饮酒量,以及饮酒后的不良事件发生率如QTc间期延长和癫痫阈值降低,不推荐在门诊环境下使用SSRIs治疗酒精使用障碍患者。对于确实需要使用抗抑郁药的中重度抑郁患者,必须密切观察其临床治疗反应(表3-5-3)。

表3-5-3 抑郁障碍共病酒精使用障碍的治疗推荐

推荐级别	共病酒精使用障碍的治疗方式	证据级别
1级推荐	以CBT为代表的心理治疗	B
2级推荐	SSRIs(舍曲林、艾司西酞普兰)	C

临床问题:哪些干预方式可用于抑郁障碍共病酒精使用障碍的治疗?

推荐意见:对于抑郁障碍共病酒精使用障碍的患者,优先考虑CBT治疗(1B)。对于中重度抑郁且已稳定戒酒的患者,需在密切监测下选择药物相互作用少、半衰期较短的SSRIs如舍曲林和艾司西酞普兰(2C)进行治疗。

推荐意见说明:一项包含36项随机对照试验、2 729名参与者的荟萃分析结果表明[531],在改善酒精使用障碍共病抑郁障碍患者的抑郁症状上,CBT相比常规药物治疗显示出更好的治疗效果(*SMD*=−0.84,95% *CI*:−1.05~−0.63,*P*<0.001)。然而,对于酒精使用症状的缓解,所有干预措施的效果均不明确。此外,SSRIs可能会改善伴抑郁障碍共病酒精使用障碍患者的功能状态,但也可能增加不良事件的发生风险(*OR*=2.20,95% *CI*:0.94~5.16,*P*=0.07)。CANMAT指南提出:如必须使用SSRIs,应选择药物相互作用少、半衰期较短的SSRIs(如舍曲林、艾司西酞普兰),起始剂量减半,缓慢滴定。

（三）共病进食障碍

原发性进食障碍患者中,抑郁症的发生率是一般人群的 2~4 倍。确诊的抑郁症患者中,有 19% 存在暴饮暴食行为[532]。现有证据支持多种心理和药物治疗方法用于神经性厌食症(anorexia nervosa, AN)、神经性贪食症(bulimia nervosa, BN)和暴食症(binge eating disorder, BED)的治疗,但具体治疗方案应基于患者的病种、年龄和需求(表 3-5-4)。

表 3-5-4　抑郁障碍共病进食障碍的治疗推荐

推荐级别	共病进食障碍的治疗方式	证据级别
1 级推荐	心理治疗（认知行为疗法、家庭治疗为主）	A
2 级推荐	抗抑郁药氟西汀 [a]	C

注: [a] 仅可用于抑郁障碍共病神经性贪食症和暴食症的治疗。

临床问题: 哪些干预方式可用于抑郁障碍共病进食障碍的治疗?

推荐意见: 对于抑郁障碍共病进食障碍的患者,在确保患者营养状况和代谢平衡的基础上,推荐认知行为疗法、家庭治疗等心理治疗方法(1A)。在心理治疗基础上,抗抑郁药氟西汀可用于抑郁障碍共病神经性贪食症和暴食症的治疗(2C)。

推荐意见说明: 一项纳入 59 项研究的荟萃分析结果显示[533],家庭治疗在改善青少年神经性厌食症方面显示出显著疗效($OR=2.08$, 95% CI:1.07~4.03),团体认知行为疗法在改善成人神经性贪食症中效果显著(暴食行为: $SMD=0.56$, 95% CI: 0.15~0.96; 缓解率 $RR=1.29$, 95% CI: 1.04~1.61);个体认知行为疗法在治疗成人神经性贪食症中同样展现出较好的效果(暴食行为: $SMD=1.01$, 95% CI: 0.68~1.33; 缓解率 $OR=1.49$, 95% CI: 1.28~1.72),对于混合年龄组的暴食症患者,个体认知行为疗法疗效显著($MD=2.04$, 95% CI: 0.35~3.73);抗抑郁药在改善神经性贪食症和暴食症患者进食障碍相关行为($RR=2.08$, 95% CI: 1.09~25.0; $MD=0.67$, 95% CI: 0.09~1.26)和一般精神症状($RR=2.13$, 95% CI: 1.09~100; $MD=1.97$, 95% CI: 0.28~3.67)上也表现出了显著的疗效。氟西汀是唯一在 BN 中获美国 FDA 批准的抗抑郁药,可减轻暴食与抑郁,但需监测自杀风险。其他药物治疗,如赖氨酸安非他命，在短期内有效（*SMD*=0.56，95% *CI*：0.28 ~0.84），但其长期效果仍需进一步研究。

（四）共病神经认知障碍

针对神经认知障碍与抑郁障碍的共病，推荐采用药物治疗或非药物干预。同时应评估患者当前抑郁症状的严重程度，监测药物治疗可能导致的认知损伤加重风险（表 3-5-5）。

表 3-5-5　抑郁障碍共病神经认知障碍的治疗推荐

推荐级别	共病神经认知障碍的治疗方式	证据级别
1 级推荐	伏硫西汀、SSRIs（舍曲林、西酞普兰、艾司西酞普兰）	B
2 级推荐	非药物干预：认知刺激疗法、按摩与抚触疗法、联合干预（运动 + 社交 + 认知刺激）等	B

临床问题：哪些干预方式可用于抑郁障碍共病神经认知障碍的治疗？

推荐意见：对于抑郁障碍共病神经认知障碍的患者，推荐使用抗抑郁药，包括伏硫西汀（1B），或舍曲林、西酞普兰、艾司西酞普兰等 SSRIs 抗抑郁药（1B），以改善神经精神症状。认知刺激疗法、按摩与抚触疗法、联合干预（运动 + 社交 + 认知刺激）等非药物干预方式可减轻神经认知障碍患者的抑郁症状（2B）。

推荐意见说明：系统综述结果显示，伏硫西汀能显著改善抑郁障碍共病神经认知障碍患者的认知功能与抑郁症状[534]。2 项系统综述和荟萃分析研究结果显示，SSRIs 在改善痴呆患者的总体神经精神症状上显示出显著效果。其中，一项包含 256 项研究的荟萃分析显示[535]，药物治疗对总体神经精神症状的效应量为 –0.49（95% *CI*：–0.74~–0.24）。非药物干预如认知刺激疗法（*MD*=–2.93，95% *CI*：–4.35~–1.52）、按摩与抚触（*MD*=–9.0，95% *CI*：–12.3~–5.9）、联合干预（运动 + 社交 + 认知刺激）（*MD*=–12.4，95% *CI*：–19.0~–5.4）等可减轻痴呆患者的抑郁症状，证据质量中等，但仅针对痴呆伴抑郁症状未达到抑郁症程度的患者，因此降级推荐。另一项包含 14 项随机对照试验、1 374 名痴呆患者的系统评价和荟萃分析结果表明[536]，SSRIs

（舍曲林、西酞普兰、艾司西酞普兰）等作用于 5-HT 系统的抗抑郁药对抑郁症状的改善效应量为 −0.32（95% CI: −0.49~−0.15），对认知功能改善的效应量为 0.15（95% CI: 0.002~0.29），对减轻照料者负担的效应量为 −0.24（95% CI: −0.41~−0.07）。

（五）共病注意缺陷多动障碍

在注意缺陷多动障碍（attention deficit hyperactivity disorder, ADHD）患者中，约有 11% 的人同时患有抑郁障碍。治疗时，应以功能损害最重、最不稳定或最危及安全的疾病作为首治目标。若抑郁呈中 - 重度（伴自杀意念或明显功能受损），优先抗抑郁治疗，待情绪稳定后再启动或调整 ADHD 治疗。若抑郁为轻度或与 ADHD 功能损害重叠，可先治疗 ADHD，观察抑郁是否随 ADHD 症状的缓解而减轻。两者同等严重时，可序贯启动（先单药后加用），避免同时起始导致无法区分不良反应。需注意托莫西汀可能增加自杀意念风险，尤其治疗早期。建议启动托莫西汀后 1~2 周内及每次剂量调整时，系统询问抑郁、自伤意念，并评估自杀风险[537]。抑郁障碍共病 ADHD 的治疗推荐见表 3-5-6。

表 3-5-6　抑郁障碍共病 ADHD 的治疗推荐

推荐级别	共病 ADHD 的治疗方式	证据级别
1 级推荐	认知行为疗法	B
2 级推荐	安非他酮	C

临床问题：哪些干预方式可用于抑郁障碍共病 ADHD 的治疗？

推荐意见：对于抑郁障碍共病 ADHD 的患者，建议优先治疗功能损害最重、最不稳定或最危及安全的其中一种疾病，并密切监测该治疗对另一种疾病的影响。推荐 CBT 治疗，能显著改善 ADHD 患者的抑郁症状（1B）；可考虑使用安非他酮治疗，对 ADHD 患者具有一定的疗效（2C）。

推荐意见说明：一篇纳入 52 项随机对照试验的网状荟萃分析[538]结果表明哌甲酯作为治疗 ADHD 的首选药物，具有较好的疗效（SMD=−0.79, 95% CI: −0.99~−0.58）和耐受性（OR=3.26, 95% CI: 1.54~6.92）；托莫西汀在改善 ADHD 症状严重程度上效果较弱（SMD=−0.33, 95% CI: −0.43~

–0.23），且导致停药率增加（ OR=1.39，95% CI : 1.17~1.64）。此外，也有证据等级较低的研究发现安非他酮具有改善 ADHD 症状的作用[539]。

有关成年 ADHD 患者的心理治疗荟萃分析发现[540]，心理治疗（尤其是 CBT）在减少 ADHD 的总体症状（ SMD=–0.63，95% CI : –0.84~–0.41）、注意缺陷（ SMD=–0.53，95% CI : –0.79~–0.28）、多动 / 冲动症状（ SMD=–0.38，95% CI : –0.62~–0.15）、抑郁症状（ SMD=–0.31，95% CI : –0.48~–0.14）和焦虑症状（ SMD=–0.52，95% CI : –0.79~–0.26）方面均有效。同时，该治疗还显著提高了患者的自尊（ SMD=0.38，95% CI : 0.01~0.76）和生活质量（ SMD=0.36，95% CI : 0.13~0.59）。

（六）共病人格障碍

抑郁障碍患者中约 45% 共病人格障碍，其中边缘型人格障碍（borderline personality disorder, BPD）最为常见[541]。对于这些患者的治疗，主要目标是改善抑郁症状。在治疗过程中应密切关注共病人格障碍患者的自伤和自杀风险。治疗推荐见表 3-5-7。

表 3-5-7 抑郁障碍共病 BPD 的治疗推荐

推荐级别	共病 BPD 的治疗方式	证据级别
1 级推荐	心理治疗（辩证行为疗法、心智化疗法）	A
2 级推荐	抗抑郁药（需与心理治疗联合使用）	C
	抗精神病药物（需与心理治疗联合使用）	C
	心境稳定剂（需与心理治疗联合使用）	C

临床问题：哪些干预方式可用于抑郁障碍共病 BPD 的治疗？

推荐意见：对于抑郁障碍共病 BPD 的患者，以改善抑郁症状为主要治疗目标，对于人格障碍，推荐辩证行为疗法（DBT）或心智化疗法（MBT）（1A）。可在联合 DBT 等心理治疗的基础上，对症使用抗抑郁药、抗精神病药或心境稳定剂（2C）。

推荐意见说明：一项纳入 31 项随机对照试验、共计 1 870 名受试者的荟萃分析结果显示[542]，心理治疗，特别是辩证行为疗法（dialectical behavioral therapy, DBT）和心智化疗法（mentalization–based therapy, MBT），在降低

BPD 患者的自残行为和改善心理社会功能方面表现出显著效果。DBT 在改善自残行为上的效应量为 −0.54（95% CI: −0.92~−0.16），在改善心理社会功能上的效应量为 −0.51（95% CI: −0.90~−0.11）。MBT 在减少自残风险上的风险比为 0.51（95% CI: 0.34~0.75），在降低自杀相关结果上的风险比为 0.10（95% CI: 0.03~0.32）。

　　另一项药物治疗相关的荟萃分析结果表明[543]，尽管药物治疗能够帮助缓解 BPD 患者情绪波动、冲动行为、偏执思维和精神病性症状等问题，但其效果通常是有限的，抗精神病药物（SMD=−0.18, 95% CI: −0.45~0.08），抗抑郁药（SMD=−0.27, 95% CI: −0.65~1.18），心境稳定剂（SMD=−0.07, 95% CI: −0.43~0.57），需要与心理治疗（如 DBT、精神动力学疗法等）结合使用。

（张燕）

三、共病躯体疾病

> ❗ **要点提示**
>
> - 躯体疾病共病抑郁障碍药物治疗可选择 SSRIs、SNRIs 抗抑郁药，联合心理治疗、rTMS 可提高疗效。
> - 推荐使用 SSRIs 抗抑郁药改善脑卒中后抑郁情绪（1A）。
> - 高血压、冠心病共病抑郁障碍患者使用文拉法辛时应监测血压。
> - 炎症性肠病（inflammatory bowel disease, IBD）共病抑郁障碍可使用 SSRIs 和 SNRIs 抗抑郁药，经颅直流电刺激（tDCS）可以改善腹痛症状；认知行为疗法（CBT）能短期改善抑郁症状和生活质量。
> - 体育锻炼可改善糖尿病共病抑郁障碍患者的抑郁症状。
> - 疼痛综合征共病抑郁障碍患者建议首选度洛西汀。

　　慢性躯体疾病患者群体中抑郁症的患病率通常远高于普通人群[55]，其中以心血管、内分泌、神经、消化系统的慢性疾病最为常见。关于躯体疾病共病抑郁障碍的治疗：应在全面评估患者的躯体疾病状况、抑郁症状以及相关影响因素的基础上，选择安全性高、药物相互作用少的抗抑郁药，并根据患者的个性特征联合心理治疗、物理治疗等辅助治疗方法。

（一）神经系统疾病

1. **脑卒中** 脑卒中后抑郁障碍是脑血管疾病常见并发症，其发生率约为 1/3[544]。抗抑郁药、心理治疗和物理治疗可改善抑郁情绪。在 SSRIs 抗抑郁药中，推荐使用艾司西酞普兰、舍曲林，多项 RCTs 研究证实，上述药物对于心脑血管和老年人均具有良好的疗效和安全性[545,546]。

临床问题：抗抑郁药能否改善脑卒中后抑郁情绪？

推荐意见：推荐使用 SSRIs 抗抑郁药改善脑卒中后抑郁情绪（1A）。

推荐意见说明：一项纳入 4 项随机对照研究、5 356 名脑卒中 12 个月之内患者的荟萃分析[547]显示，与安慰剂比较，SSRIs 抗抑郁药可显著改善脑卒中患者的抑郁情绪（SMD=–0.14，95% CI：–0.19~–0.08）。

SSRIs 抗抑郁药可作为脑卒中后抑郁障碍患者的首选药物。此外，SNRIs 药物由于具有较好的改善情绪和认知功能，也可用于治疗脑卒中后抑郁障碍[545,546]。心理治疗方面，研究表明 CBT、问题解决疗法对脑卒中后抑郁障碍有益[548,549]。rTMS 联合氟西汀或帕罗西汀可提高疗效[550]。

2. **帕金森病** 有 40%~50% 帕金森病患者共病抑郁障碍，一些抗帕金森病药物（包括金刚烷胺、溴隐亭、卡比多巴、左旋多巴等）可加重抑郁症状。

药物治疗方面，帕金森病伴抑郁障碍时可加用多巴胺受体激动剂、抗抑郁药，目前普拉克索和 SNRIs 药物文拉法辛证据较充分[551]，安全性方面，SSRIs 抗抑郁药优于 SNRIs 抗抑郁药[550,552,553]；心理治疗方面，研究发现 CBT 可有效改善帕金森患者的抑郁症状[554,555]。

3. **癫痫** 约有 1/3 的癫痫患者共病抑郁障碍[556]。药物治疗方面，目前尚缺乏抗抑郁药的强推荐证据[556]。对于癫痫患者轻度抑郁发作，心理干预可作为首选方案，也可考虑 SSRIs。对于癫痫患者中度至重度抑郁发作，可优先选择 SSRIs 抗抑郁药，如对抗抑郁药只有部分反应或难以坚持使用抗抑郁药的患者，建议将心理治疗与抗抑郁药联合使用。对于 SSRIs 抗抑郁药治疗部分或无应答的癫痫患者,可使用文拉法辛[557]。此外,抗癫痫药拉莫三嗪、普瑞巴林也可用于治疗癫痫共病抑郁障碍[558]。

（二）心血管系统疾病

1. 高血压　大约 20%~30% 的高血压患者可共病抑郁障碍,抑郁障碍患者患高血压的风险是非抑郁障碍患者的 1.42 倍[559]。一些抗抑郁药可能增加高血压的风险[560]。相较而言,SSRIs 抗抑郁药通常被证明是安全有效的[561]。

药物治疗方面,SSRIs、SNRIs 抗抑郁药可改善高血压共病抑郁障碍患者的抑郁症状[562,563]。其中,文拉法辛因其可引起剂量依赖性血压增高,在剂量 >300mg/d 时尤为明显,使用时应监测血压[564]。需要注意的是,TCAs 和 MAOIs 可引起直立性低血压,文拉法辛在老年患者中也可引起直立性低血压,应慎用[565]。药物治疗联合心理治疗在改善血压和抑郁症状方面比单纯药物治疗更有效[566,567]。

2. 冠心病　15%~30% 的冠心病患者共病抑郁障碍[568]。药物治疗方面,SSRIs 抗抑郁药在冠心病共病抑郁障碍治疗中具有较好的疗效和安全性[569,570]。在老年患者中心血管安全性依次为艾司西酞普兰 > 舍曲林 > 西酞普兰 > 帕罗西汀 > 氟西汀[571]。此外,SNRIs 抗抑郁药和米氮平也具有较好的治疗效果[572,573]。三环类药物可增加心脏不良事件的风险,应慎用。心理治疗方面,CBT、IPT 和问题解决疗法可显著改善冠心病患者的抑郁症状,提高其生活质量[572,574]。此外,基于正念的干预措施可能有助于冠心病患者抑郁症状的改善[575],但证据不足。

（三）消化系统疾病

1. 功能性胃肠病（functional gastrointestinal disorders, FGID）　FGID 与抑郁障碍的共病率为 38.5%~70%,且抑郁障碍影响 FGID 患者的生活质量和预后[576]。

药物治疗方面,联合使用 SSRIs、SNRIs、TCAs 等抗抑郁药可同时改善 FGID 患者的抑郁症状和胃肠道症状,有效提升患者生活质量,其中 SSRIs 抗抑郁药耐受性良好[577-579]。体重减轻的 FGID 患者可选择米氮平治疗,不仅减轻患者的消化不良和抑郁症状,而且可显著增加患者体重[580,581]。一些研究表明在常规治疗基础上联合物理治疗、心理治疗能改善患者的躯体症状及抑郁情绪,但证据不足。

2. 炎症性肠病(inflammatory bowel disease,IBD) IBD普遍存在不同程度的焦虑、抑郁症状,其发生率分别高达35.1%和25.6%[582]。对于IBD共病抑郁障碍的患者,建议使用SSRIs、SNRIs抗抑郁药改善抑郁症状[583,584]。

tDCS可以改善IBD患者的腹痛症状[585,586]。心理治疗方面,研究显示CBT能短期改善IBD患者的抑郁症状和生活质量[582,583,587]。

(四)内分泌系统疾病

1. 糖尿病 糖尿病患者共病抑郁障碍的比例约为20%,其死亡率增加1.5倍。流行病学研究表明,糖尿病可增加抑郁障碍的发生率[574],同样,抑郁障碍会增加糖尿病等代谢性疾病的风险[588]。

药物治疗方面,研究发现SSRIs抗抑郁药能有效改善抑郁症状并使糖尿病控制得更好[589],艾司西酞普兰和阿戈美拉汀可能在降低抑郁症状和控制血糖目标方面具有良好的效果[590]。心理治疗方面,研究显示CBT、健康教育等疗法有一定疗效[590-592]。体育锻炼可改善抑郁症状[593]。

2. 甲状腺功能障碍 甲状腺功能障碍也易共病抑郁障碍,这种合并症可能导致抑郁障碍疗效不佳、症状加重[594]。主要包括:甲状腺功能减退和甲状腺功能亢进。

(1)甲状腺功能减退:76%的甲状腺功能减退患者可伴随抑郁症状[595]。药物治疗方面,有证据表明氟西汀和舍曲林均不增加甲状腺功能减退的风险,可用于治疗甲状腺功能减退共病抑郁障碍[596]。此外,合用左旋甲状腺素钠也可以加快抑郁症状的缓解,提高临床治愈率[597]。

(2)甲状腺功能亢进:甲状腺功能亢进伴发抑郁障碍首选抗甲状腺素治疗,它可使躯体症状明显改善,也可改善与之相关的抑郁障碍。对抗抑郁药的选择尚缺乏临床证据。

(五)肿瘤

肿瘤患者中有20%~40%共病抑郁障碍。经临床确诊的抑郁和焦虑与更高的癌症发病风险、更差的癌症生存率以及更高的癌症特异性死亡风险相关[598]。

癌症相关疼痛与抑郁障碍发病风险相关。药物治疗方面,使用抗抑郁药可有效改善肿瘤共病抑郁障碍患者的抑郁症状,并减轻患者的疼痛[599]。其中 SSRIs 抗抑郁药具有较好的安全性[600]。心理治疗方面,健康教育、CBT、正念疗法、社会心理干预、问题解决疗法以及支持性心理治疗对缓解肿瘤患者的抑郁症状有效[599-601]。

（六）疼痛综合征

疼痛综合征和抑郁障碍共病也较常见,高达 85% 的慢性疼痛患者受到抑郁症状的影响,抑郁障碍患者伴发疼痛的平均发生率为 65%[602]。

药物治疗方面,荟萃分析显示 SNRIs 抗抑郁药对精神性以及躯体性疼痛有较好的疗效[603,604]。其中,度洛西汀有更好的疗效和耐受性[605,606];而 SSRIs 和 TCAs 抗抑郁药因其疗效不足或耐受性问题,常被作为次要推荐药物[607,608]。心理治疗方面,CBT、IPT 以及情绪控制疗法可在一定程度上减少疼痛[609,610]。物理治疗方面,研究证据显示 tDCS、rTMS 可以缓解患者疼痛,改善生活质量[611-613]。

（七）获得性免疫缺陷综合征

抑郁障碍在获得性免疫缺陷综合征(acquired immune deficiency syndrome, AIDS)患者中普遍存在,有证据表明,AIDS 患者中抑郁障碍的患病率约为 57%[614]。

药物治疗方面,可使用 SSRIs 抗抑郁药或米氮平[615,616]。TCAs 抗抑郁药尽管也有较好的疗效,但由于其较多的副作用可在 SSRIs 抗抑郁药治疗无效后使用[615]。心理治疗方面,由于 AIDS 共病抑郁障碍的患者负性认知较多、人际关系差、社会支持少,CBT、IPT、健康教育以及支持性心理治疗等方法均可有效改善 AIDS 患者的抑郁症状并提高患者的依从性[617-619]。物理治疗方面,尚缺乏可信的证据[620,621]。

（张克让）

第六节 治疗中的难点

一、难治性抑郁症的治疗

❗ 要点提示

- 难治性抑郁症（treatment-resistant depression, TRD）通常定义为 2 次或以上足量足疗程抗抑郁药物治疗均失败的抑郁症。
- 临床应重视 TRD 危险因素评估及诊断复核。
- 临床管理包括建立信心及依从性、调整治疗目标及增加疾病自我管理，全病程动态监测症状改善及社会功能恢复情况，优化长期治疗预防复发。
- 在抗抑郁药规范诊疗基础上，推荐联合一种非典型抗精神病药物用于 TRD 的增效治疗，其中阿立哌唑（1A）、喹硫平（1A）、奥氮平（1A）、布瑞哌唑（1B）、利培酮（1B）和奥氟合剂（1B）的证据较为充分。
- 在 SSRIs/SNRIs 规范诊疗基础上，建议联合使用第二种作用机制不同的抗抑郁药用于 TRD 的增效治疗，可选择米氮平（1B）或安非他酮（2C）。
- 在一种抗抑郁药物规范诊疗基础上，推荐联合使用锂盐（1B）、甲状腺素 T_3（1B）作为 TRD 的增效治疗。
- 在常规抗抑郁药规范治疗的基础上，推荐短期联合氯胺酮/艾司氯胺酮用于 TRD 的治疗（1B）。
- 推荐 ECT 用于 TRD 的治疗（1A），尤其适用于伴精神病性症状、伴紧张症和高自杀风险的难治性抑郁症患者。
- 在常规抗抑郁药规范治疗基础上，推荐联合 rTMS/TBS 用于 TRD 的治疗，可提高治疗有效率和缓解率（2C）。

● 在常规抗抑郁药规范治疗基础上，推荐联合认知行为疗法（CBT）用于
TRD的治疗（1B）。
● TRD需要全病程管理，利用综合心理健康服务，为患者提供病情控制感，
确保广泛考虑到了各种治疗方案，对患者的诊断及治疗方案定期回顾。

（一）难治性抑郁症概述

难治性抑郁症（treatment-resistant depression, TRD）通常定义为2种
或以上足量足疗程抗抑郁药治疗均失败的抑郁症。此定义省略了心理治
疗和神经调控治疗，以及常用的药物增效治疗，并且治疗失败的定义在不同
研究中也不尽相同，此外难治性诊断标签容易带来心理影响，因此而饱受
争议。近年在TRD概念的基础上演变出疗效不佳抑郁症（difficult-to-treat
depression, DTD），其核心是在TRD基础上关注患者整体功能及生活质量
的改善，减少TRD可能存在的对临床诊疗的误导。DTD指经过两种规范治
疗策略（不局限于抗抑郁药）后持续给个体带来显著疾病负担的抑郁症，包
括传统TRD以及其他各种原因导致疗效不佳的抑郁症。目前临床研究中
患者入组标准主要以传统TRD定义为主，因此本指南治疗推荐部分仍继续
沿用TRD概念。

TRD管理的总体目标：尽可能控制临床症状；减少复发的风险或复发
带来的影响；尽可能恢复整体社会功能。Rush[622]等归纳疾病管理困难可能
源于：①未能快速起效（2周）；②疗效未能持续（症状复燃）；③抑郁症状缓
解但社会功能恢复不佳；④对治疗手段不能耐受/依从性不佳/拒绝治疗。

（二）难治性抑郁症的管理要点

TRD管理的主要内容包括：增加治疗的依从性和患者获益；促进患者
对治疗决策的参与；促进患者对疾病的自我管理；促进实施基于量化评估的
临床实践；及时评估和调整治疗策略。

临床应重视TRD危险因素评估及诊断的准确性。临床实践中应重视
TRD的综合评估，包含：①潜在危险因素，例如伴有焦虑、伴有精神病性症
状、既往多次发作、既往多种抗抑郁/增效药物使用、心理治疗/ECT无效、
病程长/症状重、精神及躯体共病多、双相特征等；②评估当前的诊断、症

状严重程度、不良反应及并发症等关键信息,例如症状严重程度最常用的量表是汉密尔顿抑郁量表(HAMD)和蒙哥马利-艾森贝格抑郁评定量表(MADRS),以及临床总体印象量表[623];③对治疗联盟质量的评估;④心理社会因素评估,是否需要加强心理治疗的频次或更换其他心理治疗方法;⑤药动学、药效学评估,药物基因检测。

(三)难治性抑郁症的管理流程

TRD治疗策略进行流程化的推荐是困难的,患者的个体化特征均有可能影响治疗结局,例如治疗的信心、治疗目标、个体健康管理能力等。临床管理包括建立信心及依从性、调整治疗目标及增加疾病自我管理,全病程动态监测症状改善及社会功能恢复情况,优化长期治疗预防复发。

建立信心并使患者积极参与治疗是临床医生面临的挑战。治疗目标需要分为短期目标和长期目标,包括症状改善、社会功能恢复水平以及处理可能存在的共病症状。治疗过程中需要增加患者对疾病自我管理的能力,健康宣教应包括行为激活、规律作息、坚持运动、健康饮食、残留症状的应对、寻求社会支持、职业与人际功能训练等。临床医生应鼓励患者"行为激活",例如在药物、心理和物理治疗的同时,鼓励患者积极地参与社会活动,特别是对无法参与规范心理治疗的患者。在此基础上,建立定期重新评估诊断与疗效的机制,全病程动态监测症状改善及社会功能恢复情况。

TRD的管理流程见图3-6-1。

(四)难治性抑郁症的治疗推荐

临床医生应考虑采用更全面的视角来对抑郁症患者进行评估,将治疗目标从症状缓解调整为最优的症状控制。当初始抗抑郁药疗效不佳时,临床医生可选策略包括初始治疗药物剂量优化、换用其他抗抑郁药、联用增效药物及结合心理治疗或神经调控治疗等。

在初始药物治疗完全无效或出现不能耐受副作用时,下一步治疗策略应首先考虑换用其他一线抗抑郁药。初始药物治疗仅获得部分疗效且耐受良好时,可考虑联用增效药物,其中联用非典型抗精神病药具有更优证据等级以及更快起效的特点,但是联合用药的不良反应风险高于单药治疗。一线心理治疗方法的疗效明确且不良反应少,有条件应考虑尽早介入。神经调控疗法在难治性抑郁症中证据充分,也可作为早期治疗选择。

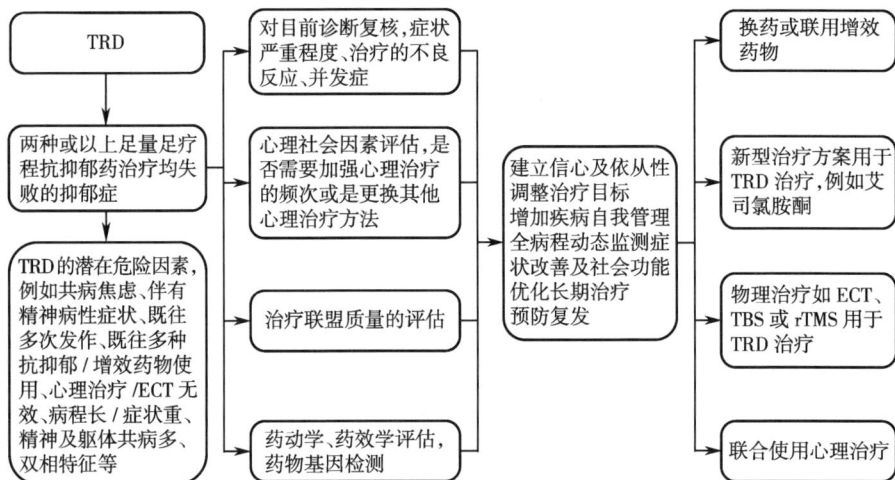

图 3-6-1　TRD 的管理流程

对于上述的治疗策略,临床医生需首先系统回顾患者的既往用药史、主要不良反应以及初始药物治疗是否获得部分应答。当考虑换药或联用增效药物时临床医生应对患者进行更详细的个体化风险与获益的评估,初始治疗完全无效或出现显著副作用时优先建议换药,初始治疗获部分应答且耐受良好时优先建议联用增效药物治疗。

临床问题:非典型抗精神病药物能否用于难治性抑郁症(TRD)的增效治疗?

推荐意见:在抗抑郁药规范诊疗基础上,推荐联合一种非典型抗精神病药物用于 TRD 的增效治疗,其中阿立哌唑(1A)、喹硫平(1A)、奥氮平(1A)、布瑞哌唑(1B)、利培酮(1B)和奥氟合剂(1B)的证据较为充分。

推荐意见说明:一项针对难治性抑郁患者的增效和联合治疗的系统回顾及荟萃分析发现[266],6 种药物的疗效优于安慰剂($ES=0.89$,95% CI:$0.81{\sim}0.98$),其中包括四种非典型抗精神病药物,分别为阿立哌唑(12 项研究,$n=1\,971$,$ES=1.28$,95% CI:$1.10{\sim}1.46$);利培酮(5 项研究,$n=300$,$ES=1.42$,95% CI:$1.29{\sim}1.61$);奥氮平(3 项研究,$n=220$,$ES=1.27$,95% CI:$1.09{\sim}1.46$);喹硫平(6 项研究,$n=984$,$ES=1.23$,95% CI:$1.01{\sim}1.44$),证据质量为高至中等。

一项纳入 65 项研究、12 415 例受试者的针对难治性抑郁联合治疗

RCTs 的系统回顾及荟萃分析[255]结果显示：阿立哌唑（$n=1\,147$, $RR=1.57$, 95% CI: 1.36~1.82）、布瑞哌唑（$n=599$, $RR=1.56$, 95% CI: 1.15~2.11）、喹硫平（$n=909$, $RR=1.34$, 95% CI: 1.14~1.56）、奥氮平（含联合氟西汀）（$n=668$, $RR=1.23$, 95% CI: 1.00~1.50）和卡利拉嗪（$n=963$, $RR=1.20$, 95% CI: 1.01~1.42）的有效率优于联合安慰剂,证据质量为高至中等。其中卡利拉嗪未在我国上市,不做推荐。

通常采用较低剂量的抗精神病药物进行增效治疗。药物剂量通常为阿立哌唑 2~15mg/d、喹硫平 100~300mg/d、奥氮平 2.5~10mg/d、布瑞哌唑 1~3mg/d 以及利培酮 1~3mg/d,奥氟合剂按说明书使用。建议在治疗的第 12 周、第 1 年及此后每年监测空腹血糖、糖化血红蛋白和血脂。对有心血管疾病或相关风险者,以及合用可能延长 QT 间期药物的患者,需在基线、达目标剂量时以及使用期间定期进行心电图检查。每次复诊要评估和检查不良反应,如锥体外系症状和催乳素相关副作用。注意药物相互作用,必要时进行监测和调整剂量。出现体重异常增加或代谢指标异常时,应及时处理。抗精神病药物的处方应在共同护理下管理,每次复诊根据患者的身体和心理健康风险评估是否继续使用,并且只能在精神专科卫生服务指导下逐渐停药,减量过程至少需要 4 周[206]。

临床问题: 抗抑郁药能否用于难治性抑郁症（TRD）患者的增效治疗?

推荐意见: 在 SSRIs/SNRIs 规范诊疗基础上,建议联合使用第二种作用机制不同的抗抑郁药用于 TRD 的增效治疗,可选择米氮平（1B）或安非他酮（2C）。

推荐意见说明: 一项系统综述和荟萃分析评估了安非他酮作为 TRD 患者的增效治疗和换药治疗的疗效和安全性[624]。研究包括了 5 项 RCTs、4 480 名患者,与将现有的抗抑郁药替换为安非他酮相比,在现有抗抑郁治疗的基础上增加安非他酮作为增效治疗有显著更高的缓解率（$RR=1.20$, 95% CI: 1.06~1.36; $P=0.000\,4$, $I^2=0$）,证据质量分级为中。但在另外两项荟萃分析[255,266]中,联用安非他酮的疗效与安慰剂相比未能体现差异,综合证据分级降至 C 级。一项针对 TRD 患者的增效和联合治疗的系统回顾及荟萃分析发现[266],联合米氮平疗效优于安慰剂（2 项研究, $n=224$, $ES=1.19$, 95% CI: 1.02~1.36, $I^2=0$）,提示其用于 TRD 治疗的有效性。证据质量分级为中等质量。上述研究中,基础抗抑郁药主要为 SSRIs 或 SNRIs,联用可形成机制互补,协同调节 5-HT、NE 及 DA 通路。

抗抑郁药联合治疗时,通常第二种抗抑郁药从较低剂量开始,在治疗过程中应根据患者的症状改善情况和不良反应进行个体化的剂量调整。推荐剂量范围安非他酮 150~450mg/d、米氮平 15~45mg/d。抗抑郁药联合使用要关注药物相互作用,尤其避免与 MAOIs 合并使用,以免引起 5- 羟色胺综合征、高血压危象等严重药物不良反应。

临床问题:还有哪些常用药物能用于难治性抑郁症(TRD)的增效治疗?

推荐意见:在一种抗抑郁药规范诊疗基础上,推荐联合使用锂盐(1B)、甲状腺素 T_3(1B)作为 TRD 的增效治疗。

推荐意见说明:一项纳入了 9 项研究的荟萃分析[625]提示(n=237),锂盐组与安慰剂组对比,锂盐的疗效确切(OR=2.89,95% CI: 1.65~5.05,P=0.000 2)。另一项荟萃分析表明[255],锂盐作为增效剂在 TRD 患者中具一定疗效,优于安慰剂(n=469,RR=1.25,95% CI: 1.00~1.56)。证据质量分级为高至中等。

甲状腺素作为 TRD 的增效治疗也具有一定的疗效,一项荟萃分析显示[255],与安慰剂组相比,TRD 患者使用甲状腺素 T_3 作为增效治疗具有更高的有效率(n=114,RR=1.90,95% CI: 1.16~3.11)。证据质量分级为中等。

在开始锂盐治疗前,应评估患者的体重、肾功能、甲状腺功能和钙水平。治疗初期需监测血锂浓度,在开始治疗后 1 周和每次剂量调整后 1 周,监测血锂浓度,之后最好能每周监测,直至浓度稳定。待浓度稳定后,第 1 年每 3 个月监测一次,第 2 年起每 6 个月监测一次。但对于老年人、有肾功能或甲状腺功能受损、钙水平升高或其他并发症风险的患者、症状控制不佳或依从性差者、前次血锂浓度达 0.8mmol/L 者、有影响血锂浓度的合并用药者,应提高监测频率。锂盐作为增效剂使用,浓度一般维持在 0.4~0.8mmol/L,不超过 1.0mmol/L,老年人一般控制在 0.4~0.6mmol/L。锂盐可能影响甲状腺功能,导致甲状腺功能减退。治疗前需检查甲状腺功能,治疗后 1~2 个月复查一次,6 个月和 12 个月再复查,之后每年复查一次。锂盐可能对心血管系统产生一定影响,对于有心血管疾病的患者需谨慎使用,并在使用过程中密切监测心血管状况。如有明显肾功能损害应避免继续使用。在每次复查时,监测有无锂盐中毒的迹象,包括腹泻、呕吐、粗大震颤等。药品处方需共同管理,在精神专科指导下进行使用。

甲状腺素 T_3 起始剂量为 25μg/d,至少 1 周后可增至 50μg/d。每 3 个月复查甲状腺功能,之后每 6 个月或至少每年检查一次。随访期间关注 TSH 水平变化和有无甲亢症状。长期使用甲状腺素 T_3 可能增加骨质疏松和骨折的风险,尤其是绝经后女性,需定期监测骨密度,建议补充钙和维生素 D,进行适当的负重和平衡锻炼,并采取防跌倒措施。

临床问题:氯胺酮 / 艾司氯胺酮能否用于难治性抑郁症(TRD)患者?

推荐意见:在常规抗抑郁药规范治疗的基础上,推荐短期联合氯胺酮 / 艾司氯胺酮用于 TRD 的治疗(1B)。

推荐意见说明:氯胺酮和艾司氯胺酮被证实在 TRD 治疗上有效。一项纳入了 79 项研究荟萃分析(n=2 665)提示[259],氯胺酮 / 艾司氯胺酮在难治性抑郁患者中疗效确切(平均有效率 =45%±10%, P<0.000 1,95% CI:8.24%~88.5%;平均缓解率 =30%±5.9%, P<0.000 1,95% CI:15.7%~49.7%;平均症状改善评分的 $Hedges'g$=1.44±0.609, P<0.000 1,95% CI:−0.758~3.63),提示了氯胺酮 / 艾司氯胺酮在治疗 TRD 上的有效性。另一项针对难治性抑郁患者的增效和联合治疗的系统回顾及荟萃分析发现[266],氯胺酮 / 艾司氯胺酮疗效明确(8 项研究: ES=1.48,95% CI:1.23~1.73, I^2=74%)。证据质量分级均为中等。

艾司氯胺酮鼻喷雾剂通常作为标准口服抗抑郁药的辅助治疗,每周给药 2 次,剂量为 56~84mg/ 次,疗程一般为 4 周。静脉注射用艾司氯胺酮剂量通常为 0.2~0.4mg/kg,单次输注持续 40 分钟。氯胺酮相关研究中,大部分采用了 0.5mg/kg 的单剂量静脉输注,少量研究采用了 0.2~1.0mg/kg 的剂量。有两项研究采用口服制剂,剂量范围为 50~100mg/d。氯胺酮重复给药方案包括静脉用 2~3 次 / 周,持续 3~4 周。口服重复给药每周 3 天,持续 3 周;或每天 2 次给药,持续 6 周。氯胺酮 / 艾司氯胺酮是一类精神药品,需在专业医疗机构中进行使用和治疗监护。作为一类新型作用机制的抑郁症治疗药物,患者在使用前、使用中和使用后需要经过严格的医疗评估和监督,同时,医生也需要根据患者的病情和身体状况进行个性化的用药方案设计和药物剂量调整,确保使用的安全性和有效性,避免药物成瘾性的发生发展。

临床问题:ECT 能否用于难治性抑郁症(TRD)的治疗?

推荐意见:推荐 ECT 用于 TRD 的治疗(1A),尤其适用于伴精神病性症状、伴紧张症和高自杀风险的难治性抑郁症患者。

推荐意见说明:一项系统综述及荟萃分析比较了双侧颞叶电休克治疗(bitemporal electroconvulsive therapy, BT-ECT)、右单侧电休克治疗(right unilateral electroconvulsive therapy, RUL-ECT)、经颅磁刺激(transcranial magnetic stimulation, TMS)、磁惊厥治疗(magnetic seizure therapy, MST)、经颅直流电刺激(transcranial direct current stimulation, tDCS)及伪刺激的疗效及耐受性[344]。共纳入了 113 项研究、6 750 名受试者,其中有关 ECT 的研究共有 24 项,大部分研究纳入患者都为难治性的抑郁症患者。在荟萃分析中,BT(OR=8.91, 95% CI:2.57~30.91),RUL(OR=7.27, 95% CI:1.90~27.78)疗效最优。与其他物理治疗方法比较的头对头的分析中,也提示了 ECT 治疗 TRD 具有更高的有效率。另一项 ECT 治疗综述显示[330],针对 ECT 治疗 TRD 的有效率为 60%~80%,缓解率为 50%~60%,在伴精神病性症状、伴紧张症和高自杀风险的 TRD 患者中有更高的有效率。ECT 作为一种治疗难治性抑郁症的有效和快速策略,已有近 80 年的历史记录。临床实践中可以在住院和门诊对 TRD 患者开展 ECT 治疗,快速有效控制抑郁症状,降低自杀风险。证据充分,经专家组共识用作为 1 级推荐。

需在精神卫生专业医疗机构开展 ECT。进行 ECT 治疗需评估患者的适应证和禁忌证,进行术前告知,特别是认知损害的风险,取得知情同意。ECT 通常疗程为 6~12 次,治疗期间若副作用超过益处或达到稳定缓解,应停止治疗。对 ECT 有效的患者,应继续抗抑郁药、心理治疗等有效治疗手段。

临床问题:经颅磁刺激治疗能否用于难治性抑郁症(TRD)的治疗?

推荐意见:在常规抗抑郁药规范治疗的基础上,推荐联合 rTMS/TBS 用于 TRD 的治疗,可提高治疗有效率和缓解率(2C)。

推荐意见说明:一项荟萃分析纳入 49 项研究、共 108 个治疗组(n=2 941)[343],其中 48 个治疗组使用了多种刺激模式的 rTMS 治疗,结果显示不同刺激模式,例如 TBS(*RR*=5.00, 95% *CI*: 1.11~22.44)、pTMS(*RR*=2.97, 95% *CI*: 1.20~7.39)、LFR-rTMS(low-frequency right-rTMS, 低频右侧重复经颅磁刺激, *RR*=2.62, 95% *CI*: 1.56~4.39)、HFL-rTMS(high-frequency left-rTMS, 高频左侧重复经颅磁刺激, *RR*=2.18, 95% *CI*: 1.52~3.13)和 BL-rTMS(bilateral-rTMS, 双侧重复经颅磁刺激, *RR*=3.08, 95% *CI*: 1.78~5.31)的有效率均高于伪刺激对照组。另一项包含 13 项 RCTs 的荟萃分析提示[626],在难治性抑郁症患者的治疗中,rTMS 组相比于伪刺激组具有更高的有效率(*OR*=3.27, 95% *CI*: 2.76~3.87, *P*<0.001)和缓解率(*OR*=2.83, 95% *CI*: 2.33~3.45, *P*<0.001)。TMS 和 TBS 治疗 TRD 研究的证据质量为中等到低质量。

对于 TRD 患者,rTMS/TBS 没有严重的安全性问题。疗程和频次参见本章第三节"物理治疗"。rTMS/TBS 不需要麻醉,可以在医疗机构门诊进行。rTMS/TBS 短期内疗效证据充分,但临床效果因人而异。在知情同意过程中,医生应特别向患者告知其他可用的治疗选择,并确保患者理解该治疗可能不会给他们带来益处的可能性。

临床问题:心理治疗能否用于难治性抑郁症(TRD)的治疗?

推荐意见:在常规抗抑郁药规范治疗基础上,推荐联合认知行为疗法(CBT)用于 TRD 的治疗(1B)。

推荐意见说明:一项针对 TRD 患者的增效和联合治疗的系统回顾及荟萃分析发现[266],CBT、氯胺酮及利培酮的效应值(effect size, ES)最高。其中有关 CBT 的研究共 6 项,参与者共 345 名(*ES*=1.58, 95% *CI*: 1.09~2.07)。该研究肯定了 CBT 作为联合治疗方法时对于 TRD 患者的疗效。证据质量分级为中等。人际心理疗法(interpersonal therapy, IPT)在 TRD 治疗中作为联合治疗方法也有一定证据支持,但研究数量偏少,异质性大,仍需进一步高质量研究,故当前不做推荐。

此外,一些药物证据不足,例如齐拉西酮、卡利拉嗪、普拉克索及莫达非尼等药物在 TRD 辅助治疗可能有效,但需进一步研究证实。另外一些新型神经调控疗法,例如 DBS、MST 及 tDCS 仍在试验阶段。

(五)治疗后期积极预防复发

提供综合心理健康服务,保障 TRD 患者能够获得及时的家庭支持及社区卫生服务,给患者提供病情控制感,并对何时及如何实现这一疾病管理目标提供明确的指导，必要时为照料者提供支持。临床医生应对 TRD 患者的诊断、合并症、症状控制、社会功能水平和生活质量应至少每年进行一次正式的病例回顾。回顾的核心是使用评分表评估症状控制、功能水平和生活质量。回顾时应考虑以下一系列的问题：①临床症状、认知或社会心理功能方面是否有改善？②是否可以消除不合理的多重用药、停用无效的药物？③是否需要其他临床科室的会诊或转诊？④自上次回顾以来，是否有新的抑郁症发作？如果有，能否确定诱发因素？包括心理社会因素及药物变化。

难治性抑郁症的循证辅助治疗选择汇总见表 3-6-1。

表 3-6-1　难治性抑郁症的循证辅助治疗选择汇总

治疗类型	用途	代表药物 / 疗法
药物治疗		
抗精神病药	增效治疗	阿立哌唑（1A） 喹硫平（1A） 奥氮平（1A） 布瑞哌唑（1B） 利培酮（1B） 奥氟合剂（1B）
抗抑郁药	增效治疗	米氮平（1B） 安非他酮（2C）
心境稳定剂	增效治疗	锂盐（1B）
甲状腺激素	增效治疗	三碘甲状腺（1B）
非巴比妥类麻醉药	主要为 SSRIs 及 SNRIs 的辅助用药 氯胺酮目前仍为实验药物，主要用于单一用法或辅助治疗	艾司氯胺酮（鼻喷剂或静脉滴注）（1B） 氯胺酮（静脉滴注或口服）（1B）
心理治疗	通常与药物联合治疗	CBT（1B）
物理治疗		
ECT	通常与药物联合治疗，双侧颞叶或右单侧	ECT（1A）
TMS/TBS	通常与药物联合治疗，多种治疗模式	rTMS/TBS（2C）

（何红波）

二、自杀与非自杀性自伤的治疗

! 要点提示

- 部分生物学因素（男性 45 岁或以上患病、共病其他慢性严重或预后不良的躯体疾病等）、临床因素（既往有自杀意念或自杀未遂、自伤史、抑郁发作程度重、伴精神病性特征、抑郁发作至缓解的时间长、共病焦虑障碍、共病酒精使用障碍、共病物质滥用等其他精神疾病，绝望和无助感等）和负性社会因素（近期重大生活应激事件、低经济水平、童年期虐待、独居、自杀工具的可获得和致命性等）是抑郁障碍自杀风险的预测指征（1A）。
- 在高自杀风险成人抑郁症患者中，推荐 MECT 与口服抗抑郁药联合使用，用于快速降低自杀风险、改善抑郁症状，急性期治疗一般为 6~12 次 MECT（1A）；rTMS 与口服抗抑郁药联合使用，有助于缓解抑郁症患者的自杀意念（2C）。
- 在高自杀风险的成人抑郁症患者中，推荐在口服抗抑郁药的基础上联合心理治疗，其中认知行为疗法、人际关系疗法和行为激活疗法证据较多（1B），疗程通常为 12~16 次，治疗频率保持每周 1 次。
- 推荐氯胺酮或艾司氯胺酮与口服抗抑郁药联合使用，可以快速缓解抑郁症状和改善自杀意念（1A）；常用方法为 0.5mg/kg 氯胺酮或 0.2mg/kg 艾司氯胺酮 40 分钟静脉输注；或艾司氯胺酮鼻喷雾剂 84mg/ 次，每周 2 次，持续给药 4 周，根据耐受性，剂量可减少至 56mg/ 次，每周 2 次。
- 推荐在口服抗抑郁药基础上，联合锂盐作为增效剂降低患者的远期自杀风险（1B），但近期疗效证据不足。
- 在严重抑郁发作或伴有精神病性特征的成人抑郁症患者中，低剂量的第二代抗精神病药作为抗抑郁药的辅助或增效治疗，可降低自杀风险（2B）。

- 建议苯二氮䓬类药物短期（最长4周）低剂量辅助治疗，用于改善严重焦虑、失眠或激越症状（2C）。
- 新型抗抑郁药（SSRIs、SNRIs等）、心境稳定剂对于减少非自杀性自伤行为的疗效尚不明确（2D）。
- 辩证行为疗法能有效减少儿童青少年非自杀性自伤行为和减轻抑郁症状（1A）；心智化疗法能够显著降低成人非自杀性自伤的复发率和频率（1A），认知行为疗法、团体情绪调节治疗对降低成人的非自杀性自伤行为有一定的疗效（1B）。

根据 WHO "预防自杀全球要务"（2014）中有关自杀等相关术语的定义，自杀（suicide）是指故意杀死自己的行为，即自杀死亡，即完成或完全自杀（completed suicide），非死亡者自杀归为自杀企图或未遂（suicide attempt）。因此，严格定义上讲，是对自杀企图或未遂的干预和治疗，而不是自杀的治疗。自杀企图或未遂是指任何非致命性的自杀行为，即自己故意造成自己中毒、伤害或自伤，可能有也可能没有一个致死的意图或结果；"自杀企图或未遂"包括自伤，即没有自杀意图的非致命性自伤。对此，目前仍有较大争论和分歧，因为非自杀性或非致命性自伤与有明确结束生命的自杀企图或未遂的危机干预或临床处理是不尽相同的。自杀行动或行为（suicide act or behavior）是指包括考虑自杀（或自杀观念/想法）、计划自杀、自杀未遂及自杀本身的一系列行为。需要重视的是，目前将自杀观念/想法纳入到自杀行为的概念中，一方面是为了简单起见，另一方面观念/想法也是广义的行为表现之一［即隐匿行为（covert behavior）］，另外，也是为了对自杀这一复杂问题学术研究的连续性和可比性，因为不同研究的背景和来源对自杀观念/想法的界定常常是不一致的。

临床问题：抑郁障碍患者自杀的危险因素有哪些？

推荐意见：部分生物学因素（男性45岁或以上患病、共病其他慢性严重或预后不良的躯体疾病等）、临床因素（既往有自杀意念或自杀未遂、自伤史、抑郁发作程度重、伴精神病性特征、抑郁发作至缓解的时间长、共病焦虑障碍、共病酒精使用障碍、共病物质滥用等其他精神疾病，绝望和无助感等）

和负性社会因素（近期重大生活应激事件、低经济水平、童年期虐待、独居、自杀工具的可获得和致命性等）是抑郁障碍自杀风险的预测指征（1A）。

推荐意见说明：根据两项荟萃分析和系统评价研究，抑郁障碍的自杀风险因素包括既往自杀行为、抑郁发作的严重程度、共病其他精神疾病、孤立和缺乏社会支持、负性生活事件、慢性疾病和疼痛、老年男性等。其中一项包含 15 项队列研究的荟萃分析显示[627]，自杀意念的风险因素包括：反复抑郁发作（RR=3.65；95% CI：0.72~18.55）、既往自杀行为（RR=3.63；95% CI：2.57~5.13）、负性校园事件（如逃学、休学，RR=2.13，95% CI：1.70~2.69）、独居（RR=1.76，95% CI：1.24~2.50）、重度抑郁发作（RR=1.68，95% CI：1.17~2.43）、需要长期生活帮助（如寻求专业护理，RR=1.65，95% CI：1.01~2.69）、负性家庭因素（如童年性虐待、父母再婚，RR=1.43，95% CI：1.28~1.59）、共病酒精使用相关障碍（RR=1.37，95% CI：0.70~2.68）、生活应激性事件（如丧失、受害、财务压力，RR=1.15，95% CI：1.07~1.24）。自杀未遂的风险因素包括：共病物质滥用（RR=9.29，95% CI：3.60~23.99）、既往自杀行为（RR=6.38，95% CI：2.97~13.72）、共病焦虑障碍（RR=4.08，95% CI：1.71~9.72）、负性校园事件（RR=3.87，95% CI：2.61~5.75）、共病酒精使用相关障碍（RR=3.63，95% CI：2.03~6.50）、重度抑郁发作（RR=2.45，95% CI：0.88~6.85）、负性家庭因素（RR=1.65，95% CI：1.42~1.93）、生活应激性事件（RR=1.34，95% CI：1.12~1.60）、绝望感（RR=1.06，95% CI：0.97~1.16）。自杀死亡的风险因素包括：重度焦虑症状（HR=2.10，95% CI：1.92~2.30）、共病焦虑障碍（HR=1.77；95% CI：1.11~2.81）、重度抑郁发作（HR=1.52，95% CI：1.16~1.98）及共病酒精或物质滥用（HR=1.44，95% CI：1.08~1.91）。

另一项纳入 35 项的系统评价[628]，其中 60% 的研究关注自杀意念，其余研究关注自杀未遂和自杀死亡。该系统评价表明抑郁发作的严重程度与自杀行为的发生密切相关，共病焦虑障碍和物质使用障碍、健康状况不佳（躯体疾病或功能丧失）及社会支持减少和孤独感增加是老年抑郁障碍患者自杀行为的风险因素。

抑郁障碍患者自杀的危险因素涵盖了生物学、临床和社会心理等多个方面。这些因素在不同程度上增加了自杀意念、自杀未遂和自杀死亡的风险，特别是在共病焦虑障碍、物质使用障碍及社会支持减少的情况下，风险显著升高。

（一）抑郁障碍自杀的治疗

对于抑郁障碍患者而言，自杀是最严重的结局或后果，而消极、厌世、自杀企图或未遂等同时也是抑郁障碍的症状之一。因此，积极治疗和缓解抑郁症状，以及早期发现消极观念和自杀企图，是降低自杀风险、避免自杀死亡后果的最重要措施。有严重自杀企图风险的抑郁障碍患者应接受住院治疗，进行 24 小时监护。具体推荐的治疗策略如下。

1. 口服抗抑郁药治疗　抗抑郁药虽然无证据表明能预防自杀，但可以通过改善抑郁等症状，逐步降低自杀风险。但需注意的是，抗抑郁药的起效需有一段时间，因此在初期治疗过程中因为抑郁症疾病本身的严重性仍有较高自杀风险，切不可简单地认为抗抑郁药治疗患者数天后出现的自杀归因为抗抑郁药所致。

建议在有自杀行为成人抑郁症患者的抗抑郁药处方和使用中，需注意：①选择急性过量服用时死亡率低的抗抑郁药，如 SSRIs、SNRIs 等新型抗抑郁药；②鉴于过量可能导致的毒性，限制处方药物数量；③目前临床常用的抗抑郁药需要 2~4 周开始起效，4~6 周发挥其最大疗效，在用药的最初 2~4 周药物的不良反应与症状的叠加作用可能导致自杀风险增高，需要缩短复诊时间、增加复诊频率、并联合其他药物或非药物治疗稳定症状；④如果用药期间出现自杀风险升高，应该及时进行评估及调整抗抑郁药的治疗策略；⑤患者和家属的知情告知，包括简单的告知药物疗效作用规律、可能出现的药物副作用及风险、药品管理注意事项和服药监督（如不愿意服药、不按医嘱服药等）等其他多种注意事项。

2. 氯胺酮及艾司氯胺酮　近期有研究表明，氯胺酮及艾司氯胺酮可快速缓解抑郁症状和降低自杀意念评分，是目前唯一证明可减轻自杀意念的抗抑郁药。

临床问题：氯胺酮及艾司氯胺酮能否有效降低抑郁症患者的自杀风险？

推荐意见：推荐氯胺酮或艾司氯胺酮与口服抗抑郁药联合使用，可以快速缓解抑郁症状和改善自杀意念（1A）。常用方法为 0.5mg/kg 氯胺酮或 0.2mg/kg 艾司氯胺酮 40 分钟静脉输注；或艾司氯胺酮鼻喷雾剂 84mg/ 次，每周 2 次，持续给药 4 周，根据耐受性，剂量可减少至 56mg/ 次，每周 2 次。

推荐意见说明：一项纳入了 15 项研究的系统综述评估氯胺酮和艾司

氯胺酮在自杀意念患者中的疗效。结果发现艾司氯胺酮在减少自杀意念方面未表现出预期的优势，而静脉注射氯胺酮能够显著迅速减少自杀意念和抑郁症状，尤其是对于自杀意念较强的患者[628]。一项包含12项RCTs研究的系统综述评估了氯胺酮是否能快速减少自杀意念，持续效果能维持多久，以及给药途径和剂量是否会影响治疗结果[629]。结果显示氯胺酮相比对照组能快速减少急性期抑郁发作患者的自杀意念，效果一般在治疗数小时后即显现。另一项包含17项研究的关于静脉注射氯胺酮和艾司氯胺酮鼻喷雾剂的系统综述与荟萃分析研究显示，静注氯胺酮在4~6小时内显示出较明显的抗自杀意念效果（Cohen's d=1.16，95% CI：0.50~1.81），24小时内显示的抗自杀意念效果中到大的程度（Cohen's d=0.95，95% CI：0.48~1.41）。艾司氯胺酮鼻喷雾剂在4~6小时内显示小到中度的抗自杀意念效果（Cohen's d=0.26，95% CI：0.09~0.44），24小时内显示小到中度的抗自杀意念效果（Cohen's d=0.30，95% CI：0.17~0.47）[257]。在上述研究中，氯胺酮或艾司氯胺酮治疗的同时均联合口服抗抑郁药。

3. 其他药物 其他治疗药物和方法的使用一般建议与抗抑郁药联合治疗，不主张单一治疗。其中锂盐是目前许多研究证实可降低双相障碍和抑郁症自杀风险的药，但主要是远期的预防自杀疗效，近期预防疗效证据仍不多。第二代抗精神病药作为抗抑郁增效治疗的一种手段，虽然临床经验提示对有精神病性症状的或难治性抑郁症有一定的预防和降低自杀风险的作用，但缺乏大样本的随机对照研究，并且甚至有研究显示会增加自杀的风险。对于部分有严重激越或情绪不稳的自杀企图风险高的患者短期可联合使用苯二氮䓬类药物，改善焦虑稳定其情绪避免极端事件的发生。

临床问题：心境稳定剂、第二代抗精神病药、苯二氮䓬类药物等能否有效降低抑郁障碍患者的自杀风险？

推荐意见：推荐在口服抗抑郁药基础上，联合锂盐作为增效剂降低患者的远期自杀风险（1B），但近期疗效证据不足。

在严重抑郁发作或伴有精神病性特征的成人抑郁症患者中，低剂量的第二代抗精神病药作为抗抑郁药的辅助或增效治疗，可以降低自杀风险（2B）。

建议苯二氮䓬类药物短期（最长4周）低剂量辅助治疗，用于改善严重

焦虑、失眠或激越症状（2C）。

推荐意见说明：一项纳入了12项研究的系统综述与荟萃分析探究了锂盐对自杀行为的影响，结果显示锂盐在降低自杀率方面有一定的优势，但组间差异未达到统计学显著性（$OR=0.41$, 95% CI: 0.03~2.49, $P=0.45$），非致命自杀行为和自杀企图在锂盐治疗与对照组之间无显著差异[630]。一项系统综述评估各种药物治疗和躯体治疗对成人自杀风险的影响。结果显示与安慰剂或未使用锂盐的对照组比较，锂盐显著降低了自杀的发生风险（$OR=0.27$, $P<0.001$, $k=12$），与其他药物或治疗的对照组比较，锂盐的效果未显示具有显著差异（$OR=0.89$, $P=0.468$, $k=7$）[631]。基于不一致的循证证据，且锂盐从开始加用至充分显效的时间间隔为数天至4周不等，故不作为对抑郁症患者自杀行为的急性治疗推荐。

国际指南[62,206]中均明确建议允许在启动抗抑郁药治疗的最初2~4周内、低剂量、短期使用苯二氮䓬类药物，以快速控制严重焦虑、失眠或激越症状，且须立即制定停药计划并密切随访。早期改善严重的焦虑失眠激越症状，可间接降低自杀风险，而长期使用可能增加自杀风险。一项关于苯二氮䓬类药物（如阿普唑仑、地西泮、劳拉西泮）与自杀未遂之间关联的系统综述与荟萃分析研究显示，阿普唑仑和苯二氮䓬类药物（地西泮、劳拉西泮）与自杀未遂的风险显著相关[632]。阿普唑仑与自杀未遂的风险显著增加（$HR=2.21$, 95% CI: 2.06~2.38）。以0.5mg/d为常规剂量，阿普唑仑治疗疗程每增加一个月，发生自杀事件的风险增加5%（$HR=1.05$, 95% CI: 1.04~1.07）。与长效（地西泮）和短效（劳拉西泮）苯二氮䓬类药物的平行分析发现类似的关联，地西泮（$HR=2.87$, 95% CI: 2.56~3.21），劳拉西泮（$HR=1.83$, 95% CI: 1.69~2.00）。而非苯二氮䓬类抗焦虑药丁螺环酮与自杀未遂的关联较弱（$HR=1.25$, 95% CI: 1.13~1.38）。

4. 心理治疗　心理治疗在预防自杀方面的作用主要集中在如何应对自杀意念和行为，以及如何将这些想法转化为自我伤害的计划。

临床问题：哪些心理治疗方式能有效降低抑郁障碍患者的自杀风险？

推荐意见：在高自杀风险的成人抑郁症患者中，推荐在口服抗抑郁药的基础上联合心理治疗，其中认知行为疗法、人际关系疗法和行为激活疗法证据较多（1B），疗程通常为12~16次，治疗频率保持每周1次。

推荐意见说明：根据国际指南[206,243]以及本指南制定组专家达成一致共识的治疗原则，对于高自杀风险抑郁障碍成人患者，应该在口服抗抑郁药基础上联合心理治疗，故做强推荐。一项荟萃分析[633]共纳入147项研究，11 001名有自杀意念或自杀企图的参与者，来源为社区、临床和其他来源。对直接心理治疗和间接心理治疗的疗效进行了评估。结果显示直接或间接的心理治疗方法均与自杀意念的减少相关（直接治疗：$k=8$，$Hedges'g=-1.26$；$95\%CI$：$-2.31\sim-0.26$；$I^2=93.7\%$；间接治疗：$k=13$，$Hedges'g=-0.42$；95% CI：$-0.69\sim-0.15$；$I^2=65.2\%$）。对于抑郁障碍患者，直接心理治疗和间接心理治疗在自杀企图的减少方面未显示有明确效果。与其他治疗方式相比，CBT在亚组分析中呈现较对照组的统计学差异：减少自杀意念（作为直接心理治疗 $Hedges'g=-0.51$，$95\% CI$：$-0.91\sim-0.12$；作为间接心理治疗 $Hedges'g=-0.27$，$95\% CI$：$-0.40\sim-0.14$）。考虑到发表偏倚、异质性和数据精确性，综合评价证据质量为低。

5. 物理治疗　物理治疗干预抑郁症自杀风险主要通过调节神经递质、促进神经可塑性、缓解躯体症状和改善心理社会功能等机制发挥作用。

临床问题：哪些物理治疗方式能有效降低抑郁症患者的自杀风险？

推荐意见：在高自杀风险成人抑郁症患者中，推荐 MECT 与口服抗抑郁药联合使用，用于快速降低自杀风险、改善抑郁症状，急性期治疗一般为 6~12 次 MECT（1A）。rTMS 与口服抗抑郁药联合使用，有助于缓解抑郁症患者的自杀意念（2C）。

推荐意见说明：ECT在国内外指南中已被公认为高自杀风险抑郁症患者的一线治疗。一项纳入129项关于神经调控技术对自杀行为（包括自杀意念、自杀意图、自杀企图及自杀死亡）影响的系统评价[634]，其中有关ECT的研究包括队列研究、病例对照研究、随机对照研究和开放性研究等46项研究。研究结果显示MECT仍旧是目前对严重自杀企图的抑郁障碍患者的首选治疗，能够在短期快速降低自杀风险，并能改善抑郁症状、减少绝望和无助感。一项包含11项随机对照研究和9项非随机研究的系统综述研究[635]显示，rTMS与口服抗抑郁药联合使用，在缓解抑郁症状和自杀意念方面表现出显著疗效，特别是在重度抑郁发作患者中。其中8项RCTs显示rTMS治疗在减少自杀行为方面具有积极效果，3项RCTs未显示rTMS对自杀行为的显著改善,纳入的研究证据质量为中等到低质量。综合分析显示,rTMS 在减少自杀意念方面具有显著的改善效果(*Cohen's d*=1.101, 95% *CI*: 0.757~1.447)。

MECT 被公认为是当前对严重自杀企图患者首选的治疗方法,但可能引起短期记忆损害等副作用。rTMS 在缓解抑郁症状和自杀意念方面具有显著疗效,特别是在重度抑郁发作患者中。

需要注意的是,物理治疗需由专业医生根据患者情况制定个性化方案,治疗过程中应密切监测患者情绪变化,必要时调整方案,且物理治疗通常作为辅助手段,需与药物治疗和心理治疗结合使用。总体而言,MECT 和 rTMS 均为抑郁障碍患者,尤其是高自杀风险患者的重要治疗选择。

（二）抑郁障碍非自杀性自伤的治疗

非自杀性自伤亦称蓄意自伤(delivery self-harm, DSH),属于自杀企图中最常见的一类表现,一般不等同于自杀,但发生率显著高于自杀,尤其是在青少年抑郁障碍患者中;同时约 1/10 的非自杀性自伤最终会自杀死亡(包括意外失手等),因此需要认真对待,积极干预。对于有自伤行为的患者必须仔细询问病史和全面的体格检查,对于自伤部位必须记录和检查,必要时需请外科或相关科室会诊处理,避免感染或其他并发症的发生。

1. 新型抗抑郁药　因为非自杀性自伤更多是情绪不稳或冲动性,并非自杀企图,因此抗抑郁治疗改善患者的抑郁焦虑症状仍是主要的策略。尤其是具有抗焦虑作用的新型抗抑郁药对这类患者可能有一定的疗效,如 SSRIs、SNRIs 等。

临床问题: 新型抗抑郁药能否有效降低非自杀性自伤的风险?

推荐意见: 新型抗抑郁药改善非自杀性自伤行为的疗效尚不明确 (2D)。

推荐意见说明:一项 Cochrane 综述针对有近期自伤行为的成人的随机对照试验对药物干预进行了分析[636]。研究共包括 7 项研究共 574 名参与者,评估了新一代抗抑郁药(如 SSRIs、SNRIs 等)对非自杀性自伤行为的影响,结果显示新一代抗抑郁药减少自伤行为的疗效不确定(*OR*=0.59, 95% *CI*: 0.29~1.19)。

2. 心境稳定剂　有研究证据显示,具有稳定心境作用的抗癫痫药(如丙戊酸盐、卡马西平、拉莫三嗪等）、锂盐，以及部分第二代抗精神病药（如喹硫平等）与抗抑郁药联合使用，对于部分患者有一定的症状改善。但需注意仔细全面评估病情，知情同意和注意监测药物不良反应，以及预防过量服药的自杀企图风险。

临床问题：心境稳定剂能否有效降低非自杀性自伤的风险？

推荐意见：心境稳定剂改善非自杀性自伤行为的疗效尚不明确（2D）。

推荐意见说明：一项 Cochrane 综述针对有近期自伤行为的成人随机对照试验对药物干预进行了分析[636]。研究共包括 7 项研究共 574 名参与者，评估了心境稳定剂对非自杀性自伤行为的影响，结果显示心境稳定剂减少自伤行为的疗效不确定（ $OR=0.99$, 95% CI: 0.33~2.95 ）。

3. 心理治疗　对非自杀性自伤行为可以选择心理治疗单用或与抗抑郁药联合，能有效减少自伤行为和减轻抑郁症状。但需要注意的是，自伤的影响因素众多，不仅仅与抑郁等情绪症状有关，或许更多地与创伤经历、环境应激、人格特征和认知等相关，因此，有资质的专业心理治疗师或许才能胜任对该类患者的有效处理，而不是简单的支持和理解。

临床问题：哪些心理治疗方法对非自杀性自伤具有改善作用？

推荐意见：辩证行为疗法能有效减少儿童青少年非自杀性自伤行为和减轻抑郁症状（1A），其他心理治疗对于非自杀性自伤的疗效并不明确（2D）。心智化疗法能够显著降低成人非自杀性自伤的复发率和频率（1A）。认知行为疗法、团体情绪调节治疗可能降低成人的非自杀性自伤行为（1B）。

推荐意见说明：一项纳入了 17 项试验、共 2 280 名参与者的 Cochrane 综述评估了心理治疗对儿童青少年非自杀性自伤行为的治疗效果[637]，结果显示辩证行为疗法在减少自伤行为方面优于其他疗法（ $OR=0.46$, 95% CI: 0.26~0.82 ），自伤行为发生率为 30%，低于常规治疗、增强型常规护理或替代心理治疗（43%）；认知行为疗法在减少自伤行为方面未见显著疗效，差异无统计学意义（ $OR=0.93$, 95% CI: 0.12~7.24 ）；心智化疗法在减少自伤行为方面的效果尚不明确（ $OR=0.70$, 95% CI: 0.06~8.46 ）；家庭疗法在减少自伤行为方面也未见显著疗效，差异无统计学意义（ $OR=1.00$, 95% CI: 0.49~2.07 ）。

一项纳入了 76 项试验、共 21 414 名参与者的 Cochrane 综述[638]评估了心理治疗对成人非自杀性自伤行为的治疗效果,结果显示个体认知行为疗法比常规治疗或其他对照组干预有较低的复发率（OR=0.35,95% CI:0.12~1.02）。但随着随访时间的延长（如 6 个月和 12 个月）,有一些证据表明:个体认知行为疗法可能减少自伤行为的发生,辩证行为疗法在减少自伤行为方面效果不确定,心智化疗法在减少自伤行为发生率和频率方面有较显著效果（OR=0.35,95% CI:0.17~0.73）,团体情绪调节治疗可能有减少自伤行为发生的疗效（OR=0.34,95% CI:0.13~0.88）。

（三）如何预防抑郁障碍的自杀与自伤

"珍惜生命,给予希望,远离绝望,缓解抑郁症状"是预防抑郁障碍自杀自伤的最重要理念和原则,不仅对医务人员而言,而且也是对患者及其家属也是如此,因此应该贯穿于整个的诊治过程之中。综合已有的证据支持和实践经验,推荐的预防抑郁障碍自杀和自伤的有效措施如下。

1. 监护人或家人陪护　减少孤独,身边有人陪伴,尤其是监护人或家人,获得一定的支持和帮助是降低自杀和自伤的重要和有效措施之一。因为有研究显示[627],绝望感和无助感往往是抑郁障碍患者自杀的高危预测因素之一,减少绝望和无助感,让患者感到现实世界仍有希望和有人愿意帮助他／她,可降低自杀和自伤的发生风险。

2. 延缓行动实施　消极观念在严重抑郁症状期间并不少见,往往与抑郁的严重程度成正比,而消极观念与自杀行动的实施,以及自杀死亡之间虽然密切相关,但并不一定成正比或因果关系。因此,对于有消极观念的抑郁障碍患者而言,如果其自知力完整、依从性好,可建议患者学会接纳消极观念而不是消灭轻生自杀的想法,但不轻率付诸行动,延缓实施,避免"一念之差"。绝大多数抑郁障碍患者经过积极抗抑郁治疗抑郁症状或睡眠症状等改善后,自杀或自伤行为的发生风险也会显著降低的。

3. 作息规律,包括饮食、睡眠和适当的运动　作息规律,包括健康饮食习惯、戒烟和控制有害饮酒、规律起居和充足的夜间睡眠,以及每周不少于150 分钟的中等强度以上的运动不仅有益于健康和预防抑郁障碍的复发,同时也是有效降低自杀和自伤风险的重要举措。

4. 规范的抗抑郁治疗　因为抑郁障碍的复燃和复发风险高,因此根据指南和循证证据选择有效的抗抑郁治疗方案,做到急性期缓解抑郁症状,巩固期和维持期预防复燃和复发,恢复病前社会功能,可以最大限度地降低因疾病的复发或症状残留等导致的自杀与自伤风险。

5. "守门员"培训 绝大多数自杀或自伤者在实施其行动计划前或多或少会向其身边的人流露过轻生或无意义,或探讨过人生的意义或价值,甚至看过医生或寻求过帮助,但身边的人并没有及时意识到风险。因此,培训家属、全科医生,以及相关人员对心理健康知识的了解和预防自杀、珍惜生命的重要性是非常必要的,因为他们是守护生命、预防自杀和自伤的"守门员"。

6. 减少自杀和自伤工具(或场合)的可获得性 抑郁障碍患者的自杀与自伤往往会借助工具来伤害自己,因此,全面了解和评估既往和目前的自杀企图计划和方法(如过量服药、自缢等),做好预防工作,如控制处方药量、刀剪等锐器的看管、避免独自登高楼或去水边等,减少患者使用这些工具(或场合)的可获得性,以降低自杀或自伤的发生。

7. WHO 建议的一些预防自杀、综合干预的措施 WHO 在"预防自杀全球要务"曾提出系统的预防自杀的策略,从卫生政策的制定、政府部门的参与和社区的联动,以及精神活性物质使用的控制等,尤其要重视自杀易感和高危人群(如精神障碍患者),并且在部分地区和国家的实践中行之有效。对于抑郁障碍的自杀预防也可参照应用。

抑郁障碍自杀的治疗汇总见表 3-6-2,抑郁障碍非自杀性自伤的心理治疗汇总见表 3-6-3。

表 3-6-2 抑郁障碍自杀的治疗汇总

推荐级别	自杀的治疗	证据级别
1级推荐	MECT(联合口服抗抑郁药)	A
	氯胺酮 / 艾司氯胺酮(联合口服抗抑郁药)	A
	锂盐(联合口服抗抑郁药)	B
	认知行为疗法、人际关系疗法和行为激活疗法(联合口服抗抑郁药)	B
2级推荐	rTMS(联合口服抗抑郁药)	B
	第二代抗精神病药(联合口服抗抑郁药)	B
	苯二氮䓬类药物(<4 周,低剂量辅助)	C

注:MECT,改良电休克治疗;rTMS,重复经颅磁刺激。

表 3-6-3　抑郁障碍非自杀性自伤的心理治疗汇总

推荐级别	非自杀性自伤的心理治疗	证据级别
1 级推荐	辩证行为疗法 [a]	A
	心智化疗法 [b]	A
	认知行为疗法 [b]	B
	团体情绪调节治疗 [b]	B

注：[a] 儿童青少年抑郁障碍患者伴非自杀性自伤行为；[b] 成人抑郁障碍患者伴非自杀性自伤行为。

（季建林）

第四章

特定人群的抑郁障碍

第四章

特定人群的抑郁障碍

| 第一节　儿童青少年抑郁障碍 |

! 要点提示

- 推荐认知行为疗法(1A)、人际心理疗法(1A)用于儿童青少年抑郁障碍治疗。氟西汀联合认知行为疗法比单独心理治疗疗效更佳(1A)。建议家庭疗法(2C)可用于儿童青少年抑郁障碍治疗。
- 推荐氟西汀适用于8岁以上儿童青少年抑郁障碍(1A)。舍曲林适用于6岁以上儿童青少年抑郁障碍(1A)。艾司西酞普兰适用于12岁以上青少年抑郁障碍(1A)。度洛西汀适用于12岁以上青少年抑郁障碍(2B)。
- 建议在症状或功能完全恢复8周后至少继续使用抗抑郁药物治疗6个月(1A),如需停药,应在6~12周内逐步减停,服药8周后疗效不佳,应改变治疗方案。治疗期间全程监测自伤自杀风险;建议服药前4周每周随诊一次,第5周起每2周一次随诊直到12周后。
- 重复经颅磁刺激(rTMS)联合抗抑郁药,可作为对抗抑郁药治疗无效或不耐受的儿童青少年抑郁障碍的治疗方式(2B)。对于重度抑郁伴有严重自杀等行为的青少年可考虑联用MECT治疗(2C)。
- 推荐中等强度有氧运动(持续6周、每次30分钟、每周4次)用于青少年抑郁障碍治疗(1B)。
- 儿童青少年抑郁障碍患者接受6~8周抗抑郁药物治疗或8~16次的心理治疗后抑郁症状减轻少于50%,可考虑药物治疗联用心理治疗、联用抗精神病药物、换用其他抗抑郁药、rTMS或MECT治疗(2C)。

一、儿童青少年抑郁障碍的概述

本章节讨论的儿童青少年主要为 18 岁以下未成年人,其中儿童为 6~11 岁,青少年为 12~17 岁。

除了和成人相同的抑郁症状,抑郁障碍儿童青少年也有自己的一些特点,其中学龄期儿童中占主要地位的临床症状为易激惹和挫折低耐受性,青少年更常表现为悲伤情绪、自主神经功能症状(睡眠及食欲异常、疲倦)和自杀倾向[243,639,640]。儿童青少年抑郁障碍这些特点表现增加了识别的难度,可进行筛查及全病程的评估,在诊断时也需注意与多种疾病相鉴别。在治疗上,儿童青少年因其特殊的年龄阶段,选择的治疗方式需更加谨慎。

(一)临床症状表现特点

1. 持续性的情绪低落和对于日常活动的兴趣减退。

2. 伴随明显的易激惹。

3. 注意力集中困难。

4. 躯体症状。

5. 心理社会风险因素存在,如童年期虐待或忽视、接触创伤事件、欺凌(无论是作为加害者还是受害者)、不良生活事件、过早承受压力、不安全的父母关系。

6. 注意力和决策力受损。

7. 反复出现有关死亡或自杀的想法。

8. 合并精神病性症状。

9. 合并适应不良行为,如自伤、进食障碍、物质滥用等伴随有心理社会功能损害,影响学校表现、与父母同伴的关系、日常活动和责任感。上述功能损害如果在儿童时期出现,将在青春期进一步加重。

10. 共病 ①精神障碍方面的共病:美国的一项全国流行病学调查发现,在诊断抑郁障碍的个体中,60% 以上存在至少一种精神方面的共病[641]，其主要的共病包括：焦虑障碍、ADHD、对立违抗性障碍或品行障碍、物质使用障碍。其中儿童期抑郁障碍更可能共病 ADHD 和分离性焦虑障碍，而抑郁青少年更易发生物质使用障碍。②普通内科疾病的共病：有研究报道青少年抑郁障碍可能与早发性动脉粥样硬化和心血管疾病有关[642]。

（二）鉴别诊断

1. 继发性心境综合征伴抑郁症状　脑器质性疾病、躯体疾病（特别是哮喘、慢性疼痛等）、药物和精神活性物质等，都易引起继发性心境综合征伴抑郁症状[643]。与抑郁障碍的鉴别要点：①本病有明确的病史、用药史，或者体格检查有阳性体征，并且相应的检验、检查有异常；②本病的抑郁症状随原发疾病的病情变化呈现平行关系，或在有关药物和精神活性物质停用后，抑郁症状相应好转。

2. 双相及相关情感障碍　相比于青少年或成人，儿童期的双相情感障碍早期不易发现，症状不典型；青少年的双相障碍通常始于抑郁综合征，但在精神科就诊的儿童青少年患者大多正在经历首次单相抑郁发作[644,645]。鉴别要点：①应评估有无亚临床的轻躁狂症状；②存在精神病或有双相及相关情感障碍的家族史时，特别是父/母的发病年龄 <25 岁，可能是其子女双相情感障碍发病的风险因素[644,646]。

3. 原发性精神病性障碍的抑郁症状　儿童青少年时期的原发性精神病性障碍与抑郁障碍有较强的遗传因素相关性[647]，因此本病和抑郁障碍之间存在症状重叠。但前者除了阴性症状，还有较为明显的阳性症状以及认知功能障碍[648]。

4. 神经发育障碍

（1）注意缺陷多动障碍（attention-deficit/hyperactivity disorder, ADHD）：主要表现思维或集中注意力的能力减弱、动机不足、决策困难、学习效率下降，上述症状多伴随情绪不稳定，受外界评价影响较大，需与抑郁障碍症状鉴别。两者鉴别要点是：①ADHD 多起病在 9 岁以前，随着进入青春期，部分患儿症状逐渐缓解，部分持续至成年；②ADHD 首发持续性注意缺陷和活动过多，情绪问题为继发出现，抑郁障碍则相反。

（2）孤独症谱系障碍（autism spectrum disorder，ASD）：与抑郁障碍的共同之处是对兴趣下降、社交下降、情绪问题，都可能伴有自我伤害行为[649,650]。两者鉴别要点是：①ASD 具有强烈的遗传倾向，临床医生应回顾三代以内的家族史；②ASD 患者大多有智力障碍和语言障碍症状；③ ASD 大多被发现和诊断在幼童时，而抑郁障碍主要发生群体为青少年和成年。

（3）适应障碍：适应障碍的特点，是对一种可确认的心理社会压力因素（如父母离异、学业失败或同伴问题）做出的反应，因此起病前多有明确的诱因。压力因素可以是单个事件，也可以有多个压力因素，一种压力因素可以反复发生，也可以持续存在。适应障碍若伴随明显的情绪低落不能简单归类为抑郁障碍。如果压力因素长期存在（如持续的父母冲突），那么伴情绪低落的适应障碍可持续超过 6 个月，则应首先考虑是否满足抑郁障碍的诊断。

（三）治疗原则

儿童青少年抑郁障碍治疗应依据筛查及评估结果按照病情严重程度个性化实施。轻度抑郁障碍首选心理治疗，辅以适量运动。中重度抑郁障碍或心理治疗无效时，建议药物治疗，可结合心理治疗，注意药物选择与知情同意。重度抑郁障碍则需综合药物治疗、心理治疗及物理治疗等多种治疗方式，根据病情及适应证评估风险后选择相应治疗方案。治疗过程中，需充分考虑患者个体、家庭及社会环境，家长与医生紧密合作，共同关注青少年心理健康，促进其健康成长。

二、儿童青少年抑郁障碍筛查

（一）筛查原则

虽然对儿童青少年抑郁的预防工作可能应该开始得更早[651]，但美国儿童和青少年精神病学学会（American Academy of Child and Adolescent Psychiatry，AACAP）和国际健康结果测量联盟专家共识均建议青少年从

12 岁开始每年进行抑郁障碍的筛查，美国预防服务工作组（United States Prevent Services Task Force，USPSTF）建议使用针对抑郁障碍的量表工具进行初步筛查，当在初级保健机构进行健康访视之前远程使用该工具和其他包含自杀项目的工具[640]。而针对 11 岁以下的儿童，USPSTF 不建议进行抑郁障碍筛查，但应在初级保健、学校或其他儿童服务环境中合理使用一般社会情绪筛查工具对儿童情绪症状进行早期识别[640]。AACAP 在 2022 年提出评估指南建议为了提高筛查效率，针对青少年的筛查建议可使用远程筛查（例如，需要个人信息登录的患者门户网络端），初始筛查工具建议使用 2 条目患者健康问卷（PHQ-2）；针对结果为阳性的个体进行线下 9 条目患者健康问卷（PHQ-9）及他评量表评定、访谈，并提倡针对自杀相关风险进行筛查[151]。

（二）筛查抑郁障碍工具

1. 2 条目患者健康问卷（PHQ-2） AACAP 的临床实践指南中，该量表首选用于面诊前的网络远程筛查[151]。

2. 9 条目患者健康问卷（PHQ-9）[652] 该量表在儿童青少年焦虑抑郁标准结果测量的国际共识中被作为首选推荐[653]，USPSTF 也同步推荐将该量表作为远程筛查后进行面诊筛查的首选量表[640]。

3. 儿童焦虑抑郁量表 -25 项（Revised Child Anxiety and Depression Scale，RCADS-25）[653] 美国国家精神健康协会（NIMH）推荐将该量表作为儿童青少年研究的结果衡量标准进行推荐，在临床或非临床环境均推荐使用进行症状评估，该量表自评版本应用年龄低至 8 岁。

4. 儿童抑郁评定量表（Children's Depression Rating Scale-Revised，CDRS-R）[654,655] CDRS-R 虽然在大型的 RCT 研究中有所应用[654]，但在针对量表结构有效性、反应性的研究方面，缺乏高质量证据[655]，因此仅作为症状群评估的次级推荐，其应用年龄范围为 6~12 岁。

儿童青少年抑郁障碍筛查流程见图 4-1-1。

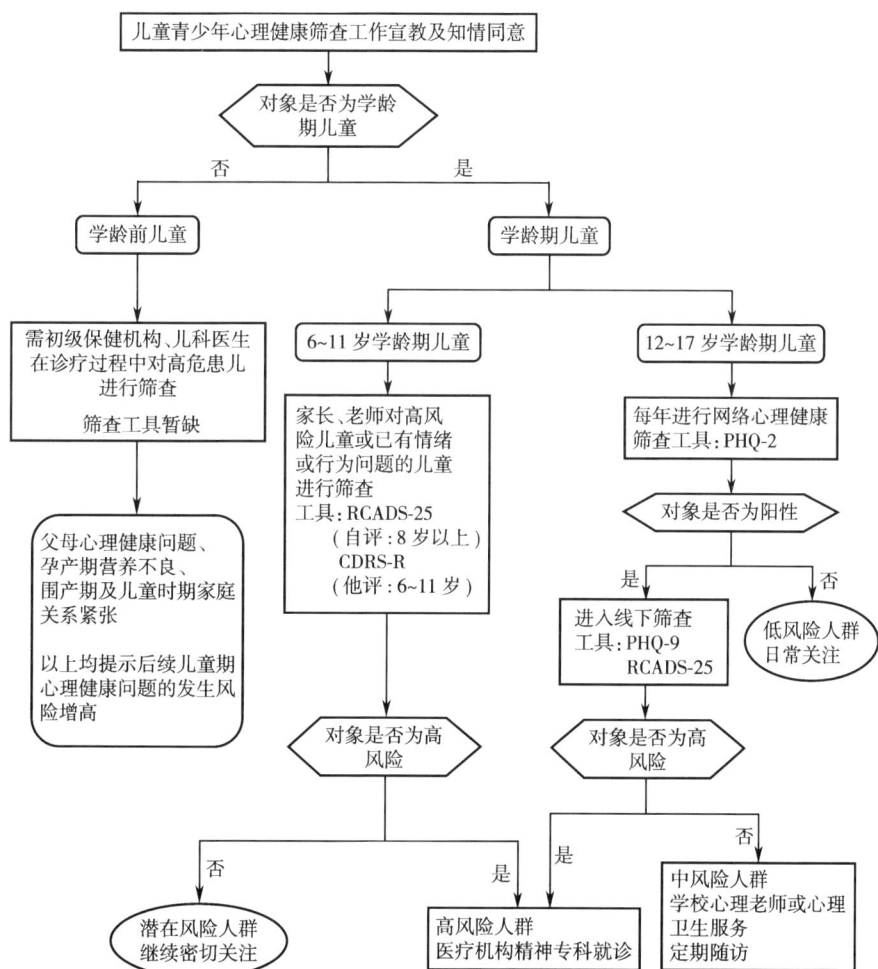

图 4-1-1　儿童青少年筛查流程

三、儿童青少年抑郁障碍诊疗的评估

（一）初步评估

对儿童青少年进行初次临床评估时,不仅需评估患者是否符合抑郁障碍诊断标准,还需评估其抑郁症状的严重程度、社会功能损害程度、既往抑郁发作情况等。进一步还需要详询患者是否有家族遗传史,是否共患其他躯体疾病。最后根据年龄阶段，对社会心理相关的风险因素及保护性因素进行评估。12 岁及以下的儿童，应详细询问患者的生长发育史、家庭关系、人际关系等，必要时也应评估学业压力、自伤行为等情况，针对风险因素应给予调整建议并加强保护性因素。对 12~17 岁的青少年患者，除上述问题外，还应详询患者是否有不良生活方式，并评估患者是否有自杀自伤、物质滥用、风险性行为等健康危险行为。若患者临床表现或辅助检查结果异常，有躯体疾病风险，则需进一步完善相关检查，评估患者抑郁症状是否由躯体疾病所致，并进行联合治疗。必要时可以联系相应专科会诊，共同制定诊疗方案。

在评估患者抑郁症状严重程度时，可使用儿童焦虑抑郁量表 -25 项（Revised Child Anxiety and Depression Scale, RCADS-25）[653]、儿童抑郁评定量表（Children's Depression Rating Scale-Revised, CDRS-R，适用于 6~12 岁）[654, 655]。

对患者进行更为详细的精神检查，着重评估患者共患其他精神障碍的情况（如焦虑障碍、强迫症、注意缺陷多动障碍、边缘型人格障碍等），必要时可以借助结构或半结构化访谈工具。目前临床工作者使用较多的是简明国际神经精神障碍交谈检查表儿童版（Mini-International Neuropsychiatric Interview for Children and Adolescents, MINI-KID），该手册目前在科研目的下应用更为广泛[656]。

非自杀性自伤行为在青少年儿童抑郁患者中流行甚广，专门针对青少年非自杀性自伤的临床风险评估工具不多，目前证明适用于青少年的较优评估量表工具主要有自残功能性评估（Functional Assessment of Self-Mutilation, FASM，适用于 12~18 岁）、亚历山大兄弟自伤冲动量表（the Alexian Brothers Urge to Self-Injure Scale, ABUSI，适用于 11~61 岁）、青少年冲动、自伤和自杀意念问卷（the Impulse, Self-harm, and Suicide Ideation Questionnaire for Adolescents, ISSIQ-A，适用于 11~19 岁）等；而目前临床更为常用的工具主要为涉及更多测量因素的结构化访谈工具，如渥太华自我伤害问卷（Ottawa Self-Injury Inventory, OSI，适用于 11~25 岁）等。目前大部分工具均于欧美开发完成，且缺乏其他国家及地区的验证，上述工具中 FASM 和 OSI 存在中文版本[657]。目前在借助工具预测自杀自伤风险方面的研究结果不一，并没有足够的证据建议任何一种工具的临床应用，尤其在实现临床预测上存在较大困难，临床医师直接评估优于使用任何结构化工具[658]。

（二）治疗过程评估

初次就诊后临床医生根据患者症状特点、严重程度、共患其他疾病情况，为患者制定治疗方案并展开随访。随访过程中临床医师应及时评估患者的疗效反应，及因治疗产生的不良反应。并进一步评估患者治疗依从性、社会功能水平，根据评估结果实时调整治疗方案。针对青少年儿童的社会功能，信效度良好的评估工具较多，但进行验证的范围常局限于国外部分地区，且不同量表针对的年龄段、测量的社会功能维度各不相同，因此难以形成统一的推荐意见[659]。

（三）疗效及预后评估

随访过程中观察患者疗效反应及症状变化。在该阶段也需评估患者治疗不良反应情况，同时需要评估患者社会功能恢复程度，并及时明确诊断。

儿童青少年抑郁障碍诊疗评估流程见图 4-1-2。

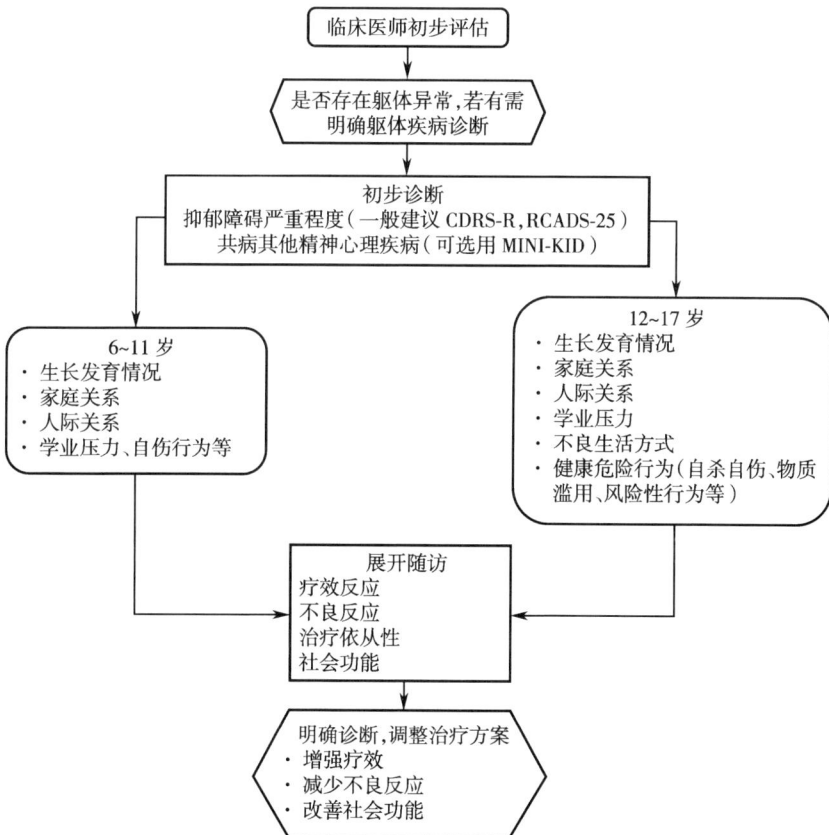

图 4-1-2　儿童青少年抑郁障碍诊疗评估流程

四、儿童青少年抑郁障碍的药物治疗

儿童青少年抑郁障碍因其特殊的年龄阶段，不同于成年人，抗抑郁药的使用需更加谨慎。

（一）儿童青少年抑郁障碍的抗抑郁药治疗

对轻度儿童青少年抑郁障碍患者，使用药物治疗应慎重。中重度儿童青少年抑郁障碍患者，建议使用抗抑郁药治疗。对心理治疗无效的儿童青少年抑郁障碍患者，推荐使用 SSRIs 抗抑郁药[660]，常用于儿童青少年抑郁障碍的药物包括氟西汀、舍曲林和艾司西酞普兰。度洛西汀也可用于 12 岁以上青少年抑郁障碍的治疗。关于帕罗西汀、文拉法辛[660]、氟伏沙明[457]、氯胺酮[661]、伏硫西汀[660]、安非他酮[662]、阿戈美拉汀[663]，有部分研究证据表明这些药物可能对儿童青少年抑郁障碍有一定疗效，但证据提示的安全性与疗效有限，部分存在耐受性问题，氯胺酮多用于疗效不佳抑郁障碍，应谨慎评估后使用。部分中成药，如圣·约翰草提取物[664,665]联合心理治疗、舒肝解郁胶囊[666,667]联合舍曲林用于青少年抑郁障碍的辅助治疗有一定疗效。

抗抑郁药的使用不仅可以减轻抑郁症状，同时可以改善儿童或青少年抑郁障碍患者的功能。但是，在对儿童青少年抑郁障碍使用抗抑郁药时，必须在取得患者父母及监护人的知情同意后，才能开具处方。

临床问题：哪些抗抑郁药可用于儿童青少年抑郁障碍的治疗？

推荐意见：推荐氟西汀（8 岁以上）、舍曲林（6 岁以上）、艾司西酞普兰（12 岁以上）（1A），建议度洛西汀（12 岁以上）（2B）用于儿童青少年抑郁障碍的治疗。

推荐意见说明：一项 2021 年发表纳入 26 项随机对照试验的荟萃分析[660]检验了氟西汀、舍曲林、艾司西酞普兰及度洛西汀治疗儿童青少年（6~18岁）MDD 的有效性。结果显示，氟西汀、舍曲林、艾司西酞普兰及度洛西汀治疗儿童青少年 MDD 均有一定疗效。

氟西汀，已证实对儿童青少年抑郁障碍具有疗效和安全性[660]，适用于

8 岁以上的儿童青少年。起始剂量为 10mg/d,根据病情需要,可在 1 周后加至 20mg/d。氟西汀联合 CBT 治疗将获得更好的短期治疗反应[276]。在为 8 岁以下的患者开具氟西汀为超说明书用药,需取得父母及其监护人的知情同意。

舍曲林,适用于 6 岁以上儿童青少年,有确切的疗效和安全性的证据[660]。起始剂量为 25mg/d,根据病情需要,可在 2~4 周内逐渐加量,剂量调整间隔应不小于 1 周,最大剂量为 200mg/d。舍曲林联合 CBT 具有更好的疗效和更少的不良反应[274]。

艾司西酞普兰,适用于 12 岁以上青少年抑郁障碍,有证据证实其疗效和安全性[660]。起始剂量为 10mg/d,根据病情需要,可在 2~4 周内加至 20mg/d。12 岁以下儿童应慎重使用艾司西酞普兰。

其他非 SSRIs 药物,度洛西汀对 12~17 岁青少年抑郁障碍有一定疗效[660],推荐起始剂量为 30mg/d,连续 2 周,在 2 周的时间点增加到 60mg/d,可在 4 周或更晚的时间点根据病情增加到 90mg/d,随后在 7 周或更晚的时间点根据病情增加到 120mg/d。常见副作用为恶心、嗜睡和食欲下降。

(二)儿童青少年抑郁障碍药物治疗时间

关于儿童青少年使用抗抑郁药维持治疗的研究报道较少。基于成人相关研究,建议儿童青少年抑郁障碍患者在症状或功能完全恢复 8 周后至少继续使用抗抑郁药治疗 6 个月[192]。如患者病情好转需停用抗抑郁药,应在 6~12 周内逐步停用。服药 8 周后仍显示只有部分反应,则应考虑改变治疗方案。减药停药过程中注意动态评估,病情波动时及时调整治疗方案。

(三)儿童青少年抑郁障碍药物治疗监测事项

由于 SSRIs 药物可能与患者的自杀相关行为(自杀倾向和自杀意念)和敌意(攻击性、对抗行为、易怒)有关[457],所以需密切监测患者的自杀相关行为和冲动。用药前需充分告知父母及其监护人此种情况,有类似迹象需立即就诊。此外,用药过程中需监测患者服药后病情的变化、药物不良事件的发生及服药依从性等。

建议服用抗抑郁药的前 4 周,应每周随诊 1 次,第 5 周起每 2 周随诊

1次,直到12周后[460,668]。对自伤自杀风险的监测需贯穿治疗全程。

五、儿童青少年抑郁障碍的心理治疗

不同严重程度的儿童青少年抑郁障碍患者均适合心理治疗,有助于改善患者的认知和抑郁症状,降低自杀率。心理治疗方法包括:认知行为疗法(cognitive-behavioral therapy, CBT)、青少年人际心理疗法(interpersonal psychotherapy for adolescents, IPT-A)、家庭疗法、问题解决疗法和支持性心理治疗。在儿童青少年抑郁障碍的主要心理治疗中,尚未充分证明哪种方案更优,通常选择CBT、IPT-A和家庭疗法作为初始治疗。

临床问题:哪些心理治疗可用于儿童青少年抑郁障碍的治疗?

推荐意见:推荐认知行为疗法(CBT)(1A)、人际心理疗法(IPT)(1A),建议家庭疗法(2C)用于儿童青少年抑郁障碍的治疗。氟西汀联合认知行为疗法的疗效优于单独心理治疗(1A)。

推荐意见说明:认知行为疗法(CBT)在青少年抑郁障碍的治疗中具有丰富的证据支持,其能够显著改善抑郁症状[669,670]。CBT的疗效与人际心理疗法(IPT-A)、家庭疗法、问题解决疗法和支持性心理治疗等其他干预手段相当[671]。除了传统的个体CBT外,其他形式的CBT,如团体认知行为疗法(group CBT)、计算机化认知行为疗法(CCBT)以及失眠认知行为疗法(cognitive behavioral therapy for insomnia, CBT-I),均被证明能有效缓解儿童青少年的抑郁症状[307,672,673]。急性期CBT的标准疗程通常为每周1次、共12~16次治疗,但具体治疗计划会根据患者的临床指征进行调整,并在不同研究中有所差异。

青少年IPT-A特别聚焦于当前与青少年抑郁密切相关的人际关系问题[286],尤其适用于那些由明确人际关系事件诱发或加重的抑郁发作。IPT-A在治疗青少年抑郁障碍方面展现出了确切的疗效。急性期IPT-A的标准疗程设定为每周1次、共12次的治疗,但同样地,治疗计划会根据患者的临床指征进行灵活调整,并在不同研究中呈现出一定的差异性。

　　家庭疗法包括治疗抑郁患儿,以及与患儿同住的其他家庭成员,研究显示家庭疗法对儿童青少年抑郁障碍治疗有效[306],治疗包括以下类型:基于家庭的人际心理疗法(7~12 岁)[674]、家庭聚焦治疗(7~14 岁)[675,676]、亲子互动治疗(3~11 岁)[677]等。家庭疗法的疗效与认知行为疗法、支持性心理治疗、精神动力疗法相当,对青少年更为有效[678]。

　　一项纳入 71 项 RCTs 试验的荟萃分析中,包括了 9 510 名年龄范围在 6~18 岁的儿童青少年,检验了抗抑郁药、心理治疗及其联合治疗在抑郁症急性期治疗中的疗效和可接受性。结果显示,氟西汀联合 CBT 在疗效上优于 CBT 单独治疗(SMD=-0.78, 95% CI: -1.55~-0.01)和精神动力学疗法(SMD=-1.14, 95% CI: -2.20~-0.08)。表明氟西汀联合 CBT 可能是治疗中度至重度抑郁症儿童和青少年的更佳选择[679]。

六、儿童青少年抑郁障碍的物理治疗

　　常见联合用于青少年儿童的物理治疗包括重复经颅磁刺激(rTMS)、改良电休克治疗(MECT),还有一些目前在国内开展较少的物理治疗,包括电针治疗等。

　　临床问题:rTMS 和 ECT 能否用于儿童青少年抑郁障碍的治疗?

　　推荐意见:重复经颅磁刺激(rTMS)联合抗抑郁药物,可作为对抗抑郁药物治疗无效或不耐受的儿童青少年抑郁障碍的治疗方式(2B)。对于重度抑郁伴有严重自杀等行为的青少年,可考虑联用改良电休克治疗(2C)。

　　推荐意见说明:重复经颅磁刺激(rTMS)已获美国 FDA 批准,推荐作为对抗抑郁药治疗无效或不耐受的儿童和青少年的联合治疗方案[341]。一项荟萃分析显示,rTMS 治疗对 10~25 岁的儿童青少年的抑郁障碍效果显著(Hedges'g=1.37, 95% CI: 0.85~1.90, P=0.001)[680]。治疗过程中的退出率较低(4%),最常见的副作用包括头痛(11.5%)、头皮不适(2.5%)、抽搐(1.2%)、情绪变化(1.2%)、疲劳(0.9%)和耳鸣(0.6%)。个性化设置刺激参数可以减少因疼痛而中断治疗的风险[680]。

一项关于疗效不佳心境障碍儿童青少年联合电休克治疗（ECT）的荟萃分析包括了41项研究，其中包括20个病例系列研究，2个病例对照研究和19个病例报告。这些研究显示，总体治疗反应率在51%~92%，患者平均接受了12次治疗。在样本量超过30的研究中，抑郁障碍的缓解率达到了70%~82%。研究中使用简易精神状态检查时未发现治疗后出现显著的认知障碍。大多数副作用轻微且短暂，未有死亡案例报告，表明ECT在治疗儿童和青少年情绪障碍中的安全性和有效性。尽管一般认为ECT对于这个年龄群体是安全的，但由于法律限制和知识认知的缺乏，其在青少年中的应用相对较少[687]。

rTMS用于治疗方案通常包括高频（10Hz）刺激左背外侧前额叶皮质或低频（1Hz）刺激右侧背外侧前额叶皮质，治疗频次可为每天1次或每隔1天1次，间隔一般不超过2天，总疗程次数为14~30次，持续时间为2~8周[681-686]。对于青少年接受ECT，必须符合以下标准：首先，确诊为严重的重度抑郁障碍；其次，表现出严重症状，如持续的顽固性自杀意念或自残行为；最后，年龄不低于12岁[688]。

七、儿童青少年抑郁障碍的补充治疗

除了广泛应用于临床的心理治疗、药物治疗、物理治疗，其他一些补充治疗，如饮食及运动对治疗儿童青少年抑郁障碍也有一定积极影响。

在饮食方面，镁、维生素B_{12}、纤维、水果、蔬菜和鱼类的饮食摄入量与抑郁症状呈一致的负相关，然而，维生素B_6、维生素C、维生素D、维生素E、铁、铜、锌、Omega-3脂肪酸、碳水化合物和膳食脂肪的摄入量与抑郁症状之间的关联证据较少[689]。口服补充维生素D_3、Omega-3、鱼油可能对减轻抑郁症状有积极影响[690]。大多数研究评估的是饮食作为补充治疗而非单一治疗在儿童发育阶段管理抑郁障碍的有效性。

运动作为补充治疗方面，中等强度有氧运动干预对青少年抑郁障碍具有显著的治疗效果。

临床问题：运动治疗能否用于青少年抑郁障碍的治疗？

推荐意见：推荐中等强度有氧运动（持续 6 周、每次 30 分钟、每周 4 次）用于青少年抑郁障碍的治疗（1B）。

推荐意见说明：针对青少年抑郁障碍的治疗，我们推荐将中等强度有氧运动纳入综合治疗方案中。根据多项试验及最新研究分析，持续 6 周、每次 30 分钟、每周 4 次的中等强度有氧运动干预对青少年抑郁障碍患者具有显著的治疗效果[384,691,692]。这一推荐基于一项纳入 15 项随机对照试验的荟萃分析，该分析涵盖了 1 331 名 12~18 岁的青少年，结果显示运动治疗组患者的抑郁症状较非运动治疗组有更为显著的减轻（$SMD=-0.57$，95% CI：$-0.90~-0.23$），进一步支持了中等强度有氧运动对青少年抑郁障碍患者的积极影响。特别是，对于年龄≥13 岁的青少年抑郁患者，有氧运动带来的获益更为显著。因此，中等强度有氧运动应被视为青少年抑郁障碍治疗的重要辅助手段。

八、儿童青少年疗效不佳抑郁障碍的处理建议

儿童青少年等特殊人群的除了具有抑郁障碍的一般临床特征以外，还具有其特征性症状及病理生理改变。因此，对于儿童青少年的临床治疗，尤其是疗效不佳患者的治疗应给予更多的关注。

儿童青少年抑郁障碍的初始治疗包括心理治疗、药物治疗或两者结合。循证证据表明：约 30% 的青少年抑郁障碍患者的治疗无法得到有效改善[693]。在接受 SSRIs 药物的初始治疗中，约 40% 的抑郁症青少年患者无反应[694]。

（一）定义

儿童青少年疗效不佳抑郁障碍被广泛定义为儿童青少年抑郁障碍患者对 2 个月抗抑郁药治疗疗程（相当于 40mg/d 氟西汀）或 8~16 次的心理治疗［认知行为疗法（CBT）或人际关系治疗（IPT）］后抑郁症状减轻少于 50%[693]。

（二）对于儿童青少年疗效不佳抑郁障碍患者的处理

1. 药物强化策略　当儿童青少年抑郁障碍患者对初始药物治疗表现出

部分反应（抑郁症状改善≥25%，但症状缓解仍然不足）时，可以选择联用抗精神病药物。在联用抗精神病药物前，临床医生需告知患者及监护人抗精神病药物强化治疗儿童青少年疗效不佳抑郁障碍的研究证据不足及其潜在的风险和副反应[693,695]。

2. 药物转换策略　当儿童青少年抑郁障碍患者对初始药物治疗没有反应（抑郁症状改善<25%）时，可以选择换用另一种抗抑郁药[695]；现有研究表明氯胺酮可以快速减轻青少年的抑郁症状[696]，但存在目前相关的研究样本量小，缺乏远期安全性评估和成瘾性的风险，应慎用。

3. 心理治疗强化策略　可以选择在抗抑郁药治疗的同时联合使用强化心理治疗策略，如系统式家庭疗法，个体或团体CBT，针对青少年的人际关系心理治疗等。

4. 物理治疗策略　可以选择合并使用MECT、rTMS等神经调控方法进行治疗，这在儿童青少年具有一定的安全性[688,697]。

临床问题：儿童青少年抑郁患者初始疗效不佳时，应如何治疗？

推荐意见：儿童青少年抑郁障碍患者接受6~8周的抗抑郁药治疗或8~16次的心理治疗后，抑郁症状减轻少于50%属于初始疗效不佳。可考虑药物治疗联用心理治疗、联用抗精神病药物、换用其他抗抑郁药、rTMS或MECT治疗（2C）。

推荐意见说明：一项总结儿童青少年治疗疗效不佳抑郁障碍的系统综述显示[693]，在针对儿童青少年治疗疗效不佳抑郁障碍的治疗上，认知行为疗法联合药物治疗方案的应答率（54.8%，95% CI：47%~62%）高于单独更换药物治疗方案（40.5%，95% CI：33%~48%，P=0.009）。早期联合使用非典型抗精神病药物可能有潜在益处（10名接受联合用药的患者中5名有改善，而153名未接受联合用药的患者中有27名有改善）。改用另一种抗抑郁药加CBT会导致更高的有效率。AACAP指南建议，在对出现严重抑郁症状的青少年药物治疗疗效不佳后，可以考虑使用ECT。经颅磁刺激（TMS）越来越多地用于治疗对初始治疗策略没有反应的青少年抑郁症。

一项纳入41项研究的荟萃分析[688]，包括20项为病例系列研究，2项病例对照研究，19项病例个案报告，旨在探究ECT用于儿童和青少年疗效不佳情绪障碍的有效性和副作用。结果显示总体治疗有效率在51%~92%，对抑郁障碍的有效率在70%~82%，表明ECT对于治疗儿童和青少年的情绪障碍是安全和有效的，对于病情严重和疗效不佳的病例应予以考虑。需说明的是除了个案报告中有8~9岁患者接受ECT治疗，仅1项回顾性病例研究纳入了最低10岁的患者，其他研究的纳入人群均为12岁及以上。因此仍然建议接受ECT的患者年龄不低于12岁。

综上，儿童青少年抑郁障碍治疗路径见图4-1-3，治疗推荐见表4-1-1。

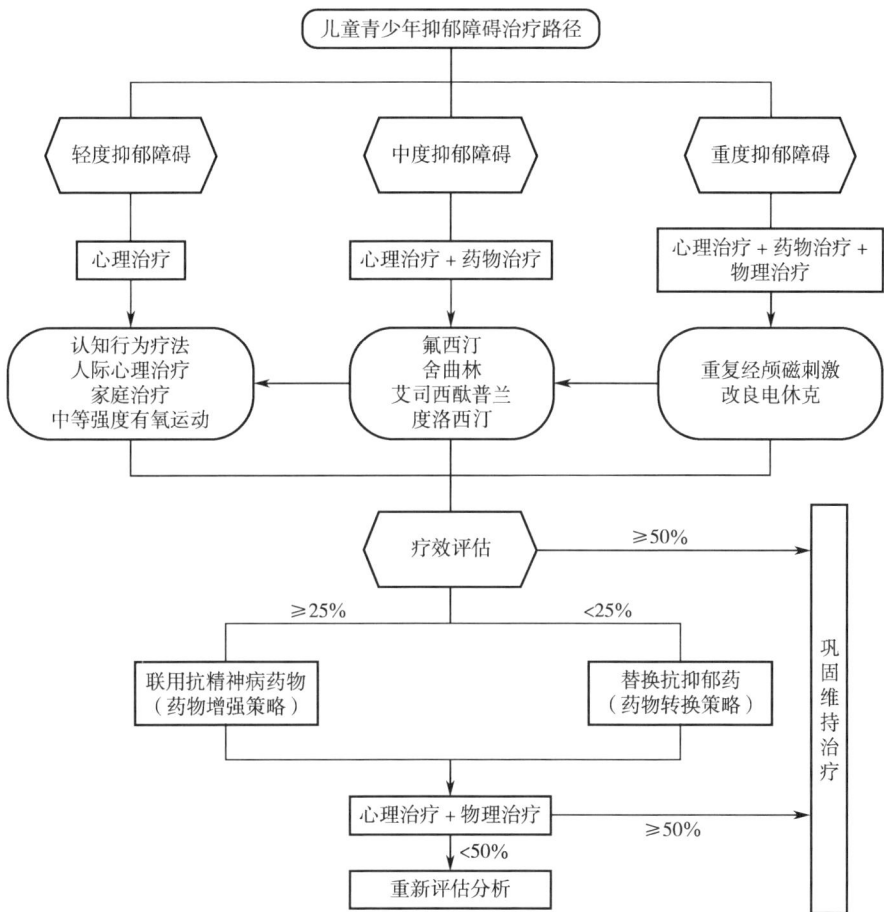

图4-1-3 儿童青少年抑郁障碍治疗路径

表 4-1-1　儿童青少年抑郁障碍的治疗汇总

推荐级别	儿童青少年抑郁障碍的治疗	证据级别
1 级推荐	认知行为疗法	A
	人际心理疗法	A
	氟西汀联合认知行为疗法	A
	氟西汀用于 8 岁以上儿童青少年	A
	舍曲林用于 6 岁以上儿童青少年	A
	艾司西酞普兰用于 12 岁以上青少年	A
	中等强度有氧运动	B
2 级推荐	度洛西汀用于 12 岁以上青少年	B
	rTMS 用于对抗抑郁药治疗无效或不耐受的儿童青少年	B
	家庭疗法	C
	MECT 用于重度抑郁伴有严重自杀等行为的青少年	C
有部分证据	帕罗西汀、文拉法辛、氟伏沙明、氯胺酮、伏硫西汀、安非他酮、阿戈美拉汀、圣·约翰草联合心理治疗、舒肝解郁胶囊联合舍曲林	

（况利）

第二节　女性抑郁障碍

一、经前期烦躁障碍

❗要点提示

- 经前期烦躁障碍（PMDD）是经前期综合征（PMS）的一种更严重形式，PMS 通常程度较轻可以耐受，而 PMDD 可能导致极端的情绪变化，影响日常生活并损害人际关系。
- 对于经前期烦躁障碍患者，推荐使用 SSRIs 抗抑郁药治疗，当应用于青少年时需关注自杀风险（1A）；推荐采用认知行为疗法（CBT）（1B）；建议经个体化评估使用复方口服避孕药（COCs），规律运动（有氧运动等多种锻炼方式）、营养补充（维生素 B_6、钙、锌）治疗，均可改善 PMDD 相关症状（2C）。
- 对于有严重、难治性经前期症状的成人，建议使用促性腺激素释放激素激动剂（GnRHa）治疗，绝经前女性应联合性激素补充（2C）。

（一）概述

经前期烦躁障碍（premenstrual dysphoric disorder，PMDD）是指反复在月经开始前几天出现的情绪不稳定、易激惹、抑郁或焦虑情绪、躯体症状或认知受损的一类疾病，症状常在月经开始后约 1 周内变得轻微或消失，给患者带来痛苦体验或影响患者的日常社会功能[3]。PMDD 是经前期综合征（premenstrual syndrome，PMS）的一种更严重形式，PMS 通常程度较轻可以耐受，而 PMDD 可能导致极端的情绪变化，影响日常生活并损害人际关系。

ICD-10 未纳入此病，ICD-11 中将其归类于泌尿生殖系统疾病中。DSM-5 中 PMDD 从 DSM-Ⅳ的附录部分移至作为抑郁障碍的一种类型（625.4）。

在社区人群研究中，PMDD 的患病率约为 1.2%~6.4%[3]；PMDD 患病率受文化、种族等因素影响；在我国，PMDD 患病率约为 2.1%[698]。

（二）病因和发病机制

1. 性激素　PMDD 的确切病因未明。患有 PMDD 的女性与无症状女性外周卵巢激素水平没有显著差异，因此 PMDD 症状可能是对正常月经周期激素波动的大脑异常反应，其生物学机制是多因素的，遗传和环境因素的交互作用可能增加了神经生物的易感性[699]。孕酮及其代谢产物四氢孕酮（allopregnanolone，ALLO）可能起到重要作用[700]。ALLO 对 GABA-A 受体有高亲和力，显著增强 GABA 对受体的作用，产生快速抗焦虑和抗抑郁作用。但在 PMDD 中，ALLO 似乎对 GABA-A 受体有一种矛盾的影响，在内源性黄体期导致负性的情绪症状[701]。SSRIs 药物在 PMDD 中能产生不同于其他情绪障碍的快速抗抑郁机制，可能与 SSRIs 和 ALLO 合成酶的特异性作用相关[702]。

2. 神经递质失调　PET 研究发现，健康对照组脑干中缝核 5-羟色胺 1A（5-HT$_{1A}$）受体的结合力从卵泡期到黄体期发生了改变，而 PMDD 女性缺乏变化，表明 PMDD 女性存在血清素调节异常[703]。质子磁共振波谱研究显示，健康对照组的皮质 GABA 水平从卵泡期到黄体期呈下降趋势，而在 PMDD 患者中则呈上升趋势[704]。

3. 炎症　经前综合征女性患者的超敏 C 反应蛋白[705]、外周促炎白细胞介素和肿瘤坏死因子 α（TNF-α）水平升高[706]。肠道微生物群在月经周期中会随着经前症状的严重程度而变化[707]。支持炎症机制的另一个原因是使用抗炎药物可以缓解 PMDD 的相关症状[708]。

4. HPA 轴　Klusmann 等人的荟萃分析显示，HPA 轴在黄体期比卵泡期表现出更强的反应性[709]。这也与黄体期的皮质醇水平的升高有关。Hou 等人发现经前综合征患者清晨的皮质醇下降[710]。而含雌激素的药物可能有效改善 HPA 轴功能[711]。

5. 基因　经前综合征在单卵双胞胎中的患病率为 43.0%，在双卵双胞胎中的患病率为 46.8%。以先证者为基础的经前综合征一致性单卵双胞胎（0.81）高于双卵双胞胎（0.67），这表明存在较强的遗传效应[712]。Huo 等人发现雌激素受体 α 基因多态性，并推测这可能会使 PMDD 女性对激素的敏感性不同[713]。

6. 心理社会因素 压力和创伤暴露史也与 PMDD 的发病有关[714]。一项针对近 4 000 名女性的研究发现,创伤和创伤后应激障碍与 PMDD 独立相关[715]。身体和情感虐待与中度至重度 PMS/PMDD 之间存在较强的相关性[701]。

（三）临床表现

1. 症状及特征 PMDD 为反复于月经来潮前出现,并在月经来潮后缓解或消退的以情绪症状为主要特征的一类精神障碍;核心症状为心境不稳定、易激惹、烦躁不安和焦虑,其他可能的症状包括活动兴趣下降、注意力难以集中、精力低下、睡眠或食欲改变、不知所措或失控感以及躯体症状,如乳房疼痛、关节疼痛和腹胀等。

2. 影响与风险 PMDD 给患者带来显著困扰或干扰其社会功能[699],如可能表现为与亲密伴侣关系的不和谐以及与儿童、其他家庭成员或朋友的关系问题,生活质量受损。荟萃分析表明患有 PMDD 的女性自杀风险较高[716]。冲动控制能力受损和人际交往功能的受损可能会导致患有 PMDD 的女性更容易自杀。

（四）诊断与鉴别诊断

1. 诊断 PMDD 的主要诊断要点是临床症状出现和消退时间与月经周期密切相关,且必须出现情绪症状和功能损害。

根据 DSM-5[3],诊断标准为患者在过去 1 年绝大多数月经周期中,必须符合以下各条。

A. 在大多数的月经周期中,在月经开始前 1 周出现至少下列 5 个症状;症状在月经开始后几天内症状开始改善,在月经结束后的 1 周内变得轻微或不存在。

B. 必须存在下列 1 个(或更多)症状。

a. 明显的情绪不稳定(例如,情绪波动、突然感到悲伤或流泪,或对拒绝的敏感性增强)。

b. 明显的易激惹或愤怒或人际冲突增多。

c. 明显的抑郁心境、无望感或自我贬低的想法。

d. 明显的焦虑、紧张和 / 或感到烦躁或有濒临深渊的感觉。

C. 必须另外存在下列 1 个（或更多）症状,结合诊断标准 B 的症状累计符合 5 个症状。

a. 对日常活动的兴趣下降（例如,工作、学校、朋友、爱好）。

b. 主观感觉注意力难以集中。

c. 嗜睡、易疲劳或精力明显不足。

d. 明显的食欲改变,暴饮暴食或对特定食物的渴求。

e. 睡眠过多或失眠。

f. 感到被压垮或失去控制。

g. 躯体症状,如乳房疼痛和肿胀,关节或肌肉疼痛,感觉"肿胀"或体重增加。

D. 这些症状导致有临床意义的显著痛苦,或干扰了工作、学习、日常的社交活动或与他人的关系。

E. 这种障碍不仅仅是其他障碍症状的加重,如 MDD、惊恐障碍、持续性抑郁障碍或某种人格障碍（尽管可以与这些障碍中的任何一种同时发生）。

F. 诊断标准 A 应该在至少 2 个症状周期中是通过前瞻性的日常评估予以确认（注:在确认之前可以作出临时诊断）。

G. 这些症状不能归因于某种物质（如滥用的毒品、药物）的生理效应或其他躯体疾病（如甲状腺功能亢进）。

2. 评估工具的应用

（1）前瞻性量表:DSM-5 要求至少连续 2 个月的前瞻性症状评分来证实 PMDD 的诊断。这些前瞻性评分用于确定症状的周期性,从而将 PMDD 与其他抑郁障碍区分开来,目前在 PMDD 的临床研究中较为广泛使用的有:①问题严重程度每日记录表（Daily Record of Severity of Problems, DRSP）[717],此表是为辅助 PMDD 诊断和评估而设计的,通过评定 11 个心理和躯体症状（包括 21 个独立条目）和 3 个由症状引起的功能损害的具体类型（3 个条目）来评估月经周期各个阶段的症状和损伤的严重程度。②经前期心境症状的视觉模拟量表（a Revised Visual Analog Scale for Pre-menstrual Mood Symptoms）[718],修订版本与 DSM-Ⅳ 诊断标准中的 PMDD 定义相接近,可对经前期症状严重程度进行有效且可靠的测量。

③经前期紧张综合征评估量表（the Premenstrual Tension Syndrome Rating Scales，PMTS），分为经前期紧张综合征评估量表 - 观察者版（PMTS observer rating scale，PMTS-O）和经前期紧张综合征评估量表 - 自我报告版（PMTS self rating scale，PMTS-SR），其中自我报告版本现已升级为经前期紧张综合征评估量表 - 视觉模拟量表（PMTS visual analogue scale，PMTS-VAS）[719]。④其他常用评估方法还包括：每日症状评估（Daily Symptom Rating，DSR）、经前期体验日历（the Calendar of Premenstrual Experiences，COPE）等[720]。

（2）回顾性量表：目前常用的有经前症状筛查工具（PSST），该工具包括 14 个经前症状评分、5 条功能损害程度评分，回顾性评估过去一个月经周期的经前症状和功能损害；PSST 包括成人和青少年版本[721]。其他回顾性量表还有：月经不调问卷（Menstrual Distress Questionnaire，MDQ）、经前评估表（Premenstrual Assessment Form，PAF）等。

3. 鉴别诊断　在经前期，很多躯体疾病（如偏头痛、哮喘、过敏症、癫痫）或其他精神障碍（如抑郁障碍、双相障碍、焦虑障碍、神经性贪食、物质使用障碍）可能加重，但如果在月经后的间隔期间并无症状消退阶段，则不考虑诊断 PMDD。只有症状和功能改变符合 PMDD 的特征性表现，并且明显有别于其他现患躯体或精神障碍的症状时，才额外给予 PMDD 的诊断。

（1）经前期综合征（PMS）：不需要诊断标准 B 和 C 中的至少 5 种症状，也不需要与心境相关的症状，通常程度较轻也更为常见，患病率约 20%。当个体在经前期具有躯体和行为症状，但没有情感症状时，可能符合 PMS 的诊断标准，而不是 PMDD。

（2）甲状腺疾病：甲状腺功能异常在女性中常见，常常会伴随情绪症状，患者可能会在数周、数月甚至更长时间内逐渐出现甲状腺功能亢进或甲状腺功能减退的相关生理和精神症状。而经前期烦躁障碍（PMDD）的症状主要集中在月经周期的黄体期，月经来潮后会明显缓解。实验室检查结果可辅助鉴别。

（3）焦虑障碍：广泛性焦虑障碍的焦虑是持续性的，患者往往对多种生活事件、日常琐事等过度担心，这种焦虑情绪持续存在至少 6 个月。惊恐障碍的焦虑发作是突然出现的、不可预测的惊恐发作，均没有与月经周期相关的触发因素。PMDD 除了焦虑症状外,还会有其他经前的情绪、躯体症状,如情绪低落、易激惹、乳房胀痛等。

（4）双相障碍、抑郁障碍:PMDD 的情绪变化主要是在月经周期黄体期出现的抑郁、易激惹等,一般在月经来潮后缓解,是一种周期性发作模式,且其严重程度较轻,没有典型的抑郁、躁狂或轻躁狂发作。因为月经来潮构成了容易记忆的事件,诊断中不应只依赖于回顾性症状报告,前瞻性日常评估十分重要。

（五）治疗

因发病机制不清,PMDD 尚无根治性治疗方法。治疗目标主要是缓解经前病理情绪和躯体症状。需要考虑的因素包括症状的严重程度、对既往治疗的反应、避孕需求、受孕计划和治疗方式的偏好等[722]。

临床问题:经前期烦躁障碍（PMDD）应如何治疗?

推荐意见:对于经前期烦躁障碍患者,推荐使用 SSRIs 抗抑郁药治疗,当应用于青少年时需关注自杀风险（1A）;推荐采用认知行为疗法（CBT）（1B）。建议经个体化评估使用复方口服避孕药（COCs）,规律运动（有氧运动等多种锻炼方式）、营养补充（维生素 B_6、钙、锌）治疗,均可改善 PMDD 相关症状（2C）。

对于有严重、难治性经前期症状的成人,建议使用促性腺激素释放激素激动剂（GnRHa）治疗,绝经前女性应联合激素补充（2C）。

推荐意见说明:一项纳入 34 项随机对照试验包含 4 563 名被诊断为 PMDD 的女性的荟萃分析显示[723],比较了氟西汀、帕罗西汀、舍曲林、艾司西酞普兰和西酞普兰与安慰剂。与安慰剂组相比,SSRIs 组更能有效地降低总体自评症状（$SMD=-0.57$, 95% CI: $-0.72\sim-0.42$, $I^2=51\%$）,且持续给药比仅在黄体期治疗更有效,故作 1 级推荐,但应用于青少年需注意自杀风险。在一项关于心理干预的 9 项低质量随机对照试验（CBT、患者教育、症状监测）对经前期症状影响的荟萃分析中[724],CBT 是唯一与对照组相比焦虑和抑郁症状得分显著降低的干预措施（$SMD=-0.55$, 95% CI: $-1.05\sim-0.05$）。一项纳入 9 项 RCTs 安慰剂对照试验的荟萃分析[725],比较了包含不同孕激素含量的 COCs,结果显示,COCs 使用与整体经前症状严重程度和功能损害的改善相关（$SMD=0.22$, 95% CI: $-0.06\sim0.47$）,但证据质量低,故作 2 级推荐。另一篇系统综述纳入了 12 项 COCs 治疗 PMDD 的试验及 17 项用 GnRHa 治疗 PMDD 的试验[722]，COCs 在 PMDD 中的疗效也是肯定的。尽管 GnRHa 治疗 PMD 症状也有明显效果，但 GnRHa 与低雌激素的不良效应相关，特别是血管舒缩症状和骨密度降低，因此作为 2 级推荐，用于成人严重和难治 PMDD 的治疗。当绝经前个体使用 GnRHa 时，鼓励激素补充以防止与低雌激素状态相关的副作用。2020 年，一项对 17 项随机和非随机研究包括 8 817 名女性的系统综述发现[726]，规律运动（包括有氧运动、健身、游泳、瑜伽、普拉提和八段锦）与经前症状的改善有关，特别是焦虑、愤怒、一般疼痛、便秘和乳房不适。锻炼通常每周 3~5 次，每次至少 20~90 分钟。一项纳入 14 项针对 PMS 研究（8 项干预性研究和 6 项观察性研究）的系统综述显示[727]，PMS 患者的血清钙水平较低，钙补充剂可以显著改善 PMS 及其相关症状，纳入研究使用的钙剂为 1 000~1 200mg/d。一项最新发表的系统综述[728]纳入了 31 项 RCTs，年龄从 15 岁到 50 岁不等的 3 254 名参与者，涉及不同营养治疗方式。结果显示维生素 B_6（≥50mg/d），或钙剂（≥1 000mg/d），或锌（≥30mg/d）治疗对经前综合征的心理症状有显著的积极影响，疗程平均在 2~3 个月。不建议大剂量持续补充以避免不良反应，因此根据研究中平均使用剂量确定了建议的剂量范围，维生素 B_6（50~100mg/d），钙剂（1 000~1 200mg/d），锌（30~50mg/d）。没有足够的证据支持维生素 B_1、维生素 D、全谷物碳水化合物、大豆异黄酮、膳食脂肪酸、镁、多种维生素补充剂或 PMS 特定饮食作为干预推荐。

1. 药物治疗

（1）抗抑郁药：SSRIs 是 PMDD 的一线治疗药物。目前，氟西汀、舍曲林和帕罗西汀已被美国 FDA 批准用于 PMDD 的治疗。常见不良反应包括恶心、乏力、疲劳和性功能障碍。SSRIs 无论是只在黄体期服用还是连续服用，对症状缓解均有效，有证据表明连续服用比只在黄体期服用更有效。间歇性治疗（只在黄体期给药，从排卵开始直至月经来潮）可能对易激惹、情绪不稳和情绪波动有用，而对抑郁情绪和躯体症状的作用较弱。抑郁情绪和躯体症状可能需要更长的 SSRIs 治疗时间才能改善。但对于有副作用或担忧费用的女性来说，间歇给药（即在月经周期的黄体期或从症状开始到月经开始）可能是更好的选择。

青少年患者使用SSRIs会增加自杀风险,但使用SSRIs并不是绝对禁忌证,因为通过密切监测自杀倾向,总体的潜在益处超过了潜在的危害。给青少年或年轻人处方SSRIs,应监测患者自杀意念和自杀行为的发作或恶化,特别是在治疗开始的最初几个月以及增加或减少药物剂量时,必要时应转诊到精神专业机构。

（2）抑制排卵:复方口服避孕药(combined oral contraceptives, COCs)被认为是PMDD的二线治疗方案,目前首选的复方口服避孕药为屈螺酮3mg/炔雌醇20μg,用24+4(服药24天、停药4天)或连续给药方案,常见的副作用是恶心、经间期出血和乳房疼痛。2012年美国FDA警告含屈螺酮的复方口服避孕药与更高的静脉血栓栓塞风险有关,因此考虑启动复方口服避孕药的女性需要进行个体化的风险评估。定期进行妇科检查,监测身体状况,确保避孕药适合长期使用。有血栓倾向、高血压、乳腺增生等疾病的患者需谨慎使用。

促性腺激素释放激素激动剂(Gonadotropin-Releasing Hormone Agonist, GnRHa)适用于症状严重的PMS/PMDD患者,尤其是那些对其他治疗方法(如口服避孕药、抗抑郁药等)无效或不能耐受的患者。常用的GnRHa包括亮丙瑞林(3.75mg肌内注射)和戈舍瑞林(3.6mg皮下注射),通常每月给药一次。GnRH激动剂会抑制内源性雌激素的分泌,尤其是可能导致绝经前女性出现骨质疏松,因此常联合低剂量的雌激素和孕激素进行补充治疗,以降低激素波动。长期使用可能增加骨质疏松的风险,因此建议在治疗期间补充钙剂和维生素D,并定期进行骨密度检查。

COCs和GnRHa的使用均应在专业医生的指导下进行,以确保安全和有效。

（3）其他药物:非甾体抗炎药(NSAIDs)可用于治疗经前期疼痛症状。其他药物或营养补充剂如维生素B_1、维生素D、大豆异黄酮、中药可能有效。但上述方法仍需更多的证据支持。

2. 心理治疗　认知行为疗法是针对经前期症状研究最多的社会心理干预方法,并被纳入经前疾病管理专家指南的推荐治疗选择[722]。但其证据来自较老的、低质量的随机对照试验和具有严重方法学限制的随机试验。暂无其他心理治疗方式治疗PMDD的充分证据。

3. 运动疗法 规律运动(如有氧运动、健身、瑜伽等)与经前期症状的改善有关。运动可以通过多种途径减少经前症状,包括对内啡肽、皮质醇和卵巢激素水平的影响[726]。虽然关于运动获益大小、最有效的运动类型和持续时间还需要更多更高质量的研究来证实,但考虑到常规运动对健康的益处,可以被视为整体治疗方法的一部分,特别是对于那些有药物治疗禁忌证的患者。由于目前还不清楚一种运动是否比另一种运动更有利于改善经前期症状,因此应该鼓励患者进行自己感兴趣的运动。临床研究中,规律运动多为每周 3~5 次,不同方式每次 20~90 分钟不等。也可参考《中国人群身体活动指南(2021)》[729]中对青少年和成年人的日常运动建议。

4. 其他治疗方式

(1)饮食调节:增加碳水化合物或蛋白质的摄入被认为可以增加色氨酸,导致血清素水平增加,但临床证据尚不足。

(2)手术干预:包括全子宫切除术和双侧附件切除术,是一种永久性的治疗,仅限于对常规干预措施无反应或不耐受的重度病例、经过专业谨慎评估明确获益大于风险时方可考虑。

(3)其他非药物治疗:包括针灸和穴位按压等也有利于改善女性的经前症状,证据尚不充分。

综上,经前期烦躁障碍治疗推荐见表 4-2-1。

表 4-2-1 经前期烦躁障碍治疗汇总

推荐级别	经前期烦躁障碍的治疗	证据级别
1 级推荐	SSRIs 连续或间歇给药(用于青少年需关注自杀风险)	A
	CBT	B
2 级推荐	口服避孕药(COCs)(需个体化评估)[a]	C
	规律运动	C
	补充维生素 B_6	C
	补充钙剂	C
	补充锌	C
	促性腺激素释放激素激动剂(GnRHa)[b]	C

续表

推荐级别	经前期烦躁障碍的治疗	证据级别
有积极证据	补充维生素 B_1	
	补充维生素 D	
	补充大豆异黄酮	
	中医（针灸、穴位按压），中药	
	饮食调节（增加碳水化合物或蛋白质摄入）	

注：[a]需个体化评估用药风险，有血栓倾向、高血压、乳腺增生等疾病的患者需谨慎使用；专业医生指导下进行。[b]绝经前女性应联合激素补充，长期使用补充钙剂和维生素 D，并进行骨密度检查；专业医生指导下进行。

二、围产期抑郁症

!) **要点提示**

- 对围产期抑郁症的筛查，推荐在首次产前检查、孕早期（孕 12^{+6} 周前）、孕晚期（28 周至分娩）和产后访视（产后 42 天内）进行。使用有效的筛查工具如爱丁堡产后抑郁量表（EPDS）或 9 条目患者健康问卷（PHQ-9）（1A）；对于围产期抑郁筛查阳性的孕产妇，应由专业人员开展进一步评估和诊断。筛查抑郁程度为重度或有自伤自杀风险的患者，应转至精神专科就诊（1A）；建议在有经验的精神科医生和产科医生的协作下，对存在高危因素的孕产妇进行多次筛查（2C）。

- 围产期抑郁症应遵循"全程管理、分级诊疗、多学科协作、综合干预、个体化治疗、保障孕产妇和胎儿/婴儿的安全"为治疗原则。

妊娠期抑郁症的治疗

- 推荐心理治疗作为妊娠期抑郁症的一线预防和治疗方法。认知行为疗法（CBT）、人际心理疗法（IPT）可作为首选（1A）。经过培训的同伴支持可预防和治疗围产期抑郁症状（1B）。以 CBT、正念疗法和行为激活疗法为核心的数字健康干预，是易于获取的有效自助方式（1B）。

- 对于中重度妊娠期抑郁症,如拒绝心理治疗、经心理治疗病情无改善或伴明显自杀风险时,经个体化风险 - 获益评估后启动抗抑郁药物治疗,用药期间应持续进行风险 - 获益评估(1A)。

- 建议将 SSRIs 中的舍曲林、西酞普兰或艾司西酞普兰作为妊娠期抑郁症首选治疗药物(2A),疗效或耐受性不满意时,可以考虑其他 SSRIs(帕罗西汀除外)、SNRIs(地文拉法辛、文拉法辛、度洛西汀)治疗(2C)。

- 对于希望避免药物治疗的妊娠期抑郁症患者,推荐亮光治疗(BLT)(1B)。重复经颅磁刺激(rTMS)治疗(2B),经颅直流电刺激(tDCS)也可考虑(2D)。

- 对于重度、伴精神病性或高自杀风险的妊娠期抑郁症患者,如药物治疗无效或不适合时,推荐进行电休克治疗(ECT),治疗应在麻醉科、精神科和产科密切合作的多学科护理团队支持下进行,以确保母亲和胎儿的安全(2C)。

- 低强度运动[代谢当量[(METs)<450min/ 周)]可预防和改善妊娠期抑郁症状(2C)。体操和盆底肌训练对改善妊娠期抑郁更有效;瑜伽和有氧运动对预防妊娠期抑郁更适宜(2C)。

产后抑郁症的治疗

- 推荐心理治疗作为产后抑郁症的一线预防和治疗方法。包括认知行为疗法(1A)、人际心理疗法(1A)、正念干预(1B)、精神动力学(1B)和共同养育(1B);通过智能设备应用程序提供的 IPT、CBT 或正念等为核心的数字健康治疗(DHI)可提高治疗参与率,预防和改善产后抑郁症状(1B)。

- 对不愿心理治疗或用药的轻中度产后抑郁症妇女,推荐使用 rTMS 治疗或亮光治疗(BLT),具有良好的安全性和耐受性(1B)。

- 对于中重度产后抑郁症患者,如拒绝心理治疗、经心理治疗病情无改善、伴明显自杀风险时,应该经个体化风险获益评估后启动抗抑郁药物治疗(1A)。SSRIs 可考虑作为首选药物,其中舍曲林证据较为充分,用药期间需持续监测婴儿不良反应(2B)。

- 在剖宫产术后使用氯胺酮或艾司氯胺酮预防治疗可减少产后抑郁症的发生（2C）。
- 对于重度、伴精神病性或高自杀风险的产后抑郁症患者，如药物治疗无效或不适合时，建议进行电休克治疗（ECT）（2C）。
- 瑜伽、有氧运动和体操等运动方式可有预防和改善产后抑郁症状（2C）。补充维生素 D（1 800~3 500IU/d）也可改善产后抑郁症状（2C）。

（一）概述

围产期抑郁症（perinatal depression，PND/peripartum depression，PPD）并非一个独立的诊断类别。DSM-5 将围产期抑郁症定义为在妊娠期间或分娩后 4 周内出现的抑郁症（MDD），可伴或不伴精神病性症状，特征标注为 "围产期发生（with peripartum onset）"。围产期抑郁症包括妊娠期抑郁症（antenatal depression，AND）又称产前抑郁症（prenatal depression），和产后抑郁症（postpartum depression），是妊娠期及产褥期常见合并症之一。在受孕和生产之间，大约 9% 的女性会经历一次 MDD，从生产到产后 12 个月之间，MDD 患病率的估算值略低于 7%。而围产期的女性出现抑郁症状更为普遍，荟萃分析显示，全球围产期抑郁症状的检出率为 24.7%，其中东亚和太平洋地区围产期抑郁症状检出率最低，为 21.4%[730]。我国一项包含 1 941 名孕产妇的五年队列研究显示，抑郁症状检出率在孕早期为 31.1%，孕中期 22.4%，孕晚期 54.4%，产后 32.5%，但求助率不足 2%[731]。

（二）发病机制和危险因素

1. 发病机制　围产期抑郁症被认为是由遗传、表观遗传、神经内分泌下丘脑 - 垂体 - 肾上腺（HPA）轴，以及环境和社会因素等复杂相互作用的结果[732]。有些女性似乎对妊娠期和产后的正常激素波动很敏感，雌二醇（E2）下降和单胺氧化酶的增加导致较差的情绪。也有报道妊娠期 HPA 轴的失调可能预测产后 HPA 轴的反应低下和抑郁[733]。

2. 危险因素　在妊娠晚期、分娩后和新生儿喂养期间，频繁的睡眠剥夺和昼夜节律改变会导致围产期的女性出现情绪不稳定。而既往有抑郁、焦虑病史或相关家族史、婚姻家庭关系紧张、缺乏社会支持、经济困难、意外妊娠或青少年妊娠、多胎妊娠、妊娠期或分娩经历困难或创伤、婴儿存在持续健康问题、受教育程度低、不良生活事件、身体或性虐待史、物质滥用、妊娠期糖尿病等均为围产期抑郁症的危险因素[734]。

（三）临床表现

1. 症状及特征　围产期抑郁症除了出现抑郁障碍的常见症状,也会叠加妊娠期和产后常见的躯体症状,如躯体不适、疲劳、睡眠和食欲改变[732]（表 4-2-2）。抑郁症状在妊娠的前 3 个月和最后 3 个月比较常见,大多数女性的产后抑郁症状会在分娩后 3~6 个月内得到改善,但约 30% 女性的抑郁症状会持续到产后 1 年,甚至可持续到产后数年。婚姻关系不佳、产妇护理不足、遭受性虐待、经济拮据及性格焦虑、自我评价过低等因素是产后持续存在抑郁症状的预测因素[735]。

表 4-2-2　围产期抑郁症的常见临床表现

临床表现	症状
抑郁症状	情绪低落;兴趣下降;精力减退;情感冷漠;情绪迟钝麻木持续易怒和消极情绪;注意力下降;无价值、无望感;自杀意念和行为
焦虑症状	焦虑;惊恐发作;持续担心婴儿的健康;强迫性或仪式性行为;害怕离开家
躯体症状	持续数周的模糊且持续的躯体不适症状;疲劳;食欲减退或暴饮暴食;睡眠过多或失眠;感觉麻木僵硬
照料行为	对婴儿缺乏依恋或兴趣;对婴儿存在强烈的愤怒和怨恨;有伤害婴儿的念头或行为

2. 影响与风险　妊娠期抑郁症与多种不良妊娠结局相关,包括早产、低出生体重,以及更高的妊娠糖尿病、先兆子痫发病率和剖宫产发生率。患有妊娠期抑郁症的母亲也会经历体重增长缓慢、药物使用率增加、对妊娠的矛盾心理以及整体健康状况恶化。

产后抑郁症干扰灵活的育儿行为和母婴关系,与婴儿肠绞痛增加有关,也可能对婴儿发育产生负面影响,包括智商较低、语言发育迟缓和行为问题。如果不及时治疗,PPD 可能会产生毁灭性的后果,如自杀和扩大性自杀行为(对象主要为婴儿)。其中自杀占所有产后死亡人数的 20%,

是分娩后一年围产期死亡的主要原因。尽管关于扩大性自杀行为与产后抑郁症的关系在文献中证据不充分，但美国研究发现在真正采取这种毁灭性行为的事件中，母亲很少有接受过包括精神科护理在内的任何产前护理[736]。

（四）筛查和管理

围产期抑郁症的筛查和管理应在一套完整的精神心理健康系统中进行，包括识别、评估、分诊和转诊、症状监测和基于评估的综合治疗，直到症状缓解。

2020年9月，国家卫生健康委办公厅印发了《探索抑郁症防治特色服务工作方案》，将孕产妇纳入重点关注人群。2025年1月，国家卫生健康委、国家发展改革委等四部门联合印发《关于推进生育友好医院建设的意见》，提出将孕产期抑郁症筛查纳入常规孕产期保健服务和产后访视，早期识别孕产妇心理健康问题，及时干预或转诊。

目前针对围产期抑郁症最广泛应用的筛查量表有：爱丁堡产后抑郁量表（Edinburgh Postnatal Depression Scale，EPDS）和9条目患者健康问卷（PHQ-9）。其中爱丁堡产后抑郁量表最初是为了筛查产后抑郁而开发的，但后来也被证明在妊娠期筛查中同样有效。评分标准为0~9分正常，10~12分可能抑郁，13~15分为轻度、16~20分为中度、21~30分为重度。其他成人抑郁障碍常用的量表工具也可使用。由于焦虑症状发生在37%以上接受筛查的围产期患者中，其中至少28%的患者伴有抑郁症状，因此同时筛查焦虑症状和抑郁症状是很重要的，广泛性焦虑量表（Generalized Anxiety Disorder 7-item scale，GAD-7）是常用的焦虑症状筛查工具。

基于网络、手机、平板电脑端的电子筛查，或者纸质问卷等多种方式，均是可接受的筛查方式。

临床问题：如何筛查围产期抑郁症？

推荐意见：对围产期抑郁症的筛查，推荐在首次产前检查、孕早期（孕 12^{+6} 周前）、孕晚期（28周至分娩）和产后访视（产后42天内）进行。使用有效的筛查工具如爱丁堡产后抑郁量表（EPDS）或9条目患者健康问卷（PHQ-9）对围产期抑郁症进行筛查（1A）。

对于围产期抑郁症筛查阳性的孕产妇，应由专业人员开展进一步评估

和诊断。筛查抑郁程度为重度或有自伤自杀风险的患者，应转至精神专科就诊（1A）。

建议在有经验的精神科医生和产科医生的协作下，对存在高危因素的孕产妇进行多次筛查（2C）。

推荐意见说明：结合国家卫生健康委颁布的一系列政策文件和实际工作需要，专家组经过充分讨论达成围产期抑郁症筛查共识。围产期抑郁症发生率高，早发现早干预，可以改善预后，降低孕产风险。筛查结果呈阳性的患者更有可能从其产科医生那里获得治疗建议或实际接受治疗，尤其是在实施普遍筛查后。无论是否结合其他治疗措施，筛查本身与降低抑郁风险相关。筛查也是一种干预措施，能够减少污名化，并与提高意识和教育水平相关[737]。早期有效的精神障碍筛查有助于降低围产期不良事件的发生率（如孕妇自杀、伤害幼儿等），提高孕产妇的生活质量。对于筛查阳性的孕产妇，由经过培训的医务人员进行详细的访谈、评估，进行必要的鉴别诊断措施。对于筛查重度或有自杀风险的患者，转介至精神专科就诊是十分必要的，在多学科协作的基础上开展全程、综合、分级管理和干预。2023年《围产期精神障碍筛查与诊治专家共识》[735]建议在有经验的精神科医生和产科医生的协作下对存在高危因素孕妇进行多次筛查。

尽管筛查工具的评分与疾病严重程度相关，但它们只是筛查工具，而非诊断工具。抑郁障碍的诊断需要通过受训的专业人员对患者的详细评估来完成，包括与患者进行讨论或访谈，进行精神检查，并考虑鉴别诊断。如果筛查结果阳性，临床医生应进一步了解个人和家族精神病史、既往有效的和无效的精神科治疗、既往精神科住院情况，以及是否有自伤/自杀意念或企图的病史[737]。抑郁程度为重度、自伤自杀风险高的患者，应及时转介到精神专科，在多学科协作的模式下开展进一步的评估和诊疗。

（五）诊断和鉴别诊断

1. 诊断　ICD-10中，产后6周内的抑郁发作被归入"与产褥期有关的轻度精神和行为障碍，不能归类在他处者"（代码：F53）。具体的症状和严重程度将根据ICD-10中抑郁发作的一般标准进行评估。在ICD-11中，围产期抑郁症被归类为"与妊娠、分娩或产褥期有关的精神或行为障碍，无精神病性症状"（代码：6E20）。诊断标准包括与妊娠或产褥期（在分娩后大约 6 周内开始）相关的一组综合征，涉及显著的精神和行为特征，最常见的是抑郁症状。该综合征不包括妄想、幻觉或其他精神病性症状。如果症状符合特定精神障碍的诊断标准，也应做出相应的诊断。这一指定不应用于描述分娩后不久出现的轻微和短暂的抑郁症状（所谓的产后情绪低落），这些症状不符合抑郁发作的诊断标准。

DSM-5 中，围产期抑郁症并非一个独立的诊断条目，而是将妊娠期或产后 4 周内出现的抑郁障碍统称为抑郁症（MDD）伴围产期发作，或不完全符合 MDD 的诊断标准，但最近的发作是重度抑郁发作。美国妇产科学会（American College of Obstetricians and Gynecologists，ACOG）在共识中指出[737]，妊娠期及产后 1 年的妇女发生的轻度至重度抑郁发作，可被诊断为围产期抑郁症。

和成人抑郁症一致，围产期抑郁症的确诊需要临床医生进行详细的病史采集、精神检查和专业量表评估，依据通用的诊断标准进行诊断。此外，还需开展必要的实验室检查以评估其他潜在病因，如甲状腺功能异常、严重贫血和物质使用障碍等。

2. 鉴别诊断　围产期抑郁症通常需要考虑的鉴别诊断如下。

（1）产后情绪不良：是一种在分娩后几天内出现的轻微且短暂的情绪障碍，通常在 1~2 周内自行缓解。其特征是情绪波动、容易流泪、焦虑和易怒，但程度较轻，持续时间较短，一般不超过 2 周，并且对产妇的社会功能影响不大。

（2）双相障碍：产后抑郁可能是双相障碍抑郁发作期的表现，也是双相障碍的风险因素。核心是需要评估既往有无躁狂或轻躁狂病史，以及当前发作中是否有相关症状，如情绪高涨、精力增加、睡眠需求减少和思维奔逸等。

（3）继发性抑郁障碍：由其他医疗状况引起的抑郁症状，如甲状腺功能障碍、贫血或神经系统疾病。通过全面病史采集、体格检查和实验室检查来进行鉴别。

（4）产后精神病：产后精神病通常在产后 7 天内发病，病程较短但症状严重。其特征是出现妄想、幻觉和思维混乱等精神病性症状，需要立即进行医疗关注。

（5）广泛性焦虑障碍：围产期抑郁症和广泛性焦虑障碍在症状上存在一定的重叠，如焦虑、疲劳和睡眠障碍等。然而，围产期抑郁症的核心症状是情绪低落和兴趣丧失，而广泛性焦虑障碍的核心症状是过度的焦虑和担忧，通常持续 6 个月以上。两者可以共病。

（6）强迫障碍：其特征是持续的侵入性思维（强迫观念）和重复的行为（强迫行为），这些行为是为了减轻焦虑而进行的，且这些行为往往耗时且影响日常生活。例如，产妇可能会过度担心婴儿的安全，反复检查婴儿是否安全，或者反复洗手以防止细菌传播。而围产期抑郁的主要症状是情绪低落、兴趣丧失和自我评价低等。

（7）躯体症状障碍：可能发生在围产期，其特征是对躯体症状的过度关注和担心这些症状可能表明存在严重疾病，而围产期抑郁的主要关注点是情绪和心理状态。

（8）适应障碍：这是对压力性生活事件（如分娩）的不适应反应，其特征是抑郁、焦虑或两者的症状，通常在应激事件发生后 3 个月内出现，并在应激源消除后逐渐缓解。围产期抑郁通常在分娩后出现，且症状更为严重和持久并且对日常生活的影响更为显著。

（六）治疗

1. 治疗原则　近年来国家卫生健康委发布的一系列指导性文件，结合最新的研究证据[736,738]，以及国内外围产期抑郁症的指南共识[735,739]等资料，提出"全程管理、分级诊疗、多学科协作、综合干预、个体化治疗、保障孕产妇和胎儿/婴儿的安全"的治疗原则，旨在为孕产妇提供有效和安全的围产期抑郁管理，同时尽量减少对母亲和胎儿/婴儿的潜在风险。

（1）全程管理：从孕前检查到产后随访，为孕产妇提供持续的心理健康支持，确保各阶段需求得到满足。将防治抑郁、焦虑等心理健康问题作为孕妇学校线下、线上健康教育的重点内容，使孕产妇和家属充分了解孕产妇心理特点、抑郁焦虑等症状识别，掌握情绪管理、积极赋能、心身减压等常用心理保健方法。妊娠期定期进行心理评估，产后持续关注情绪变化，及时发现并处理心理问题。

（2）分级诊疗：根据病情轻重，提供分层级的医疗服务。轻度抑郁可在基层医疗机构接受心理咨询和指导；中度及以上抑郁需采取积极干预措施；重度抑郁则需尽快转诊至专科医院，由专业医生制定治疗方案，确保患者得到适宜的治疗。

（3）多学科协作：整合妇产科、精神科、心理科等多学科专业资源，共同参与孕产妇抑郁的诊疗过程。各学科建立联络会诊转诊机制，制定综合治疗方案，为患者提供全面、专业的医疗服务。

（4）综合干预：采用多种手段进行干预，包括心理治疗、药物治疗和物理治疗等。心理治疗如认知行为疗法、人际心理疗法等，帮助患者调整心态；药物治疗在确保安全的前提下，使用对胎儿或婴儿影响较小的药物；物理治疗如神经调控疗法、光照治疗等；以及运动治疗和营养补充治疗等，辅助改善患者情绪。

（5）个体化治疗：根据患者的具体情况，如病情严重程度、身体状况、个人偏好等，量身定制治疗方案。对于有特殊情况的患者，如合并其他疾病或有药物过敏史，制定个性化的治疗计划，确保治疗的有效性和安全性。

（6）确保孕产妇及胎儿 / 婴儿的安全性：在治疗过程中，始终将孕产妇及胎儿 / 婴儿的安全放在首位。选择对孕产妇、胎儿或婴儿影响较小的治疗方法或药物，持续进行风险 - 获益评估，尽可能避免或减少治疗带来的不良影响。

2. 妊娠期抑郁症的治疗　在处理妊娠期抑郁症时，权衡治疗和不治疗对母亲和胎儿的风险很重要，应向患者及家属讲清楚抗抑郁治疗与不治疗的风险与获益。治疗应根据抑郁的严重程度、复发的风险、尊重孕妇和家属的意愿来进行调整。

对计划妊娠的妇女的建议：如果一名妇女目前或过去有抑郁障碍病史，并正在计划妊娠，可考虑精神心理专科医生对其进行孕前咨询[740]。

临床问题：妊娠期抑郁症应如何预防和治疗？

推荐意见：推荐心理治疗作为妊娠期抑郁症的一线预防和治疗方法。认知行为疗法（CBT）、人际心理疗法（IPT）可作为首选（1A）。经过培训的同伴支持可预防和治疗围产期抑郁症状（1B）。以 CBT、正念疗法和行为激活疗法为核心的数字健康干预，是易于获取的有效自助方式（1B）。

对于中重度妊娠期抑郁症，如拒绝心理治疗、经心理治疗病情无改善、

伴明显自杀风险时,经个体化风险 - 获益评估后启动抗抑郁药治疗,用药期间应持续进行风险 - 获益评估(1A)。

建议将 SSRIs 中的舍曲林、西酞普兰或艾司西酞普兰作为妊娠期抑郁症首选治疗药物(2A),疗效或耐受性不满意时,可以考虑其他 SSRIs(帕罗西汀除外)、SNRIs(地文拉法辛、文拉法辛、度洛西汀)治疗(2C)。

对于希望避免药物治疗的妊娠期抑郁症患者,推荐亮光治疗(BLT)(1B)。重复经颅磁刺激(rTMS)治疗(2B),经颅直流电刺激(tDCS)也可考虑(2D)。

对于重度、伴精神病性或高自杀风险的妊娠期抑郁症患者,如药物治疗无效或不适合时,推荐进行电休克治疗(ECT),治疗应在麻醉科、精神科和产科密切合作的多学科护理团队支持下进行,以确保母亲和胎儿的安全(2C)。

低强度运动[代谢当量(METs)<450min/周]可预防和改善妊娠期抑郁症状(2C)。体操和盆底肌训练对改善妊娠期抑郁更有效;瑜伽和有氧运动对预防妊娠期抑郁更适宜(2C)。

推荐意见说明:关于心理治疗,有 10 项指南推荐将心理治疗作为一线治疗。从这些指南中,有 6 项指南支持认知行为疗法(CBT)和人际心理疗法(IPT)作为推荐的具体心理干预措施,因此综合评价作为 1 级推荐。其他 3 项指南也推荐了精神动力学疗法、心理教育和社会心理干预[741]。一项纳入了 43 项研究的荟萃分析[742]提示心理干预可能对围产期抑郁症的治疗有效(SMD=0.67,95% CI:0.45~0.89),其效果至少持续 6~12 个月,也可能对社会支持、焦虑、功能障碍、父母压力和婚姻压力有效。还有一篇纳入 21 项研究非药物干预围产期抑郁症的荟萃分析显示[743],CBT 和 IPT 可有效缓解围产期妇女的抑郁症状(SMD=0.44,95% CI:0.27~0.61),且 IPT 的疗效优于 CBT。一项纳入 7 个国家(含中国)、12 项研究的系统综述[744]结果提示,CBT 和正念疗法可有效改善围产期抑郁症状。一项系统性伞状综述[745]总结了关于心理健康领域有偿同伴支持方法的有效性、实施情况和体验的证据。共纳入 35 项综述,426 项初始研究的荟萃分析的证据表明,同伴支持可能改善抑郁症状(尤其是围产期抑郁)、自我效能感和康复(SMD=-0.39,95% CI:-0.54~-0.24)。

大多数国际临床指南建议新发或中度至重度的妊娠期抑郁患者经心理治疗病情无改善时，经个体化风险 - 收益评估（患者健康状况、家属及患者本人治疗意愿、药物副作用等）后可以开始使用抗抑郁药治疗，多个指南[741]推荐舍曲林和西酞普兰或艾司西酞普兰作为首选。一项纳入了 51 篇荟萃分析的系统综述研究了妊娠期间抗抑郁药的益处和风险，结果表明，抗抑郁药应该作为妊娠期间的二线治疗方法（根据指南，在一线心理治疗之后）[746]。

一项关于妊娠期接受非侵入性脑刺激治疗的系统综述[747]，共纳入了 53 项不同治疗技术的研究，其中包括 20 项 rTMS、28 项 ECT、3 项 tDCS 治疗。结果提示，重复经颅磁刺激和经颅电刺激对妊娠期抑郁症症状改善有效，最常见的治疗部位为左侧背外侧前额叶皮质。部分研究报道了妊娠期间接受 rTMS 或 tDCS 治疗出现新生儿早产，因此治疗时应进行充分的告知。至于 ECT，由于目前只有病例报告和低质量证据，只有在严重病例和没有其他选择的情况下才能考虑。此外，每一个考虑用 ECT 治疗的患者，必须进行评估风险，患者和胎儿均需要密切监测癫痫和麻醉的影响（特别在妊娠期前 3 个月注意胎儿心率变异性及产科并发症）。

一项共纳入了 35 项研究，其中包括 5 084 名女性的荟萃分析[748]结果提示，低强度的体育运动（METs<450min/ 周）可以预防妊娠期抑郁的发生（SMD=-2.78，95% CI: -5.03~-0.53），并且对已经发生的妊娠期抑郁症有改善作用（SMD=-3.00，95% CI: -5.62~-0.38）。一项纳入 48 项随机对照试验，共纳入 5 282 名孕妇的荟萃分析[749]发现，对有妊娠期抑郁症状的女性，体操（SMD=-2.84，95% CI: -3.15~-2.53）和盆底肌训练（SMD=-1.14，95% CI: -1.54~-0.74）更有效；对预防产前抑郁，瑜伽（SMD=-0.69，95% CI: -1.577~0.18）和有氧运动（SMD=-0.11，95% CI: -0.46~0.25）更合适。

（1）心理治疗：心理支持对孕妇很重要，包括心理教育、自助书籍和应用程序、社会支持（包括同伴支持）、支持小组和心理治疗等。书籍和基于网站、手机的应用程序，既可提供心理教育，也可提供自助治疗，是在紧缺的心理治疗资源现状下，低门槛的治疗选择。对于在妊娠期或产后患有持续阈下抑郁症状或轻中度抑郁症的女性[740]，症状较轻、风险较低的患者可接受系统心理治疗，包括专业的家访提供情感支持或咨询（有时包括实际的家庭和育儿支持）。认知行为疗法（CBT）是国内外公认的妊娠期抑郁首选心理治疗方法。CBT 是一种结构化的心理治疗形式,侧重于识别和纠正消极或功能失调的思维模式和行为习惯。CBT 通常每周进行一次,每次持续 50~60 分钟。在治疗初期,频率可以更高,例如每周 2 次,以帮助患者快速掌握技能并减轻症状。CBT 的疗程通常为 12~20 次治疗。人际心理疗法（IPT）也是被广泛推荐的治疗方法,作为一种短期、结构化的治疗方法,可以在有限的时间内聚焦于特定的人际问题,帮助患者改善人际关系和社会功能。IPT 通常每周进行一次,每次持续 50 分钟。IPT 的疗程通常为 12~16 次治疗。中重度抑郁障碍的孕产妇可接受高强度的心理治疗（由专业的心理治疗师一对一进行）。在妊娠期,CBT 和 IPT 的频率和疗程可能会根据患者的具体情况和需求进行调整。例如,对于症状较轻的患者,可能需要较少的治疗次数;而对于症状较重或有复发风险的患者,可能需要更长的疗程或更频繁的治疗。CBT 或 IPT 可能会与其他干预措施（如药物治疗或基于互联网的干预）结合使用,以提高治疗效果。

（2）药物治疗:妊娠期间使用抗抑郁药治疗应对患者及家属进行充分告知:主要涉及胎儿发育、分娩时孕妇及新生儿的不良事件和新生儿发育等问题。①权衡利弊:尽管妊娠期使用抗抑郁药可能存在一定的风险,但未经治疗的抑郁症对孕妇和胎儿的健康也有显著的负面影响。患有抑郁症的孕妇可能会面临多种妊娠并发症,如流产、早产、胎盘早剥、产后出血等,且早产和小于胎龄儿的风险也会增加。应向患者及家属说明抗抑郁治疗与不治疗的风险与获益。应根据抑郁的严重程度、复发的风险,尊重孕妇和家属的意愿进行调整治疗。②个体化治疗:在决定是否使用药物治疗时,应根据患者的具体情况进行个体化评估,权衡药物治疗的潜在益处和风险。对于症状严重、有自杀或自残风险的患者,药物治疗可能是必要的。应尽可能单一药物治疗并考虑患者既往治疗情况。选药时也可以提前考虑到后续哺乳的需求,以避免日后换药的波折[750]。③治疗时机:对于症状较重或有自杀风险的患者,应尽早开始药物治疗。对于有严重抑郁障碍病史的妇女,即使当前为轻度抑郁,也应密切观察,及时启动药物治疗。对心理治疗无反应的患者应考虑启动药物治疗。④持续监测:采用有效的症状评估和不良反应评估工具,持续对用药患者进行监测。⑤减药停药:正在服用抗抑郁药治疗轻中度抑郁障碍的妊娠女性，可与其讨论逐步停止药物治疗并考虑心理治疗；对于希望停药的中度抑郁障碍妊娠女性，需考虑之前对治疗的反应、妊娠阶段、复发风险、与药物相关的风险和患者本人的偏好，可以考虑进行心理治疗或换用不良反应更低的有效治疗药物。正在服用抗抑郁药的重度抑郁障碍妊娠女性，建议继续维持目前药物治疗或换用风险更低的有效治疗药物，结合高强度心理治疗。

妊娠期暴露于抗抑郁药，可能引发新生儿以下两类特殊的不良反应：

1）围产期适应不良综合征（perinatal adaptation syndrome，PNAS）：是指新生儿在出生后出现的一系列涉及多个系统的异常表现，这些表现通常与宫内暴露于某些药物（如抗抑郁药或抗精神病药）有关。PNAS 的症状通常为轻度且自限性，但也可能出现严重病例。①神经系统异常：新生儿可能出现紧张不安、肌张力亢进或低下、震颤、睡眠困难、高音调/频繁哭泣、激越/易激惹、肌阵挛等症状；②呼吸系统异常：可能出现呼吸过快、呼吸窘迫等表现；③消化系统异常：喂养困难是常见的症状之一。出现这些症状的原因可能是停药产生的效应或 5-羟色胺活性过高。大部分情况下，此类并发症会在产后立即出现或短时间内（<24 小时）出现。

2）持续性肺动脉高压（persistent pulmonary hypertension of the newborn，PPHN）：是指新生儿出生后由于各种原因导致的肺血管阻力持续性增高，肺动脉压超过体循环动脉压，使由胎儿型循环过渡至正常"成人"型循环发生障碍，而引起的心房和/或动脉导管水平血液的右向左分流，出现严重低氧血症等症状。

2015 年，美国 FDA 用新的妊娠与哺乳期标签规则（pregnancy and lactation labeling rule，PLLR）取代了自 1979 年开始使用的处方药和生物制品标签上原有的妊娠风险字母分类（A、B、C、D、X），以使其对患者和医疗保健提供者更具意义。我国国家药品监督管理局（National Medical Products Administration，NMPA）对妊娠和哺乳期用药有明确的要求和指导原则，药品说明书应包含对妊娠和哺乳期妇女的警示和注意事项。抗抑郁药妊娠和哺乳期标签信息见表 4-2-3[751,752]，我国上市抗抑郁药均以药品说明书相关信息为准。

表 4-2-3 抗抑郁药妊娠和哺乳期标签信息

药物种类	通用名称	原美国FDA妊娠期风险等级	妊娠期用药标签*	哺乳期用药标签*
SSRIs	西酞普兰	C	• 仅可用于对胎儿的预期获益超过潜在风险的妊娠妇女（帕罗西汀除外） • 自然流产风险略有增加 • 可能增加产后出血 • 早产和低出生体重的风险略有增加，但可能与精神疾病本身有关 • 未确认有出生缺陷的风险，除了在妊娠早期暴露于帕罗西汀时，心脏缺陷的绝对风险有增加（每1 000例中出生中有2例） • 在妊娠晚期暴露时，约30%的病例可能出现围产期适应不良综合征（PNAS） • 关于妊娠晚期暴露与持续性肺动脉高压（PPHN）风险略有增加的证据存在冲突（可能与精神疾病本身有关）	• 可分泌至乳汁，哺乳期妇女避免使用或停止哺乳时停止哺乳 • 仅氟西汀在必要情况下允许在最低有效剂量下使用，并监测婴儿反应（镇静、喂养困难、体重过低等）
	艾司西酞普兰	C		
	氟西汀	C		
	氟伏沙明	C		
	帕罗西汀	D		
	舍曲林	C		
SNRIs	地文拉法辛	C	• 绝大多数药物数据有限 • 仅可用于对胎儿的预期获益超过潜在风险的妊娠妇女 • 其余警示参考SSRIs	• 绝大多数药物数据有限 • 可分泌至乳汁，哺乳期妇女避免使用或停止哺乳时停止哺乳 • 文拉法辛可引发婴儿严重不良反应 • 如用药建议监测婴儿的反应（镇静、喂养困难、体重过低等）
	文拉法辛	C		
	度洛西汀	C		
NDRI	安非他酮	C		
SRIs	奈法唑酮	C		
	曲唑酮	C		
NaSSAs	米氮平	C		
其他	伏硫西汀	NR		
	维拉佐酮	NR		
	阿戈美拉汀	NR		

续表

药物种类	通用名称	原美国FDA妊娠期风险等级	妊娠期用药标签*	哺乳期用药标签*
TCAs和TeCAs	阿米替林	C	• 孕妇慎用，妊娠头3个月及妊娠晚期禁用氯米帕明	• 哺乳期慎用 • 使用时需停止哺乳
	阿莫沙平	C		
	氯米帕明	C		
	地昔帕明	NR		
	多塞平	NR		
	丙米嗪	NR		
	马普替林	NR		
	去甲替林	NR		
	普罗替林	NR		
	曲米帕明	C		
MAOIs	司来吉兰	C	• 数据非常有限	• 数据过少
	吗氯贝胺	NR		

注：原美国FDA妊娠风险字母分级已废止，表格中仅用于对照。妊娠期风险C：动物生殖研究已显示对胎儿有不利影响，尚未在人类中进行充分且良好对照的研究，但孕妇使用该药物的益处可能被认为是可以接受的，尽管存在潜在风险。或者，尚未进行动物研究，且尚未在人类中进行充分且良好对照的研究。妊娠期风险D：根据来自调查或市场经验或人类研究中的不良反应数据，有确凿证据表明对人类胎儿存在风险，但尽管存在潜在风险，孕妇使用该药物的潜在益处可能被认为是可接受的（例如，如果该药物是在危及生命的情况下或在严重疾病中必需的，且没有更安全的药物可用或无效）。

* 已上市药品均以我国药品说明书为准。

NR，无报告。PNAS，围产期适应不良综合征；PPHN，持续性肺动脉高压。

（3）物理治疗：重复经颅磁刺激（rTMS）、经颅直流电刺激（tDCS）在围产期治疗效果良好，可作为不愿进行药物治疗的替代疗法，治疗参数同成人抑郁障碍，常见不良反应为头痛、刺激部位疼痛、仰卧性低血压综合征，胎儿的可能不良反应为早产[747]。对于药物治疗无效或不适合的重度、伴精神病性及高自杀风险的患者可选用电休克治疗（ECT），妊娠期 ECT 应在麻醉学、精神病学和产科的多学科护理团队的支持下进行，以确保母亲和胎儿的安全。绝大部分报告的 ECT 治疗在孕中晚期（14 周后），双侧刺激（癫痫发作持续时间在 17~186 秒）或单侧右侧和双额叶刺激（癫痫发作持续时间在 20~201 秒），治疗次数 7~15 次。在妊娠晚期进行的 ECT 治疗，将电极放置在双侧的颞叶、额叶或额颞叶区域，或单侧放置在右半球。治疗次数为 5~9 次，癫痫发作持续时间在 37~90 秒[747]。亮光治疗（7 000~10 000lux）相比于暗光治疗（100lux）对围产期抑郁症患者有益处，治疗干预的持续时间为 3~6 周，每天进行，每天持续 30~60 分钟[753]。

（4）运动疗法：与产后运动相比，产前运动对治疗和预防围产期抑郁症更有效。瑜伽对预防产前抑郁最有效，体操对治疗产前抑郁最有效[749]。中华医学会围产医学分会《妊娠期运动专家共识（草案）》[754]提出：无运动禁忌证的孕妇，妊娠期应每周进行 5 天、每次持续 30 分钟的中等强度运动。妊娠期运动以中等强度为宜，即运动时心率达到心率储备的 60%~80%，或感知运动强度评分应为 13~14 分。妊娠前无运动习惯的孕妇，妊娠期运动应从低强度开始，循序渐进。

（5）其他：叶酸[755]和 Omega-3 脂肪酸[756]的补充被认为对预防妊娠期抑郁有积极作用。建议从孕前至少 3 个月开始补充叶酸，直至妊娠满 3 个月，并在妊娠期和哺乳期继续补充。富含 EPA 的 Omega-3 脂肪酸也可能有助于预防妊娠期抑郁和产后抑郁。

3. 产后抑郁症的治疗　研究表明，纯母乳喂养（不添加配方奶）的产妇与从未母乳喂养的产妇相比，产后抑郁风险显著降低。所有与围产期女性有关的医疗服务提供者，都应意识到母乳喂养与情绪之间的复杂关系，以提供最佳的治疗护理。产后抑郁症的治疗需要进行个体化风险收益分析：母亲的临床病史和对治疗的反应，未经治疗的抑郁症的风险，母乳喂养的风险和益处，治疗的益处，婴儿接受的药物已知和未知风险以及母亲的愿望，有助于为产后抑郁的产妇制定最适合的治疗方案，同时兼顾母乳喂养的需求。大部分临床研究及其循证证据并未完全区分妊娠期抑郁和产后抑郁，因此妊娠期抑郁症的治疗推荐（除药物治疗外）基本适用于产后抑郁症。

临床问题：产后抑郁症应如何治疗？

推荐意见：推荐心理治疗作为产后抑郁症的一线预防和治疗方法。包括认知行为疗法（1A）、人际心理疗法（1A）、正念干预（1B）、精神动力学（1B）和共同养育（1B）；通过智能设备应用程序提供的 IPT、CBT 或正念等为核心的数字健康治疗（DHI）可提高治疗参与率，预防和改善产后抑郁症状（1B）。

对不愿心理治疗或用药的轻中度产后抑郁症妇女，推荐使用 rTMS 治疗或亮光治疗（BLT），具有良好的安全性和耐受性（1B）。

对于中重度产后抑郁症患者，如拒绝心理治疗、经心理治疗病情无改善、伴明显自杀风险时，应该经个体化风险获益评估后启动抗抑郁药治疗（1A）。SSRIs 可考虑作为首选药物，其中舍曲林证据较为充分，用药期间需持续监测婴儿不良反应（2B）。

在剖宫产术后使用氯胺酮或艾司氯胺酮预防可减少产后抑郁症的发生（2C）。

对于重度、伴精神病性或高自杀风险的产后抑郁症患者，如药物治疗无效或不适合时，建议进行电休克治疗（ECT）（2C）。

瑜伽、有氧运动和体操等运动方式可预防和改善产后抑郁症状（2C）。补充维生素 D（1 800~3 500IU/d）也可改善产后抑郁症状（2C）。

推荐意见说明：一项纳入 79 项 RCTs 和准 RCTs、共涉及 11 221 名女性的荟萃分析[757]结果表明，CBT 对产后抑郁具有预防以及显著的短期（$SMD=-0.69,95\% CI:-0.83\sim-0.55$）和长期（$SMD=-0.59,95\% CI:-0.75\sim-0.42$）疗效。一项纳入 9 项研究、共 1 012 例患者的系统综述[758]表明，人际心理疗法能够显著改善产后抑郁患者的抑郁症状，并提高其家庭满意度，且干预时间以 4~8 周为宜。一篇纳入 8 项 RCTs 和一项自我对照研究的荟萃分析结果显示[759]，正念干预可以缓解母亲的抑郁和焦虑症状（$SMD=-0.90$,$95\% CI:-2.71\sim-1.82$），特别是预防健康孕妇的产后抑郁（$SMD=1.24,95\% CI:0.37\sim2.11$）。一项纳入 7 项试验、涉及 521 名女性的系统综述[760]显示，无论是在家庭还是临床环境中，治疗方式不论是团体还是个体，精神动力学干预措施均对产后抑郁有效。一篇对 12 项共同养育对照试验进行了系统回顾、6 项共同养育的系统综述分析结果表明[761]，接受共同养育干预的女性的抑郁症状显著改善。在一项纳入 31 项 RCTs 的荟萃分析[762]中，5 532 名参与者随机分配到数字健康干预组（digital health interventi, DHI），5 492 名参与者随机分配到常规治疗组，结果显示与常规治疗相比，DHI 显著预防和改善了产后抑郁（$SMD=-0.64$；95% CI：$-0.88\sim-0.40$）和产后焦虑（$SMD=-0.49$，95% CI：$-0.72\sim-0.25$）症状。另一项荟萃分析[763]显示基于智能手机、平板和电脑的社会心理干预应用可以预防产后抑郁。

各国指南针对产后抑郁的药物治疗，普遍推荐经个体化风险获益评估后，将 SSRIs 作为首选治疗药物，其中舍曲林是产后抑郁研究中使用最为广泛、证据较为充分的药物[764]。一般来说，在母乳喂养期间使用抗抑郁药被认为是安全的，因为大多数研究表明婴儿血药浓度较低或无法检测到，但应监测婴儿的镇静作用、喂养困难和睡眠困难等，尽管这些副作用并不常见[765]。一篇荟萃分析[766]纳入了 13 项随机对照试验和 1 项包括 2 916 例患者的回顾性研究，其中 6 项使用氯胺酮，8 项使用艾司氯胺酮，结果显示剖宫产术后患者自控静脉镇痛使用高剂量的氯胺酮或艾司氯胺酮，可显著降低分娩后 1 周（$RR=0.38$，95% CI：$0.24\sim0.60$）和 4 周（$RR=0.48$，95% CI：$0.30\sim0.76$）抑郁障碍发生率和减轻抑郁症状，并且艾司氯胺酮效果优于氯胺酮，不良反应包括头痛（$RR=2.54$，95% CI：$1.03\sim6.26$）、头晕（$RR=2.74$，95% CI：$1.40\sim5.35$）、幻视（$RR=6.53$，95% CI：$2.11\sim20.09$）、复视（$RR=5.25$，95% CI：$1.48\sim18.63$）等。对于产后 4 周内发病的中度至重度抑郁症，可考虑使用布瑞诺龙（brexanolone）和祖拉诺龙（zuranolone）（B 级证据）。祖拉诺龙和布瑞诺龙已被美国 FDA 批准用于治疗 PPD，因国内尚未上市，故不做推荐。

一项关于非侵入性脑刺激的系统综述[747]结果显示，在产后抑郁症患者中，rTMS/TMS 对抑郁症状改善明显，可推荐人群适用于轻度至中度产后抑郁症的妇女，特别是那些因为哺乳不希望用药的妇女。另一项纳入 23 项研究的系统综述[767]表明，TMS 在围产期抑郁症女性中的使用对新生儿是安全的，且在哺乳期间也具有良好的安全性和耐受性，因此作为一线推荐。对于 ECT，不管妊娠期还是产后证据质量都较低，只有症状严重，在经过临床风险评估后，才考虑可以尝试使用。一项荟萃分析纳入 8 项 RCTs 研究[768]，显示光照治疗较安慰剂组可改善产后抑郁症状（SMD=0.34，95% CI：0.08~0.661）。而另一项纳入 6 项 RCTs 的荟萃分析[753]显示亮光治疗（7 000~10 000lux）相比于暗光治疗（100lux）对围产期抑郁症患者有益处（RR=1.46，95% CI：1.02~2.10），治疗干预的持续时间为 3~6 周，每天进行，每天持续 30~60 分钟。

一项纳入 48 项研究、涉及 5 282 人围产期抑郁的荟萃分析[749]结果表明，不同类型的运动对预防和治疗产后抑郁具有不同的效果，其中瑜伽、有氧运动和体操等运动方式对产后抑郁的预防和治疗具有显著作用。维生素 D 在剂量为（1 800~3 500IU/d）时，可能对产后抑郁有小到中等程度的改善效果（SMD=-0.52，95% CI：-0.84~-0.20）[769]。

（1）心理治疗：在过去 20 年，心理治疗单独使用或与 SSRIs 联合使用，一直是产后女性抑郁障碍标准化的治疗手段。特别是在哺乳的情景下，心理治疗应该作为轻中度产后抑郁的首选治疗。然而，心理治疗并不总是对个人可及或可接受的，共同决策对于确定治疗方案至关重要。不同的心理治疗方法已被用于治疗抑郁症，尤其是对于那些在经过风险 - 收益讨论后，对药物治疗不感兴趣的产后抑郁症患者。研究最为充分的心理治疗方法是人际心理疗法（IPT）和认知行为疗法（CBT）。产后抑郁症管理的一个创新概念是共同养育，这个概念描述了新父母双方共同抚养孩子时的角色和相互作用，共同养育关系突出了对孩子责任的划分，与夫妻的关系分开相比，夫妻共同养育可以改善产后抑郁症状[761]。在当前数字医疗迅猛发展的时代，智能手机、平板电脑端的应用程序已有广泛开发，这些应用通常结合了 CBT、正念冥想等心理治疗方法，通过提供心理支持、健康教育、症状监测和干预等功能，帮助围产期抑郁患者改善情绪和行为。这些应用可以作为传统心理治疗的重要补充，尤其是在资源有限或传统治疗不可及的情况下。大语言模型（LLMs）的兴起为产后抑郁的心理支持提供了全新的方向[770]，未来可能成为产后抑郁自助式心理健康管理的重要支撑。

（2）药物治疗：在哺乳期使用抗抑郁药时，应优先选择安全性高的药物，如 SSRIs，并以最低有效剂量使用。选择抗抑郁药时可以考虑母乳 / 血浆（milk/plasma, M/P）比值或婴儿相对剂量（relative infant dose, RID）。如果 M/P 比值为 <1 和 / 或 RID<10%，则婴儿暴露量可能很低。但并非所有研究者都支持这一点，M/P 比值不能反映每天摄入的药物绝对量，因此在评估新生儿药物暴露的风险时可能会产生误导。RID 可能更有助于评估安全性。在文献中，10% 通常被用作临界值，RID<10% 被认为母乳喂养是安全的。10% 的限制随后也被美国儿科学会等组织接受。其他指南，如丹麦专家指南，对精神药物使用了更保守的 5% 作为临界值。大多数抗抑郁药的 RID 临界值为 10%，即使考虑到更保守的 5% 的临界值，所有的三环类抗抑郁药、氟伏沙明、帕罗西汀和舍曲林、度洛西汀、伏硫西汀、安非他酮和曲唑酮都被认为可以母乳喂养。对于需要服用睡眠药物的失眠或明显焦虑的产后抑郁患者，应选择半衰期较短的药物，以减少对婴儿的药理影响[771]。

氯胺酮和艾司氯胺酮是新型作用机制的快速抗抑郁药，可通过多种途径给药，包括静脉注射、患者自控静脉镇痛（PCIA）、硬膜外给药、皮下给药和鼻喷等。其中，静脉注射和 PCIA 是最常见的给药方式。主要用于有产后抑郁风险的女性，包括有抑郁症状或抑郁病史的女性，在剖宫产术后 PCIA 可有效减少产后抑郁的发生[766]。

祖拉诺龙（zuranolone）和布瑞诺龙（brexanolone）都是 GABA-A 受体的正向变构调节剂，通过调节 GABA 系统来发挥抗抑郁作用，目前国内未上市。祖拉诺龙是 2023 年美国 FDA 首个获准用于治疗成人产后抑郁的口服药物，推荐剂量为每天晚上一次 50mg，与含脂肪的食物或膳食一起服用，连续 14 天。而布瑞诺龙是 2019 年美国 FDA 批准的成人产后抑郁治疗药物，需要在医院进行连续 60 小时的静脉输注，推荐剂量为 60mg/h。一项系统评价评估了祖拉诺龙和布瑞诺龙这两种新的 GABA-A 受体的正向变构调节剂在治疗产后抑郁中的疗效和安全性[772]，研究纳入了 8 项随机对照试验，结果显示对于产后 4 周内发病的中至重度抑郁症，祖拉诺龙和布瑞诺龙具有快速而显著的疗效。嗜睡和头晕是相对常见的不良反应。

（3）物理治疗：重复经颅磁刺激（rTMS）适用于轻中度的产后抑郁患者，尤其是那些希望避免药物治疗的患者。在 RCT 研究中产后抑郁患者接受右侧背外侧前额叶皮质低频经颅磁刺激（RLF-DLPFC rTMS）可显著减轻抑郁症状。尽管 rTMS 报告了相关的不良反应，但这些大多可以耐受，持续时间较短,不会造成母婴长期不良后果,且不影响母乳喂养,因此可作为治疗产后抑郁症的一线物理治疗方法。目前国内关于 tDCS 在产后抑郁中的应用较少,有待进一步研究。

RCT 研究及荟萃分析均表明,亮光治疗（BLT）作为抗抑郁药和心理治疗的一种安全、有效、非药理的替代疗法,能显著减轻孕产妇的抑郁症状。其作用机制可能与调节异常生物钟、血清素及儿茶酚胺系统有关。使用方法通常为每天 60 分钟,持续 5 周,接受亮光治疗的时间多在醒后 10 分钟内（7 000~10 000lux）。治疗后最常见的副作用是头痛、眼部问题等。

电休克治疗（ECT）治疗产后抑郁症的证据不多,但对于符合 ECT 常规临床适应证的严重、药物难治或伴明显自杀风险的产后抑郁症患者来说,是重要的治疗选择。对于产后抑郁,ECT 联合药物治疗的效果亦较为显著。

（4）运动疗法:所有类型的体育活动对产后抑郁症均有效,包括有氧运动、力量训练、混合模式运动和瑜伽。其中,中等强度和高强度运动对抑郁和焦虑的改善效果更好[749]。中华预防医学会《产后保健服务指南》[773]中提出:产后运动可根据身体状况和个人喜好选择不同的运动方式,如腹式呼吸、卧位体操、肌力训练、有氧运动、瑜伽、盆底肌肉锻炼等。产后前 4 周,循序渐进地进行呼吸功能训练、肌力训练,同时可以提高心肺功能;产后 4~6 周可开始规律的有氧运动,运动量可根据身体情况和个人耐受程度逐渐增加。有其他疾病合并症的产妇可根据医学建议适当调整运动计划。哺乳期妇女为避免运动时乳房胀痛引起的不适,应在锻炼前哺乳。

（5）其他:荟萃分析显示补充维生素 D（1 800~3 500IU/d）可能有改善产后抑郁症状的作用[769]。尽管其他营养补充治疗的证据不足,但对产妇的营养状态进行关注和照顾是非常重要的。我国的文化传统倡导产后护理（"坐月子"）,母亲的健康在短期和长期内都需要额外的支持,包括限制体力活动、特定饮食、保暖和家庭成员的支持。这些措施有助于保护产妇睡眠和身心健康,预防产后抑郁症状[774]。中医中药治疗对改善产后抑郁症状有明确效果,因需个体化治疗方案故不做普遍推荐;也可考虑中西医结合治疗[775]。17β 雌二醇经皮贴片或舌下含片的临床研究有积极证据[776]。

综上,妊娠期抑郁症治疗汇总见表 4-2-4;产后抑郁症治疗汇总见表 4-2-5。

表 4-2-4　妊娠期抑郁障碍治疗汇总

推荐级别	妊娠期抑郁障碍的治疗	证据级别
1 级推荐	心理治疗（CBT、IPT），预防和改善	A
	心理治疗（同伴支持、数字健康干预），预防和改善	B
	启动抗抑郁药物治疗：仅针对经个体化风险获益评估后的中重度抑郁	A
	亮光治疗	B
2 级推荐	SSRIs（舍曲林，西酞普兰，艾司西酞普兰）	A
	其他 SSRIs（帕罗西汀除外）	C
	SNRIs（地文拉法辛、文拉法辛、度洛西汀）	C
	rTMS	B
	tDCS	D
	低强度运动（治疗：体操、盆底肌训练；预防：瑜伽、有氧运动）	C
	ECT（重度、伴精神病性或高自杀风险、药物无效者，多学科协作下进行）	C
有积极证据	营养补充预防抑郁（叶酸和 Omega-3 脂肪酸）	
	中医中药	

表 4-2-5　产后抑郁症治疗汇总

推荐级别	产后抑郁症的治疗	证据级别
1 级推荐	心理治疗（CBT、IPT）：预防和改善	A
	心理治疗（正念、精神动力、共同养育、数字健康干预）：预防和改善	B
	抗抑郁药治疗：仅针对经个体化风险获益评估后的中重度抑郁	A
	rTMS	B
	亮光治疗	B
2 级推荐	SSRIs（舍曲林首选）	B
	氯胺酮 / 艾司氯胺酮（剖宫产术后）	C
	ECT（重度、伴精神病性或高自杀风险、药物无效者，多学科协作下进行）	C
	运动疗法（瑜伽、有氧运动、体操等）	C
	补充维生素 D	C

续表

推荐级别	产后抑郁症的治疗	证据级别
有积极证据	布瑞诺龙 / 祖拉诺龙	B
	保护产妇睡眠	
	中医中药	
	17β 雌二醇经皮贴片 / 舌下含片	

4. 挑战与展望　我国孕产妇对药物治疗的接受度低,心理治疗资源不足,社会支持系统不完善等问题尤为突出。此外,公众对围产期抑郁的认识不足,导致许多患者未能及时获得有效治疗。

未来的研究应聚焦于开发更安全、有效的治疗方法,如艾司氯胺酮的应用和神经调控治疗显示出潜力,需进一步研究其长期效果和安全性。多学科协作和个体化治疗方案的开发将有助于提高治疗效果。此外,加强社会支持系统的建设,提供更多的社会支持和资源,将有助于孕产妇应对围产期的压力和挑战。通过综合防治措施,有望有效降低围产期抑郁的发生率,改善产妇和新生儿的健康状况。

三、围绝经期抑郁障碍

> **❗ 要点提示**
>
> - 围绝经期抑郁障碍是发生在成年人特定生理时期的抑郁障碍,治疗应遵循针对成人抑郁障碍的治疗原则和推荐意见(1A)。
> - 推荐采用 CBT 治疗围绝经期抑郁障碍患者,可有效改善抑郁症状和睡眠症状(1B)。
> - 对于新发或无药物治疗史的围绝经期抑郁障碍患者,推荐使用的抗抑郁药包括:地文拉法辛、氟西汀、舍曲林、文拉法辛、西酞普兰、艾司西酞普兰、度洛西汀和伏硫西汀(1B)。
> - 对于复发的围绝经期抑郁障碍患者,推荐选择既往有效且耐受性良好的抗抑郁药物治疗(1B)。

- 经个体化评估后，可以使用外源性雌激素治疗伴血管舒缩症状的围绝经期抑郁障碍。雌激素可以单独使用、与孕激素或抗抑郁药联合使用，经皮贴剂效果和安全性优于口服制剂（1B）。单独使用雌激素治疗2~6周时，应根据初始反应评估是否需要更换或联用抗抑郁药物治疗和/或CBT（1B）。使用激素治疗应每年进行1次全面的获益风险评估（1A）。
- 建议围绝经期抑郁障碍患者进行规律运动，可改善抑郁症状和围绝经期躯体症状（2C）。
- 针灸可以用于治疗围绝经期抑郁障碍，其中温针灸疗效最明显（2C）。

（一）概述

围绝经期抑郁障碍（perimenopausal depression，PMD）是指女性在围绝经期（45~55岁）及绝经后期（过去12个月内月经未来）内出现的抑郁障碍[777]。围绝经期是抑郁高发期，即使在无抑郁病史的女性中也是如此。抑郁症状比抑郁症更容易发生。一篇纳入了55项研究、76 817名参与者的荟萃分析[33]显示，存在抑郁症状的绝经期女性为35.6%（95% CI：32.0%~39.2%），其中围绝经期女性为33.9%（95% CI：27.8%~40.0%），绝经后女性为34.9%（95% CI：30.7%~39.1%）。抑郁症状如果慢性存在，也会导致心理社会功能和生活质量的下降。

（二）发病机制及危险因素

1. 发病机制 围绝经期是女性向非生殖生活过渡的阶段，在此期间，卵巢的卵泡功能下降，造成雌激素和孕激素水平下降，促卵泡激素水平升高，而这种激素的波动导致了绝经期症状[778]。激素波动可能引起HPA轴功能失调，促使抑郁症状出现[779]。

2. 危险因素 有研究表明，绝经期综合征与抑郁程度呈正相关，年龄越大、促卵泡激素水平越高、雌二醇水平越低、生产胎次越少与抑郁程度呈正相关。在绝经后期中，体重过轻、绝经年龄较早、生殖期较短是抑郁增加的危险因素[780]。心理社会因素方面，近期压力性事件、童年创伤、对绝经持负面态度和缺乏社会支持均与围绝经期抑郁风险增加有关。既往有抑郁症病史的女性在围绝经期容易出现症状复发[781]。子宫切除术后、原发性卵巢功能不全者的抑郁风险升高。与激素相关的情绪症状（如经前期综合征、经前焦虑障碍或产后抑郁）的病史也与绝经过渡期的抑郁症状中度相关[782]。

（三）临床表现

1. 常见症状　围绝经期抑郁障碍的典型表现是抑郁症状和绝经期的特征性症状同时存在。包括血管舒缩症状（vasomotor symptoms，VMS）如潮热、出汗、心慌、性功能减退或性欲下降、情绪低落、焦虑、睡眠障碍、认知功能改变、肌肉骨骼疼痛、乳房及关节疼痛、泌尿系统症状、阴道干燥等[783]，一些患者可能出现精神病性症状，以妄想为主，妄想的荒谬程度和牢固性弱于精神分裂症。由于难以确定情绪变化的开始与绝经过渡期的月经周期标记之间的时间联系，因此分开描述围绝经期和绝经后抑郁障碍特征性表现的证据相对缺乏[784]。

2. 影响与风险　与没有抑郁的围绝经期妇女相比，PMD女性的生活质量、社会支持和适应能力显著降低，残疾程度增加[785]。PMD通过触发代谢紊乱及炎性反应从而与各种身体慢性疾病如心血管疾病、糖尿病、血脂异常、缺血性卒中和哮喘有关[786]。

（四）诊断及鉴别诊断

1. 诊断　女性在围绝经期（过去6个月内月经未来或月经周期不规律）及绝经后期（过去12个月内月经未来）内出现的抑郁障碍[777]。对PMD的综合诊断包括对绝经阶段的识别，以及对抑郁症状和其他精神障碍的临床评估[784]。在通用的诊断标准中，并没有将PMD作为一个独立的诊断类别。

2. 评估工具　PMD是发生在特定生理时期的抑郁障碍，因此成人抑郁障碍常用的筛查和评估量表均适用于PMD。但量表筛查围绝经期女性存在抑郁症状，不代表符合抑郁障碍的临床诊断标准，还需经过专科医生进行临床确诊。

绝经期症状及健康相关生活质量量表，如围绝经期症状量表（Menopause Rating Scale，MRS）、更年期综合征量表（Climacteric Symptom Scale，CSS）、格林更年期量表（Greene Climacteric Scale，GCS）、围绝经期生活质量量表（Menopause Quality of Life Scale，MENQOL）等，均包含心理症状相关条目，

可用于澄清绝经相关症状对患者整体病情的影响。

3. 鉴别诊断

（1）其他常见精神障碍：焦虑障碍患者可能表现出与围绝经期抑郁相似的症状，如情绪低落、紧张、担忧等。但焦虑障碍的主要特征是过度的焦虑和担忧，而非抑郁情绪。躯体形式障碍以躯体症状为主，持续时间长，可反复就医，反复检查，常伴不同程度的抑郁情绪，但未达到抑郁障碍诊断标准。某些人格障碍（如边缘型人格障碍）可能表现出情绪不稳定和抑郁症状，但人格障碍的症状通常在多个领域和长期存在。老年抑郁和认知障碍也常有一些相似表现，通过病史和影像学检查可以排除。

（2）躯体疾病伴发抑郁：甲状腺功能异常可能导致情绪波动、抑郁焦虑；心血管疾病（如冠心病、心力衰竭等）可能导致情绪低落、疲劳等症状；内分泌疾病（如肾上腺皮质功能异常）也可引起情绪症状。需要通过体格检查和实验室检查，以及明确情绪症状与躯体疾病的关系以鉴别。

（3）药物或物质使用所致抑郁：某些治疗躯体疾病的药物、酒精或精神活性物质的使用或戒断，均可能导致抑郁症状，需关注合并用药的不良反应，详细询问相关使用史和情绪之间的关系以鉴别。

（五）治疗

成人抑郁障碍的治疗原则和推荐意见来源于 18~65 岁的研究循证证据，围绝经期包括在内。专门针对 PMS 人群的临床研究及荟萃分析的数量和质量相对有限，因此专家组一致认为，PMD 的治疗应遵循成人抑郁障碍的相关指导意见，包括药物治疗、心理治疗、物理治疗、补充替代治疗和中医中药治疗等。某些治疗方式在 PMD 群体中有一定的循证证据，对于新发的或无治疗史参考的 PMD 患者可以考虑优先选用。如果复发性抑郁患者既往有成功的药物治疗史，则优先沿用既往药物。临床医生还应考虑将睡眠障碍、血管舒缩症状和认知症状作为治疗 PMD 的一部分。

临床问题：围绝经期抑郁障碍应如何治疗？

推荐意见：围绝经期抑郁障碍是发生在成年人特定生理时期的抑郁障碍，治疗应遵循针对成人抑郁障碍的治疗原则和推荐意见（1A）。

推荐采用 CBT 治疗围绝经期抑郁障碍患者，可有效改善抑郁症状和睡眠症状（1B）。

对于新发或无药物治疗史的围绝经期抑郁障碍患者,推荐使用的抗抑郁药包括:地文拉法辛、氟西汀、舍曲林、文拉法辛、西酞普兰、艾司西酞普兰、度洛西汀和伏硫西汀(1B)。

对于复发的围绝经期抑郁障碍患者,推荐选择既往有效且耐受性良好的抗抑郁药治疗(1B)。

经个体化评估后,可以使用外源性雌激素治疗伴血管舒缩症状的围绝经期抑郁障碍。雌激素可以单独使用、与孕激素或抗抑郁药联合使用,经皮贴剂效果和安全性优于口服制剂(1B)。单独使用雌激素治疗 2~6 周时,应根据初始反应评估是否需要更换或联用抗抑郁药治疗和 / 或 CBT(1B)。使用激素治疗应每年进行 1 次全面的获益风险评估(1A)。

建议围绝经期抑郁障碍患者进行规律运动,可改善抑郁症状和围绝经期躯体症状(2C)。

针灸可以用于治疗围绝经期抑郁障碍,其中温针灸疗效最明显(2C)。

推荐意见说明:一项系统综述[787]纳入 9 项 RCTs,包含 923 例更年期女性,平均年龄 49.16~56.44 岁。干预方式包括个体和团体形式,平均干预时长为 5.5 周,平均 5.5 次,每次 60 分钟。结果显示接受 CBT 的参与者抑郁症状显著改善($SMD=-3.55$, 95% CI : -5.48~-1.61 , $P<0.05$),CBT 组睡眠质量显著提高($SMD=-0.78$, 95% CI : -1.32~-0.25 , $P=0.004$),表明 CBT 对改善睡眠质量有中等效果。地文拉法辛、氟西汀、舍曲林、文拉法辛、西酞普兰、艾司西酞普兰、度洛西汀和伏硫西汀在 PMD 中存在有疗效的证据[782],其中地文拉法辛的证据较充分。考虑到这些药物都是成人抑郁障碍的一线治疗药物,因此均作为 1 级推荐。一项纳入了 14 个符合条件的 RCTs、研究外源性雌激素对女性抑郁情绪影响的荟萃分析[788]表明,外源性雌激素单独或联合孕酮或抗抑郁药在疗效上均优于对照组(SMD : -0.73 , 95% CI : -1.09~-0.38),外源性雌激素的影响与围绝经期和绝经后的年龄有关。围绝经期的女性比其他生殖状态的女性对雌激素更敏感,这可能是因为这一时期的抑郁更与雌激素的波动有关,而外源性雌激素的补充可以缓解这些剧烈的变化。此外,经皮贴剂比口服制剂稍有效,不良反应也更少。这些结果为临床研究提供了强有力的理论依据,但长期补充雌激素会引起各种风险,如子宫内膜增生、高凝血和水钠潴留等,临床中使用应该权衡利弊。单用雌

激素治疗 2~6 周时,应根据初始反应评估是否需调整治疗方案,包括更换或联用抗抑郁药、CBT[782]。只有一项随机试验研究了激素治疗在预防正常的围绝经期和绝经后早期妇女出现显著抑郁症状方面的疗效[789]。一项针对身心运动干预围绝经期抑郁的荟萃分析[790]纳入了 11 项随机对照试验,包括 1 005 名参与者,其中针对抑郁症状的 6 项研究结果显示,与对照组相比,身心运动显著改善了抑郁情绪(SMD=-0.80,95% CI: -1.17~-0.44)。一篇网状荟萃分析[791]显示,温针灸治疗围绝经期抑郁障碍效果优于氟西汀加激素治疗,并且也优于其他针灸疗法(OR=1.55,95% CI: 1.00~2.44)。

1. 心理治疗　认知行为疗法(CBT)是成人抑郁障碍的一线治疗,因此被认为也适用于与围绝经期相关的抑郁障碍患者。目前,针对围绝经期抑郁障碍患者专门设计的 CBT 大规模随机试验仍较为缺乏。但鉴于 CBT 在一般人群中治疗抑郁障碍的强有力证据基础、相对较低的风险以及在围绝经期和绝经后女性中的初步支持性证据,CBT 是治疗 PMD 的合理选择[784]。一般建议每周 2 次,共 8 周的 CBT 治疗疗程,可以联合抗抑郁药或激素治疗等。此外,心理教育、正念疗法、催眠,以及结合多种心理和身心干预方法的多模式干预也在研究中被证明有效[792]。

2. 抗抑郁药治疗　在围绝经期选择抗抑郁药时,应考虑女性之前的抗抑郁药使用经历和反应,常用药物在此特定人群中的疗效和耐受性证据,关注和管理药物常见不良反应和安全性问题,如性功能障碍、体重变化和药物相互作用。一些 SSRIs,如帕罗西汀、度洛西汀和舍曲林,是细胞色素 CYP450 2D6 酶的底物。在服用其他需要这种酶进行代谢的药物时,如他莫西芬(治疗乳腺癌的抗雌激素药物),药物相互作用可能会降低这类药物的疗效。SSRIs 和 SNRIs 抗抑郁药还可以改善与围绝经期相关的不适,如潮热和疼痛。

3. 激素治疗(hormone therapy,HT)　血管舒缩症状是围绝经期激素治疗的适应证,绝大多数临床实践指南均确定围绝经期相关情绪障碍为激素治疗的潜在适应证。无子宫的妇女只需要雌激素治疗来缓解围绝经期症状,子宫完整的妇女需要添加孕激素保护子宫内膜。研究表明激素治疗的抗抑郁作用与经典抗抑郁药相似,且对伴发的血管舒缩症状和睡眠障碍均有改善作用。与产后、绝经后期和月经期相比,围绝经期患者从外源性雌激素中获益最多[788]。激素治疗在治疗绝经后妇女的抑郁症方面通常无效,这表明激素治疗在围绝经期的抗抑郁益处可能是一个机会窗口。但是,如何平衡女性雌激素水平的相对稳定与长期补充雌激素所带来的各种风险(如子宫内膜增生、血液高凝、血栓、水钠潴留、致癌等)是外源性雌激素广泛应用于女性抑郁障碍治疗所面临的关键问题,临床医生使用激素治疗时应平衡相关风险和收益,对患者进行医疗风险的充分告知。

根据现有数据和指南,对于出现血管舒缩症状(潮热和盗汗)以及伴随抑郁症状的围绝经期女性,建议首先尝试为期 2~6 周的经皮雌二醇或 SSRIs 或 SNRIs 的短期治疗。如果初步治疗选择的是雌激素治疗,那么在短期治疗后,可根据患者的初始反应重新评估是否需要进一步治疗,包括抗抑郁药(单独使用或与雌激素联合使用)和 / 或 CBT[782]。

有系统综述提示,低剂量植物雌激素(25~100mg/d)长期使用可缓解围绝经期抑郁症状,对绝经后抑郁(末次月经 12 个月以上)效果最明显[777]。植物雌激素主要指的是异黄酮和木酚素。因证据级别极低,且对围绝经期抑郁效果不够明确,仍需今后有高质量研究证明。

4. 运动疗法 以规律运动 / 锻炼为基础的干预和身心疗法对除潮热外的围绝经期症状和抑郁有明确效果[793]。不同的研究中采用了多种运动方式,可考虑每周 2~3 次,每次 60~90 分钟,持续 12 周或更久的时间进行各种形式的体育锻炼,包括并不限于太极、普拉提、八段锦等[790]。

5. 物理治疗 到目前为止,仅有极少数专门针对围绝经期抑郁障碍的研究,临床治疗中应遵循成人抑郁障碍的物理治疗推荐意见。有研究[794]发现在接受重复经颅磁刺激治疗的女性患者中,绝经前期抑郁症状的改善大于绝经后期(治疗方案:左侧 DLPFC 作为刺激部位,患者在 20 分钟时间内接受 40 次 8 秒的 100% 运动阈值的脉冲,刺激频率 5Hz,每次脉冲间隔 22 秒,持续治疗 10 天)。另一项研究[795]发现,围绝经期妇女在接受经颅磁刺激治疗后,抑郁及焦虑症状都有所改善(治疗方案:右侧 DLPFC 作为刺激部位,刺激强度为 80%~110% 运动阈值,刺激频率为 1Hz,治疗时间每次约 30 分钟,每周 3 次,4 周为 1 个疗程)。电休克治疗(ECT)、经颅磁刺激(TMS)、光照治疗、Theta 爆发式磁刺激(TBS)和迷走神经刺激等尚无在围绝经期抑郁障碍研究的充分证据。

6. 中医治疗　针灸治疗可显著改善女性围绝经期的抑郁症状及血管舒缩症状,并且治疗后临床获益仍可持续 1~6 个月,温针灸、电针、腹针和常规针灸均有效。其中温针灸的疗效更为明确,温针灸是将针刺入穴位后,在针柄上点燃艾条,通过针体将热量传递到穴位,结合了针刺和温热刺激的双重作用。每周 1 次,每次治疗时间为 30 分钟,持续 3 周[791]。中药方剂也有临床疗效,需个体化诊疗因此不纳入推荐。

7. 营养干预　研究表明,多种营养干预措施对围绝经期和绝经期女性的抑郁症状有积极影响。具体包括维生素 D、Omega-3 脂肪酸、大豆异黄酮、圣·约翰草、姜黄素、维生素 E、黑升麻和饮食干预。这些干预措施可能通过不同的机制改善抑郁症状,如调节神经递质水平、减少炎症反应和改善整体健康状况。可以考虑作为 PMD 的辅助治疗[796]。

围绝经期抑郁障碍治疗推荐汇总见表 4-2-6。

表 4-2-6　围绝经期抑郁障碍治疗推荐汇总*

推荐级别	围绝经期抑郁障碍的治疗	证据级别
1 级推荐	CBT	B
	新发或无药物治疗史患者:地文拉法辛、氟西汀、舍曲林、文拉法辛、西酞普兰、艾司西酞普兰、度洛西汀和伏硫西汀	B
	复发抑郁患者:既往有效药物	B
	外源性雌激素(单用、加孕激素或联合抗抑郁药),经皮制剂疗效和安全性优于口服制剂	B
	单独使用雌激素治疗 2~6 周时,应根据初始反应评估是否需要更换或联用抗抑郁药治疗和 / 或 CBT	B
	使用激素治疗应每年进行 1 次全面的获益风险评估	A
2 级推荐	规律运动(每周 2~3 次,每次 60~90 分钟)	C
	针灸(温针灸)	C
有积极证据	心理教育、正念疗法、催眠,以及结合多种心理和身心干预方法的多模式干预	
	安非他酮、阿戈美拉汀、米氮平	

续表

推荐级别	围绝经期抑郁障碍的治疗	证据级别
有积极证据	经颅磁刺激	
	植物雌激素	
	辅助营养干预	
	中医中药	

注：*成人抑郁障碍的治疗原则和推荐适用于围绝经期抑郁障碍。本表仅纳入有专门针对围绝经期抑郁患者的证据和推荐。

（许秀峰）

第三节 老年期抑郁障碍

!️ **要点提示**

- 抗抑郁药在老年抑郁障碍患者群体中的使用需要权衡利弊，除了药物治疗，还应该考虑其他治疗方法。
- 对于老年期抑郁障碍患者推荐选用新型抗抑郁药进行治疗，其中度洛西汀、阿戈美拉汀、伏硫西汀、米氮平和舍曲林的疗效和安全性综合较优（1A）。
- 对于65岁以上的老年期抑郁障碍患者，与安慰剂相比，SSRIs的不良事件发生率低于SNRIs（1A）。
- 阿立哌唑（1B）和锂盐（2C）可用于老年难治性抑郁症的增效治疗。
- 综合疗效和可接受度，推荐生命回顾疗法（1A）、认知行为疗法（1B）、组合心理治疗（1B），建议正念疗法（2C）、认知疗法（2C）和行为激活疗法（2D）用于老年期抑郁障碍的心理治疗。

- 针对老年期抑郁障碍,推荐单一或与药物联合使用 rTMS,疗效和安全性良好(1B),也可使用 TBS(2C)。对于严重和难治的老年抑郁患者,经评估后可以使用 ECT,右单侧 ECT 对认知的影响较小(2C)。

一、老年期抑郁障碍的临床特点

一般而言,老年期抑郁障碍是指 65 岁以上个体被诊断出抑郁障碍的情况,然而,实际的临床研究中,"老年抑郁"所界定的年龄跨度更为宽泛。研究表明,社区老年人抑郁障碍患病率为 2%~10%,年龄界定、文化因素和评估方式的差异可能是导致患病率调查结果不同的原因。有躯体合并症和在综合医疗机构就诊的老人发生抑郁障碍的比例更高,住院老年患者的抑郁障碍患病率超过 30%,卒中、心肌梗死或癌症患者的老年抑郁障碍患病率超过 40%。

老年抑郁障碍(65 岁以上)可分为 2 种类型,一种是成年早期就已发病,之后进展到老年期,并于老年期复发,即早发型老年抑郁障碍;另一种是首发于老年期,即晚发型老年抑郁障碍。研究显示,晚发型老年抑郁障碍的病程持续时间更长、预后更差、有更多的躯体疾病共病、认知损伤也更严重。老年期首发的抑郁障碍的相关危险因素很多,包括女性,社交隔离,丧偶、离异或分居,社会经济地位低,合并躯体疾病,未能有效控制的疼痛,失眠,社会功能损害以及认知损害等。

除符合成人抑郁障碍的一般临床特点外,老年期抑郁障碍具有如下特征。

1. 共病焦虑或激越更为突出。

2. 更容易发展为慢性,且复燃更为频繁,自杀风险更高。

3. 轻型抑郁或亚临床抑郁,即没有达到抑郁症诊断标准的抑郁症状更为普遍,但随后发展成抑郁症的风险很高。

4. 更多的共病躯体疾病或具有疑病特点。

5. 常共病精神病性症状。

6. 抑郁症状可能是痴呆的前期表现或是痴呆的独立危险因素。

7. 其发生可能与慢性脑缺血性改变有关（即所谓"血管性抑郁"），此类老年抑郁患者认知功能损伤以及精神运动性迟滞症状更严重，且发生血管性痴呆的风险更高。这类患者可能不完全符合抑郁障碍的诊断标准且对治疗的反应较差。

二、老年期抑郁障碍的筛查与评估

鉴于老年期抑郁障碍症状表现的复杂性，基于量表的筛查与评估对于准确地诊断老年期抑郁障碍更有帮助。主要的老年期抑郁障碍评估量表如下。

1. 老年抑郁量表（Geriatric Depression Scale，GDS），包含 15 个项目的精简版本，应用广泛，且信效度较好。

2. 9 条目患者健康问卷（Patient Health Questionnaire-9，PHQ-9），该问卷包括了 DSM-5 抑郁障碍诊断标准中抑郁症状的所有 9 个条目，具有良好的信效度，可用于确立抑郁障碍的诊断，且是抑郁障碍治疗结局的可靠测量指标。

3. 汉密尔顿抑郁量表（Hamilton Depression Rating Scale，HAMD/HDRS）和蒙哥马利 - 艾森贝格抑郁评定量表（Montgomery-Asberg Depression Rating Scale，MADRS）是广泛应用的评估抑郁症状严重程度的量表。

4. 康奈尔痴呆抑郁量表（Cornell Scale for Depression in Dementia，CSDD），该量表包括观察者和知情人提供的信息，有助于评估认知损伤老年患者的抑郁症状。

老年期抑郁障碍的评估流程见图 4-3-1。

```
┌─────────────────┐
│ 有抑郁症状的老年患者 │
└─────────────────┘
```

初步评估

· 抑郁症状的严重程度：使用 GDS、PHQ-9、HAMD、MADRS 等量表评估
· 既往是否存在精神障碍史，特别是躁狂或轻躁狂发作史
· 目前是否存在其他精神症状：如焦虑、躁狂或轻躁狂症状、精神病性症状、紧张症等
· 躯体疾病的病史、诊断（如有）
· 躯体疾病与抑郁症状出现的时间关联
· 躯体疾病治疗的用药情况（如有）：药物种类、名称、剂量、疗效、副作用、与抗抑郁药可能的相互作用
· 既往抗抑郁治疗用药史（如有）：药物种类、名称、剂量、疗效、用药时间、依从性、副作用
· 目前使用的包括抗抑郁药在内的精神类药物（如有）：药物种类、名称、疗效、用药时间、依从性、副作用
· 心理社会因素、认知功能、营养状态、自杀风险、社会支持

```
┌─────────┐
│ 实验室检查 │
│ 影像学检查 │
└─────────┘
     ↓
< 诊断与鉴别诊断 >
     ↓
< 确定治疗方案 >
```

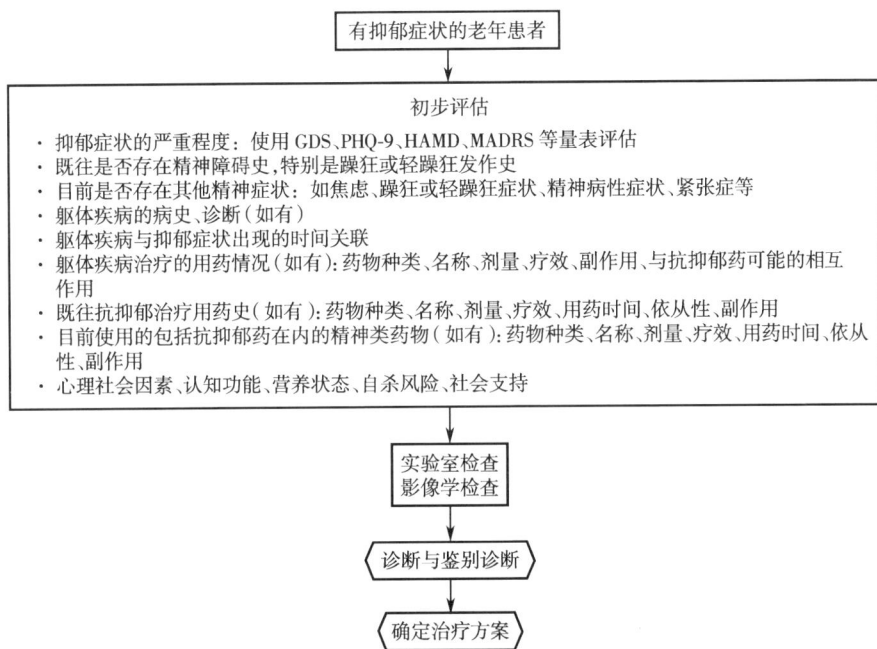

图 4-3-1 老年期抑郁障碍的评估流程

三、老年期抑郁障碍的诊断和鉴别诊断

1. 老年期抑郁障碍的诊断及注意事项　应遵循抑郁障碍的诊断标准（DSM-5 或 ICD-10/ICD-11），然而，需要注意的是，下列原因使老年抑郁障碍的诊断变得相对复杂和困难。

（1）老年患者的躯体疾病症状经常与抑郁症状相重叠，如精神运动性迟滞、食欲减退、睡眠障碍、性欲减退以及记忆力减退等症状既可能是躯体疾病伴发的症状，也可能是抑郁障碍的症状，当然，也不排除可能是老化的自然表现，因此，在临床实践中把正常衰老、躯体疾病的症状表现与抑郁症状截然分开并不容易。特别值得注意的是，临床医师可能更关注躯体疾病而忽视抑郁症状，这可能导致误诊或对抑郁障碍的诊疗不足。除了需要认真观察并详细获取病史以外，一个可行的办法是通过针对老年抑郁患者进行相关量表的评估，常常能够比较准确地捕捉到老年患者的抑郁心境和 / 或

消极认知,如情绪低落、快感缺失、无助感或自我贬低、内疚自责等。事实上,患有重大的慢性躯体疾病本身以及由此导致的社会功能受损和生活方式的改变都有可能增加易感老人罹患抑郁障碍的风险。

（2）老年患者可能缺乏抑郁障碍典型的心境主诉,如他们可能更多地主诉躯体症状或认知症状而非抑郁心境,因此,应该详细询问并细心观察患者是否存在情绪低落、兴趣缺乏或快感缺失等症状。

（3）老年人通常服用多种药物,因此,治疗躯体疾病的药物可能引发类似抑郁症状的副作用,需要仔细加以鉴别。

（4）老年患者的沟通技能受损,使得家属或医生获取的信息受限。此外,老年患者因为病耻感或不想给子女增添负担而不愿承认或表述自己的心理痛苦。因此,临床医生应该详细地收集多方面的信息,特别是来自家属及周围人提供的信息。

鉴于此,在诊断老年抑郁时,应该格外用心和谨慎,进行诊断时需要获取的信息并仔细评估的事项如表 4-3-1 所示。

表 4-3-1　老年期抑郁障碍诊断需要获取的相关信息及需要评估的事项

获取信息	评估事项
目前抑郁症状的临床特点以及其他精神症状	严重程度、亚型或标注、是否为忧郁型抑郁、是否存在精神病性症状、紧张症、是否存在躁狂或轻躁狂发作等
既往精神障碍史	需要特别询问既往是否存在躁狂或轻躁狂发作史
目前抑郁症状与躯体疾病的关联	是否存在躯体疾病,如存在,抑郁症状与躯体疾病发病的时间关联
目前的抑郁症状是否可能是躯体疾病或药物导致的	可能引发或伴发抑郁的躯体疾病很多,其中,尤其需要与阿尔茨海默病、路易体痴呆、额颞叶痴呆、帕金森病等神经变性疾病以及与血管性痴呆、血管性抑郁等相鉴别
治疗躯体疾病的药物	药物名称、剂量、药物副作用以及可能与抗抑郁药的相互作用
抗抑郁药治疗史和／或目前抗抑郁药使用情况（如有）	药物名称、剂量、疗效、不良反应、依从性、用药时间
心理社会影响因素	经济状况、孤独与隔离、社会支持程度、是否缺乏照料、应激性事件、健康状态、饮食、兴趣、物质滥用等

获取信息	评估事项
营养状态	BMI、体重改变、进食状况等
认知功能	精神运动性速度、注意力、工作记忆、语言、问题解决等
自杀风险	自杀史、目前的自杀观念、自杀企图、社会及家庭支持等
社会功能状况	工作学习、日常生活、社交、计划执行功能等
基本的实验室检查及影像学检查	血常规、血糖、肝肾功能、甲状腺功能、心电图、电解质、血清 B_{12} 以及叶酸等。脑影像学检查

2. 鉴别诊断

（1）躯体疾病伴发抑郁：抑郁可能是许多躯体疾病的并发症，这一点，对于老年患者尤为显著和重要。患有重大的躯体疾病本身可能会导致老年人出现抑郁症状，但这些症状有可能并没有达到抑郁障碍的诊断标准，然而，有些老年人的抑郁症状足以达到抑郁障碍的诊断标准。一种情况是，老年抑郁障碍与躯体疾病是独立出现的，另一种情况是，老年抑郁障碍是躯体疾病导致的，或继发于躯体疾病，因此，临床医生应该充分考虑老年患者抑郁症状与躯体疾病的关系。

在 DSM-5 的诊断分类中，如果诊断"由于其他躯体疾病所致的抑郁障碍"，首先需要满足以下两个最主要的标准：①主要临床表现为突出的持续性的抑郁心境，或对于所有或几乎所有活动的兴趣或乐趣明显减少；②从病史、体格检查或实验室发现的证据表明，该障碍是其他躯体疾病的直接的病理生理结果。因此，首先要确定是否存在躯体疾病；其次，确认躯体疾病的发生、加重和缓解与抑郁症状之间是否存在时间上的关联性。也就是说，抑郁症状的病程是否是始于该躯体疾病发生或加重后不久，特别是抑郁症状的缓解是否是在该躯体疾病被有效治疗或缓解后不久出现。因此，从时间上看，如果老年患者以前从没有过抑郁发作且目前或近期又处于比较重大的慢性疾病的背景下，而且新出现的抑郁发作又是在该躯体疾病发生或加重后不久出现的，则应该优先考虑躯体疾病可能是抑郁发作的原因。此外，与原发性抑郁相比，由躯体疾病所致的抑郁障碍存在着一些非典型特征，例如，非典型的起病年龄和病程，或缺少家族史等。

部分可能伴发老年期抑郁的相关躯体疾病见表 4-3-2。

表 4-3-2　可能伴发老年期抑郁的部分躯体疾病

系统	疾病
免疫系统	艾滋病（AIDS）、类风湿关节炎等
内分泌系统	艾迪生病（Addison's disease）、库欣综合征（Cushing's syndrome）、甲状旁腺功能亢进、甲状腺功能亢进、甲状腺功能减退、糖尿病等
消化系统	胰腺癌等
呼吸系统	肺癌等
循环系统	冠状动脉疾病、心肌梗死等
神经系统	阿尔茨海默病、癫痫（颞叶癫痫）、多发性硬化症、帕金森病、脑动脉粥样硬化、脑梗死、卒中后、颅内肿瘤等
泌尿系统	慢性肾脏疾病、透析患者等
其他	电解质失衡、营养缺乏（维生素 B_1、维生素 B_{12}、叶酸）、卟啉症、口腔癌等

可能引起抑郁的躯体疾病非常多，且机制和因果关系并不是很明确，但有些躯体疾病与抑郁的关系是肯定的，已经得到了大量研究的证明，如卒中、亨廷顿病、帕金森病、创伤性脑损伤、内分泌疾病中的库欣病、甲状腺功能减退，以及多发性硬化症等，这些疾病伴发抑郁的风险很高。另外值得注意的是，有些躯体疾病（如帕金森病和亨廷顿病）的抑郁症状可能发生于这些疾病所导致的运动功能和认知功能损害之前，这给正确的诊断增加了难度。

对于躯体疾病伴发的抑郁，一方面应该优先考虑针对躯体疾病的治疗；另一方面，抑郁症状的存在会对多种躯体疾病的进程和治疗效果产生不利的影响，因此，也需要在治疗躯体疾病的同时及时治疗抑郁症状。

（2）药物或物质所致抑郁：许多药物或物质都可以引发抑郁症状，包括心血管药、抗感染药、抗帕金森药、精神活性物质、激素、抗精神病药、镇静剂和抗焦虑药、抗逆转录病毒药物、抗惊厥药、抗炎药等。为了明确抑郁症状是否为上述药物 / 物质所致，首先需要明确抑郁症状的出现与开始服用上述药物 / 物质的时间顺序，简单的办法是停用上述药物 / 物质并观察抑郁症状是否改善。如果必须继续服用此类药物，可以考虑换药，并观察抑郁症状是否改变。如果不能换药，或换药后抑郁症状仍然持续，则应考虑继续使用原来药物并同时给予抗抑郁药进行治疗，在选用抗抑郁药进行治疗时，应充分考虑到药物间的相互作用。

四、老年期抑郁障碍的治疗

（一）药物治疗

1. 老年期患者的药代动力学特征 老年期药代动力学特征：①药物吸收方面，老年患者由于消化功能减退而影响药物的吸收，同时增加了消化道的不良反应。②药物分布方面，老年人脂肪量相对增加导致脂溶性药物更容易蓄积；同时，老年患者血清蛋白浓度降低，可能导致不与蛋白结合的游离药物的浓度增加。③药物代谢方面，肝脏血流、肝细胞数量、酶的活性以及药物转运体数量的减少，导致药物的代谢减弱，从而增加了肝代谢率高的药物的血药浓度；此外，肝脏 CYP 酶代谢率下降，导致多种经由 CYP 酶代谢的药物的血药浓度增加。④药物排泄方面：肾脏血流减少、肾功能下降，使得需经由肾脏排出的药物的血药浓度增加。最后，由于血脑屏障中 P- 糖蛋白（P-gp）的表达下降，导致药物从脑向静脉的排泄延迟。

由于上述特点，使得老年患者在服用精神类药物时对外周（如低血压、便秘）和中枢（谵妄、震颤、迟发性运动障碍等）的副作用更为敏感；同时，老年患者可能由于同时治疗躯体疾病而服用多种药物，药物副作用的问题也更为突出。因此，对于老年服用包括抗抑郁药在内的精神类药物的患者，应该重点监测以下不良反应：低钠血症、跌倒、骨折、骨密度降低、锥体外系反应、5- 羟色胺综合征、心律失常、QTc 间期延长、消化道出血等。

2. 药物治疗原则

（1）优先考虑药物的安全性：对于老年抑郁障碍的治疗，除了应该基于循证医学的证据考虑药物的疗效外，鉴于老年患者年龄的原因以及产生的药代动力学改变、共病躯体疾病、可能使用除抗抑郁药以外的多种药物并因此产生潜在的药物相互作用等因素，更应该优先考虑药物的安全性，即优先选择不良反应小的药物，例如应该避免可能导致直立性低血压、引起心脏传导功能紊乱、抗胆碱能副作用以及较强镇静作用的药物。

（2）单一用药原则：老年抑郁障碍患者通常同时服用一种或多种非精神类药物，导致在服用抗抑郁药时药物相互作用的风险增加，有可能增加药物的不良反应。因此,在对老年抑郁障碍进行药物治疗时,应尽可能遵循单一用药的原则,同时,应该充分考虑非药物治疗（如心理治疗）的优势,避免多重用药。

（3）小剂量起始,缓慢滴定:老年抑郁障碍患者用药的起始剂量应低于成人患者推荐的起始剂量,并缓慢加量,直到达到治疗效果。

（4）及时复诊:用药后密切观察并指导患者及时处理可能出现的副作用。

（5）缓慢停药:在需要停药时,如果不是特殊情况,应缓慢停药。

3. 药物治疗　尽管有充分的证据表明一些抗抑郁药对老年抑郁障碍的治疗有效,但在临床实践中仍面临诸多挑战。第一,一些抗抑郁药对老年抑郁障碍的疗效存在不确定性和疗效的异质性,需要更进一步的证据支持和研究,这限制了现有的抗抑郁药在老年抑郁障碍患者中的使用范围;第二,目前的抗抑郁药对特定症状的疗效有限,例如对于老年抑郁障碍患者认知功能损伤的疗效不佳;第三,由于老年患者体质的特点,使药物代谢和排泄发生改变,增加了患者不良反应的风险并使老年患者对药物的耐受性降低;第四,老年抑郁障碍患者多半存在多药联用的问题,增加了药物间相互作用导致的风险;第五,维持治疗对于预防老年抑郁障碍的复发至关重要,但药物治疗的长期耐受性和依从性问题使得老年抑郁障碍的治疗面临更大的挑战。综上所述,老年抑郁障碍患者的药物治疗需要个体化,同时需要充分重视药物治疗的安全性和依从性问题。

临床问题:哪些抗抑郁药可用于老年期抑郁障碍的治疗?

推荐意见:对于老年期抑郁障碍患者推荐选用新型抗抑郁药进行治疗,其中度洛西汀、阿戈美拉汀、伏硫西汀、米氮平和舍曲林的疗效和安全性综合较优（1A）。

推荐意见说明:一项纳入 44 项研究、共 5 991 名参与者的荟萃分析[797]显示,平均有 50.7% 的老年抑郁症患者在接受抗抑郁药治疗后起效（95% CI:47.0%~54.4%, 38 项研究）。此外,一篇针对老年抑郁症患者的药物和非药物干预的疗效和耐受性系统综述网状荟萃分析[798],共纳入 53 项随机对照试验（RCTs）,包括 9 274 名受试者,平均年龄 73.7 岁。研究纳入了至少 23 种抗抑郁药,头对头荟萃分析结果显示度洛西汀（RR=1.81, 95% CI:

1.45~2.25）、丙咪嗪（RR=1.71，95% CI：1.15~2.56）、阿戈美拉汀（RR=1.53，95% CI：1.11~2.12）和伏硫西汀（RR=1.49，95% CI：1.14~1.95）与安慰剂相比，有效率更高；米氮平、帕罗西汀和舍曲林在与其他药物的头对头比较中，有效率（RR=1.38~2.63）和缓解率（RR=1.64~4.52）也表现出了明显优势。头对头试验中，还有安非他酮（RR=1.57~2.71）、西酞普兰（RR=1.44~2.82）、多塞平（RR=1.92~3.74）和阿米替林（RR=1.43~2.79）的缓解率优于对照药物。需注意的是有较多头对头试验将氟西汀作为对照药物，有效率或缓解率优于氟西汀，并不代表氟西汀无效。综上，度洛西汀、阿戈美拉汀、伏硫西汀、米氮平和舍曲林作为一线药物推荐，研究中纳入的其他新型抗抑郁药均作为二线药物推荐。帕罗西汀疗效显著但有较强的抗胆碱能副作用，可能对老年人群的认知功能产生不良反应，因此降级处理作为二线药物。丙咪嗪和阿米替林尽管疗效显著，但属于 TCAs 药物，对老年人群安全性较低，建议作为三线药物。既往指南和相关研究认为，与 SSRIs、SNRIs 以及非 TCAs 相比，TCAs 存在更多的药物副作用，因此，新型抗抑郁药更为安全，并应该作为首选治疗推荐。所有 SSRIs 都应关注低钠血症的可能性，使用期间应进行电解质监测。西酞普兰和艾司西酞普兰需关注 QTc 间期延长风险[2,799]。整体而言，针对老年抑郁人群的药物试验数量远低于成年人群，荟萃分析中许多纳入的研究报告是针对成年患者的大型试验的亚组分析，未来需要更多高质量的研究以提供最佳证据。当前未被纳入荟萃分析中的新型抗抑郁药可结合临床实践的需要进行谨慎评估后使用。

临床问题：对于老年期抑郁障碍患者，SSRIs 和 SNRIs 抗抑郁药的安全性哪类更高？

推荐意见：对于 65 岁以上的老年期抑郁障碍患者，与安慰剂相比，SSRIs 的不良事件发生率低于 SNRIs（1A）。

推荐意见说明：一项针对老年抗抑郁药物治疗不良反应的系统综述和荟萃分析[800]，共纳入 19 项随机对照试验（RCTs）和 2 项观察性研究，包括 9 274 名参与者。结果显示，与安慰剂相比，SSRIs（RR=2.90，95% CI：1.16~5.06）和 SNRIs（RR=1.85，95% CI：1.05~3.27）均增加了因不良事件而停药的风险。在急性期（<12 周）治疗阶段，SSRIs 不良事件的发生频率在统计学上与安慰剂相似，但 SNRIs 与更多的不良事件相关。在急性期和

维持治疗的 24 周期间,度洛西汀($RR=1.46$, 95% CI :0.84~2.5)比安慰剂($RR=1.69$,95% CI :1.03~2.76)导致更多的跌倒。

临床问题:对于老年期难治性抑郁症(TRD)患者,哪些药物可用于增效治疗?

推荐意见:阿立哌唑(1B)、锂盐(2C)可考虑用于老年期难治性抑郁症(TRD)的增效治疗。

推荐意见说明:阿立哌唑增效治疗效果较佳,但长期治疗是否增加迟发性运动障碍的风险仍不可知,因此需要密切监测。在一项研究老年治疗抵抗性抑郁症患者中增效治疗的 RCT 中[801],第一步将接受现有药物疗效不佳的 619 名患者,进一步分成阿立哌唑增效治疗组、安非他酮增效治疗组、改换安非他酮组治疗 10 周,研究显示,阿立哌唑增效治疗组的幸福感(well being)评分、MDRS 评分改善率最高。在缓解率上,改换安非他酮治疗组为 19.3%。阿立哌唑增效组为 28.9%(与改换安非他酮组相比, $RR=1.50$, 95% CI :1.06~2.13)。本研究第二步将上述治疗无效或不适合第一步治疗的共 248 名患者进一步分成锂盐增效治疗组和去甲替林治疗组继续治疗 10 周,研究显示,两组之间的幸福感评分差值为 0.99(95% CI :-1.92~3.91)。锂盐增效治疗组缓解的患者比例为 18.9%,去甲替林组为 21.5%,($RR=0.84$,95% CI :0.53~1.36)。研究表明,两者在改善患者幸福感方面效果相似,锂盐具有增效作用,但研究提示需要密切监测血锂浓度并关注可能出现的副作用。

目前,对于其他第二代抗精神病药仍缺乏充分的循证证据支持其对老年期抑郁障碍的增效治疗。此外,有研究表明艾司氯胺酮作为增效剂对于难治性老年抑郁患者的症状改善效果不佳,但对于发病年龄 <55 岁以及 65~74 岁的难治性老年抑郁患者有效。在一项评估氯胺酮鼻喷剂联合口服抗抑郁药与安慰剂联合口服抗抑郁药在治疗 65 岁及以上老年人中有治疗抵抗性抑郁症(TRD)的疗效和安全性的 RCT 中[802],共 138 名患者入组,艾司氯胺酮联合抗抑郁药组与安慰剂联合抗抑郁药组相比尽管有更大的改善趋势,但无显著性差异。然而,在次要结局中观察到氯胺酮在 65~74 岁的患者中更有效,且对于发病年龄 <55 岁的患者氯胺酮的治疗效果可能更佳。

(二)心理治疗

除药物治疗外,针对老年抑郁障碍的患者也应该考虑心理治疗,对那些抑郁症状相对较轻的患者,有充分的证据显示心理治疗具有良好的效果且脱落率低。

临床问题:哪些心理疗法可用于老年期抑郁障碍的治疗?

推荐意见:综合疗效和可接受度,推荐生命回顾疗法(1A)、认知行为疗法(1B)、组合心理治疗(1B),建议正念疗法(2C)、认知疗法(2C)和行为激活疗法(2D)用于老年期抑郁障碍的心理治疗。

推荐意见说明:一项针对老年期抑郁障碍心理治疗的疗效和可接受性的系统综述和网状荟萃分析[803],共纳入 68 项随机对照试验(RCTs),涉及 4 550 名 60 岁及以上的参与者。数据显示,与对照组相比,以下疗法的疗效和可接受度具备优势,包括行为激活疗法(behavioral activation therapy,BA)的疗效为:$SMD=-0.92$,95% CI:$-1.54\sim-0.29$,可接受度为:$SMD=1.36$,95% CI:$0.76\sim2.44$;认知行为疗法(cognitive behavior therapy,CBT)的疗效为:$SMD=-1.02$,95% CI:$-1.28\sim-0.75$,可接受度为:$SMD=0.99$,95% CI:$0.70\sim1.39$;认知疗法(cognitive therapy,CT)的疗效为:$SMD=-0.73$,95% CI:$-1.29\sim-0.17$,可接受度为:$SMD=1.08$,95% CI:$0.48\sim2.46$;生命回顾疗法(life review therapy,LRT)的疗效为:$SMD=-1.08$,95% CI:$-1.50\sim-0.66$,可接受度为:$SMD=1.04$,95% CI:$0.24\sim4.45$;正念(mindfulness)的疗效为:$SMD=-0.98$,95% CI:$-1.63\sim-0.33$,可接受度为:$SMD=0.48$,95% CI:$0.20\sim1.17$;组合心理疗法(combined psychotherapy)的疗效为:$SMD=-1.02$,95% CI:$-1.51\sim-0.52$,可接受度为:$SMD=1.10$,95% CI:$0.36\sim3.39$。尽管高质量的证据稀缺,但所有 6 种心理疗法对老年抑郁症均有效。在这些疗法中,生命回顾疗法在有效性和可接受性方面表现最优,而行为激活疗法在可接受性方面表现最弱。在实施心理疗法时,需要考虑老年人的抑郁水平、健康状况和偏好。

(三)物理治疗

物理治疗包括电休克治疗(ECT,含 MECT)、经颅磁刺激(TMS)、经颅直流电刺激(tDCS)、迷走神经刺激(VNS)以及深部脑刺激(DBS)等。

既往指南和相关研究显示[2,504,804],单独 MECT 以及 MECT 联合药物治疗对于治疗老年期抑郁障碍患者有效,而且,MECT 可能对那些伴有精神病性症状的患者更有效。然而,考虑到 ECT 对老年抑郁障碍患者的安全性问题,如认知损伤以及心血管并发症等,对于老年患者的ECT治疗需要谨慎,因此,应该优先考虑药物治疗和/或其他更安全的治疗(如心理治疗等)而非ECT治疗。此外,研究证据显示[805],重复经颅磁刺激(rTMS)对老年抑郁有效,且安全性良好。同样,tDCS对成人抑郁症有效,然而,针对老年抑郁的研究[806-808]显示,尽管tDCS安全性良好,但疗效并不肯定,也需要进一步的研究。VNS[806]尽管对慢性、难治性成年抑郁有效,但对老年抑郁的疗效证据不足,需要更多的证据支持。DBS[806]作为一种侵入性治疗,已被用作治疗难治性抑郁的干预措施,但对老年抑郁的治疗效果,尚缺乏足够的证据,有待进一步的研究。

临床问题:哪些非侵入性物理治疗可用于老年抑郁障碍的治疗?

推荐意见:针对老年期抑郁障碍,推荐单一或与药物联合使用rTMS,疗效和安全性良好(1B),也可使用TBS(2C)。对于严重和难治的老年抑郁患者,经评估后可以使用ECT,右单侧ECT(RUL-ECT)对认知的影响较小(2C)。

推荐意见说明:一项系统综述和元分析[809]共纳入rTMS治疗老年抑郁症(MDD)的14项RCTs和16项开放性研究,评估了50岁以上患者的rTMS治疗效果,受试者共633例,平均年龄为63.5岁。部分研究采用rTMS为单一治疗方法,部分研究联合了药物或心理治疗。大多数研究采用高频左侧rTMS(HFL-rTMS),部分研究采用低频右侧rTMS(LFR-rTMS)或双侧rTMS(BL-rTMS)刺激,多数研究每周刺激5次,每次30分钟,疗程2~6周。结果表明rTMS在降低抑郁症状严重程度方面显著优于伪刺激(SMD=0.36,95% CI:0.13~0.60),在有效率(OR=3.26,95% CI:2.11~5.04)和缓解率(OR=4.63,95% CI:2.24~9.55)方面也显著优于伪刺激。未报告严重不良事件,总退出率低(4.2%),表明rTMS在老年人中耐受性良好。一项纳入17项RCTs、784名平均年龄63.5岁的老年抑郁患者的荟萃分析[810]显示,rTMS和TBS在治疗老年MDD患者中均显示出明显的抗抑郁疗效,累积排名曲线下面积(surface under the cumulative ranking curve, SUCRA)排序中,依次为Theta爆发式磁刺激(TBS,69.6%),rTMS(61.8%),RUL-ECT(59.9%),双侧ECT(BL-ECT)(50.5%),表明TBS和rTMS疗效最佳,但TBS仍需要更多头对头临床试验来确认其在老年患者中的抗抑郁效果。

而在以简易精神状态检查表（MMSE）评分改善的 SUCRA 排序中，rTMS（86.4%）在改善认知功能方面表现最佳，RUL-ECT（54.4%）次之，BL-ECT 仅为 3.8%，TBS 则研究不足。ECT 对严重、难治的老年 MDD 患者有快速显著的缓解效果，但疗效通常持续时间较短，需积极药物治疗预防复发。RUL-ECT 对认知功能的影响显著优于 BL-ECT，提示 RUL-ECT 可能对认知功能的损害较小。ECT 是一种安全的治疗手段，但需要麻醉支持，老年患者往往伴有多种合并症，增加了麻醉的风险，因此需谨慎使用。tDCS 在老年 MDD 患者中有一定积极证据，但疗效尚不明确，需要更多高质量的研究来评估其在老年 MDD 患者中的疗效。

老年期抑郁障碍急性发作的治疗汇总见表 4-3-3。

表 4-3-3 老年期抑郁障碍急性发作的治疗汇总

推荐级别	老年期抑郁的治疗汇总	证据级别
1 级推荐	药物治疗（一线药物）：度洛西汀、阿戈美拉汀、伏硫西汀、米氮平、舍曲林	A
	药物增效：阿立哌唑用于 TRD	B
	心理治疗	
	生命回顾疗法	A
	认知行为疗法、组合心理治疗	B
	物理治疗：rTMS	B
2 级推荐	药物治疗（二线药物）	
	帕罗西汀、西酞普兰、安非他酮	B
	瑞波西汀、米那普仑、艾司西酞普兰、文拉法辛、氟西汀、曲唑酮	C
	药物治疗（三线药物）：丙咪嗪、多塞平、阿米替林	B
	药物增效：碳酸锂用于 TRD	C
	心理治疗	
	正念疗法、认知疗法	C
	行为激活疗法	D
	物理治疗	
	TBS	C

续表

推荐级别	老年期抑郁的治疗汇总	证据级别
	ECT（右单侧 ECT 对认知损伤较小）	C
有积极证据 [a]	艾司氯胺酮增效治疗	
	tDCS	
试验性治疗 [b]	VNS、DBS	

注：[a] 数量较少、样本量较低的随机对照研究提示有临床疗效；

[b] 尚处于临床试验探索阶段。

TRD，难治性抑郁症；rTMS，重复经颅磁刺激；TBS，Theta 爆发式磁刺激；ECT，电休克治疗；tDCS，经颅直流电刺激；VNS，迷走神经刺激；DBS，深部脑刺激。

（李晓白）

第四节 其他特殊人群抑郁障碍

① 要点提示

- 慢性肝肾功能不全人群患抑郁障碍的风险较高，存在药代动力学和药效动力学改变，需谨慎选择药物治疗方案。
- 为肝肾功能不全的抑郁障碍患者制定药物治疗方案时，应充分考虑患者的肝肾功能状态、躯体合并症以及潜在的药物相互作用，选择对肝肾代谢负担小的药物，降低起始剂量，延长加量间隔时间，酌情减少治疗剂量。
- 慢性肝肾功能不全患者使用抗抑郁药物治疗期间应持续评估病情变化，监测 TDM 和肝肾功能指标，以早期识别不良反应，适时调整药物剂量，确保治疗的安全性和有效性。

情绪问题在躯体疾病人群中广泛存在,在慢性躯体疾病的患者中,抑郁障碍的患病率较一般健康人群明显升高[811,812]。需要关注的是,肝肾功能不全会通过双重机制影响精神类药物疗效:一方面,肝脏细胞色素 P450 酶活性降低导致药物代谢延迟,可能引发药物蓄积;另一方面,肾小球滤过功能下降使药物清除率降低,代谢的半衰期延长[813]。这种药代动力学和药效动力学的改变对于肝肾疾病人群治疗方案的选择提出了新的挑战[814]。鉴于该人群的治疗策略与成人抑郁障碍的整体治疗策略基本一致,因此对于急性肝肾功能不全的抑郁患者,应优先处理基础疾病,采用非药物治疗,待肝肾功能好转后再开始抗抑郁药治疗。本节将着重阐述慢性肝肾功能不全人群药物治疗方案上的选择建议。

一、慢性肝功能不全患者的治疗

1. 流行病学 慢性肝病(chronic liver disease,CLD)是指肝脏实质的进行性破坏和再生导致纤维化和肝硬化,病程持续 6 个月或更久,CLD 是导致慢性肝功能不全的主要原因。抑郁症是 CLD 患者中最常见的精神障碍之一。荟萃分析显示,肝硬化患者抑郁症状的检出率为 49.1%(95% *CI*:42.4%~55.8%)[815]。病毒性肝炎中,丙型肝炎病毒(hepatitis C virus,HCV)相关的抑郁症(MDD)较乙型肝炎病毒(hepatitis B virus,HBV)更为常见,患病率分别为 23.5% 和 9.0%[816]。病毒性肝炎患者中的抑郁症可能是由于用于治疗慢性乙型肝炎或丙型肝炎病毒感染的药物(如干扰素)引起的,但更多时候是由于疾病本身带来的负担,包括慢性化特征、生活质量和社会职业功能下降,以及预后不良[817]。

除了病毒性肝炎以外,与抑郁症相关的其他重要的 CLD 原因还包括代谢相关脂肪性肝病(metabolic dysfunction-associated steatotic liver diseases,MASLD)和酒精相关肝病(alcohol-associated liver disease,ALD)。瑞典一项随访 4 年的队列研究发现,MASLD 患者在观察期内患上抑郁症的比例比对照组高 1.8 倍[818]。

2. 药物治疗原则 在为慢性肝功能不全患者制定抗抑郁药治疗方案

时,选用不经过肝脏代谢或对肝脏代谢依赖少的抗抑郁药,使用较低的药物起始剂量和更长的加量间隔,酌情减少治疗剂量,并持续关注药物副作用,定期检测 TDM 和肝功能。在治疗中,避免使用镇静作用强或易便秘的药物以防止加速肝性脑病的发生[819]。

另外,使用抗抑郁药与一些抗生素(如红霉素、克拉霉素)和抗癫痫药物(如苯妥英钠、卡马西平)可能通过肝脏细胞色素 P450 酶系统发生相互作用,增加肝损伤的风险[820]。

临床中采用 Child-Pugh 分级法评价肝功能状况(表 4-4-1),临床医生可根据患者肝功能不全的严重程度决策用药方案。

表 4-4-1　肝功能的 Child-Pugh 分级法

指标	1 分	2 分	3 分
血清胆红素	≤2mg/dl 或 34.2μmol/L	2.1~3mg/dl 或 34.2~51.3μmol/L	>3mg/dl 或 51.3μmol/L
血清白蛋白	≥35g/L	28~34g/L	≤27g/L
凝血酶原时间 (PT)延长时间 或 INR	<4 秒或 INR<1.7	4~6 秒或 INR 1.7~2.3	>6 秒或 INR>2.3
腹水情况	无 或轻度(无需 治疗)	中度(需利尿剂 等治疗)	重度(需反复放 腹水)
肝性脑病情况	无	1~2 级	3~4 级

总分 5~6 分: 轻度肝功能不全; 总分 7~9 分: 中度肝功能不全; 总分 10~15 分: 重度肝功能不全

注: PT, prothrombin time, 凝血酶原时间; INR, international normalized ratio, 国际标准化比率。

药物性肝损伤(drug-induced liver injury, DILI)是指因药物本身或其代谢产物引起肝脏损害。轻者仅表现为轻、中度肝酶升高,重者可进展为急性或亚急性肝衰竭。引起 DILI 的药物包括化学药品、生物制品、中成药等按处方药或非处方药管理的药品,中药材、天然药物、保健品、膳食补充剂等产品,以及药品辅料、杂质等[821]。美国 FDA 发布的药物诱导性肝损伤排名(drug induced liver injury rank, DILIrank)数据集,将药物的肝损伤风险划分为 0~8 级(风险由低到高)[822]。药物诱导性肝损伤严重性和毒性(drug-induced liver injury severity and toxicity, DILIst）数据集，根据引起 DILI 的关联性将药物分为两类，1 代表药物与 DILI 呈阳性关联，0 代表药物与 DILI 在现有的数据和研究中未显示出明显的关联[823]。

需注意的是，临床中伴发抑郁障碍的肝功能不全患者常合并化学药品以外的其他药品或产品进行治疗，临床医生需充分考虑药物特性、药物相互作用、患者个体差异和肝功能不全程度进行抗抑郁药治疗方案的决策。本部分仅围绕临床常用的抗抑郁化学药品进行阐述。

3. 抗抑郁药在肝功能不全时的代谢特征

（1）5- 羟色胺选择性再摄取抑制剂（SSRIs）：所有 SSRIs 均主要通过肝脏代谢。氟西汀半衰期较长，在肝功能不全时可能进一步增加，在 0.5% 的用药人群中发现存在无症状的肝酶升高，导致急性肝炎的报道较罕见[824]。西酞普兰在肝损伤患者体内的代谢速度减慢，其半衰期及给定剂量下的平均稳态浓度约为肝功正常患者的 2 倍。艾司西酞普兰在轻度和中度肝功能不全的患者中，半衰期约为肝功正常患者的 2 倍，暴露量高出 60%。在慢性轻度肝功能不全的患者中，舍曲林的清除率降低，导致 AUC 和 C_{max} 升高、清除半衰期延长。舍曲林对中、重度肝功能损伤患者的影响尚未评估，伴发肝脏疾病的患者须慎用舍曲林。帕罗西汀在重度肝功能不全时的药物清除率显著降低，血药浓度可能升高。氟伏沙明主要在肝脏中代谢和转化，且抑制多种肝药酶，治疗中需减量使用。

（2）5- 羟色胺和去甲肾上腺素再摄取抑制剂（SNRIs）：度洛西汀经肝脏代谢，在肝脏轻度损伤的情况下，药物清除率即有明显降低，且有严重肝损的报道，在肝功能受损人群中禁用[825, 826]。度洛西汀不会增加肝相关性死亡或急性肝功能衰竭的风险，但它与某些不太严重的肝脏事件的风险增加有关[827]。文拉法辛及地文拉法辛在轻中度肝损患者中建议减量使用[828]。不同于大部分抗抑郁药，米那普仑不经 P450 酶代谢，且在人体内代谢程度有限，没有活性代谢产物，给药剂量的 90% 以原型药或者无活性的葡醛内酯结合物的形式从尿中排出。因此肝功能损害患者使用米那普仑不需要调节剂量[829]。

（3）其他抗抑郁药：安非他酮主要代谢产物是中等极性化合物，它们在尿液排泄之前可能会在肝脏中进一步代谢或发生结合反应，因此肾功能或肝功能降低可能会影响这些代谢产物的排泄。在重度肝硬化患者中,安非他酮的 C_{max} 和 AUC 显著增加（平均差异分别为约 70% 和 3 倍）,且变异性更大；与健康志愿者相比,安非他酮的平均半衰期也更长（重度肝硬化患者为 29 小时,健康受试者为 19 小时）。对于代谢产物羟基安非他酮,平均 C_{max} 降低了约 69%。

托鲁地文拉法辛不经肝脏 CYP450 酶系代谢,对 CYP450 酶系无抑制或诱导作用,药物相互作用风险低,不受个体间 CYP450 酶遗传多态性的影响。尚无肝功能不全患者使用本品的临床安全有效性数据。肝硬化和轻度至中度肝功能不全的患者与健康人相比,对药物的清除率下降,清除半衰期延长,使用本品时可能涉及降低剂量,建议个体化用药。

米氮平经肝脏代谢且具有镇静作用,在肝功能损害患者中的清除率下降。单剂量口服 15mg 米氮平后,轻中度肝功能损害患者的米氮平清除率相比肝功能正常的受试者下降约 35%,平均血浆浓度升高约 55%。根据动力学数据,建议减少 50% 的剂量[830]。

阿戈美拉汀所致肝损伤包括肝酶升高、肝炎乃至肝衰竭,肝功能损害人群中禁用[826,831]。在一项涉及肝硬化患者（轻中度肝功能不全）的特定研究中,服用 25mg 阿戈美拉汀后,患者较健康志愿者的药物暴露量显著增加（分别为 70 倍和 140 倍）。

伏硫西汀的相关数据有限,在轻度或中度肝功能不全受试者中的 AUC 变化低于 10%,重度肝功能不全受试者的 AUC 变化高于 10%。所有组的 C_{max} 变化均低于 25%。通常无需根据肝功能进行剂量调整[832]。

瑞波西汀呈线性药代动力学。对中、重度肝功能不全患者予以单剂量瑞波西汀,发现药物血浆浓度增高。

曲唑酮在肝功能不全患者中,药物的代谢可能减慢,导致血浆中药物浓度升高。曲唑酮蛋白结合率较高（89%~95%）,肝功能不全可能影响其蛋白结合率,进一步影响药物的分布和清除。

三环类抗抑郁药（TCAs）均通过肝脏代谢,且与蛋白质高度结合。部分 TCAs 有引起镇静和便秘的倾向,应尽量避免使用镇静性 TCAs,如氯米帕明、丙咪嗪、阿米替林[833]。马普替林及其代谢产物的清除率在肝功能不全时降低,半衰期延长,导致药物在体内的蓄积增加,血浆浓度升高。肝损伤患者禁用非选择性单胺氧化酶抑制剂（MAOIs）。

4. 肝功能不全患者使用抗抑郁药的相关建议　由于在肝功能不全患者中使用抗抑郁药的循证证据不足，因此无法形成药物推荐意见。专家组一致同意参考药品说明书以及相关研究证据[817,834,835]，形成临床常用抗抑郁药的剂量调整建议见表 4-4-2。

表 4-4-2　常用抗抑郁药的肝损伤风险及对肝功能不全患者的用药建议

药物	DILIrank	DILIst	肝功能不全患者的抗抑郁药用药建议
艾司西酞普兰	7	—	初始剂量 5mg/d，逐渐增加剂量。不超过 10mg/d
西酞普兰	7	1	初始剂量 10mg/d，逐渐增加剂量。不超过 20mg/d
舍曲林	3	1	初始剂量 25mg/d，逐渐增加剂量。不超过 100mg/d
帕罗西汀	8	1	初始剂量 10mg/d，逐渐增加剂量，不超过 40mg/d。重度患者不超过 20mg/d
氟西汀	3	1	初始剂量 5mg/d 或 10mg/d，逐渐增加剂量。轻度肝病患者不超过 40mg/d。肝硬化患者剂量或频率减少 50%
氟伏沙明	3	0	初始剂量 25mg/d，逐渐增加剂量。轻度肝病患者不超过 100mg/d。肝硬化患者剂量或用药频率减少 50%
文拉法辛	7	1	初始剂量 37.5~75mg/d，逐渐增加剂量。不超过 150mg/d。失代偿性肝病或有癫痫风险者避免使用
度洛西汀	8	1	禁用
米那普仑	7	1	无需调整剂量
左旋米那普仑	—	—	无需调整剂量
地文拉法辛	3	1	轻度肝功能不全患者无需调整剂量，中度至重度患者中剂量减少 50%
安非他酮	5	1	在轻度至中度肝功能不全患者中，速释型不超过 75mg/d；缓释型不超过 100mg/d，或每 2 天 150mg。重度肝功能不全者避免使用
托鲁地文拉法辛	—	—	没有剂量调整指南。建议在肝功能不全患者中减量使用
米氮平	3	1	初始剂量为常规起始剂量的 50%，谨慎增加剂量。与其他 5-HT 能药物（如 SSRIs/SNRIs）联合使用可能增加 5-HT 综合征的风险

续表

药物	DILIrank	DILIst	肝功能不全患者的抗抑郁药用药建议
米安色林	—	—	没有剂量调整指南。建议在轻中度肝功能不全患者中减量使用,重度肝功能不全者避免使用
阿戈美拉汀	—	—	禁用
伏硫西汀	—	—	轻度到中度肝功能不全患者无需调整剂量,重度患者谨慎增加剂量
瑞波西汀	—	—	初始剂量减少 50%,谨慎增加剂量
曲唑酮	5	1	没有剂量调整指南。由于增加镇静作用,避免用于肝性脑病患者
阿米替林	5	1	没有剂量调整指南。TCAs 导致肝损伤有剂量依赖性,需谨慎使用
氯米帕明	8	1	
马普替林	5	—	没有剂量调整指南。需谨慎使用
MAOIs			禁用

注: DILIrank, drug induced liver injury rank,药物诱导性肝损伤排名数据集;DILIrank 将药物的肝损伤风险划分为 0~8 级(风险由低到高)。DILIst, drug-induced liver injury severity and toxicity,药物诱导性肝损伤严重性和毒性数据集;DILIst 根据引起 DILI 的关联性将药物分为两类,1 代表药物与 DILI 呈阳性关联,0 代表药物与 DILI 在现有的数据和研究中未显示出明显的关联。一代表当前缺少相关信息。

二、慢性肾功能不全患者的治疗

1. 流行病学　慢性肾脏疾病(chronic kidney disease, CKD)是导致慢性肾功能不全的主要因素。第六次中国慢性病及危险因素监测结果显示,中国 CKD 患病率为 8.2%,加权患病人数约 8 200 万[836]。抑郁症是 CKD 患者常见的共病,一项来自 27 个国家的 80 932 名 CKD 患者的系统综述[837]显示,抑郁症的总体患病率为 26.5%(95% CI: 23.1%~30.1%)。接受长期血液透析的个体中抑郁症的患病率高于透析前患者(29.9% vs. 18.5%; P=0.01),血液透析患者中抑郁症的患病率高于腹膜透析患者(30.6% vs. 20.4%; P=0.04)。CKD 患者的抑郁、焦虑等精神心理问题不仅会降低患者的生活质量,还会导致 CKD 的整体预后不良。

2. 药物治疗原则　肾功能不全的患者药代动力学发生改变,排泄药物及其代谢物的能力降低,且个体差异大。为肾功能不全的抑郁障碍患者制定药物治疗方案时,应充分考虑患者的肾功能状态、躯体合并症以及潜在的药物相互作用。尤其对于中度至重度肾功能不全患者,应优先选用代谢不依赖肾脏的抗抑郁药,可以使用较低的起始剂量并延长加量间隔[819]。用药期间应持续评估病情变化,监测 TDM 和肾功能指标,以早期识别不良反应,适时调整药物剂量,确保治疗的安全性和有效性[837]。

根据估算肾小球滤过率(estimated glomerular filtration rate, eGFR)对肾功能进行分级,可帮助临床医生决策用药方案。eGFR 在 60~89ml/(min·1.73m^2)为轻度肾功能不全,eGFR 在 30~59ml/(min·1.73m^2)为中度肾功能不全,eGFR 在 15~29ml/(min·1.73m^2)为重度肾功能不全,eGFR<15ml/(min·1.73m^2)为终末期肾衰竭。

3. 肾功能不全时抗抑郁药的代谢特征

(1)5- 羟色胺选择性再摄取抑制剂(SSRIs):轻度和中度肾功能不全的单剂量研究显示西酞普兰的药代动力学没有变化,无需减量,然而在 eGFR<20ml/(min·1.73m^2)的情况下建议减量使用[838,839]。艾司西酞普兰对于轻度或中度肾功能不全的患者,无需调整剂量,如果 eGFR<30ml/(min·1.73m^2),建议减量使用[840]。需要注意的是,血液透析患者使用西酞普兰或艾司西酞普兰与其他 SSRIs 相比,心源性猝死的风险更高(风险比 1.18)[841]。帕罗西汀的单剂量研究显示,eGFR<30ml/(min·1.73m^2)时其血药浓度上升,建议在 eGFR 为 10~30ml/(min·1.73m^2)时以 10mg/d 为起始剂量并缓慢加量[842]。针对任何严重程度的肾功能不全患者,氟西汀的药物动力学均无显著改变,对于正在接受透析的患者,氟西汀的耐受性及疗效均较为理想[843]。舍曲林应用于肾功能不全患者时无需减量,然而舍曲林应用于慢性肾脏病合并抑郁患者是否有效存在一定争议[844]。目前几乎没有氟伏沙明在肾功能不全患者中应用的研究,药代动力学研究建议在 eGFR 为 10~50ml/(min·1.73m^2)时无需减量,eGFR<10ml/(min·1.73m^2)时建议减量使用[845]。SSRIs 在慢性肾病患者中使用时,可能会短期内增加上消化道出血的风险。SSRIs 与抗利尿激素分泌异常综合征(SIADH)相关,这种综合征会导致低钠血症和水潴留,尤其是对有慢性肾病或肾性尿崩症患者

的风险更大[846]。因此,对于有肾性尿崩症的患者,使用这些抗抑郁药时需密切监测血钠和尿钠水平,并根据病情调整药物剂量。

（2）5-羟色胺和去甲肾上腺素再摄取抑制剂（SNRIs）：在 eGFR10~50ml/（min·1.73m²）时使用文拉法辛,建议减量 25%~50%；eGFR<10ml/（min·1.73m²）时使用文拉法辛,建议减量 50% 且每日给药一次[847]。度洛西汀在 eGFR>30ml/（min·1.73m²）时药代动力学无明显改变,无需调整剂量。若 eGFR<30ml/（min·1.73m²）则禁用度洛西汀,因其会在慢性肾病中累积[844]。

米那普仑的产品说明书建议,针对中度肾功能不全者应慎用,严重肾病患者剂量减半（50mg,每日 2 次）。其异构体左旋米那普仑在中度及重度肾功能不全患者中的推荐用量分别为 80mg/d 和 40mg/d。两种产品均禁用于终末期肾衰竭患者。

（3）其他种类抗抑郁药：托鲁地文拉法辛主要经肝脏代谢,但其代谢产物可能经肾脏排泄。尚无肾功能不全患者使用托鲁地文拉法辛的临床安全有效性数据。与健康人相比,肾功能不全患者[eGFR 在 10~70ml/（min·1.73m²）]对药物的清除率下降、清除半衰期延长,使用时可能涉及降低剂量,建议个体化用药。根据其药代动力学特点[848],中重度肾功能不全患者需减量使用,终末期肾衰患者需谨慎使用。

伏硫西汀在肾功能受损患者中通常不需要剂量调整。然而,在重度肾功能不全的情况下,可能需要考虑降低剂量或增加监测血药浓度的频率,持续关注副作用[832]。

阿戈美拉汀在轻度肾功能不全患者中使用一般无需调整剂量,但应密切监测不良反应。中度肾功能不全患者使用阿戈美拉汀的 AUC 和 C_{max} 分别增加约 40% 和 25%,建议减量使用。在重度肾功能不全患者中缺乏数据支持需谨慎使用[849]。

米氮平的清除率在 eGFR 为 11~39ml/（min·1.73m²）时降低 30%,而在 eGFR<10ml/（min·1.73m²）时降至 50%,建议在 eGFR<10ml/（min·1.73m²）时减量治疗[850]。米氮平虽然与较低的上消化道出血风险相关,但其死亡风险较高,因此需谨慎使用[851]。

三环类抗抑郁药（TCAs）在轻度肾功能下降时按正常量使用,中重度患者减量 50%,因其有引起尿素升高、间质性肾炎、急性肾衰竭的报道,出现不良反应时应停用[819]。对于肾功能损害(肌酐清除率为 24~37ml/min)的患者,如果其肝功能正常,马普替林的清除半衰期和肾脏排泄过程几乎不受影响,代谢产物经肾排泄减少,但可被胆汁排泄量增加所补偿。

4. 肾功能不全患者使用抗抑郁药的相关建议　由于在 CKD 患者中使用抗抑郁药的循证证据不足,因此无法形成药物推荐意见。专家组一致同意参考药品说明书以及相关研究证据[843],在肾功能不全的不同分期,形成临床常用抗抑郁药的剂量调整建议见表 4-4-3。

表 4-4-3　常用抗抑郁药在肾功能不全不同分期的剂量调整建议

抗抑郁药	轻度	中度	重度	终末期肾衰
艾司西酞普兰	无需调整	无需调整	肌酐清除率 <20ml/min 者无相关数据,使用时应降低起始剂量放缓滴定速度	
西酞普兰	无需调整	无需调整	降低起始剂量放缓滴定速度	
舍曲林	无需调整	无需调整	降低起始剂量放缓滴定速度	
帕罗西汀	无需调整	无需调整	起始 10mg/d,最大 40mg/d	
氟西汀	无需调整	无需调整	通常无需调整	
氟伏沙明	无需调整	无需调整	降低起始剂量放缓滴定速度	
文拉法辛	eGFR 在 10~50ml/(min·1.73m²)者减量 25%~50%			减量 50%,透析期间停用
地文拉法辛	无需调整	50mg/d	每 2 天 50mg,透析后不必追加用量	
度洛西汀	无需调整	无需调整	eGFR<30ml/(min·1.73m²)者禁用	
米那普仑	无需调整	减量使用	用量减半	相对禁忌证
左旋米那普仑	无需调整	80mg/d	40mg/d	相对禁忌证
托鲁地文拉法辛	无需调整	减量使用	减量使用	谨慎使用
米氮平	无需调整	减量使用	减量使用	谨慎使用
米安色林	无需调整	减量使用	减量使用	谨慎使用

续表

抗抑郁药	轻度	中度	重度	终末期肾衰
伏硫西汀	无需调整	无需调整	减量使用	减量使用
阿戈美拉汀	无需调整	减量使用	减量使用	谨慎使用
安非他酮	eGFR<90ml/（min·1.73m^2）者酌情减量或降低使用频率	75mg/d	每 3 天 150mg	

（陆峥）

第五章

抑郁障碍的预防与管理

5

抑郁障碍的预防与管理

| 第一节　抑郁障碍的预防 |

> **⊙ 要点提示**
>
> - 对于抑郁障碍高风险人群,推荐使用心理干预来预防抑郁发作(1A)。
> - 抑郁障碍的一级预防应根据不同人群进行分层管理,针对普通人群和高风险人群采取不同的预防措施。复发的预防应重点关注有危险因素的个体,单独药物治疗、心理治疗或联合治疗都能有效预防复发。

　　医学领域的预防一般分为"一级预防、二级预防和三级预防"三个层次,一级预防是通过消除或减少病因或致病因素来防止或减少疾病的发生。二级预防旨在通过早期发现、早期治疗来取得疾病缓解,争取良好的预后,防止复发。三级预防的重点是防止疾病的复发,促进患者的康复。本节中预防侧重于抑郁障碍发生前的干预(即一级预防);二级预防主要包含治疗和预防复发,本节侧重于预防复发;三级预防侧重于康复,见本章第四节。

　　抑郁障碍带来了巨大的疾病负担,一级预防是除了治疗外能减少疾病负担的主要方法。预防有许多优势:首先,可减少抑郁障碍的新发病例;其次,即使无法完全防止疾病的发生,预防也通过显著延迟临床症状的出现而带来诸多益处,如减少残疾及卫生服务的使用;最后,在行为更容易改变的早期实施预防计划,可能比在已经建立根深蒂固的认知和行为模式时提供治疗能产生更好的结果。此外,抑郁症(MDD)是一种复发性疾病,强有力的证据表明,复发风险会随着抑郁发作次数的增加而增加。首次发作后,复发风险约为 40%~60%[203]；而每次发作可使复发风险增加 16%；3 次及以上的发作之后，这种复发风险可高达 90%[202]。也有证据表明，在反复发作的过程中，疾病会呈现出逐渐恶化的模式，例如严重程度和发作频率的增加以及治疗有效性的降低。而康复期的延长，会使复发的风险降低。因此一级预防和复发预防都十分重要。

一、如何预防抑郁障碍发生

（一）面向普通人群的预防

面向整体人群、不考虑风险的预防措施，被称为"普遍性预防"。此类预防面向对象数量较多，因此一般采用成本低、实施便易的措施。

1. 社会层面　从社会层面来讲可以通过减少失业、提升教育、普及专业知识等手段来进行。

（1）长期失业、教育水平低、经济水平低等一般风险因素，都会增加抑郁障碍的患病风险。因此需要从社会层面采取相应的措施，如提升教育、经济水平等，从而降低抑郁障碍的风险。

（2）去污名化：对抑郁障碍的普遍污名化，会妨碍公众对抑郁障碍预防的需求。由于预期的病耻感，有风险或者出现早期表现的个体会延迟或拒绝寻求帮助。因此需要逐步减少公众的病耻感，以增加个体寻求帮助的可能性。

（3）提高公众对抑郁障碍的认知：通过普及抑郁障碍的相关知识，如抑郁障碍的危险因素、表现、危害等，提升对抑郁障碍的识别能力，从而更有效地应对疾病。

2. 个体层面　在个体层面，可以通过健康的生活方式来提升心理健康状态，从而减少患抑郁障碍的风险。

（1）保持健康饮食：抑郁障碍的发生率与健康的饮食模式呈负相关[852]，保持均衡健康的饮食，增加蔬菜、水果、鱼类、坚果、豆类、橄榄油的摄入量，减少糖果、高糖高脂食品等加工食品的摄入量，有助于预防抑郁障碍[853]。

（2）保持健康的睡眠：睡眠障碍与随后的抑郁发作关系密切，睡眠障碍（包括失眠、入睡困难及睡眠质量差）会显著增加抑郁障碍的风险[854]。但睡眠持续时间也并非越长越好，睡眠持续时间过短（≤6 小时）或过长（≥8 小时）都会增加抑郁障碍的患病风险。

（3）保持适当的躯体活动：长期久坐不动的个体患抑郁障碍的风险较高，而较高水平的体育活动能显著降低抑郁障碍的发病风险[855]。关于躯体活动的持续时间和强度，目前并不明确。但在一些公共卫生指南中，如《美国人的身体活动指南》[856]，建议成人每周进行至少 150 分钟中等强度或 75 分钟剧烈的躯体运动，以降低成年人罹患各种健康问题的风险。运动干预相关研究多集中在促进心肺健康的有氧活动上，文献支持心肺健康可降低精神障碍的风险[857]。目前也有证据表明，肌肉力量训练、阻力训练也可以预防精神障碍[858]。定期进行任何形式的躯体活动（如散步、游泳、跳舞、瑜伽等）都可以帮助增强个体的幸福感。目前虽不能明确躯体活动最佳的类型，但根据个人喜好选择的、能长期坚持的体育活动效果通常较好[859,860]。

（4）避免物质滥用，包括酗酒或过度饮酒：虽然大量饮酒并不能显著预测抑郁障碍的发生，但酒精使用障碍与随后抑郁症状的风险增加相关[861]。青春期使用大麻会增加抑郁障碍的患病风险[862]，物质诱发的精神障碍是随后抑郁或焦虑发作的强预测因素。虽然不确定这种关联的因果关系[863]，但也凸显了避免物质滥用在预防抑郁障碍中的重要性。

（5）提升心理复原力：各种应激性或压力性的生活事件都会增加抑郁障碍的患病风险，良好的心理弹性有助于应对这些不良事件，从而降低抑郁发作的风险[864,865]。

（二）面向高风险人群的预防

针对具有抑郁障碍高危因素的人群（如围产期女性、老年人群、抑郁障碍患者的一级亲属、慢性躯体疾病人群等）的预防被称为"选择性预防"。而针对已具有抑郁症状但没有达到抑郁症诊断标准的"阈下抑郁"者的预防则被称为"指示性预防"。具有抑郁障碍高危因素的人群及"阈下抑郁"人群都属于抑郁障碍的高风险人群，此类人群的干预一般应选用针对性更强、效果更好的措施。

1. 针对性支持　根据不同的高危因素实施针对性的支持,如对围产期女性提供社会心理支持,对老年人群提供适当的照料,对慢性躯体疾病患者提供适当的治疗等。

2. 心理干预

临床问题:心理干预对抑郁障碍高风险人群有无预防作用?

推荐意见:对于抑郁障碍高风险人群,推荐使用心理干预来预防抑郁发作(1A)。

推荐意见说明:一项荟萃分析[263]以基于诊断访谈的抑郁障碍发生率为主要结局指标,探索了相对于常规对照组,心理干预预防抑郁发作的效果。研究纳入50项RCTs研究,其中33项为指示性干预,16项侧重于选择性干预,1项为普遍预防,共14 665名基线期不符合当前抑郁发作的参与者,涉及所有年龄段(儿童/青少年、成年人和老年人)的人群。研究结果显示,预防性干预1年后,干预组患抑郁障碍的相对风险为$RR=0.81$(95% CI: 0.72~0.91),表明接受干预的人患抑郁障碍的概率降低了19%。预防类型的亚组分析结果表明,指示性预防的RR为0.81(95% CI: 0.7~0.94),选择性预防的RR为0.79(95% CI: 0.64~0.99),普遍性预防的RR为0.81(95% CI: 0.7~0.94)。预防措施的亚组分析结果表明,认知行为疗法($n=22$)的RR为0.81(95% CI: 0.67~0.98),人际心理疗法($n=8$)的RR为0.61(95% CI: 0.37~1.00),阶梯式护理($n=5$)的RR为0.87(95% CI: 0.58~1.30),其他疗法($n=15$,包括解决问题、行为激活、接纳和承诺、认知偏差修正等方法)的RR为0.87(95% CI: 0.72~1.04)。现有研究基本一致认为,心理干预能够有效预防高风险人群的抑郁发作,但关于普通人群的研究相对较少,心理干预预防普通人群抑郁发作的疗效有待进一步的验证。

心理干预是目前所有干预类型中研究证据较充足的,最常用的类型为认知行为疗法,其次为人际心理疗法,其他一些心理干预方法,如解决问题治疗、行为激活疗法等也都有涉及,但相对来说研究数量较少[866]。干预形式可以是个体、团体或者混合形式,干预次数并不固定,但一般为5~16次。另外,鉴于面对面心理治疗较难的可获得性等因素,基于互联网提供的心理干预成为不错的选择[418]。但用于预防和治疗的心理干预是否有所不同,目前并不明确。

3. **药物干预**　在不同高风险人群中,抗抑郁药干预能有效预防抑郁发作,所有药物干预的总体预防作用的需治疗人数(number needed to treat, NNT)为 7[867],且对卒中后抑郁发作的预防疗效较好[868]。但药物治疗可能会出现一些不良反应,目前并不清楚预防性使用抗抑郁药的耐受性和可接受性[869],且其在非患病人群中的适应性仍存在争议。因此,抗抑郁药在抑郁障碍预防中的使用应十分慎重,需仔细权衡利弊,并严格遵守知情同意原则。

4. **其他**　营养素添加剂,如 Omega-3、叶酸,维生素 D 等,在抑郁障碍预防中的作用,是目前该领域的研究热点之一,但其益处并未被证实。一些非侵入性的物理治疗,如 rTMS、tDCS 等,在抑郁障碍的预防领域也有所应用,但是目前相关研究较少,其有效性有待确认。

二、特定人群的社会预防措施

1. **学生/青少年**　2023 年 4 月,教育部等 17 个部门联合印发《全面加强和改进新时代学生心理健康工作专项行动计划(2023—2025 年)》,明确提出将心理健康教育贯穿于教育教学全过程。通过专门的心理健康课程、班会等形式向学生普及抑郁症知识,增强学生的自我保护意识;完善校园心理支持网络,包括配备足够的专业心理咨询服务人员,设立学生互助组织,如心理委员、朋辈辅导员等,及时发现并帮助有心理困扰的学生。健全休学复学机制,为抑郁症学生提供更科学、人性化的教育支持,确保他们在病情需要时能够安心休学治疗,病情稳定后顺利回归校园继续学业,保障其身心健康和学业发展。要及早发现学生严重心理健康问题,线上线下监测预警学生自伤或伤人等危险行为。实现"预防为主、关口前移",需要家—校—社—医协作,形成四位一体的监测、预警体系。未来有望通过普及人工智能数据分析、虚拟健康平台和在线咨询服务,将先进的技术革新融入家—校—社—医协作模式[870]。

2. **工作人群**　2020 年国家卫生健康委发布的《探索抑郁症防治特色服务工作方案》强调要加大重点人群干预力度,针对高压职业人群提出相应的心理健康服务措施。企业应推广员工援助计划（employee assistance program，EAP），通过心理培训和咨询服务，帮助员工应对工作压力和心理问题；营造健康工作环境，合理安排工作任务，避免过度加班和工作压力过大，为员工提供健康工作环境，如设立休息区、健身设施等。健全病休和复工政策，保障员工和企业的合法权益，促进患病员工康复与回归。

3. 孕产妇　《探索抑郁症防治特色服务工作方案》要求将抑郁症防治知识作为孕妇学校必备的科普宣教内容，提高孕产妇及家属防治意识，将孕产期抑郁症筛查纳入常规孕检和产后访视流程中。在妊娠期保健服务中增加心理评估和咨询内容，对孕产妇进行心理健康筛查，及时发现抑郁症高风险人群；加强产后访视工作，关注产妇心理健康状况，组织产后妈妈支持小组，让产妇之间相互交流和支持。

4. 老年人群　国家卫生健康委、中宣部等 22 个部门联合印发的《关于加强心理健康服务的指导意见》提出要大力发展各类心理健康服务，关注老年人等重点人群的心理健康。社区应建立老年人心理关怀机制，定期组织志愿者对独居、空巢等高风险老年人进行探访和陪伴；开展丰富多彩的社区文化活动，鼓励老年人积极参与社交活动，增强社会支持；鼓励子女与老年人多沟通交流，关注他们的情绪和心理需求，为子女提供心理健康知识培训，提高他们对老年人抑郁症的认识和应对能力。

三、抑郁障碍复发的预防

预防复发通常涉及继续治疗，以帮助人们在抑郁症缓解后保持健康，但同意继续治疗的决定和治疗方法的选择，应根据个人的临床需求和偏好共同讨论和商定。通常建议对复发风险较高的人群，应考虑维持治疗以预防复发[871]。

对于缓解或康复的抑郁障碍患者，推荐 3 种类型的干预措施来预防复发：药物治疗、心理治疗和联合治疗（表 5-1-1）。

表 5-1-1　不同复发干预措施的适用情况

治疗措施	适用情况
药物治疗	• 仅使用抗抑郁药后症状缓解，但复发风险较高的患者，可继续单独使用抗抑郁药以防止复发 • 对于联合治疗后缓解，但复发风险较高的患者，也可单独使用抗抑郁药以防止复发
心理治疗	• 仅接受心理治疗后缓解，但复发风险较高的患者，可继续接受心理治疗以预防复发 • 仅使用抗抑郁药后或联合治疗后症状缓解，但复发风险较高的患者，如果希望停止抗抑郁药，也可考虑单独使用心理治疗
联合治疗	• 联合治疗后症状缓解，但复发风险较高的患者，可继续联合治疗 • 仅使用抗抑郁药后症状缓解，但复发风险较高的患者，如果希望减少抗抑郁药，也可考虑联合治疗

（王小平）

第二节　会诊 - 联络医疗服务

> **❗ 要点提示**
>
> • 抑郁障碍会诊 - 联络医疗服务，主要是指精神科医师在综合医院与非精神科双向开展的有关抑郁障碍医疗与教学、科研等工作，是指在医疗实践中，对于抑郁症状或抑郁障碍患者进行的一种综合性、多学科的评估和治疗方式，实现从心理、社会和生物等多因素层面所开展的医疗卫生服务，促进综合医院抑郁障碍的临床服务发展和提升。

一、会诊 - 联络的基本定义

会诊 - 联络精神病学（consultation-liaison psychiatry，CLP）是指在精神和身体保健的交叉点提供联络和会诊服务[872]。抑郁障碍相关会诊 - 联络医疗服务是指在医疗实践中，对于抑郁症状或抑郁障碍患者进行的一种综合性、多学科的评估和治疗方式，精神科医师可对患者做出诊断、治疗，并进行与之相关的临床、教学和研究活动[873]。抑郁障碍会诊 - 联络在综合性医院非精神科病房重点关注具有抑郁症状或诊断为抑郁障碍的患者，关注其心理卫生、社会因素、躯体疾病和抑郁障碍之间的相互关系与相互影响，加强精神科与其他临床各科之间的联合与协作，从心理、社会和生物因素多维度为患者提供医疗和康复服务[874]。

CLP 有关抑郁障碍基本组成部分包括：系统筛查识别抑郁症状及相关综合征，并促使早期精神科评估以促进安全和最佳的医疗措施；根据临床相关需求量身定制的早期临床干预；基于多学科团队配合协作的方法，满足患者的独特需求；通过与初级医疗团队的临床合作进行综合干预[874,875]。

二、会诊 - 联络在我国的现状及解决对策

根据世界卫生组织报告，综合医院各科确诊的患者中 15%~20% 有精神科问题；内科住院患者中，伴发抑郁者占 39.64%，伴发焦虑者占 35.11%。其中约 50% 就诊患者的躯体健康问题的反复发作与其抑郁、焦虑以及惊恐等精神障碍，或者是与能够引起精神障碍产生的酒精与其他物质滥用等有关[876]。我国最近一项研究显示，在综合医院会诊诊断中焦虑障碍占 32.8%，其次为心境障碍 22.6%。在各种主要会诊意见中有 45.8% 的患者被建议使用抗抑郁药[877]。然而，既往此类问题在临床中并未得到及时关注和有效治疗。因此，为此类患者提供高质量、系统化、持续化的精神医学服务不仅是全民精神卫生工作的重要方面，同时也是提升医疗服务质量的

具体体现[878,879]。

CLP 是综合医院为了加强对患者的心理健康服务提供的一项精神卫生保健服务。其中个别要素包括对积极的心理健康问题进行系统筛查、针对个体患者量身定制的积极干预措施、基于团队的护理提供以及与主要团队和服务的护理整合,提高精神科服务利用率[880]。在非精神科住院患者抑郁症状或抑郁障碍评估的特点是形成生物-心理-社会医学的新模式,为此类患者抗抑郁药治疗及长期规范综合治疗管理提供医疗服务。综合医院患者抑郁症状及抑郁障碍的识别和管理中发挥着重要作用,主动的心理行为状况筛查、CLP 和综合护理服务可减少住院患者的住院时间以及成本支出[875,881]。

综合医院现对抑郁障碍共病的住院患者开展三级查房模式服务,为能够更好地减少患者的抑郁症状、躯体症状和心理压力,有效改善患者的临床结局。具体实施策略如下:第一步,对综合医院住院患者开展常规的、标准化的心理行为状况筛查,评估提示不同级别的风险隐患,病房按管理程序对存在抑郁症状的患者发出精神科会诊邀请[880];第二步,精神科医师进行精神状况检查及相应的专科评估、检查,确定患者抑郁障碍诊断,并制定治疗方案,包括药物、物理及心理综合治疗;第三步,住院期间总住院医师主动随诊患者,了解患者病情变化,调整治疗,同时对患者进行抑郁障碍诊疗相关宣教,使患者充分了解其诊断、一般治疗规律、出院后随诊必要性和随诊方式。第四步,为患者主动安排出院后门诊精神科医师随诊时间[875,882,883]。

（张克让）

第三节 医疗信息化与远程医疗

! 要点提示

● 远程医疗有助于为抑郁症患者提供全病程管理。

一、医疗信息化与远程医疗相关政策指引

2018 年,《国务院办公厅关于促进"互联网+医疗健康"发展的意见》(国办发〔2018〕26 号)提出,要健全"互联网+医疗健康"服务体系;完善"互联网+医疗健康"支撑体系,通过加快实现医疗健康信息互通共享、健全"互联网+医疗健康"标准体系、提高医院管理和便民服务水平、提升医疗机构基础设施保障能力、及时制订完善相关配套政策完成。加强行业监管和安全保障,强化医疗质量监管并保障数据信息安全。

2018 年国家卫生健康委制定了《远程医疗服务管理规范(试行)》,规定了远程医疗信息系统应当满足图像、声音、文字以及诊疗所需其他医疗信息的安全、实时传输,图像清晰,数据准确,符合《远程医疗信息系统建设技术指南》,满足临床诊疗要求。

二、远程医疗有助于为抑郁症患者提供全病程管理

远程医疗已被证明在缓解焦虑、抑郁等常见心理障碍方面具有较高潜力,与传统面对面治疗效果相当[884],使其成为一种可行的替代方法。研究显示远程医疗对青少年没有显著影响,但显著改善了成人的抑郁症。临床

医生在推荐远程医疗时应该考虑患者的偏好和疾病的具体情况[885]。

（一）复诊心理及药物治疗

《远程医疗服务管理规范（试行）》明确规定，医疗机构在线开展部分常见病、慢性病复诊时，医师应当掌握患者病历资料，确定患者在实体医疗机构明确诊断为某种或某几种常见病、慢性病后，可以针对相同诊断进行复诊。但不得对首诊患者开展互联网诊疗活动。

（二）心理援助和心理危机干预

根据 2023 年《国务院关于精神卫生工作情况的报告》，各地依法将心理援助和心理危机干预纳入突发事件应急预案，依托精神卫生医疗机构、高校等搭建公益心理援助平台。全国医疗卫生机构开设心理援助热线 660 余条，配备热线接听人员 8 400 余名。2024 年 12 月 25 日，国家卫生健康委发布《关于应用"12356"全国统一心理援助热线电话号码的通知》，明确要求到 2025 年 5 月 1 日前，各地现有的心理援助热线都要与"12356"连接，实现一个号码接通心理援助热线的功能。统一的热线号码便于公众记忆和拨打，提高了心理援助服务的可及性和便捷性。

（荣晗）

▎第四节　社区管理与康复▎

!! 要点提示

- 抑郁症的社区管理重点在于知识普及、早期识别、风险管理和调动各类社会资源。
- 社区康复常见康复措施包括预防复发的培训、生活技能训练、社交技能训练等。

一、社区管理

抑郁症的社区管理应是贯穿预防、治疗和康复整个过程的综合管理,其重点包括:普及知识、心理卫生宣传;早期识别、及时转诊;风险管理;调动和利用各种社会资源。

(一)普及知识、心理卫生宣传

旨在提高大众的健康素养,激励和改变大众的态度和行为。从而实现对抑郁症更大的接受度,促进大众更积极地参与到抑郁症的防治工作中。积极开展心理健康教育与宣传活动,通过举办社区讲座、发放宣传册、利用社交媒体等多样化的渠道,普及抑郁症的相关知识,包括症状表现、治疗方法、康复过程等,以提高社区居民对抑郁症的认知水平,减少对患者的误解和歧视。健康行为宣教,如改善睡眠卫生、建立健康的生活方式对抑郁症管理的益处;学习压力管理、冲突管理、放松技术等技能。同时,开展去污名化活动,鼓励患者主动寻求专业帮助,营造一个理解、接纳、关爱抑郁症患者的社会氛围。提供可获得的康复措施、途径,了解参加工作、教育、社会活动的益处等。

(二)早期识别、及时转诊

定期对抑郁症高危人群(如围产期女性、慢性躯体疾病患者、老年人、儿童青少年、物质滥用者、高社会压力人群及精神障碍患者一级亲属)进行自愿筛查,早期识别疾病并及时诊治。为患者建立健康档案,记录病情、治疗过程、遗传及家庭婚姻状况、工作环境等信息,并定期评估病情变化、治疗效果和心理社会功能。建立有效转诊途径,确保新发、病情加重或高自杀风险患者能及时获得专业干预。

(三)风险管理

在社区抑郁症患者的风险管理中,强调对自杀风险的严格防控。对有抑郁症患者的家庭开展知识教育,提升风险防范意识,学习如何识别自杀风险因素,如严重抑郁症状、绝望感、既往自杀未遂史等。普及自杀风险的警示信号及应对策略,强化家属的监测与支持能力。同时,建立绿色转诊通道,确保高风险患者能迅速获得精神卫生专科的危机干预。此外,针对部分患者可能出现的冲动攻击行为,社区工作者需协同基层医疗机构,共同开展暴力风险评估,制定个性化管理预案,通过心理疏导、危机干预和必要的医疗处置,全方位保障患者及社区居民的安全,完善社区防治网络,提升整体风险管理效能。

（四）调动和利用各种社会资源

整合社区内的专业服务资源,为抑郁症患者提供便捷、高效的心理支持和实际帮助。建立社区心理咨询室,配备专业的心理咨询师,为患者和家属提供面对面的心理疏导和咨询服务。积极与社区周边的医疗机构、心理援助热线等建立合作关系,确保患者在需要时能够及时获得专业的医疗和心理援助。此外,协助患者链接社会资源,如申请困难补助、获取免费的治疗药物、参加康复培训课程等,减轻患者的经济负担和生活压力。

二、社区康复

社区康复（community-based rehabilitation）是以社区为主的康复,指启用和开发社区的资源,将患者及其家庭和社区视为一个整体,对疾病的康复和预防所采取的一切措施。社区康复服务是精神障碍患者恢复生活自理能力和社会适应能力,最终回归社会的重要途径,是多学科、多专业融合发展的社会服务,涉及政府机构、医疗卫生机构、社会组织等。社区康复的对象包括各类精神障碍患者,但既往研究的重点是长期患病、存在明显功能缺陷的慢性疾病患者。常见的康复措施并无病种针对性,但根据不同个体的需要,具体实施时应有不同的侧重点[7]。常见的康复措施如下。

1. 构建完善的家庭与社区支持网络　为抑郁症患者提供全方位的关爱和支持。在家庭层面,开展家庭治疗模式,帮助患者家属掌握正确的护理知识和沟通技巧,提高家属对患者的理解和支持能力,营造和谐的家庭氛围。在社区层面,组织各类支持小组和互助团体,让患者在分享经验、互相鼓励的过程中增强康复信心,同时为患者提供一个安全、温暖的社交平台,减少其孤独感和社会隔离感。

2. 预防复发的培训　目的是帮助患者和家属了解抑郁症复发的先兆及寻求帮助的途径。可通过专题讲座、一对一指导等形式开展。包括学习认识抑郁症、药物治疗的好处及常见副作用、复发的因素、复发的先兆表现、预防和应对复发的措施等。

3. 生活技能训练　使患者恢复原有的生活技能,适应家庭与社会环境,提高患者独立生活能力。采用场景模拟与日常实践相结合的方式进行,家属应当积极参与和督促患者实施。训练内容包括个人生活技能训练,如规律上床和起床时间等作息训练,以及家庭生活技能训练,主要围绕履行相应的家庭职责和义务来开展,如与家人一起吃饭、聊天、看电视,参与家庭事务的讨论,关心和支持家人等。

4. 社交技能训练　目的在于提高抑郁症患者主动与人交往及参加社会活动的能力。可通过理论学习和模拟训练两种方式进行。理论学习课程可教导患者基本的沟通技能,如倾听他人、表达自身感受、拒绝不合理要求等技能。模拟训练可通过角色扮演等方式进行,模拟社交活动、工作面试、应对与邻居同事产生矛盾等场景。

5. 职业康复　目标是帮助从业年龄的抑郁症患者成功就业或适应职业状态,使之尽可能达到较高的职业功能水平。常见的方式有:①庇护性就业,由政府、医院或非政府组织提供工作场所,为患者提供短期的工作时间,职业压力少,工作任务简单,有较好的工作环境。②职业俱乐部:帮助出院的患者逐步接受教育、常规技能培训和工作训练,如果俱乐部成员认为自己已具备足够的能力,俱乐部将帮助他们参加其他就业计划,比如过渡性职业。③过渡性就业,主要适用于重症患者经住院治疗病情基本缓解,在出院后一时难以进入社会竞争性就业者。可由地区福利部门和社区服务部门组织,在真实的工作场所找到短期的工作机会。④支持性就业:将患者安置在正常的就业环境中,并由专业人员持续性地为患者提供针对性的训练,从而获得满足社会工作场所需工作技能。⑤支持性教育:很多抑郁症患者因为疾病无法完成学业,为此感到挫败,并且导致竞争力低,就业机会少。支持性教育旨在安排抑郁症患者到校园上课,接受教育和就业训练。

6. 数字化干预与自我管理　充分利用现代信息技术,为抑郁症患者提供数字化的干预和自我管理工具。开发和推广基于互联网的心理健康教育课程、在线心理治疗平台、自我评估工具等，使患者能够随时随地获取心理健康知识、进行自我评估和接受心理治疗。同时，鼓励患者使用手机应用程序等工具记录自己的情绪变化、睡眠质量、活动参与情况等，以便更好地了解自己的病情，进行自我管理和自我调节。此外，通过线上平台开展定期的随访工作，及时了解患者的康复进展，为他们提供持续的支持和指导。

（王小平）

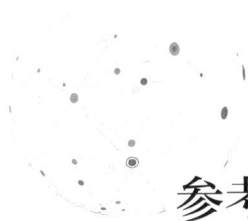

参考文献

［1］王刚,冯媛,柳进,等.《中国抑郁障碍防治指南》(2024年版)计划书［J］.中华精神科杂志,2023,56(6):407-412.

［2］李凌江,马辛.中国抑郁障碍防治指南［M］.2版.北京:中华医学电子音像出版社,2015.

［3］American Psychiatric Association. Diagnostic and Statistical Manual of Mental Disorders, Fifth Edition(DSM-5)［M］. Washington, DC: American Psychiatric Publishing, 2013.

［4］World Health Organization. International classification of diseases, 11th Revision (ICD-11)［M］. Geneva: World Health Organization, 2018.

［5］LU J, XU X, HUANG Y, et al. Prevalence of depressive disorders and treatment in China: a cross-sectional epidemiological study［J］. Lancet Psychiatry, 2021, 8(11): 981-990.

［6］WANG H Q, WANG Z Z, CHEN N H. The receptor hypothesis and the pathogenesis of depression: genetic bases and biological correlates［J］. Pharmacol Res, 2021, 167: 105542.

［7］陆林.沈渔邨精神病学［M］.6版.北京:人民卫生出版社,2018.

［8］MCCARRON R M, SHAPIRO B, RAWLES J, et al. Depression［J］.Ann Intern Med, 2021, 174(5): Itc65-Itc80.

［9］WU A, ZHANG J. Neuroinflammation, memory, and depression: new approaches to hippocampal neurogenesis［J］. J Neuroinflammation, 2023, 20(1): 283.

［10］WANG M, CHEN W T, WANG H T, et al. Sleep disturbances and psychomotor retardation in the prediction of cognitive impairments in patients with major depressive disorder［J］. World J Psychiatry, 2024, 14(10): 1474-1483.

［11］KING C A, BRENT D, GRUPP-PHELAN J, et al. Five profiles of adolescents at elevated risk for suicide attempts: differences in mental health service use［J］. J Am Acad

Child Adolesc Psychiatry, 2020, 59（9）: 1058-1068.e5.

［12］FRANK P, BATTY G D, PENTTI J, et al. Association between depression and physical conditions requiring hospitalization［J］. JAMA Psychiatry, 2023, 80（7）: 690-699.

［13］GBD 2019 Mental Disorders Collaborators.Global, regional, and national burden of 12 mental disorders in 204 countries and territories, 1990-2019: a systematic analysis for the Global Burden of Disease Study 2019［J］. Lancet Psychiatry, 2022, 9（2）: 137-150.

［14］HASIN D S, SARVET A L, MEYERS J L, et al. Epidemiology of adult DSM-5 major depressive disorder and its specifiers in the United States［J］. JAMA Psychiatry, 2018, 75（4）: 336-346.

［15］中国神经科学学会精神病学基础与临床分会抑郁障碍研究联盟. 伴焦虑痛苦特征抑郁症的临床诊治专家共识［J］. 精神医学杂志, 2021, 34（1）: 74-78.

［16］STAHL S M, MORRISSETTE D A, FAEDDA G, et al. Guidelines for the recognition and management of mixed depression［J］. CNS Spectr, 2017, 22（2）: 203-219.

［17］中华医学会精神医学分会抑郁障碍研究协作组. 伴非典型特征抑郁症的临床评估与诊治指导建议［J］. 中华精神科杂志, 2021, 54（2）: 87-95.

［18］汪作为, 彭代辉, 刘晓华, 等. 忧郁/快感缺失型抑郁症临床评估与诊治指导建议［J］. 临床精神医学杂志, 2021, 31（1）: 1-5.

［19］DUBOVSKY S L, GHOSH B M, SEROTTE J C, et al. Psychotic depression: diagnosis, differential diagnosis, and treatment［J］. Psychother Psychosom, 2021, 90（3）: 160-177.

［20］CARPITA B, AMATORI G, CREMONE I M, et al. Major depressive disorder with catatonia: a phenotype related to autistic traits and high suicidality［J］. J Clin Med, 2024, 13（16）: 4796.

［21］WOODY C A, FERRARI A J, SISKIND D J, et al. A systematic review and meta-regression of the prevalence and incidence of perinatal depression［J］. J Affect Disord, 2017, 219: 86-92.

［22］JOHANN A, DUKIC J, ROTHACHER Y, et al. Trajectories of reproductive transition phase mood disorder from pregnancy to postpartum: a Swiss longitudinal study［J］. Womens Health（Lond）, 2023, 19: 17455057221147391.

［23］RYBAKOWSKI J. Forty years of seasonal affective disorder［J］. Psychiatr Pol, 2024, 58（5）: 747-759.

［24］HUANG Y, WANG Y, WANG H, et al. Prevalence of mental disorders in China: a cross-sectional epidemiological study［J］. Lancet Psychiatry, 2019, 6（3）: 211-224.

［25］TIAN W, YAN G, XIONG S, et al. Burden of depressive and anxiety disorders in China and its provinces, 1990-2021: findings from the Global Burden of Disease Study 2021 ［J］. Br J Psychiatry, 2025, 22: 1-11.

［26］SCOTT K M, JONGE P D, STEIN D J, et al. Mental disorders around the world: facts and figures from the WHO World Mental Health surveys［M］. Cambridge: Cambridge University Press, 2018.

［27］卫生计量学和评价研究所. 全球卫生数据交换平台［EB/OL］.（2023-03-04）［2025-07-21］. https://vizhub.healthdata.org/gbd-results/.

［28］赖锦佳, 黄咏琪, 马超群, 等. 我国中老年慢性病共病人群抑郁症状发展轨迹及影响因素研究［J］. 现代预防医学, 2023, 50（19）: 3589-3593.

［29］LI F, CUI Y, LI Y, et al. Prevalence of mental disorders in school children and adolescents in China: diagnostic data from detailed clinical assessments of 17, 524 individuals ［J］. J Child Psychol Psychiatry, 2022, 63（1）: 34-46.

［30］余敏, 徐东, 蔡毅媛, 等. 围产期女性不同时点抑郁症状检出率及影响因素 ［J］. 中国心理卫生杂志, 2021, 35（1）: 19-25.

［31］李玉红. 产后抑郁危险因素筛查及国内外干预研究述评［J］. 中国全科医学, 2020, 23（3）: 266-271.

［32］丁辉, 陈林, 邸晓兰. 产后抑郁障碍防治指南的专家共识（基于产科和社区医生）［J］. 中国妇产科临床杂志, 2014, 15（6）: 572-576.

［33］JIA Y, ZHOU Z, XIANG F, et al. Global prevalence of depression in menopausal women: a systematic review and meta-analysis［J］. J Affect Disord, 2024, 358: 474-482.

［34］LI R-X, MA M, XIAO X-R, et al. Perimenopausal syndrome and mood disorders in perimenopause: prevalence, severity, relationships, and risk factors［J］. Medicine（Baltimore）, 2016, 95（32）: e4466.

［35］李敏超, 宋丽君, 陆国飞, 等. 我国≥60岁老年人抑郁流行现状及影响因素分析［J］. 华南预防医学, 2024, 50（12）: 1130-1135.

［36］SALK R H, HYDE J S, ABRAMSON L Y. Gender differences in depression in representative national samples: meta-analyses of diagnoses and symptoms［J］. Psychol Bull, 2017, 143（8）: 783-822.

［37］张文静, 葛旭峰, 欧茜文, 等. 二十四节气的温湿指数与抑郁症的相关性研究 ［J］. 中国全科医学, 2024, 27（8）: 936-941.

［38］XIE Y, XU E, AL-ALY Z. Risks of mental health outcomes in people with covid-19: cohort study［J］. BMJ, 2022, 376: e068993.

［39］COLLABORATORS C-M D. Global prevalence and burden of depressive and anxiety disorders in 204 countries and territories in 2020 due to the COVID-19 pandemic［J］. Lancet, 2021, 398（10312）: 1700-1712.

［40］FERRARI A J, SOMERVILLE A J, BAXTER A J, et al. Global variation in the prevalence and incidence of major depressive disorder: a systematic review of the epidemiological literature［J］. Psychol Med, 2013, 43（3）: 471-481.

［41］KESSLER R C, BROMET E J. The epidemiology of depression across cultures ［J］. Annu Rev Public Health, 2013, 34: 119-138.

［42］HERRMAN H, PATEL V, KIELING C, et al. Time for united action on depression: a Lancet-World Psychiatric Association Commission［J］. Lancet, 2022, 399（10328）: 957-1022.

［43］HARDEVELD F, SPIJKER J, DE GRAAF R, et al. Prevalence and predictors of recurrence of major depressive disorder in the adult population［J］. Acta Psychiatr Scand, 2010, 122（3）: 184-191.

［44］李佩佩, 谈博, 黄晓楠, 等. 季节性情感障碍的研究进展［J］. 中华中医药杂志, 2019, 34（7）: 3135-3137.

［45］RUSH A J, WARDEN D, WISNIEWSKI S R, et al. STAR*D: revising conventional wisdom［J］. CNS Drugs, 2009, 23（8）: 627-647.

［46］韩煜, 张宪武. 复发性抑郁障碍的研究进展［J］. 心理月刊, 2024, 19（6）: 216-218.

［47］XIAO L, FENG L, ZHU X-Q, et al. Comparison of residual depressive symptoms and functional impairment between fully and partially remitted patients with major depressive disorder: a multicenter study［J］. Psychiatry Res, 2018, 261: 547-553.

［48］DONG M, ZENG L-N, LU L, et al. Prevalence of suicide attempt in individuals with major depressive disorder: a meta-analysis of observational surveys［J］. Psychol Med, 2019, 49（10）: 1691-704.

［49］HAWTON K, CASAñAS I COMABELLA C, HAW C, et al. Risk factors for suicide in individuals with depression: a systematic review［J］. J Affect Disorders, 2013, 147（1-3）: 17-28.

［50］CHOI K W, KIM Y-K, JEON H J. Comorbid anxiety and depression: clinical and conceptual consideration and transdiagnostic treatment［J］. Adv Exp Med Biol, 2020, 1191: 219-235.

［51］DOLD M, BARTOVA L, SOUERY D, et al. Clinical characteristics and treatment outcomes of patients with major depressive disorder and comorbid anxiety disorders-results from a European multicenter study [J]. J Psychiatr Res, 2017, 91: 1-13.

[52] 王思忆, 张钰群, 杨爱红, 等. 创伤后应激障碍与抑郁症共病机制的研究进展 [J]. 神经解剖学杂志, 2024, 40(4): 515-519.

[53] RAO S, BROADBEAR J. Borderline personality disorder and depressive disorder [J]. Australas Psychiatry, 2019, 27(6): 573-577.

[54] HUNT G E, MALHI G S, LAI H M X, et al. Prevalence of comorbid substance use in major depressive disorder in community and clinical settings, 1990-2019: systematic review and meta-analysis [J]. J Affect Disorders, 2020, 266: 288-304.

[55] GOLD S M, KöHLER-FORSBERG O, MOSS-MORRIS R, et al. Comorbid depression in medical diseases [J]. Nat Rev Dis Primers, 2020, 6(1): 69.

[56] PENNINX B W J H, MILANESCHI Y, LAMERS F, et al. Understanding the somatic consequences of depression: biological mechanisms and the role of depression symptom profile [J]. BMC Med, 2013, 11: 129.

[57] REN Y, YANG H, BROWNING C, et al. Prevalence of depression in coronary heart disease in China: a systematic review and meta-analysis [J]. Chin Med J(Engl), 2014, 127(16): 2991-2998.

[58] WU Y, ZHU B, CHEN Z, et al. New insights into the comorbidity of coronary heart disease and depression [J]. Curr Probl Cardiol, 2021, 46(3): 100413.

[59] SACZYNSKI J S, BEISER A, SESHADRI S, et al. Depressive symptoms and risk of dementia: the Framingham Heart Study [J]. Neurology, 2010, 75(1): 35-41.

[60] DISEASES G, COLLABORATORS I. Global incidence, prevalence, years lived with disability(YLDs), disability-adjusted life-years(DALYs), and healthy life expectancy (HALE) for 371 diseases and injuries in 204 countries and territories and 811 subnational locations, 1990-2021: a systematic analysis for the Global Burden of Disease Study 2021 [J]. Lancet, 2024, 403(10440): 2133-2161.

[61] HAMMEN C. Risk factors for depression: an autobiographical review [J]. Annu Rev Clin Psycho, 2018, 14: 1-28.

[62] LAM R W, KENNEDY S H, ADAMS C, et al. Canadian Network for Mood and Anxiety Treatments(CANMAT)2023 update on clinical guidelines for management of major depressive disorder in adults: réseau canadien pour les traitements de l'humeur et de l'anxiété (CANMAT)2023: mise à jour des lignes directrices cliniques pour la prise en charge du trouble dépressif majeur chez les adultes [J]. Can J Psychiatry, 2024, 69(9): 641-687.

［63］MCMAHON F J. Population-based estimates of heritability shed new light on clinical features of major depression［J］. Am J Psychiat, 2018, 175（11）: 1058-1060.

［64］HOWARD D M, ADAMS M J, CLARKE T K, et al. Genome-wide meta-analysis of depression identifies 102 independent variants and highlights the importance of the prefrontal brain regions［J］. Nat Neurosci, 2019, 22（3）: 343-352.

［65］GREEN T, FLASH S, REISS A L. Sex differences in psychiatric disorders: what we can learn from sex chromosome aneuploidies［J］. Neuropsychopharmacol, 2019, 44（1）: 9-21.

［66］CUI L, LI S, WANG S, et al. Major depressive disorder: hypothesis, mechanism, prevention and treatment［J］. Signal Transduct Target Ther, 2024, 9（1）: 30.

［67］DAVIES C, SEGRE G, ESTRADé A, et al. Prenatal and perinatal risk and protective factors for psychosis: a systematic review and meta-analysis［J］. Lancet Psychiatry, 2020, 7（5）: 399-410.

［68］DA SILVA L O, ARAGAO R D, BARROS M D D, et al. Maternal exposure to high-fat diet modifies anxiety-like/depression-like behaviors and compounds of serotonergic system in offspring: a preclinical systematic review［J］. Int J Dev Neurosci, 2021, 81（5）: 371-385.

［69］TAN M, MAO P. Type and dose-response effect of adverse childhood experiences in predicting depression: a systematic review and meta-analysis［J］. Child Abuse Negl, 2023, 139: 106091.

［70］HAKAMATA Y, SUZUKI Y, KOBASHIKAWA H, et al. Neurobiology of early life adversity: a systematic review of meta-analyses towards an integrative account of its neurobiological trajectories to mental disorders［J］. Front Neuroendocrin, 2022, 65: 100994.

［71］NUNES E V. Alcohol and the etiology of depression［J］. Am J Psychiat, 2023, 180（3）: 179-181.

［72］ARANGO C, DRAGIOTI E, SOLMI M, et al. Risk and protective factors for mental disorders beyond genetics: an evidence-based atlas［J］. World Psychiatry, 2021, 20（3）: 417-436.

［73］MARINO C, ANDRADE B, CAMPISI S C, et al. Association between disturbed sleep and depression in children and youths a systematic review and meta-analysis of cohort studies［J］. JAMA Netw Open, 2021, 4（3）: e212373.

［74］DAGHLAS I, LANE J M, SAXENA R, et al. Genetically proxied diurnal preference, sleep timing, and risk of major depressive disorder［J］. JAMA Psychiatry, 2021, 78

(8): 903-910.

［75］ZHAO Y, YANG L, SAHAKIAN B J, et al. The brain structure, immunometabolic and genetic mechanisms underlying the association between lifestyle and depression［J］. Nature Mental Health, 2023, 1 (10): 736-750.

［76］PUYANE M, SUBIRà S, TORRES A, et al. Personality traits as a risk factor for postpartum depression: a systematic review and meta-analysis［J］. J Affect Disorders, 2022, 298: 577-589.

［77］LYON K A, ELLIOTT R, WARE K, et al. Associations between facets and aspects of big five personality and affective disorders: a systematic review and best evidence synthesis［J］. J Affect Disorders, 2021, 288: 175-88.

［78］CROUSE J, PARK S H, BYRNE E, et al. Patterns of stressful life events and polygenic scores for five mental disorders and neuroticism among adults with depression［J］. Bipolar Disord, 2024, 26: 91-92.

［79］THOMAS-ODENTHAL F, RINGWALD K, TEUTENBERG L, et al. Neural foundation of the diathesis-stress model: longitudinal gray matter volume changes in response to stressful life events in major depressive disorder and healthy controls［J］. Mol Psychiatr, 2024, 29 (9): 2724-2732.

［80］ANGUITA-RUIZ A, ZARZA-REBOLLO J A, PÉREZ-GUTIÉRREZ A M, et al. Body mass index interacts with a genetic-risk score for depression increasing the risk of the disease in high-susceptibility individuals［J］. Transl Psychiat, 2022, 12 (1): 30.

［81］YUAN M L, YANG B, ROTHSCHILD G, et al. Epigenetic regulation in major depression and other stress-related disorders: molecular mechanisms, clinical relevance and therapeutic potential［J］. Signal Transduct Tar, 2023, 8 (1): 309.

［82］KJELDSEN M M Z, BRICCA A, LIU X Q, et al. Family history of psychiatric disorders as a risk factor for maternal postpartum depression a systematic review and meta-analysis［J］. JAMA Psychiatry, 2022, 79 (10): 1004-1013.

［83］KENDLER K S, OHLSSON H, SUNDQUIST J, et al. Relationship of Family Genetic Risk Score with diagnostic trajectory in a Swedish national sample of incident cases of major depression, bipolar disorder, other nonaffective psychosis, and schizophrenia［J］. JAMA Psychiatry, 2023, 80 (3): 241-249.

［84］MARX W, PENNINX B W J H, SOLMI M, et al. Major depressive disorder［J］. Nature Reviews Disease Primers, 2023, 9 (1): 44.

［85］PERRET L C, BOIVIN M, MORNEAU-VAILLANCOURT G, et al. Polygenic risk score and peer victimisation independently predict depressive symptoms in adolescence: results from the Quebec Longitudinal Study of Children Development [J]. J Child Psychol Psyc, 2023, 64 (3): 388-396.

[86] WARRIER V, KWONG A S F, LUO M N, et al. Gene-environment correlations and causal effects of childhood maltreatment on physical and mental health: a genetically informed approach[J]. Lancet Psychiatry, 2021, 8 (5): 373-386.

[87] JORGENSEN A, BAAGO I B, RYGNER Z, et al. Association of oxidative stress-induced nucleic acid damage with psychiatric disorders in adults a systematic review and meta-analysis[J]. JAMA Psychiatry, 2022, 79 (9): 920-931.

[88] SáNCHEZ X C, MONTALBANO S, VAEZ M, et al. Associations of psychiatric disorders with sex chromosome aneuploidies in the Danish iPSYCH2015 dataset: a case-cohort study[J]. Lancet Psychiatry, 2023, 10 (2): 129-138.

[89] SáNCHEZ X C, HELENIUS D, BYBJERG-GRAUHOLM J, et al. Comparing copy number variations in a Danish case cohort of individuals with psychiatric disorders[J]. JAMA Psychiatry, 2022, 79 (1): 59-69.

[90] WINGO T S, LIU Y, GERASIMOV E S, et al. Brain proteome-wide association study implicates novel proteins in depression pathogenesis[J]. Nat Neurosci, 2021, 24 (6): 810-817.

[91] KENNIS M, GERRITSEN L, VAN DALEN M, et al. Prospective biomarkers of major depressive disorder: a systematic review and meta-analysis[J]. Mol Psychiatr, 2020, 25 (2): 321-338.

[92] TAYLOR W D, ZALD D H, FELGER J C, et al. Influences of dopaminergic system dysfunction on late-life depression[J]. Mol Psychiatr, 2022, 27 (1): 180-191.

[93] NEWMAN-TANCREDI A, DEPOORTERE R Y, KLEVEN M S, et al. Translating biased agonists from molecules to medications: serotonin 5-HT (1A) receptor functional selectivity for CNS disorders[J]. Pharmacol Ther, 2022, 229: 107937.

[94] DUMAN R S, SANACORA G, KRYSTAL J H. Altered connectivity in depression: GABA and glutamate neurotransmitter deficits and reversal by novel treatments [J]. Neuron, 2019, 102 (1): 75-90.

[95] SIMMONITE M, STEEBY C J, TAYLOR S F. Medial frontal cortex GABA concentrations in psychosis spectrum and mood disorders: a meta-analysis of proton magnetic resonance spectroscopy studies[J]. Biol Psychiat, 2023, 93 (2): 125-136.

[96] HUANG T Y, BALASUBRAMANIAN R, YAO Y B, et al. Associations of

depression status with plasma levels of candidate lipid and amino acid metabolites: a meta-analysis of individual data from three independent samples of US postmenopausal women [J]. Mol Psychiatr, 2021, 26 (7): 3315-3327.

[97] LI Y F. A hypothesis of monoamine (5-HT) - Glutamate/GABA long neural circuit: aiming for fast-onset antidepressant discovery [J]. Pharmacol Therapeut, 2020, 208: 107494.

[98] MLYNIEC K. Interaction between zinc, GPR39, BDNF and neuropeptides in depression [J]. Curr Neuropharmacol, 2021, 19 (11): 2012-2019.

[99] BEUREL E, TOUPS M, NEMEROFF C B. The bidirectional relationship of depression and inflammation: double trouble [J]. Neuron, 2020, 107 (2): 234-256.

[100] LUCIDO M J, BEKHBAT M, GOLDSMITH D R, et al. Aiding and abetting anhedonia: impact of inflammation on the brain and pharmacological implications [J]. Pharmacol Rev, 2021, 73 (3): 1084-117.

[101] MOUSTEN I V, SORENSEN N V, CHRISTENSEN R H B, et al. Cerebrospinal fluid biomarkers in patients with unipolar depression compared with healthy control individuals a systematic review and meta-analysis [J]. JAMA Psychiatry, 2022, 79 (6): 571-581.

[102] LIU C H, ZHANG G Z, LI B, et al. Role of inflammation in depression relapse [J]. J Neuroinflammation, 2019, 16: 90.

[103] DOROSZKIEWICZ J, GROBLEWSKA M, MROCZKO B. The role of gut microbiota and gut-brain interplay in selected diseases of the central nervous system [J]. Int J Mol Sci, 2021, 22 (18): 10028.

[104] BANASR M, SANACORA G, ESTERLIS I. Macro-and microscale stress-associated alterations in brain structure: translational link with depression [J]. Biol Psychiat, 2021, 90 (2): 118-127.

[105] CHAI Y, SHELINE Y I, OATHES D J, et al. Feature review functional connectomics in depression: insights into therapies [J]. Trends Cogn Sci, 2023, 27 (9): 814-832.

[106] PIZZAGALLI D A. Toward a better understanding of the mechanisms and pathophysiology of anhedonia: are we ready for translation? [J]. Am J Psychiatry, 2022, 179 (7): 458-469.

[107] KEREN H, O'CALLAGHAN G, VIDAL-RIBAS P, et al. Reward processing in depression: a conceptual and meta-analytic review across fMRI and EEG studies [J]. Am J Psychiat, 2018, 175 (11): 1111-1120.

[108] BEKHBAT M, LI Z H, MEHTA N D, et al. Functional connectivity in reward

circuitry and symptoms of anhedonia as therapeutic targets in depression with high inflamma-tion：evidence from a dopamine challenge study［J］. Mol Psychiatr, 2022, 27（10）：4113-4121.

［109］SCHMAAL L, VAN HARMELEN A L, CHATZI V, et al. Imaging suicidal thoughts and behaviors：a comprehensive review of 2 decades of neuroimaging studies［J］. Mol Psychiatr, 2020, 25（2）：408-427.

［110］MORIGUCHI S, TAKAMIYA A, NODA Y, et al. Glutamatergic neurometabo-lite levels in major depressive disorder：a systematic review and meta-analysis of proton mag-netic resonance spectroscopy studies［J］. Mol Psychiatr, 2019, 24（7）：952-964.

［111］KOLODZIEJ A, MAGNUSKI M, RUBAN A, et al. No relationship between frontal alpha asymmetry and depressive disorders in a multiverse analysis of five studies［J］. Elife, 2021, 10：e60595.

［112］SAEZ I, GU X S. Invasive computational psychiatry［J］. Biol Psychiat, 2023, 93（8）：661-670.

［113］ZHANG Y, WU W, TOLL R T, et al. Identification of psychiatric disorder sub-types from functional connectivity patterns in resting-state electroencephalography［J］. Nat Biomed Eng, 2021, 5（4）：309-323.

［114］WU W, ZHANG Y, JIANG J, et al. An electroencephalographic signature pre-dicts antidepressant response in major depression［J］. Nat Biotechnol, 2020, 38（4）：439-447.

［115］MURPHY M, WHITTON A E, DECCY S, et al. Abnormalities in electroenceph-alographic microstates are state and trait markers of major depressive disorder［J］. Neuro-psychopharmacol, 2020, 45（12）：2030-2037.

［116］YAKUBOV B, DAS S, ZOMORRODI R, et al. Cross-frequency coupling in psychiatric disorders：a systematic review［J］. Neurosci Biobehav R, 2022, 138：104690.

［117］GOLDSCHMIED J R, CHENG P, HOFFMANN R, et al. Effects of slow-wave activity on mood disturbance in major depressive disorder［J］. Psychol Med, 2019, 49（4）：639-645.

［118］MCINTYRE R S, CALABRESE J R. Bipolar depression：the clinical character-istics and unmet needs of a complex disorder［J］. Curr Med Res Opin, 2019, 35（11）：1993-2005.

［119］GOES F S. Diagnosis and management of bipolar disorders［J］. BMJ, 2023, 381：e073591.

［120］SHERWOOD S N, CARLSON G A, FREEMAN A J. Decreasing rate of inpatient pediatric bipolar disorder diagnosis in the US between 2004 and 2010［J］. Bipolar Disord, 2022, 24（2）: 149-160.

［121］MARWAHA S, PALMER E, SUPPES T, et al. Novel and emerging treatments for major depression［J］. Lancet, 2023, 401（10371）: 141-153.

［122］JAKOBSEN S G, LARSEN C P, STENAGER E, et al. Risk of repeated suicide attempt after redeeming prescriptions for antidepressants: a register-based study in Denmark［J］. Psychol Med, 2023, 53（12）: 5510-5517.

［123］DRAGIOTI E, SOLMI M, FAVARO A, et al. Association of antidepressant use with adverse health outcomes: a systematic umbrella review［J］. JAMA Psychiatry, 2019, 76（12）: 1241-1255.

［124］JHA M K, MATHEW S J. Pharmacotherapies for treatment-resistant depression: how antipsychotics fit in the rapidly evolving therapeutic landscape［J］. Am J Psychiatry, 2023, 180（3）: 190-199.

［125］ASCHENBRENNER D S. New combination drug for depression［J］. Am J Nurs, 2023, 123（4）: 24-25.

［126］GOODWIN G M, AARONSON S T, ALVAREZ O, et al. Single-dose psilocybin for a treatment-resistant episode of major depression［J］. N Engl J Med, 2022, 387（18）: 1637-1648.

［127］KIM I B, PARK S C, KIM Y K. Microbiota-gut-brain axis in major depression: a new therapeutic approach［J］. Adv Exp Med Biol, 2023, 1411: 209-224.

［128］FIGEE M, RIVA-POSSE P, CHOI K S, et al. Deep brain stimulation for depression［J］. Neurotherapeutics, 2022, 19（4）: 1229-1245.

［129］KRAUSE K, MIDGLEY N, EDBROOKE-CHILDS J, et al. A comprehensive mapping of outcomes following psychotherapy for adolescent depression: the perspectives of young people, their parents and therapists［J］. Eur Child Adolesc Psychiatry, 2021, 30（11）: 1779-1791.

［130］WALLMAN E J, MELVIN G A. Parent preferences for adolescent depression treatment: the role of past treatment experience and biological etiological beliefs［J］. J Affect Disord, 2022, 316: 17-25.

［131］DARDAS L A, VAN DE WATER B, et al. Parental involvement in adolescent depression interventions: a systematic review of randomized clinical trials［J］. Int J Ment Health Nurs, 2018, 27（2）: 555-570.

［132］MASI G. Controversies in the pharmacotherapy of adolescent depression［J］. Curr Pharm Des, 2022, 28（24）: 1975-1984.

［133］PARDOSSI S, FAGIOLINI A, SCHEGGI S, et al. A systematic review on ketamine and esketamine for treatment-resistant depression and suicidality in adolescents: a new hope?［J］. Children（Basel, Switzerland）, 2024, 11（7）: 801.

［134］SILVER J, OLINO T M, CARLSON G A, et al. Depression in 3/6-year-old children: clinical and psychosocial outcomes in later childhood and adolescence［J］. J Child Psychol Psychiatry, 2022, 63（9）: 984-991.

［135］LUBY J L, GILBERT K, WHALEN D, et al. The differential contribution of the components of parent-child interaction therapy emotion development for treatment of preschool depression［J］. J Am Acad Child Adolesc Psychiatry, 2020, 59（7）: 868-879.

［136］SøRENSEN J, RASMUSSEN A, ROESBJERG T, et al. Clinician compliance to recommendations regarding the risk of suicidality with selective serotonin reuptake inhibitors in the treatment of children and adolescents［J］. Eur Child Adolesc Psychiatry, 2020, 29（5）: 707-718.

［137］VAN DER VEERE C N, DE VRIES N K S, VAN BRAECKEL K, et al. Intrauterine exposure to selective serotonin reuptake inhibitors（SSRIs）, maternal psychopathology, and neurodevelopment at age 2.5years-results from the prospective cohort SMOK study ［J］. Early Hum Dev, 2020, 147: 105075.

［138］GOODMAN J H. Perinatal depression and infant mental health［J］. Arch Psychiatr Nurs, 2019, 33（3）: 217-224.

［139］KESHAVARZ H, FITZPATRICK-LEWIS D, STREINER D L, et al. Screening for depression: a systematic review and meta-analysis［J］. CMAJ Open, 2013, 1（4）: E159-E167.

［140］LEVIS B, NEGERI Z, SUN Y, et al. Accuracy of the Edinburgh Postnatal Depression Scale（EPDS）for screening to detect major depression among pregnant and postpartum women: systematic review and meta-analysis of individual participant data［J］. BMJ, 2020, 371: m4022.

［141］LI J Y, LI J, LIANG J H, et al. Depressive symptoms among children and adolescents in China: a systematic review and meta-analysis［J］. Med Sci Monit, 2019, 25: 7459-7470.

［142］SIU A L. Screening for depression in children and adolescents: U.S. Preventive Services Task Force Recommendation Statement［J］. Ann Intern Med, 2016, 164（5）:

360-366.

［143］PARK S H, KWAK M J. Performance of the Geriatric Depression Scale-15 with older adults aged over 65 years: an updated review 2000-2019［J］. Clin Gerontol, 2021, 44 (2): 83-96.

［144］BAUMAN B L, KO J Y, COX S, et al. Vital signs: postpartum depressive symptoms and provider discussions about perinatal depression-United States, 2018［J］. MMWR Morb Mortal Wkly Rep, 2020, 69 (19): 575-581.

［145］MAIER A, RIEDEL-HELLER S G, PABST A, et al. Risk factors and protective factors of depression in older people 65+. A systematic review［J］. PLoS One, 2021, 16 (5): e0251326.

［146］LEVIS B, SUN Y, HE C, et al. Accuracy of the PHQ-2 alone and in combination with the PHQ-9 for screening to detect major depression: systematic review and meta-analysis ［J］. JAMA, 2020, 323 (22): 2290-2300.

［147］STOCKINGS E, DEGENHARDT L, LEE Y Y, et al. Symptom screening scales for detecting major depressive disorder in children and adolescents: a systematic review and meta-analysis of reliability, validity and diagnostic utility［J］. J Affect Disord, 2015, 174: 447-463.

［148］JOHNSON J G, HARRIS E S, SPITZER R L, et al. The Patient Health Questionnaire for Adolescents: validation of an instrument for the assessment of mental disorders among adolescent primary care patients［J］. J Adolesc Health, 2002, 30 (3): 196-204.

［149］KøRNER A, LAURITZEN L, ABELSKOV K, et al. The Geriatric Depression Scale and the Cornell Scale for Depression in Dementia.A validity study［J］. Nord J Psychiatry, 2006, 60 (5): 360-364.

［150］MELE B, WATT J, WU P, et al. Detecting depression in persons living in long-term care: a systematic review and meta-analysis of diagnostic test accuracy studies［J］. Age Ageing, 2022, 51 (3): afac039.

［151］MAURER D M, RAYMOND T J, DAVIS B N. Depression: screening and diagnosis［J］. Am Fam Physician, 2018, 98 (8): 508-515.

［152］QADERI BAGAJAN K, ASL SOLEIMANI Z, HOSEINI S, et al. Evaluation of the psychometric properties of the Persian Version of Children's Depression Inventory in Iranian adolescents［J］. J Child Adolesc Psychopharmacol, 2022, 32 (3): 171-177.

［153］LIN K, XU G, MIAO G, et al. Psychometric properties of the Chinese (Mandarin) TEMPS-A: a population study of 985 non-clinical subjects in China［J］. J Affect Disorders,

2013, 147（1-3）: 29-33.

［154］柳之啸, 李京, 王玉, 等. 中文版儿童抑郁量表的结构验证及测量等值［J］. 中国临床心理学杂志, 2019, 27（6）: 1172-1176.

［155］LEUNG D Y P, MAK Y W, LEUNG S F, et al. Measurement invariances of the PHQ-9 across gender and age groups in Chinese adolescents［J］. Asia Pac Psychiatry, 2020, 12（3）: e12381.

［156］YANG W, XIONG G. Screening for adolescent depression: validity and cut-off scores for Depression scales［J］. Chin J Clin Psychol, 2016, 24（6）: 1010-1015.

［157］吴文峰, 卢永彪, 谭芙蓉, 等. 儿童抑郁量表中文版在中小学生中的信效度［J］. 中国心理卫生杂志, 2010, 24（10）: 775-779.

［158］王君, 张洪波, 胡海利, 等. 儿童抑郁量表信度和效度评价［J］. 现代预防医学, 2010, 37（9）: 1642-1645.

［159］胡星辰, 张迎黎, 梁炜, 等. 病人健康问卷抑郁量表（PHQ-9）在青少年中应用的信效度检验［J］. 四川精神卫生, 2014, 27（4）: 357-360.

［160］俞大维, 李旭. 儿童抑郁量表（CDI）在中国儿童中的初步运用［J］. 中国心理卫生杂志, 2000, 14（4）: 225-227.

［161］WANG L, KROENKE K, STUMP T E, et al. Screening for perinatal depression with the Patient Health Questionnaire depression scale（PHQ-9）: a systematic review and meta-analysis［J］. Gen Hosp Psychiatry, 2021, 68: 74-82.

［162］FELLMETH G, HARRISON S, OPONDO C, et al. Validated screening tools to identify common mental disorders in perinatal and postpartum women in India: a systematic review and meta-analysis［J］. BMC Psychiatry, 2021, 21（1）: 200.

［163］符夏瑜, 陈雄, 张云志. 爱丁堡产后抑郁量表在孕晚期妇女产前抑郁筛查中的临界值分析［J］. 中国妇产科临床杂志, 2018, 19（5）: 453-454.

［164］MONSON S, ROLLINS V. Which self-report measure is most useful for post-partum depression screening in a primary care setting?［J］. Evid Based Pract, 2008, 11（8）: 9-10.

［165］FIRST M B, WILLIAMS J B W, KARG R S, et al. Structured clinical interview for DSM-5 disorders, clinician version（SCID-5-CV）［M］. Arlington, VA: American Psychiatric Association, 2016.

［166］SHEEHAN D V, LECRUBIER Y, SHEEHAN K H, et al. The Mini-International Neuropsychiatric Interview（M.I.N.I.）: the development and validation of a structured diagnostic psychiatric interview for DSM-Ⅳ and ICD-10［J］. J Clin Psychiatry, 1998, 59

（Suppl 20）：22-33；quiz 4-57.

［167］张明园,何燕玲.精神科评定量表手册［M］.长沙：湖南科学技术出版社,2015.

［168］YE S, XIE M, YU X, et al. The Chinese Brief Cognitive Test：normative data stratified by gender, age and education［J］. Front Psychiatry, 2022, 13：933642.

［169］SHI C, WANG G, TIAN F, et al. Reliability and validity of Chinese version of perceived deficits questionnaire for depression in patients with MDD［J］. Psychiatry Res, 2017, 252：319-324.

［170］HE S, DING L, HE K, et al. Reliability and validity of the Chinese version of the biological rhythms interview of assessment in neuropsychiatry in patients with major depressive disorder［J］. BMC Psychiatry, 2022, 22（1）：834.

［171］MORRIS D W, TRIVEDI M H. Measurement-based care for unipolar depression ［J］. Curr Psychiatry Rep, 2011, 13（6）：446-458.

［172］宋京瑶,王皋茂,庞辉,等.青少年非自杀性自伤行为评估的系统性评价［J］. 国际精神病学杂志, 2022, 49（1）：11-14.

［173］FENG Y, XIANG Y T, HUANG W, et al. The 33-item Hypomania Checklist （HCL-33）：a new self-completed screening instrument for bipolar disorder［J］. J Affect Disord, 2016, 190：214-220.

［174］YANG H C, YUAN C M, LIU T B, et al. Validity of the Chinese version Mood Disorder Questionnaire（MDQ）and the optimal cutoff screening bipolar disorders［J］. Psychiatry Res, 2011, 189（3）：446-450.

［175］ETTORE E, MüLLER P, HINZE J, et al. Digital phenotyping for differential diagnosis of major depressive episode：Narrative review［J］. JMIR Ment Health, 2023, 10：e37225.

［176］KANAI T, TAKEUCHI H, FURUKAWA T A, et al. Time to recurrence after recovery from major depressive episodes and its predictors［J］. Psychol Med, 2003, 33（5）：839-845.

［177］LEEUWEN E V, DRIEL M L V, HOROWITZ M A, et al. Approaches for discontinuation versus continuation of long-term antidepressant use for depressive and anxiety disorders in adults［J］.Cochrane Database Syst Rev, 2021, 4：CD013495.

［178］DUVAL F, LEBOWITZ B D, MACHER J P. Treatments in depression［J］. Dialogues Clin Neurosci, 2006, 8（2）：191-206.

［179］RAVINDRAN A V, DA SILVA T L. Complementary and alternative therapies as add-on to pharmacotherapy for mood and anxiety disorders: a systematic review[J]. J Affect Disord, 2013, 150(3): 707-719.

[180] GARTLEHNER G, DOBRESCU A, CHAPMAN A, et al. Nonpharmacologic and pharmacologic treatments of adult patients with major depressive disorder: a systematic review and network meta-analysis for a clinical guideline by the American college of physicians[J]. Ann Intern Med, 2023, 176(2): 196-211.

[181] CHURCHILL R, MOORE T H, FURUKAWA T A, et al. 'Third wave' cognitive and behavioural therapies versus treatment as usual for depression[J]. Cochrane Database Syst Rev, 2013(10): CD008705.

[182] PINCHASOV B B, SHURGAJA A M, GRISCHIN O V, et al. Mood and energy regulation in seasonal and non-seasonal depression before and after midday treatment with physical exercise or bright light[J]. Psychiatry Res, 2000, 94(1): 29-42.

[183] COMBS K, SMITH P J, SHERWOOD A, et al. Impact of sleep complaints and depression outcomes among participants in the standard medical intervention and long-term exercise study of exercise and pharmacotherapy for depression[J]. J Nerv Ment Dis, 2014, 202(2): 167-171.

[184] KNUBBEN K, REISCHIES F M, ADLI M, et al. A randomised, controlled study on the effects of a short-term endurance training programme in patients with major depression[J]. Br J Sports Med, 2007, 41(1): 29-33.

[185] XU G, XIAO Q, HUANG B, et al. Clinical evidence for association of acupuncture with improved major depressive disorder: a systematic review and meta-analysis of randomized control trials[J]. Neuropsychobiology, 2023, 82(1): 1-13.

[186] BOT M, POUWER F, ASSIES J, et al. Eicosapentaenoic acid as an add-on to antidepressant medication for co-morbid major depression in patients with diabetes mellitus: a randomized, double-blind placebo-controlled study[J]. J Affect Disord, 2010, 126(1-2): 282-286.

[187] REES A M, AUSTIN M P, PARKER G B. Omega-3 fatty acids as a treatment for perinatal depression: randomized double-blind placebo-controlled trial[J]. Aust N Z J Psychiatry, 2008, 42(3): 199-205.

[188] GEDDES J R, CARNEY S M, DAVIES C, et al. Relapse prevention with antidepressant drug treatment in depressive disorders: a systematic review[J]. Lancet, 2003, 361(9358): 653-661.

[189] GLUE P, DONOVAN M R, KOLLURI S, et al. Meta-analysis of relapse preven-

tion antidepressant trials in depressive disorders［J］. Aust N Z J Psychiatry, 2010, 44（8）: 697-705.

［190］ZHOU D, LV Z, SHI L, et al. Effects of antidepressant medicines on preventing relapse of unipolar depression: a pooled analysis of parametric survival curves［J］. Psychol Med, 2022, 52（1）: 48-56.

［191］KISHI T, IKUTA T, SAKUMA K, et al. Antidepressants for the treatment of adults with major depressive disorder in the maintenance phase: a systematic review and network meta-analysis［J］. Mol Psychiatry, 2023, 28（1）: 402-409.

［192］KATO M, HORI H, INOUE T, et al. Discontinuation of antidepressants after remission with antidepressant medication in major depressive disorder: a systematic review and meta-analysis［J］. Mol Psychiatry, 2021, 26（1）: 118-133.

［193］KOSANOVIC RAJACIC B, SAGUD M, BEGIC D, et al. Plasma brain-derived neurotrophic factor levels in first-episode and recurrent major depression and before and after bright light therapy in treatment-resistant depression［J］. Biomolecules, 2023, 13（9）: 1425.

［194］MORIARTY A S, MEADER N, SNELL K I E, et al. Predicting relapse or recurrence of depression: systematic review of prognostic models［J］. Br J Psychiatry, 2022, 221（2）: 448-458.

［195］BAUER M, SEVERUS E, MOLLER H J, et al. Pharmacological treatment of unipolar depressive disorders: summary of WFSBP guidelines［J］. Int J Psychiatry Clin Pract, 2017, 21（3）: 166-176.

［196］LEWIS G, MARSTON L, DUFFY L, et al. Maintenance or discontinuation of antidepressants in primary care［J］. N Engl J Med, 2021, 385（14）: 1257-1267.

［197］PAYKEL E S. Partial remission, residual symptoms, and relapse in depression［J］. Dialogues Clin Neurosci, 2008, 10（4）: 431-437.

［198］KUBO K, SAKURAI H, TANI H, et al. Predicting relapse from the time to remission during the acute treatment of depression: a re-analysis of the STAR*D data［J］. J Affect Disord, 2023, 320: 710-715.

［199］KENNEDY S H, LAM R W, MCINTYRE R S, et al. Canadian Network for Mood and Anxiety Treatments（CANMAT）2016 clinical guidelines for the management of adults with major depressive disorder: section 3. pharmacological treatments［J］. Can J Psychiatry, 2016, 61（9）: 540-560.

［200］BERWIAN I M, WALTER H, SEIFRITZ E, et al. Predicting relapse after antidepressant withdrawal-a systematic review［J］. Psychol Med, 2017, 47（3）: 426-437.

［201］BUCKMAN J E J, UNDERWOOD A, CLARKE K, et al. Risk factors for re-lapse and recurrence of depression in adults and how they operate: a four-phase systematic review and meta-synthesis［J］. Clin Psychol Rev, 2018, 64: 13-38.

［202］SOLOMON D A, KELLER M B, LEON A C, et al. Multiple recurrences of ma-jor depressive disorder［J］. Am J Psychiatry, 2000, 157（2）: 229-233.

［203］EATON W W, SHAO H, NESTADT G, et al. Population-based study of first onset and chronicity in major depressive disorder［J］. Arch Gen Psychiatry, 2008, 65（5）: 513-520.

［204］HOLLON S D, SHELTON R C, WISNIEWSKI S, et al. Presenting charac-teristics of depressed outpatients as a function of recurrence: preliminary findings from the STAR*D clinical trial［J］. J Psychiatr Res, 2006, 40（1）: 59-69.

［205］BATTLE D E. Diagnostic and statistical manual of mental disorders（DSM）［J］. Codas, 2013, 25（2）: 191-192.

［206］National Institute for Health and Care Excellence（NICE）. Depression in adults: treatment and management（NICE Guideline, No. 222.）［M］. London: National Institute for Health and Care Excellence（NICE）, 2022.

［207］FARAHANI A, CORRELL C U. Are antipsychotics or antidepressants needed for psychotic depression? a systematic review and meta-analysis of trials comparing antide-pressant or antipsychotic monotherapy with combination treatment［J］. J Clin Psychiatry, 2012, 73（4）: 486-496.

［208］BURCUSA S L, IACONO W G. Risk for recurrence in depression［J］. Clin Psychol Rev, 2007, 27（8）: 959-985.

［209］RUSH A J, KRAEMER H C, SACKEIM H A, et al. Report by the ACNP Task Force on response and remission in major depressive disorder［J］. Neuropsychopharmacol, 2006, 31（9）: 1841-1853.

［210］CURRY J, SILVA S, ROHDE P, et al. Recovery and recurrence following treat-ment for adolescent major depression［J］. Arch Gen Psychiatry, 2011, 68（3）: 263-269.

［211］HARDEVELD F, SPIJKER J, DE GRAAF R, et al. Recurrence of major depres-sive disorder across different treatment settings: results from the NESDA study［J］. J Affect Disord, 2013, 147（1-3）: 225-231.

［212］PETTIT J W, LEWINSOHN P M, JOINER T E, JR. Propagation of major de-pressive disorder: relationship between first episode symptoms and recurrence［J］. Psychia-try Res, 2006, 141（3）: 271-278.

［213］DUFFY L，CLARKE C S，LEWIS G，et al. Antidepressant medication to prevent depression relapse in primary care：the ANTLER RCT［J］. Health Technol Assess，2021，25（69）：1-62.

［214］BORGES S，CHEN Y F，LAUGHREN T P，et al. Review of maintenance trials for major depressive disorder：a 25-year perspective from the US Food and Drug Administration［J］. J Clin Psychiatry，2014，75（3）：205-214.

［215］DERUBEIS R J，ZAJECKA J，SHELTON R C，et al. Prevention of recurrence after recovery from a major depressive episode with antidepressant medication alone or in combination with cognitive behavioral therapy：phase 2 of a 2-phase randomized clinical trial［J］. JAMA Psychiatry，2020，77（3）：237-245.

［216］KELLER M B，TRIVEDI M H，THASE M E，et al. The Prevention of Recurrent Episodes of Depression with Venlafaxine for Two Years（PREVENT）study：outcomes from the 2-year and combined maintenance phases［J］. J Clin Psychiatry，2007，68（8）：1246-1256.

［217］DUFFY L，CLARKE C S，LEWIS G，et al. Antidepressant medication to prevent depression relapse in primary care：the ANTLER RCT［J］. Health Technol Assess，2021，25（69）：1-62.

［218］BAUER M，PFENNIG A，SEVERUS E，et al. World Federation of Societies of Biological Psychiatry（WFSBP）guidelines for biological treatment of unipolar depressive disorders，part 1：update 2013 on the acute and continuation treatment of unipolar depressive disorders［J］. World J Biol Psychiatry，2013，14（5）：334-385.

［219］SIM K，LAU W K，SIM J，et al. Prevention of relapse and recurrence in adults with major depressive disorder：systematic review and meta-analyses of controlled trials［J］. Int J Neuropsychopharmacol，2015，19（2）：pyv076.

［220］CIPRIANI A，SMITH K，BURGESS S，et al. Lithium versus antidepressants in the long-term treatment of unipolar affective disorder［J］. Cochrane Database Syst Rev，2006（4）：CD003492.

［221］BAUER M，ADLI M，RICKEN R，et al. Role of lithium augmentation in the management of major depressive disorder［J］. CNS Drugs，2014，28（4）：331-342.

［222］JARRETT R B，MINHAJUDDIN A，GERSHENFELD H，et al. Preventing depressive relapse and recurrence in higher-risk cognitive therapy responders：a randomized trial of continuation phase cognitive therapy，fluoxetine，or matched pill placebo［J］. JAMA Psychiatry，2013，70（11）：1152-1160.

［223］BOCKTING C L H, KLEIN N S, ELGERSMA H J, et al. Effectiveness of preventive cognitive therapy while tapering antidepressants versus maintenance antidepressant treatment versus their combination in prevention of depressive relapse or recurrence（DRD study）: a three-group, multicentre, randomised controlled trial［J］. Lancet Psychiatry, 2018, 5（5）: 401-410.

［224］ZHOU Y, ZHAO D, ZHU X, et al. Psychological interventions for the prevention of depression relapse: systematic review and network meta-analysis［J］. Transl Psychiatry, 2023, 13（1）: 300.

［225］BIESHEUVEL-LELIEFELD K E, KOK G D, BOCKTING C L, et al. Effectiveness of psychological interventions in preventing recurrence of depressive disorder: meta-analysis and meta-regression［J］. J Affect Disord, 2015, 174: 400-410.

［226］KUYKEN W, WARREN F C, TAYLOR R S, et al. Efficacy of mindfulness-based cognitive therapy in prevention of depressive relapse: an individual patient data meta-analysis from randomized trials［J］. JAMA Psychiatry, 2016, 73（6）: 565-574.

［227］KUYKEN W, HAYES R, BARRETT B, et al. Effectiveness and cost-effectiveness of mindfulness-based cognitive therapy compared with maintenance antidepressant treatment in the prevention of depressive relapse or recurrence（PREVENT）: a randomised controlled trial［J］. Lancet, 2015, 386（9988）: 63-73.

［228］ZIMMERMAN M, THONGY T. How often do SSRIs and other new-generation antidepressants lose their effect during continuation treatment? Evidence suggesting the rate of true tachyphylaxis during continuation treatment is low［J］. J Clin Psychiatry, 2007, 68（8）: 1271-1276.

［229］BREEDVELT J J F, BROUWER M E, HARRER M, et al. Psychological interventions as an alternative and add-on to antidepressant medication to prevent depressive relapse: systematic review and meta-analysis［J］. Br J Psychiatry, 2021, 219（4）: 538-545.

［230］GUIDI J, FAVA G A. Sequential combination of pharmacotherapy and psychotherapy in major depressive disorder: a systematic review and meta-analysis［J］. JAMA Psychiatry, 2021, 78（3）: 261-269.

［231］National Institute for Health and Care Excellence（NICE）.Medicines associated with dependence or withdrawal symptoms: safe prescribing and withdrawal management for adults（NICE Guideline, No. 215）［M］. London: National Institute for Health and Care Excellence（NICE）, 2022.

［232］HOROWITZ M A, TAYLOR D. Tapering of SSRI treatment to mitigate withdrawal symptoms [J]. Lancet Psychiatry, 2019, 6 (6): 538-546.

[233] CIPRIANI A, FURUKAWA T A, SALANTI G, et al. Comparative efficacy and acceptability of 21 antidepressant drugs for the acute treatment of adults with major depressive disorder: a systematic review and network meta-analysis [J]. Lancet, 2018, 391 (10128): 1357-1366.

[234] ZHOU S, LI P, LYU X, et al. Efficacy and dose-response relationships of antidepressants in the acute treatment of major depressive disorders: a systematic review and network meta-analysis [J]. Chin Med J (Engl), 2025, 138 (12): 1433-1438.

[235] CULPEPPER L. Improving patient outcomes in depression through guideline-concordant, measurement-based care [J]. J Clin Psychiatry, 2013, 74 (4): e07.

[236] GUO T, XIANG Y-T, XIAO L, et al. Measurement-based care versus standard care for major depression: a randomized controlled trial with blind raters [J]. Am J Psychiatry, 2015, 172 (10): 1004-1013.

[237] XIAO L, QI H, ZHENG W, et al. The effectiveness of enhanced evidence-based care for depressive disorders: a meta-analysis of randomized controlled trials [J]. Transl Psychiatry, 2021, 11 (1): 531.

[238] ZHU M, HONG R H, YANG T, et al. The efficacy of measurement-based care for depressive disorders: systematic review and meta-analysis of randomized controlled trials [J]. J Clin Psychiatry, 2021, 82 (5): 21r14034.

[239] SHIROMA P R, THURAS P, ATKINSON D M, et al. Antidepressant strategies for treatment of acute depressive episodes among veterans [J]. J Psychiatr Pract, 2023, 29 (3): 202-212.

[240] HENSSLER J, KURSCHUS M, FRANKLIN J, et al. Trajectories of acute antidepressant efficacy: how long to wait for response? A systematic review and meta-analysis of long-term, placebo-controlled acute treatment trials [J]. J Clin Psychiatry, 2018, 79 (3): 17r11470.

[241] CUIJPERS P, OUD M, KARYOTAKI E, et al. Psychologic treatment of depression compared with pharmacotherapy and combined treatment in primary care: a network meta-analysis [J]. Ann Fam Med, 2021, 19 (3): 262-270.

[242] RAKESH G, CORDERO P, KHANAL R, et al. Optimally combining transcranial magnetic stimulation with antidepressants in major depressive disorder: a systematic review and meta-analysis [J]. J Affect Disorders, 2024, 358: 432-439.

[243] MALHI G S, BELL E, BASSETT D, et al. The 2020 Royal Australian and New

Zealand College of Psychiatrists clinical practice guidelines for mood disorders [J]. Aust N Z J Psychiatry, 2021, 55（1）: 7-117.

[244] BUNKA M, WONG G, KIM D, et al. Evaluating treatment outcomes in pharmacogenomic-guided care for major depression: a rapid review and meta-analysis [J]. Psychiatry Res, 2023, 321: 115102.

[245] BROWN L C, STANTON J D, BHARTHI K, et al. Pharmacogenomic testing and depressive symptom remission: a systematic review and meta-analysis of prospective, controlled clinical trials [J]. Clin Pharmacol Ther, 2022, 112（6）: 1303-1317.

[246] SKRYABIN V, ROZOCHKIN I, ZASTROZHIN M, et al. Meta-analysis of pharmacogenetic clinical decision support systems for the treatment of major depressive disorder [J]. Pharmacogenomics J, 2023, 23（2-3）: 45-49.

[247] BAUM M L, WIDGE A S, CARPENTER L L, et al. Pharmacogenomic clinical support tools for the treatment of depression [J]. Am J Psychiatry, 2024, 181（7）: 591-607.

[248] THEKEN K N, LEE C R, GONG L, et al. Clinical Pharmacogenetics Implementation Consortium Guideline（CPIC）for CYP2C9 and nonsteroidal anti-inflammatory drugs [J]. Clin Pharmacol Ther, 2020, 108（2）: 191-200.

[249] BOUSMAN C A, STEVENSON J M, RAMSEY L B, et al. Clinical Pharmacogenetics Implementation Consortium（CPIC）guideline for CYP2D6, CYP2C19, CYP2B6, SLC6A4, and HTR2A genotypes and serotonin reuptake inhibitor antidepressants [J]. Clin Pharmacol Ther, 2023, 114（1）: 51-68.

[250] FUNK C S M, HART X M, GRUNDER G, et al. Is therapeutic drug monitoring relevant for antidepressant drug therapy? implications from a systematic review and meta-analysis with focus on moderating factors [J]. Front Psychiatry, 2022, 13: 826138.

[251] CELLINI L, DE DONATIS D, ZERNIG G, et al. Antidepressant efficacy is correlated with plasma levels: mega-analysis and further evidence [J]. Int Clin Psychopharmacol, 2022, 37（2）: 29-37.

[252] 果伟, 张玲, 王刚. 中国精神科治疗药物监测临床应用专家共识（2022 年版）[J]. 神经疾病与精神卫生, 2022, 22（8）: 601-608.

[253] KUDLOW P A, MCINTYRE R S, LAM R W. Early switching strategies in antidepressant non-responders: current evidence and future research directions [J]. CNS Drugs, 2014, 28（7）: 601-609.

[254] XIAO L, ZHU X, GILLESPIE A, et al. Effectiveness of mirtazapine as add-on to paroxetine v. paroxetine or mirtazapine monotherapy in patients with major depressive

参考文献

disorder with early non-response to paroxetine: a two-phase, multicentre, randomized, double-blind clinical trial[J]. Psychol Med, 2021, 51(7): 1166-1174.

[255] NUÑEZ N A, JOSEPH B, PAHWA M, et al. Augmentation strategies for treatment resistant major depression: a systematic review and network meta-analysis[J]. J Affect Disord, 2022, 302: 385-400.

[256] HU Y D, XIANG Y T, FANG J X, et al. Single i.v. ketamine augmentation of newly initiated escitalopram for major depression: results from a randomized, placebo-controlled 4-week study[J]. Psychol Med, 2016, 46(3): 623-635.

[257] CHEN C C, ZHOU N, HU N, et al. Acute effects of intravenous sub-anesthetic doses of ketamine and intranasal inhaled esketamine on suicidal ideation: a systematic review and meta-analysis[J]. Neuropsychiatr Dis Treat, 2023, 19: 587-599.

[258] SAPKOTA A, KHURSHID H, QURESHI I A, et al. Efficacy and safety of intranasal esketamine in treatment-resistant depression in adults: a systematic review[J]. Cureus, 2021, 13(8): e17352.

[259] ALNEFEESI Y, CHEN-LI D, KRANE E, et al. Real-world effectiveness of ketamine in treatment-resistant depression: a systematic review & meta-analysis[J]. J Psychiatr Res, 2022, 151: 693-709.

[260] XIAO C, ZHOU J, LI A, et al. Esketamine vs midazolam in boosting the efficacy of oral antidepressants for major depressive disorder: a pilot randomized clinical trial[J]. JAMA Netw Open, 2023, 6(8): e2328817.

[261] LAGERBERG T, MATTHEWS A A, ZHU N, et al. Effect of selective serotonin reuptake inhibitor treatment following diagnosis of depression on suicidal behaviour risk: a target trial emulation[J]. Neuropsychopharmacol, 2023, 48(12): 1760-1768.

[262] CUIJPERS P, KARYOTAKI E, DE WIT L, et al. The effects of fifteen evidence-supported therapies for adult depression: a meta-analytic review[J]. Psychother Res, 2020, 30(3): 279-293.

[263] CUIJPERS P, PINEDA B S, QUERO S, et al. Psychological interventions to prevent the onset of depressive disorders: a meta-analysis of randomized controlled trials[J]. Clin Psychol Rev, 2021, 83: 101955.

[264] KRIJNEN-DE BRUIN E, SCHOLTEN W, MUNTINGH A, et al. Psychological interventions to prevent relapse in anxiety and depression: a systematic review and meta-analysis[J]. PLoS One, 2022, 17(8): e0272200.

[265] TAYLOR D, CARLYLE J A, MCPHERSON S, et al. Tavistock Adult Depres-

353

sion Study（TADS）：a randomised controlled trial of psychoanalytic psychotherapy for treatment-resistant/treatment-refractory forms of depression［J］. BMC psychiatry, 2012, 12：60.

［266］SCOTT F, HAMPSEY E, GNANAPRAGASAM S, et al. Systematic review and meta-analysis of augmentation and combination treatments for early-stage treatment-resistant depression［J］. J Psychopharmacol, 2023, 37（3）：268-278.

［267］SIMMONDS-BUCKLEY M, KELLETT S, WALLER G. Acceptability and efficacy of group behavioral activation for depression among adults：a meta-analysis［J］. Behavior Therapy, 2019, 50（5）：864-885.

［268］SHANG P, CAO X, YOU S, et al. Problem-solving therapy for major depressive disorders in older adults：an updated systematic review and meta-analysis of randomized controlled trials［J］. Aging Clin Exp Res, 2021, 33：1465-1475.

［269］DEHBOZORGI R, SHAHRIARI M, FEREIDOONI-MOGHADAM M, et al. Family-centered collaborative care for patients with chronic mental illness：a systematic review［J］. J Res Med Sci, 2023, 28：6.

［270］SVERRE K T, NISSEN E R, FARVER-VESTERGAARD I, et al. Comparing the efficacy of mindfulness-based therapy and cognitive-behavioral therapy for depression in head-to-head randomized controlled trials：a systematic review and meta-analysis of equivalence［J］. Clin Psychol Rev, 2022：102234.

［271］THOMA N, PILECKI B, MCKAY D. Contemporary cognitive behavior therapy：a review of theory, history, and evidence［J］. Psychodyn Psychiatry, 2015, 43（3）：423-461.

［272］THASE M E, WRIGHT J H, EELLS T D, et al. Improving the efficiency of psychotherapy for depression：computer-assisted versus standard CBT［J］. Am J Psychiat, 2018, 175（3）：242-250.

［273］LÓPEZ-LÓPEZ J A, DAVIES S R, CALDWELL D M, et al. The process and delivery of CBT for depression in adults：a systematic review and network meta-analysis［J］. Psychol Med, 2019, 49（12）：1937-1947.

［274］LIU W, LI G, WANG C, et al. Efficacy of sertraline combined with cognitive behavioral therapy for adolescent depression：a systematic review and meta-analysis［J］. Comput Math Methods Med, 2021, 2021：5309588.

［275］IJAZ S, DAVIES P, WILLIAMS C J, et al. Psychological therapies for treatment-resistant depression in adults［J］. Cochrane Database Syst Rev, 2018, 5（5）：CD010558.

［276］XIANG Y，CUIJPERS P，TENG T，et al. Comparative short-term efficacy and acceptability of a combination of pharmacotherapy and psychotherapy for depressive disorder in children and adolescents：a systematic review and meta-analysis［J］. BMC Psychiatry，2022，22（1）：1-13.

［277］ZAKHOUR S，NARDI A E，LEVITAN M，et al. Cognitive-behavioral therapy for treatment-resistant depression in adults and adolescents：a systematic review［J］. Trends in Psychiatry and Psychotherapy，2020，42（1）：92-101.

［278］FADIPE M F，AGGARWAL S，JOHNSON C，et al. Effectiveness of online cognitive behavioural therapy on quality of life in adults with depression：a systematic review［J］. J Psychiatr Ment Health Nurs，2023，30（5）：885-898.

［279］ZHANG Z，ZHANG L，ZHANG G，et al. The effect of CBT and its modifications for relapse prevention in major depressive disorder：a systematic review and meta-analysis［J］. BMC Psychiatry，2018，18（1）：50.

［280］CHEN H，HE Q，WANG M，et al. Effectiveness of CBT and its modifications for prevention of relapse/recurrence in depression：a systematic review and meta-analysis of randomized controlled trials［J］. J Affect Disorders，2022，319：469-481.

［281］LI X M，HUANG F F，CUIJPERS P，et al. The efficacy of cognitive behavioral therapies for depression in China in comparison with the rest of the world：a systematic review and meta-analysis［J］. J Consult Clin Psychol，2024，92（2）：105-117.

［282］RAVITZ P，WATSON P，LAWSON A，et al. Interpersonal psychotherapy：a scoping review and historical perspective（1974-2017）［J］. Harv Rev Psychiatry，2019，27（3）：165-180.

［283］MINIATI M，MARZETTI F，PALAGINI L，et al. Telephone-delivered interpersonal psychotherapy：a systematic review［J］. CNS Spectrums，2021，28（1）：16-28.

［284］BIAN C，ZHAO W W，YAN S R，et al. Effect of interpersonal psychotherapy on social functioning，overall functioning and negative emotions for depression：a meta-analysis［J］. J Affect Disorders，2023，320：230-240.

［285］刘嫣，齐伟静，胡洁. 人际心理疗法对产后抑郁症干预效果的 Meta 分析［J］. 中国全科医学，2019，22（27）：6.

［286］DUFFY F，SHARPE H，SCHWANNAUER M. Review：the effectiveness of interpersonal psychotherapy for adolescents with depression-a systematic review and meta-analysis［J］. Child Adolesc Ment Health，2019，24（4）：307-317.

［287］WHISTON A，BOCKTING C L H，SEMKOVSKA M. Towards personalising treatment: a systematic review and meta-analysis of face-to-face efficacy moderators of cognitive-behavioral therapy and interpersonal psychotherapy for major depressive disorder [J]. Psychol Med, 2019, 49 (16): 2657-2668.

[288] COYNE A E, CONSTANTINO M J, OUIMETTE K A, et al. Replicating patient-level moderators of CBT and IPT' s comparative efficacy for depression [J]. Psychotherapy, 2022, 59 (4): 616-628.

[289] LEWINSOHN P M, SULLIVAN J M, GROSSCUP S J. Changing reinforcing events: an approach to the treatment of depression [J]. Psychotherapy: Theory, Research & Practice, 1980, 17 (3): 322-334.

[290] REHM L P. A self-management therapy program for depression [J]. Int J Ment Health, 1984, 13 (2): 34-53.

[291] MARKOWITZ J C. Depression in context: strategies for guided action [J]. Am J Psychiat, 2003, 160 (7): 1366.

[292] LEJUEZ C W, HOPKO D R, HOPKO S D. A brief behavioral activation treatment for depression: treatment manual [J]. Behav Modif, 2001, 25 (2): 255-286.

[293] KANTER J W, MANOS R C, BOWE W M, et al. What is behavioral activation? A review of the empirical literature [J]. Clin Psychol Rev, 2010, 30 (6): 608-620.

[294] CIHAROVA M, FURUKAWA T A, EFTHIMIOU O, et al. Cognitive restructuring, behavioral activation and cognitive-behavioral therapy in the treatment of adult depression: a network meta-analysis [J]. J Consult Clin Psychol, 2021, 89 (6): 563-574.

[295] UPHOFF E, PIRES M, BARBUI C, et al. Behavioural activation therapy for depression in adults with non-communicable diseases [J]. Cochrane Database Syst Rev, 2020, 2020 (8): CD013461.

[296] STEINERT C, MUNDER T, RABUNG S, et al. Psychodynamic therapy: as efficacious as other empirically supported treatments? A meta-analysis testing equivalence of outcomes [J]. Am J Psychiat, 2017, 174 (10): 943-953.

[297] TOWN J M, ABBASS A, STRIDE C, et al. Efficacy and cost-effectiveness of intensive short-term dynamic psychotherapy for treatment resistant depression: 18-Month follow-up of the Halifax depression trial [J]. J Affect Disord, 2020, 273: 194-202.

[298] CASELLI I, IELMINI M, BELLINI A, et al. Efficacy of short-term psychodynamic psychotherapy (STPP) in depressive disorders: a systematic review and meta-analysis [J]. J Affect Disorders, 2023, 325: 169-176.

[299] LINDEGAARD T, BERG M, ANDERSSON G. Efficacy of internet-delivered

psychodynamic therapy: systematic review and meta-analysis[J]. Psychodyn Psychiatry, 2020, 48(4): 437-454.

[300] ANDREWS G, BASU A, CUIJPERS P, et al. Computer therapy for the anxiety and depression disorders is effective, acceptable and practical health care: an updated meta-analysis[J]. J Anxiety Disord, 2018, 55(10): 70-78.

[301] ABBASS A A, HANCOCK J T, HENDERSON J, et al. Short-term psychodynamic psychotherapies for common mental disorders[J]. Cochrane Database Syst Rev, 2014, 7(4): CD004687.

[302] TSENG H W, CHOU F H, CHEN C H, et al. Effects of mindfulness-based cognitive therapy on major depressive disorder with multiple episodes: a systematic review and meta-analysis[J]. Int J Environ Res Public Health, 2023, 20(2): 1555.

[303] ZHANG B, FU W, GUO Y, et al. Effectiveness of mindfulness-based cognitive therapy against suicidal ideation in patients with depression: a systematic review and meta-analysis[J]. J Affect Disorders, 2022, 319: 655-662.

[304] THIMM J C, JOHNSEN T J. Time trends in the effects of mindfulness-based cognitive therapy for depression: a meta-analysis[J]. Scand J Psychol, 2020, 61(4): 582-591.

[305] WARAAN L, SIQVELAND J, HANSSEN-BAUER K, et al. Family therapy for adolescents with depression and suicidal ideation: a systematic review and meta-analysis[J]. Clin Child Psychol Psychiatry, 2023, 28(2): 831-849.

[306] ECKSHTAIN D, HORN R, WEISZ J R. Family-based interventions for youth depression: meta-analysis of randomized clinical trials[J]. Child Psychiatry Hum Dev, 2023, 54(6): 1737-1748.

[307] KELES S, IDSOE T. A meta-analysis of group cognitive behavioral therapy (CBT) interventions for adolescents with depression[J]. J Adolesc, 2018, 67: 129-139.

[308] JANIS R A, BURLINGAME G M, SVIEN H, et al. Group therapy for mood disorders: a meta-analysis[J]. Psychother Res, 2021, 31(3): 369-385.

[309] JOHNSEN T J, THIMM J C. A meta-analysis of group cognitive–behavioral therapy as an antidepressive treatment: are we getting better?[J]. Can Psychol, 2018, 59(1): 15-30.

[310] YANG Y, CAO D, LYU T, et al. Meta-analysis of a mindfulness yoga exercise intervention on depression-based on intervention studies in China[J]. Frontiers in Psychology, 2023, 14: 1283172.

［311］吴孝琦,孙倩,段应龙,等.问题解决疗法对老年抑郁患者干预效果的Meta分析［J］.中国实用护理杂志,2022,38（2）:154-161.

［312］FROST R, BAUERNFREUND Y, WALTERS K. Non-pharmacological interventions for depression/anxiety in older adults with physical comorbidities affecting functioning: systematic review and meta-analysis［J］. Int Psychogeriatr, 2019, 31（8）: 1121-1136.

［313］KRAUSE K R, COURTNEY D B, CHAN B W C, et al. Problem-solving training as an active ingredient of treatment for youth depression: a scoping review and exploratory meta-analysis［J］. BMC Psychiatry, 2021, 21（1）: 397.

［314］LEWIS C, ROBERTS N P, BETHELL A, et al. Internet-based cognitive and behavioural therapies for post-traumatic stress disorder（PTSD）in adults［J］. Cochrane Database Syst Rev, 2018, 12（12）: CD011710.

［315］PARIKH S V, QUILTY L C, RAVITZ P, et al. Canadian Network for Mood and Anxiety Treatments（CANMAT）2016 clinical guidelines for the management of adults with major depressive disorder: section 2. psychological treatments［J］. Can J Psychiatry, 2016, 61（9）: 524-539.

［316］JONSSON U, LINTON S J, YBRANDT H, et al. Internet-delivered psychological treatment as an add-on to treatment as usual for common mental disorders: a systematic review with meta-analysis of randomized trials［J］. J Affect Disord, 2023, 322: 221-234.

［317］SANTOFT F, AXELSSON E, ÖST L G, et al. Cognitive behaviour therapy for depression in primary care: systematic review and meta-analysis［J］. Psychol Med, 2019, 49（8）: 1266-1274.

［318］CUIJPERS P, QUERO S, NOMA H, et al. Psychotherapies for depression: a network meta-analysis covering efficacy, acceptability and long-term outcomes of all main treatment types［J］. World Psychiatry, 2021, 20（2）: 283-293.

［319］SIMON G E, MOISE N, MOHR D C. Management of depression in adults: a review［J］. JAMA, 2024, 332（2）: 141-152.

［320］LI J M, ZHANG Y, SU W J, et al. Cognitive behavioral therapy for treatment-resistant depression: a systematic review and meta-analysis［J］. Psychiatry Res, 2018, 268: 243-250.

［321］高舒展,张宁.从临床治愈到临床缓解——抑郁障碍Remission的认识亟需转变［J］.临床精神医学杂志,2022,32（1）:1-4.

［322］杨浩,张宁.心理社会功能作为抑郁症远期疗效指标的意义及其评估［J］.中华精神科杂志,2023,56（1）:11-16.

［323］ZHANG X, YANG H, MA H, et al. Development of a psychosocial functioning questionnaire for patients with major depressive disorder［J］. General Psychiatry, 2022, 35 (1): e100527.

［324］LINDEN M, SCHERMULY-HAUPT M L. Definition, assessment and rate of psychotherapy side effects［J］. World Psychiatry, 2014, 13 (3): 306-309.

［325］WITTMANN L, BLOMERT E, LINDEN M. Patients' perception of side effects in cognitive-behavior, psychodynamic, and psychoanalytic outpatient psychotherapy［J］. Psychother Res, 2025, 35 (1): 112-124.

［326］KLATTE R, STRAUSS B, FLÜCKIGER C, et al. Adverse events in psychotherapy randomized controlled trials: a systematic review［J］. Psychother Res, 2025, 35 (1): 84-99.

［327］MORITZ S, NESTORIUC Y, RIEF W, et al. It can't hurt, right? Adverse effects of psychotherapy in patients with depression［J］. Eur Arch Psychiatry Clin Neurosci, 2019, 269 (5): 577-586.

［328］KNOTKOVA H, HAMANI C, SIVANESAN E, et al. Neuromodulation for chronic pain［J］. Lancet, 2021, 397 (10289): 2111-2124.

［329］中国医师协会神经调控专业委员会电休克与神经刺激学组, 中国医师协会睡眠专业委员会精神心理学组, 中国医师协会麻醉学医师分会. 改良电休克治疗专家共识 (2019 版)［J］. 转化医学杂志, 2019, 8 (3): 129-134.

［330］ESPINOZA R T, KELLNER C H. Electroconvulsive therapy［J］. N Engl J Med, 2022, 386 (7): 667-672.

［331］KIROV G, JAUHAR S, SIENAERT P, et al. Electroconvulsive therapy for depression: 80 years of progress［J］. Br J Psychiatry, 2021, 219 (5): 594-597.

［332］JøRGENSEN M B, ROZING M P, KELLNER C H, et al. Electroconvulsive therapy, depression severity and mortality: data from the Danish National Patient Registry ［J］. J Psychopharmacol, 2020, 34 (3): 273-279.

［333］GUO Q, WANG Y, GUO L, et al. Long-term cognitive effects of electroconvulsive therapy in major depressive disorder: a systematic review and meta-analysis［J］. Psychiatry Res, 2024, 331: 115611.

［334］RHEE T G, SHIM S R, POPP J H, et al. Efficacy and safety of ketamine-assisted electroconvulsive therapy in major depressive episode: a systematic review and network meta-analysis［J］. Mol Psychiatry, 2024, 29 (3): 750-759.

［335］PLUIJMS E M, KAMPERMAN A M, HOOGENDIJK W J, et al. Influence of an adjuvant antidepressant on the efficacy of electroconvulsive therapy：a systematic review and meta-analysis［J］. Aust N Z J Psychiatry, 2021, 55（4）: 366-380.

［336］JELOVAC A, KOLSHUS E, MCLOUGHLIN D M. Relapse following success-ful electroconvulsive therapy for major depression: a meta-analysis［J］. Neuropsychophar-macol, 2013, 38（12）: 2467-2474.

［337］GILL S P, KELLNER C H. Clinical practice recommendations for continuation and maintenance electroconvulsive therapy for depression: outcomes from a review of the evidence and a consensus workshop held in Australia in May 2017［J］. J ECT, 2019, 35（1）: 14-20.

［338］ELIAS A, PHUTANE V H, CLARKE S, et al. Electroconvulsive therapy in the continuation and maintenance treatment of depression: systematic review and meta-analyses ［J］. Aust N Z J Psychiatry, 2018, 52（5）: 415-424.

［339］ROWLAND T, MANN R, AZEEM S. The efficacy and tolerability of continu-ation and maintenance electroconvulsive therapy for depression: a systematic review of ran-domized and observational studies［J］. J ECT, 2023, 39（3）: 141-150.

［340］YOLDI-NEGRETE M, GILL L N, OLIVARES S, et al. The effect of continua-tion and maintenance electroconvulsive therapy on cognition: a systematic review of the liter-ature and meta-analysis［J］. J Affect Disord, 2022, 316: 148-160.

［341］MCCLINTOCK S M, RETI I M, CARPENTER L L, et al. Consensus recom-mendations for the clinical application of repetitive transcranial magnetic stimulation（rTMS）in the treatment of depression［J］. J Clin Psychiatry, 2018, 79（1）: 16cs10905.

［342］DALHUISEN I, VAN BRONSWIJK S, BORS J, et al. The association between sample and treatment characteristics and the efficacy of repetitive transcranial magnetic stim-ulation in depression: a meta-analysis and meta-regression of sham-controlled trials［J］. Neurosci Biobehav Rev, 2022, 141: 104848.

［343］LI H, CUI L, LI J, et al. Comparative efficacy and acceptability of neuromodula-tion procedures in the treatment of treatment-resistant depression: a network meta-analysis of randomized controlled trials［J］. J Affect Disord, 2021, 287: 115-124.

［344］MUTZ J, VIPULANANTHAN V, CARTER B, et al. Comparative efficacy and acceptability of non-surgical brain stimulation for the acute treatment of major depressive episodes in adults: systematic review and network meta-analysis［J］. BMJ, 2019, 364: l1079.

［345］LEVKOVITZ Y, ISSERLES M, PADBERG F, et al. Efficacy and safety of deep transcranial magnetic stimulation for major depression: a prospective multicenter randomized controlled trial [J]. World Psychiatry, 2015, 14 (1): 64-73.

[346] COLE E J, STIMPSON K H, BENTZLEY B S, et al. Stanford accelerated intelligent neuromodulation therapy for treatment-resistant depression [J]. Am J Psychiatry, 2020, 177 (8): 716-726.

[347] COLE E J, PHILLIPS A L, BENTZLEY B S, et al. Stanford neuromodulation therapy (SNT): a double-blind randomized controlled trial [J]. Am J Psychiatry, 2022, 179 (2): 132-141.

[348] YU T, CHEN W, HUO L, et al. Association between daily dose and efficacy of rTMS over the left dorsolateral prefrontal cortex in depression: a meta-analysis [J]. Psychiatry Res, 2023, 325: 115260.

[349] BLUMBERGER D M, VILA-RODRIGUEZ F, THORPE K E, et al. Effectiveness of theta burst versus high-frequency repetitive transcranial magnetic stimulation in patients with depression (THREE-D): a randomised non-inferiority trial [J]. Lancet, 2018, 391 (10131): 1683-1692.

[350] KISHI T, IKUTA T, SAKUMA K, et al. Theta burst stimulation for depression: a systematic review and network and pairwise meta-analysis [J]. Mol Psychiatry, 2024, 29 (12): 3893-3899.

[351] 明悦, 付诗琴, 陈紫琪, 等. 个体化影像定位的经颅磁刺激治疗重型抑郁障碍的研究进展 [J]. 中华放射学杂志, 2023, 57 (12): 1373-1377.

[352] MENEGAZ DE ALMEIDA A, AQUINO DE MORAES F C, CAVALCANTI SOUZA M E, et al. Bright light therapy for nonseasonal depressive disorders: a systematic review and meta-analysis [J]. JAMA Psychiatry, 2025, 82 (1): 38-46.

[353] DO A, LI V W, HUANG S, et al. Blue-light therapy for seasonal and non-seasonal depression: a systematic review and meta-analysis of randomized controlled trials [J]. Can J Psychiatry, 2022, 67 (10): 745-754.

[354] CHASE H W, BOUDEWYN M A, CARTER C S, et al. Transcranial direct current stimulation: a roadmap for research, from mechanism of action to clinical implementation [J]. Mol Psychiatry, 2020, 25 (2): 397-407.

[355] 唐睿, 宋洪文, 孔卓, 等. 经颅直流电刺激治疗常见神经精神病的临床应用专家共识 [J]. 中华精神科杂志, 2022, 55 (5): 327-382.

[356] WANG J, LUO H, SCHÜLKE R, et al. Is transcranial direct current stimulation, alone or in combination with antidepressant medications or psychotherapies, effective in treat-

ing major depressive disorder? A systematic review and meta-analysis［J］. BMC Med, 2021, 19（1）: 319.

［357］PARLIKAR R, VANTEEMAR S S, SHIVAKUMAR V, et al. High definition transcranial direct current stimulation（HD-tDCS）: a systematic review on the treatment of neuropsychiatric disorders［J］. Asian J Psychiatr, 2021, 56: 102542.

［358］WANG H, WANG K, XUE Q, et al. Transcranial alternating current stimulation for treating depression: a randomized controlled trial［J］. Brain, 2022, 145（1）: 83-91.

［359］ZHOU J, LI D, YE F, et al. Effect of add-on transcranial alternating current stimulation（tACS）in major depressive disorder: a randomized controlled trial［J］. Brain Stimul, 2024, 17（4）: 760-768.

［360］SMITH S E, KOSIK E L, ENGEN Q V, et al. Magnetic seizure therapy and electroconvulsive therapy increase aperiodic activity［J］. Transl Psychiat, 2023, 13（1）: 347.

［361］PRILLO J, ZAPF L, ESPINOLA C W, et al. Magnetic seizure therapy in refractory psychiatric disorders: a systematic review and meta-analysis: la thérapie par convulsions magnétiques pour la prise en charge des troubles psychiatriques réfractaires : revue systématique et méta-analyse［J］. Can J Psychiatry, 2024: 7067437241301005.

［362］BOTTOMLEY J M, LEREUN C, DIAMANTOPOULOS A, et al. Vagus nerve stimulation（VNS）therapy in patients with treatment resistant depression: a systematic review and meta-analysis［J］. Compr Psychiatry, 2019, 98: 152156.

［363］WU Y, MO J, SUI L, et al. Deep brain stimulation in treatment-resistant depression: a systematic review and meta-analysis on efficacy and safety［J］. Front Neurosci, 2021, 15: 655412.

［364］王高华, 李凌江, 谢鹏, 等. 圣·约翰草提取物片治疗抑郁障碍专家共识［J］. 临床精神医学杂志, 2018, 28（4）: 285-288.

［365］ZHAO X, ZHANG H, WU Y, et al. The efficacy and safety of St. John's wort extract in depression therapy compared to SSRIs in adults: a meta-analysis of randomized clinical trials［J］. Adv Clin Exp Med, 2023, 32（2）: 151-161.

［366］LINDE K, BERNER M M, KRISTON L. St John's wort for major depression［J］. Cochrane Database Syst Rev, 2008（4）: CD000448.

［367］NG Q X, VENKATANARAYANAN N, HO C Y X. Clinical use of hypericum perforatum（St John's wort）in depression: a meta-analysis［J］. J Affect Disorders, 2017, 210: 211-221.

［368］杜波,张鸿燕,黄淑贞,等.安佳欣胶囊治疗轻中度抑郁症疗效和安全性研究［J］.中国新药杂志,2007,16（9）:719-723.

［369］孙新宇,陈爱琴,许秀峰,等.舒肝解郁胶囊治疗轻中度抑郁症的随机双盲安慰剂对照研究［J］.中国新药杂志,2009,18（5）:413-416.

［370］宋万智,杨新玲,卫茂玲.舒肝解郁胶囊治疗轻中度抑郁发作的疗效和安全性的荟萃分析［J］.世界临床药物,2015,36（10）:696-701.

［371］ZHANG X, KANG D, ZHANG L, et al. Shuganjieyu capsule for major depressive disorder（MDD）in adults: a systematic review［J］. Aging & Mental Health, 2014, 18（8）: 941-953.

［372］中华中医药学会心身医学分会专家组.舒肝解郁胶囊治疗轻中度抑郁障碍临床应用专家共识［J］.北京中医药大学学报,2021,44（11）:969-977.

［373］WANG Y, ZHANG A, DILINUER A, et al. Meta-analysis of acupuncture combined with paroxetine in the treatment of depression［J］. Am J Transl Res, 2022, 14（12）: 8429-8436.

［374］DU Y, ZHENG Q, OU Z H, et al. Efficacy and safety of Morinda officinalis oligosaccharide capsules for depressive disorder: a systematic review and meta-analysis［J］. Braz J Psychiatry, 2021, 43（3）: 306-313.

［375］邓小娟, 敖素华.巴戟天寡糖胶囊治疗抑郁症的 Meta 分析［J］.中成药,2020,42（2）:541-546.

［376］谷春华,任君霞,杨立波,等.解郁除烦胶囊治疗抑郁症 334 例多中心随机双盲对照试验［J］.中医杂志,2016,57（15）:1297-1302.

［377］张培智.金香疏肝片治疗抑郁症（肝郁脾虚证）的随机双盲双模拟多中心平行对照研究［J］.世界临床药物,2014,35（7）:399-403.

［378］李成功,胡时先,任宾,等.抗抑郁创新中药参葛补肾胶囊研制开发及产业化［J］.中国科技成果,2024,25（2）:9.

［379］徐保彦,刘远新,殷晓莉,等.太子神悦胶囊治疗轻中度抑郁的疗效和安全性［J］.中国新药杂志,2024,33（8）:792-797.

［380］贺飞.国家药品监督管理局批准中药创新药参郁宁神片上市［J］.药物与人,2023（8）:91-93.

［381］WANG Y, SHI Y H, XU Z, et al. Efficacy and safety of Chinese herbal medicine for depression: a systematic review and meta-analysis of randomized controlled trials［J］. J Psychiatr Res, 2019, 117: 74-91.

［382］XU M M, GUO P, MA Q Y, et al. Can acupuncture enhance therapeutic effectiveness of antidepressants and reduce adverse drug reactions in patients with depression? A systematic review and meta-analysis［J］. J Integr Med, 2022, 20（4）: 305-320.

［383］CONTRERAS-OSORIO F, RAMIREZ-CAMPILLO R, CERDA-VEGA E, et al. Effects of physical exercise on executive function in adults with depression: a systematic review and meta-analysis［J］. Int J Environ Res Public Health, 2022, 19（22）: 15270.

［384］RECCHIA F, BERNAL J D K, FONG D Y, et al. Physical activity interventions to alleviate depressive symptoms in children and adolescents: a systematic review and meta-analysis［J］. JAMA Pediatr, 2023, 177（2）: 132-140.

［385］NOETEL M, SANDERS T, GALLARDO-GÓMEZ D, et al. Effect of exercise for depression: systematic review and network meta-analysis of randomised controlled trials ［J］. BMJ, 2024, 384: e075847.

［386］LIU R T, WALSH R F L, SHEEHAN A E. Prebiotics and probiotics for depression and anxiety: a systematic review and meta-analysis of controlled clinical trials［J］. Neurosci Biobehav Rev, 2019, 102: 13-23.

［387］PAN B, PAN Y, HUANG Y-S, et al. Efficacy and safety of gut microbiome-targeted treatment in patients with depression: a systematic review and meta-analysis［J］. BMC psychiatry, 2025, 25（1）: 64.

［388］LIAO Y, XIE B, ZHANG H, et al. Efficacy of omega-3 PUFAs in depression: a meta-analysis［J］. Transl Psychiatry, 2019, 9（1）: 190.

［389］LU Y, QIAO D, MI G. Clinical impacts of n-3 fatty acids supplementation on depression symptoms: an umbrella review of meta-analyses［J］. Br J Nutr, 2024, 131（5）: 841-850.

［390］ZHENG W, LI W, QI H, et al. Adjunctive folate for major mental disorders: a systematic review［J］. J Affect Disord, 2020, 267: 123-130.

［391］ALTAF R, GONZALEZ I, RUBINO K, et al. Folate as adjunct therapy to SSRI/ SNRI for major depressive disorder: systematic review & meta-analysis［J］. Complement Ther Med, 2021, 61: 102770.

［392］MUSAZADEH V, KERAMATI M, GHALICHI F, et al. Vitamin D protects against depression: evidence from an umbrella meta-analysis on interventional and observational meta-analyses［J］. Pharmacol Res, 2023, 187: 106605.

［393］WANG R, XU F, XIA X, et al. The effect of vitamin D supplementation on primary depression: a meta-analysis［J］. J Affect Disord, 2024, 344: 653-661.

［394］DA SILVA L E M, DE SANTANA M L P, COSTA P R F, et al. Zinc supplementation combined with antidepressant drugs for treatment of patients with depression: a systematic review and meta-analysis [J]. Nutr Rev, 2021, 79 (1): 1-12.

[395] LIMVEERAPRAJAK N, NAKHAWATCHANA S, VISUKAMOL A, et al. Efficacy and acceptability of S-adenosyl-L-methionine (SAMe) for depressed patients: a systematic review and meta-analysis [J]. Prog Neuropsychopharmacol Biol Psychiatry, 2024, 132: 110985.

[396] BRANDÃO F M V, SILVA C V, DA SILVA GONÇALVES DE OLIVEIRA K R, et al. Art as a therapeutic tool in depressive disorders: a systematic review of the literature [J]. Psychiatr Q, 2019, 90 (4): 871-882.

[397] HAN B, JIA Y, HU G, et al. The effects of visual art therapy on adults with depressive symptoms: a systematic review and meta-analysis [J]. Int J Ment Health Nurs, 2024, 33 (5): 1183-1196.

[398] BORGES-VIEIRA J G, CARDOSO C K S. Efficacy of B-vitamins and vitamin D therapy in improving depressive and anxiety disorders: a systematic review of randomized controlled trials [J]. Nutr Neurosci, 2023, 26 (3): 187-207.

[399] MCINTYRE R S, GREENLEAF W, BULAJ G, et al. Digital health technologies and major depressive disorder [J]. CNS Spectr, 2023, 28 (6): 662-673.

[400] JAIN S H, POWERS B W, HAWKINS J B, et al. The digital phenotype [J]. Nat Biotechnol, 2015, 33 (5): 462-463.

[401] ONNELA J P, RAUCH S L. Harnessing smartphone-based digital phenotyping to enhance behavioral and mental health [J]. Neuropsychopharmacology, 2016, 41 (7): 1691-1696.

[402] TOROUS J, KIANG M V, LORME J, et al. New tools for new research in psychiatry: a scalable and customizable platform to empower data driven smartphone research [J]. JMIR Mental Health, 2016, 3 (2): e16.

[403] MAATOUG R, OUDIN A, ADRIEN V, et al. Digital phenotype of mood disorders: a conceptual and critical review [J]. Front Psychiatry, 2022, 13: 895860.

[404] BRIETZKE E, HAWKEN E R, IDZIKOWSKI M, et al. Integrating digital phenotyping in clinical characterization of individuals with mood disorders [J]. Neurosci Biobehav R, 2019, 104: 223-230.

[405] ASSCHE E V, RAMOS-QUIROGA J A, PARIANTE C M, et al. Digital tools for the assessment of pharmacological treatment for depressive disorder: State of the art [J]. Eur Neuropsychopharmacol, 2022, 60: 100-116.

［406］TOROUS J, STAPLES P, SHANAHAN M, et al. Utilizing a personal smart-phone custom App to assess the Patient Health Questionnaire-9（PHQ-9）depressive symptoms in patients with major depressive disorder［J］. JMIR Ment Health, 2015, 2（1）: e8.

［407］MCINTYRE R S, LIPSITZ O, RODRIGUES N B, et al. An App-based digit symbol substitution test for assessment of cognitive deficits in adults with major depressive disorder: evaluation study［J］. JMIR Ment Health, 2022, 9（10）: e33871.

［408］ABD-ALRAZAQ A, ALSAAD R, SHUWEIHDI F, et al. Systematic review and meta-analysis of performance of wearable artificial intelligence in detecting and predicting depression［J］. NPJ Digit Med, 2023, 6（1）: 84.

［409］LEANING I E, IKANI N, SAVAGE H S, et al. From smartphone data to clini-cally relevant predictions: a systematic review of digital phenotyping methods in depression ［J］. Neurosci Biobehav R, 2024, 158: 105541.

［410］ROBERTS H, HELBICH M. Multiple environmental exposures along daily mo-bility paths and depressive symptoms: a smartphone-based tracking study［J］. Environ Int, 2021, 156: 106635.

［411］AGARWAL A K, MITTAL J, TRAN A, et al. Investigating social media to eval-uate emergency medicine physicians' emotional well-being during COVID-19［J］. JAMA Netw Open, 2023, 6（5）: e2312708.

［412］KUMAR R, MUKHERJEE S, CHOI T M, et al. Mining voices from self-ex-pressed messages on social-media: diagnostics of mental distress during COVID-19［J］. Decis Support Syst, 2022, 162: 113792.

［413］LI N, FENG L, HU J, et al. Using deeply time-series semantics to assess depres-sive symptoms based on clinical interview speech［J］. Front Psychiatry, 2023, 14: 1104190.

［414］HAN J, FENG Y, LI N, et al. Correlation between word frequency and 17 Items of Hamilton Scale in major depressive disorder［J］. Front Psychiatry, 2022, 13: 902873.

［415］LI X, ZHANG X, ZHU J, et al. Depression recognition using machine learning methods with different feature generation strategies［J］. Artif Intell Med, 2019, 99: 101696.

［416］PARK Y, PARK S, LEE M. Effectiveness of artificial intelligence in detecting and managing depressive disorders: systematic review［J］. J Affect Disorders, 2024, 361: 445-456.

［417］WRIGHT J H, OWEN J J, RICHARDS D, et al. Computer-assisted cogni-tive-behavior therapy for depression: a systematic review and meta-analysis［J］. J Clin Psychiatry, 2019, 80（2）: 18r12188.

［418］KARYOTAKI E, EFTHIMIOU O, MIGUEL C, et al. Internet-based cognitive behavioral therapy for depression: a systematic review and individual patient data network meta-analysis［J］. JAMA psychiatry, 2021, 78（4）: 361-371.

［419］JOSEPHINE K, JOSEFINE L, PHILIPP D, et al. Internet- and mobile-based depression interventions for people with diagnosed depression: a systematic review and meta-analysis［J］. J Affect Disord, 2017, 223: 28-40.

［420］KARYOTAKI E, RIPER H, TWISK J, et al. Efficacy of self-guided internet-based cognitive behavioral therapy in the treatment of depressive symptoms: a meta-analysis of individual participant data［J］. JAMA Psychiatry, 2017, 74（4）: 351-359.

［421］REINS J A, BUNTROCK C, ZIMMERMANN J, et al. Efficacy and moderators of internet-based interventions in adults with subthreshold depression: an individual participant data meta-analysis of randomized controlled trials［J］. Psychother Psychosom, 2021, 90（2）: 94-106.

［422］ANDERSSON G, TITOV N, DEAR B F, et al. Internet-delivered psychological treatments: from innovation to implementation［J］. World Psychiatry, 2019, 18（1）: 20-28.

［423］CUIJPERS P, NOMA H, KARYOTAKI E, et al. Effectiveness and acceptability of cognitive behavior therapy delivery formats in adults with depression: a network meta-analysis［J］. JAMA Psychiatry, 2019, 76（7）: 700-707.

［424］CARLBRING P, ANDERSSON G, CUIJPERS P, et al. Internet-based vs. face-to-face cognitive behavior therapy for psychiatric and somatic disorders: an updated systematic review and meta-analysis［J］. Cogn Behav Ther, 2018, 47（1）: 1-18.

［425］FURUKAWA T A, SUGANUMA A, OSTINELLI E G, et al. Dismantling, optimising, and personalising internet cognitive behavioural therapy for depression: a systematic review and component network meta-analysis using individual participant data［J］. Lancet Psychiatry, 2021, 8（6）: 500-511.

［426］WOOLF C, LAMPIT A, SHAHNAWAZ Z, et al. A systematic review and meta-analysis of cognitive training in adults with major depressive disorder［J］. Neuropsychol Rev, 2022, 32（2）: 419-437.

［427］KOTHGASSNER O D, GOREIS A, BAUDA I, et al. Virtual reality biofeedback interventions for treating anxiety: a systematic review, meta-analysis and future perspective［J］. Wien Klin Wochenschr, 2022, 134（Suppl 1）: 49-59.

［428］FERNÁNDEZ-ALVAREZ J, GRASSI M, COLOMBO D, et al. Efficacy of bio-

and neurofeedback for depression: a meta-analysis［J］. Psychol Med, 2022, 52（2）: 201-216.

［429］PATIL A U, LIN C, LEE S H, et al. Review of EEG-based neurofeedback as a therapeutic intervention to treat depression［J］. Psychiatry Res Neuroimaging, 2023, 329: 111591.

［430］ROWLAND D P, CASEY L M, GANAPATHY A, et al. A decade in review: a systematic review of virtual reality interventions for emotional disorders［J］. Psychosoc Interv, 2022, 31（1）: 1-20.

［431］BALESTRIERI M, SISTI D, ROCCHI M, et al. Effectiveness of clinical decision support systems and telemedicine on outcomes of depression: a cluster randomized trial in general practice［J］. Fam Pract, 2020, 37（6）: 731-737.

［432］POPESCU C, GOLDEN G, BENRIMOH D, et al. Evaluating the clinical feasibility of an artificial intelligence-powered, web-based clinical decision support system for the treatment of depression in adults: longitudinal feasibility study［J］. JMIR Form Res, 2021, 5（10）: e31862.

［433］PILLINGER T, HOWES O D, CORRELL C U, et al. Antidepressant and antipsychotic side-effects and personalised prescribing: a systematic review and digital tool development［J］. Lancet Psychiatry, 2023, 10（11）: 860-876.

［434］TEESSON M, NEWTON N C, SLADE T, et al. Combined prevention for substance use, depression, and anxiety in adolescence: a cluster-randomised controlled trial of a digital online intervention［J］. Lancet Digit Health, 2020, 2（2）: e74-e84.

［435］ZANGGER G, BRICCA A, LIAGHAT B, et al. Benefits and harms of digital health interventions promoting physical activity in people with chronic conditions: systematic review and meta-analysis［J］. J Med Internet Res, 2023, 25: e46439.

［436］ALLEN S F, WETHERELL M A, SMITH M A. Online writing about positive life experiences reduces depression and perceived stress reactivity in socially inhibited individuals［J］. Psychiatry Res, 2020, 284: 112697.

［437］BAI R, XIAO L, GUO Y, et al. Tracking and monitoring mood stability of patients with major depressive disorder by machine learning models using passive digital data: prospective naturalistic multicenter study［J］. JMIR Mhealth Uhealth, 2021, 9（3）: e24365.

［438］TOROUS J, BUCCI S, BELL I H, et al. The growing field of digital psychiatry: current evidence and the future of apps, social media, chatbots, and virtual reality［J］. World Psychiatry, 2021, 20（3）: 318-335.

［439］LEE H J, CHO C H, LEE T, et al. Prediction of impending mood episode recurrence using real-time digital phenotypes in major depression and bipolar disorders in South Korea: a prospective nationwide cohort study［J］. Psychol Med, 2023, 53（12）: 5636-5644.

［440］SOLOMON S D, MCMURRAY J J V, CLAGGETT B, et al. Dapagliflozin in heart failure with mildly reduced or preserved ejection fraction［J］. N Engl J Med, 2022, 387（12）: 1089-1098.

［441］CHOUDHRY N K, KRUMME A A, ERCOLE P M, et al. Effect of reminder devices on medication adherence: the REMIND randomized clinical trial［J］. JAMA Intern Med, 2017, 177（5）: 624-631.

［442］VITIJA A, AMIRTHALINGAM A, SOLTANI A. The impact of digital interventions on medication adherence in paediatric populations with attention deficit hyperactivity disorder, depression, and/or anxiety: a rapid systematic review and meta-analysis［J］. Res Social Adm Pharm, 2022, 18（12）: 4017-4027.

［443］KENT J M. SNaRIs, NaSSAs, and NaRIs: new agents for the treatment of depression［J］. Lancet, 2000, 355（9207）: 911-918.

［444］CALVI A, FISCHETTI I, VERZICCO I, et al. Antidepressant drugs effects on blood pressure［J］. Front Cardiovasc Med, 2021, 8: 704281.

［445］MI W, YANG F, LI H, et al. Efficacy, Safety, and tolerability of ansofaxine（LY03005）extended-release tablet for major depressive disorder: a randomized, double-blind, placebo-controlled, dose-finding, phase 2 clinical trial［J］. Int J Neuropsychopharmacol, 2022, 25（3）: 252-260.

［446］MI W, DI X, WANG Y, et al. A phase 3, multicenter, double-blind, randomized, placebo-controlled clinical trial to verify the efficacy and safety of ansofaxine（LY03005）for major depressive disorder［J］. Transl Psychiatry, 2023, 13（1）: 163.

［447］ZHANG L, XIE W W, LI L H, et al. Efficacy and safety of prolonged-release trazodone in major depressive disorder: a multicenter, randomized, double-blind, flexible-dose trial［J］. Pharmacology, 2014, 94（5-6）: 199-206.

［448］WAINTRAUB L, SEPTIEN L, AZOULAY P. Efficacy and safety of tianeptine in major depression: evidence from a 3-month controlled clinical trial versus paroxetine［J］. CNS Drugs, 2002, 16（1）: 65-75.

［449］LEUCHT C, HUHN M, LEUCHT S. Amitriptyline versus placebo for major depressive disorder［J］. Cochrane Database Syst Rev, 2012, 12（12）: CD009138.

［450］TAYLOR R W, MARWOOD L, OPREA E, et al. Pharmacological augmentation in unipolar depression: a guide to the guidelines[J]. Int J Neuropsychopharmacol, 2020, 23 (9): 587-625.

[451] MILLS K C. Serotonin syndrome. A clinical update[J]. Crit Care Clin, 1997, 13 (4): 763-783.

[452] FRANCESCANGELI J, KARAMCHANDANI K, POWELL M, et al. The serotonin syndrome: from molecular mechanisms to clinical practice[J]. Int J Mol Sci, 2019, 20 (9): 2288.

[453] WANG R Z, VASHISTHA V, KAUR S, et al. Serotonin syndrome: preventing, recognizing, and treating it[J]. Cleve Clin J Med, 2016, 83 (11): 810-817.

[454] NASLUND J, HIERONYMUS F, LISINSKI A, et al. Effects of selective serotonin reuptake inhibitors on rating-scale-assessed suicidality in adults with depression[J]. Br J Psychiatry, 2018, 212 (3): 148-154.

[455] HENGARTNER M P, AMENDOLA S, KAMINSKI J A, et al. Suicide risk with selective serotonin reuptake inhibitors and other new-generation antidepressants in adults: a systematic review and meta-analysis of observational studies[J]. J Epidemiol Community Health, 2021, 75 (6): jech-2020-214611.

[456] MANN J J, MICHEL C A, AUERBACH R P. Improving suicide prevention through evidence-based strategies: a systematic review[J]. Am J Psychiat, 2021, 178 (7): 611-624.

[457] LI K, ZHOU G, XIAO Y, et al. Risk of suicidal behaviors and antidepressant exposure among children and adolescents: a meta-analysis of observational studies[J]. Front Psychiatry, 2022, 13: 880496.

[458] SPIELMANS G I, SPENCE-SING T, PARRY P. Duty to warn: antidepressant black box suicidality warning is empirically justified[J]. Front Psychiatry, 2020, 11: 18.

[459] BARBUI C, ESPOSITO E, CIPRIANI A. Selective serotonin reuptake inhibitors and risk of suicide: a systematic review of observational studies[J]. CMAJ, 2009, 180 (3): 291-297.

[460] MACQUEEN G M, FREY B N, ISMAIL Z, et al. Canadian Network for Mood and Anxiety Treatments (CANMAT) 2016 clinical guidelines for the management of adults with major depressive disorder: section 6. special populations: youth, women, and the elderly [J]. Can J Psychiatry, 2016, 61 (9): 588-603.

[461] COUPLAND C, DHIMAN P, MORRISS R, et al. Antidepressant use and risk of adverse outcomes in older people: population based cohort study[J]. BMJ, 2011, 343:

d4551.

［462］SHEPSHELOVICH D, SCHECHTER A, CALVARYSKY B, et al. Medica-tion-induced SIADH: distribution and characterization according to medication class［J］. Br J Clin Pharmacol, 2017, 83（8）: 1801-1807.

［463］GANDHI S, SHARIFF S Z, AL-JAISHI A, et al. Second-generation antidepres-sants and hyponatremia risk: a population-based cohort study of older adults［J］. Am J Kid-ney Dis, 2017, 69（1）: 87-96.

［464］POSE-REINO A, RUNKLE DE LA VEGA I, DE JONG-LAIRD A, et al. Real-world, non-interventional, retrospective study（SAMPLE）of tolvaptan in patients with hyponatraemia secondary to the syndrome of inappropriate antidiuretic hormone secretion［J］. Adv Ther, 2021, 38（2）: 1055-1067.

［465］HENSSLER J, SCHMIDT Y, SCHMIDT U, et al. Incidence of antidepressant discontinuation symptoms: a systematic review and meta-analysis［J］. Lancet Psychiatry, 2024, 11（7）: 526-535.

［466］KHAN A, MUSGNUNG J, RAMEY T, et al. Abrupt discontinuation compared with a 1-week taper regimen in depressed outpatients treated for 24 weeks with desvenlafax-ine 50mg/d［J］. J Clin Psychopharmacol, 2014, 34（3）: 365-368.

［467］MONTGOMERY S A, KENNEDY S H, BURROWS G D, et al. Absence of dis-continuation symptoms with agomelatine and occurrence of discontinuation symptoms with paroxetine: a randomized, double-blind, placebo-controlled discontinuation study［J］. Int Clin Psychopharmacol, 2004, 19（5）: 271-280.

［468］MONTGOMERY S A, NIL R, DURR-PAL N, et al. A 24-week randomized, double-blind, placebo-controlled study of escitalopram for the prevention of generalized so-cial anxiety disorder［J］. J Clin Psychiatry, 2005, 66（10）: 1270-1278.

［469］FAVA M, MULROY R, ALPERT J, et al. Emergence of adverse events follow-ing discontinuation of treatment with extended-release venlafaxine［J］. Am J Psychiatry, 1997, 154（12）: 1760-1762.

［470］DONALD M, PARTANEN R, SHARMAN L, et al. Long-term antidepressant use in general practice: a qualitative study of GPs' views on discontinuation［J］. Br J Gen Pract, 2021, 71（708）: e508-e516.

［471］NOLAN P, BADGER F. Aspects of the relationship between doctors and de-pressed patients that enhance satisfaction with primary care［J］. J Psychiatr Ment Health Nurs, 2005, 12（2）: 146-153.

［472］KIM D R, EPPERSON C N, WEISS A R, et al. Pharmacotherapy of postpartum depression：an update［J］. Expert Opin Pharmacother, 2014, 15（9）：1223-1234.

［473］WISNER K L, HANUSA B H, PEREL J M, et al. Postpartum depression：a randomized trial of sertraline versus nortriptyline［J］. J Clin Psychopharmacol, 2006, 26（4）：353-560.

［474］FAVA M, RUSH A J, ALPERT J E, et al. Difference in treatment outcome in outpatients with anxious versus nonanxious depression：a STAR*D report［J］. Am J Psychiatry, 2008, 165（3）：342-351.

［475］KOPCALIC K, ARCARO J, PINTO A, et al. Antidepressants versus placebo for generalised anxiety disorder（GAD）［J］. Cochrane Database Syst Rev, 2025, 1：CD012942.

［476］CRAPANZANO C, DAMIANI S, GUIOT C. Quetiapine in the anxiety dimension of mood disorders：a systematic review of the literature to support clinical practice［J］. J Clin Psychopharmacol, 2021, 41（4）：436-449.

［477］OGAWA Y, TAKESHIMA N, HAYASAKA Y, et al. Antidepressants plus benzodiazepines for adults with major depression［J］. Cochrane Database Syst Rev, 2019, 6（6）：CD001026.

［478］VáZQUEZ G H, LOLICH M, CABRERA C, et al. Mixed symptoms in major depressive and bipolar disorders：a systematic review［J］. J Affect Disord, 2018, 225：756-760.

［479］SMITH D J, FORTY L, RUSSELL E, et al. Sub-threshold manic symptoms in recurrent major depressive disorder are a marker for poor outcome［J］. Acta Psychiatr Scand, 2009, 119（4）：325-329.

［480］FAGIOLINI A, CUOMO A. Treating major depressive disorder with mixed features［J］. Eur Neuropsychopharmacol, 2023, 69：58-59.

［481］SUPPES T, SILVA R, CUCCHIARO J, et al. Lurasidone for the treatment of major depressive disorder with mixed features：a randomized, double-blind, placebo-controlled study［J］. Am J Psychiatry, 2016, 173（4）：400-407.

［482］PATKAR A, GILMER W, PAE C U, et al. A 6 week randomized double-blind placebo-controlled trial of ziprasidone for the acute depressive mixed state［J］. PLoS One, 2012, 7（4）：e34757.

［483］YATHAM L N, CHAKRABARTY T, BOND D J, et al. Canadian Network for Mood and Anxiety Treatments（CANMAT）and International Society for Bipolar Disorders（ISBD）recommendations for the management of patients with bipolar disorder with mixed presentations [J]. Bipolar Disord, 2021, 23 (8): 767-788.

[484] XIANG Y T, WANG G, HU C, et al. Demographic and clinical features and prescribing patterns of psychotropic medications in patients with the melancholic subtype of major depressive disorder in China [J]. PLoS One, 2012, 7 (6): e39840.

[485] CAO B, ZHU J, ZUCKERMAN H, et al. Pharmacological interventions targeting anhedonia in patients with major depressive disorder: a systematic review [J]. Prog Neuropsychopharmacol Biol Psychiatry, 2019, 92: 109-117.

[486] MARTINOTTI G, SEPEDE G, GAMBI F, et al. Agomelatine versus venlafaxine XR in the treatment of anhedonia in major depressive disorder: a pilot study [J]. J Clin Psychopharmacol, 2012, 32 (4): 487-491.

[487] CORRUBLE E, DE BODINAT C, BELAïDI C, et al. Efficacy of agomelatine and escitalopram on depression, subjective sleep and emotional experiences in patients with major depressive disorder: a 24-wk randomized, controlled, double-blind trial [J]. Int J Neuropsychopharmacol, 2013, 16 (10): 2219-2234.

[488] MATTINGLY G W, NECKING O, SCHMIDT S N, et al. Long-term safety and efficacy, including anhedonia, of vortioxetine for major depressive disorder: findings from two open-label studies [J]. Curr Med Res Opin, 2023, 39 (4): 613-619.

[489] SERRETTI A. Anhedonia and depressive disorders [J]. Clin Psychopharmacol Neurosci , 2023, 21 (3): 401-409.

[490] XIN L M, CHEN L, SU Y A, et al. Prevalence and clinical features of atypical depression among patients with major depressive disorder in China [J]. J Affect Disord, 2019, 246: 285-289.

[491] BUZUK G, ŁOJKO D, OWECKI M, et al. Depression with atypical features in various kinds of affective disorders [J]. Psychiatr Pol, 2016, 50 (4): 827-838.

[492] SINGH T, WILLIAMS K. Atypical depression [J]. Psychiatry (Edgmont), 2006, 3 (4): 33-39.

[493] MCGRATH P J, STEWART J W, JANAL M N, et al. A placebo-controlled study of fluoxetine versus imipramine in the acute treatment of atypical depression [J]. Am J Psychiatry, 2000, 157 (3): 344-350.

[494] ROOSE S P, MIYAZAKI M, DEVANAND D, et al. An open trial of venlafaxine for the treatment of late-life atypical depression [J]. Int J Geriatr Psychiatry, 2004, 19 (10): 989-994.

[495] FORNARO M, MARTINO M, MATTEI C, et al. Duloxetine-bupropion combi-

nation for treatment-resistant atypical depression: a double-blind, randomized, placebo-controlled trial[J]. Eur Neuropsychopharmacol, 2014, 24(8): 1269-1278.

[496] SEO H-J, LEE B C, SEOK J-H, et al. An open-label, rater-blinded, 8-week trial of bupropion hydrochloride extended-release in patients with major depressive disorder with atypical features[J]. Pharmacopsychiatry, 2013, 46(6): 221-226.

[497] PAE C U, MASAND P S, PEINDL K, et al. An open-label, rater-blinded, flexible-dose, 8-week trial of escitalopram in patients with major depressive disorder with atypical features[J]. Prim Care Companion J Clin Psychiatry, 2008, 10(3): 205-210.

[498] TANER E, DEMIR E Y, COSAR B. Comparison of the effectiveness of reboxetine versus fluoxetine in patients with atypical depression: a single-blind, randomized clinical trial[J]. Adv Ther, 2006, 23(6): 974-987.

[499] TRIVEDI M H, THASE M E, FAVA M, et al. Adjunctive aripiprazole in major depressive disorder: analysis of efficacy and safety in patients with anxious and atypical features[J]. J Clin Psychiatry, 2008, 69(12): 1928-1936.

[500] ROTHSCHILD A J. Challenges in the treatment of major depressive disorder with psychotic features[J]. Schizophr Bull, 2013, 39(4): 787-796.

[501] VYTHILINGAM M, CHEN J, BREMNER J D, et al. Psychotic depression and mortality[J]. Am J Psychiatry, 2003, 160(3): 574-576.

[502] KRUIZINGA J, LIEMBURG E, BURGER H, et al. Pharmacological treatment for psychotic depression[J]. Cochrane Database Syst Rev, 2021, 12(12): CD004044.

[503] OLIVA V, POSSIDENTE C, DE PRISCO M, et al. Pharmacological treatments for psychotic depression: a systematic review and network meta-analysis[J]. Lancet Psychiatry, 2024, 11(3): 210-220.

[504] VAN DIERMEN L, VAN DEN AMEELE S, KAMPERMAN A M, et al. Prediction of electroconvulsive therapy response and remission in major depression: meta-analysis [J]. Br J Psychiatry, 2018, 212(2): 71-80.

[505] HIRJAK D, ROGERS J P, WOLF R C, et al. Catatonia[J]. Nat Rev Dis Primers, 2024, 10(1): 49.

[506] ROGERS J P, ZANDI M S, DAVID A S. The diagnosis and treatment of catatonia[J].Clin Med(Lond), 2023, 23(3): 242-245.

[507] PELZER A C, VAN DER HEIJDEN F M, DEN BOER E. Systematic review of catatonia treatment[J]. Neuropsychiatr Dis Treat, 2018, 14: 317-326.

[508] LEROY A, NAUDET F, VAIVA G, et al. Is electroconvulsive therapy an evi-

dence-based treatment for catatonia? A systematic review and meta-analysis［J］. Eur Arch Psychiatry Clin Neurosci, 2018, 268（7）: 675-687.

［509］SARRAN C, ALBERS C, SACHON P, et al. Meteorological analysis of symptom data for people with seasonal affective disorder［J］. Psychiatry Res, 2017, 257: 501-505.

［510］NUSSBAUMER-STREIT B, THALER K, CHAPMAN A, et al. Second-generation antidepressants for treatment of seasonal affective disorder［J］. Cochrane Database Syst Rev, 2021, 3（3）: CD008591.

［511］NUSSBAUMER-STREIT B, GREENBLATT A, KAMINSKI-HARTENTHALER A, et al. Melatonin and agomelatine for preventing seasonal affective disorder［J］. Cochrane Database Syst Rev, 2019, 6（6）: CD011271.

［512］CHEN Z W, ZHANG X F, TU Z M. Treatment measures for seasonal affective disorder: a network meta-analysis［J］. J Affect Disorders, 2024, 350: 531-536.

［513］PJREK E, FRIEDRICH M E, CAMBIOLI L, et al. The efficacy of light therapy in the treatment of seasonal affective disorder: a meta-analysis of randomized controlled trials［J］. Psychother Psychosom, 2020, 89（1）: 17-24.

［514］GALIMA S V, VOGEL S R, KOWALSKI A W. Seasonal affective disorder: common questions and answers［J］. Am Fam Physician, 2020, 102（11）: 668-672.

［515］阎丹峰, 李凌江. 抑郁症患者的认知功能障碍及其临床启示［J］. 中华精神科杂志, 2018, 51（5）: 4.

［516］WANG G, SI T M, LI L, et al. Cognitive symptoms in major depressive disorder: associations with clinical and functional outcomes in a 6-month, non-interventional, prospective study in China［J］. Neuropsychiatr Dis Treat, 2019, 15: 1723-1736.

［517］CONRADI H J, ORMEL J, DE JONGE P. Presence of individual（residual）symptoms during depressive episodes and periods of remission: a 3-year prospective study［J］. Psychol Med, 2011, 41（6）: 1165-1174.

［518］PORTER R J, DOUGLAS K M. Cognitive impairment in people remitted from major depression［J］. Lancet Psychiatry, 2019, 6（10）: 799-800.

［519］HUANG I C, CHANG T S, CHEN C, et al. Effect of vortioxetine on cognitive impairment in patients with major depressive disorder: a systematic review and meta-analysis of randomized controlled trials［J］. Int J Neuropsychopharmacol, 2022, 25（12）: 969-978.

［520］LIU B, DENG A, DONG C, et al. Enhanced mGluR5 availability marks the antidepressant efficacy in major depressive disorder: an［^{18}F］FPEB PET study［J］. Nature

Mental Health, 2025, 3（3）: 298-305.

[521] BLUMBERG M J, VACCARINO S R, MCINERNEY S J. Procognitive effects of antidepressants and other therapeutic agents in major depressive disorder: a systematic review[J]. J Clin Psychiatry, 2020, 81（4）: 19r13200.

[522] MAY D G, SHAFFER V N, YOON K L. Treatment of double depression: a meta-analysis[J]. Psychiatry Res, 2020, 291: 113262.

[523] HABTEWOLD T D, VAN BRONSWIJK S, PEETERS F, et al. Cognitive behavioral analysis system of psychotherapy（CBASP）may not be superior to other treatments for chronic depression: correspondence[J]. J Affect Disorders, 2022, 308: 188-189.

[524] SERBANESCU I, SCHRAMM E, WALTER H, et al. Identifying subgroups with differential response to CBASP versus escitalopram during the first eight weeks of treatment in outpatients with persistent depressive disorder[J]. Eur Arch Psychiatry Clin Neurosci, 2024, 274（3）: 723-737.

[525] SCHRAMM E, KLEIN D N, ELSAESSER M, et al. Review of dysthymia and persistent depressive disorder: history, correlates, and clinical implications[J].Lancet Psychiatry, 2020, 7（9）: 801-812.

[526] CHARLSON F, VAN OMMEREN M, FLAXMAN A, et al. New WHO prevalence estimates of mental disorders in conflict settings: a systematic review and meta-analysis [J]. Lancet, 2019, 394（10194）: 240-248.

[527] SLEE A, NAZARETH I, BONDARONEK P, et al. Pharmacological treatments for generalised anxiety disorder: a systematic review and network meta-analysis[J]. Lancet, 2019, 393（10173）: 768-777.

[528] GUAIANA G, MEADER N, BARBUI C, et al. Pharmacological treatments in panic disorder in adults: a network meta-analysis[J]. Cochrane Database Syst Rev, 2023, 11（11）: CD012729.

[529] CHOW D Y, JIANG X, YOU J H S. Information technology-based versus face-to-face cognitive-behavioural therapy for anxiety and depression: a systematic review and meta-analysis[J]. J Affect Disord, 2022, 310: 429-440.

[530] ELEFANTE R J O, LU C, BACH P J. Navigating the nuances of the Canadian guideline's stance on selective serotonin reuptake inhibitors in concurrent alcohol use disorder and mood or anxiety disorders[J]. CMAJ, 2024, 196（10）: E348.

[531] GRANT S, AZHAR G, HAN E, et al. Clinical interventions for adults with comorbid alcohol use and depressive disorders: a systematic review and network meta-analysis

[J]. PLoS Med, 2021, 18 (10): e1003822.

［532］DONOFRY S D, ROECKLEIN K A, WILDES J E, et al. Alterations in emotion generation and regulation neurocircuitry in depression and eating disorders: a comparative review of structural and functional neuroimaging studies[J]. Neurosci Biobehav Rev, 2016, 68: 911-927.

［533］MONTELEONE A M, PELLEGRINO F, CROATTO G, et al. Treatment of eating disorders: a systematic meta-review of meta-analyses and network meta-analyses[J]. Neurosci Biobehav Rev, 2022, 142: 104857.

［534］VERRIENTI G, COLONNA I, RACCAGNI C. Use of vortioxetine in different neurological fields: a systematic review and future perspectives [J]. Neurol Sci, 2025, 46 (5): 2055-2071.

［535］WATT J A, GOODARZI Z, VERONIKI A A, et al. Comparative efficacy of interventions for reducing symptoms of depression in people with dementia: systematic review and network meta-analysis[J]. BMJ, 2021, 372: n532.

［536］HSU T, STUBBS B, LIANG C, et al. Efficacy of serotonergic antidepressant treatment for the neuropsychiatric symptoms and agitation in dementia: a systematic review and meta-analysis[J]. Ageing Res Rev, 2021, 69: 101362.

［537］WOLRAICH M L, HAGAN J F, ALLAN C, et al. Clinical practice guideline for the diagnosis, evaluation, and treatment of attention-deficit/hyperactivity disorder in children and adolescents[J]. Pediatrics, 2019, 144 (4): e20192528.

［538］CHAULAGAIN A, LYHMANN I, HALMØY A, et al. A systematic meta-review of systematic reviews on attention deficit hyperactivity disorder [J]. Eur Psychiatry, 2023, 66 (1): e90.

［539］ELLIOTT J, JOHNSTON A, HUSEREAU D, et al. Pharmacologic treatment of attention deficit hyperactivity disorder in adults: a systematic review and network meta-analysis[J]. PLoS One, 2020, 15 (10): e0240584.

［540］LIU C I, HUA M H, LU M L, et al. Effectiveness of cognitive behavioural-based interventions for adults with attention-deficit/hyperactivity disorder extends beyond core symptoms: a meta-analysis of randomized controlled trials[J]. Psychol Psychother, 2023, 96 (3): 543-559.

［541］VAN BRONSWIJK S C, KÖSTER E M, PEETERS F. Effectiveness of acute-phase treatment of depression is not influenced by comorbid personality disorders: results from a meta-analysis and meta-regression [J]. Psychother Psychosom, 2020, 89 (2): 109-

110.

［542］STOFFERS-WINTERLING J M, STOREBØ O J, KONGERSLEV M T, et al. Psychotherapies for borderline personality disorder：a focused systematic review and meta-analysis［J］. Br J Psychiatry, 2022, 221（3）: 538-552.

［543］STOFFERS-WINTERLING J M, STOREBØ O J, RIBEIRO J P, et al. Pharmacological interventions for people with borderline personality disorder［J］. Cochrane Database Syst Rev, 2022, 11: CD012956.

［544］王少石,周新雨,朱春燕.卒中后抑郁临床实践的中国专家共识［J］.中国卒中杂志, 2016, 11（8）: 685-693.

［545］STARKSTEIN S E, MIZRAHI R, POWER B D. Antidepressant therapy in post-stroke depression［J］. Expert Opin Pharmacother, 2008, 9（8）: 1291-1298.

［546］ROBINSON R G, JORGE R E, LONG J. Prevention of poststroke mortality using problem-solving therapy or escitalopram［J］. Am J Geriatr Psychiatry, 2017, 25（5）: 512-519.

［547］LEGG L A, RUDBERG A S, HUA X, et al. Selective serotonin reuptake inhibitors（SSRIs）for stroke recovery［J］. Cochrane Database Syst Rev, 2021, 11（11）: CD009286.

［548］BROOMFIELD N M, LAIDLAW K, HICKABOTTOM E, et al. Post-stroke depression：the case for augmented, individually tailored cognitive behavioural therapy［J］. Clin Psychol Psychother, 2011, 18（3）: 202-217.

［549］WANG S B, WANG Y Y, ZHANG Q E, et al. Cognitive behavioral therapy for post-stroke depression：a meta-analysis［J］. J Affect Disord, 2018, 235: 589-596.

［550］ZHANG J, SONG Z, GUI C, et al. Treatments to post-stroke depression, which is more effective to HAMD improvement? A network meta-analysis［J］. Front Pharmacol, 2022, 13: 1035895.

［551］中华医学会神经病学分会帕金森病及运动障碍学组,中国医师协会神经内科医师分会帕金森病及运动障碍学组.中国帕金森病治疗指南（第四版）［J］.中华神经科杂志, 2020, 53（12）: 973-986.

［552］MILLS K A, GREENE M C, DEZUBE R, et al. Efficacy and tolerability of antidepressants in Parkinson's disease：a systematic review and network meta-analysis［J］. Int J Geriatr Psychiatry, 2018, 33（4）: 642-651.

［553］ZHUO C, XUE R, LUO L, et al. Efficacy of antidepressive medication for depression in Parkinson disease：a network meta-analysis［J］. Medicine（Baltimore）, 2017, 96

(22): e6698.

[554] HONG C T, TAN S, HUANG T W. Psychotherapy for the treatment of anxiety and depression in patients with parkinson disease: a meta-analysis of randomized controlled trials [J]. J Am Med Dir Assoc, 2021, 22 (11): 2289-2295.e2.

[555] DOBKIN R D, MANN S L, GARA M A, et al. Telephone-based cognitive behavioral therapy for depression in Parkinson disease: a randomized controlled trial [J]. Neurology, 2020, 94 (16): e1764-e1773.

[556] MAGUIRE M J, MARSON A G, NEVITT S J. Antidepressants for people with epilepsy and depression [J]. Cochrane Database Syst Rev, 2021, 4 (4): CD010682.

[557] MULA M, BRODIE M J, DE TOFFOL B, et al. ILAE clinical practice recommendations for the medical treatment of depression in adults with epilepsy [J]. Epilepsia, 2022, 63 (2): 316-334.

[558] PISANI F, PISANI L R, BARBIERI M A, et al. Optimization of therapy in patients with epilepsy and psychiatric comorbidities: keypoints [J]. Curr Neuropharmacol, 2023, 21 (8): 1755-1766.

[559] MENG L, CHEN D, YANG Y, et al. Depression increases the risk of hypertension incidence: a meta-analysis of prospective cohort studies [J]. J Hypertens, 2012, 30 (5): 842-851.

[560] MONTASTRUC J L, ROUSSEAU V, DE CANECAUDE C, et al. Role of serotonin and norepinephrine transporters in antidepressant-induced arterial hypertension: a pharmacoepidemiological-pharmacodynamic study [J]. Eur J Clin Pharmacol, 2020, 76 (9): 1321-1327.

[561] ZHONG Z, WANG L, WEN X, et al. A meta-analysis of effects of selective serotonin reuptake inhibitors on blood pressure in depression treatment: outcomes from placebo and serotonin and noradrenaline reuptake inhibitor controlled trials [J]. Neuropsychiatr Dis Treat, 2017, 13: 2781-2796.

[562] DIMINIC-LISICA I, POPOVIC B, REBIC J, et al. Outcome of treatment with antidepressants in patients with hypertension and undetected depression [J]. Int J Psychiatry Med, 2014, 47 (2): 115-129.

[563] FU W, MA L, ZHAO X, et al. Antidepressant medication can improve hypertension in elderly patients with depression [J]. J Clin Neurosci, 2015, 22 (12): 1911-1915.

[564] THASE M E. Effects of venlafaxine on blood pressure: a meta-analysis of origi-

nal data from 3744 depressed patients［J］. J Clin Psychiatry, 1998, 59（10）: 502-508.

［565］WATHRA R, MULSANT B H, THOMSON L, et al. Hypertension and orthostat-ic hypotension with venlafaxine treatment in depressed older adults［J］. J Psychopharmacol, 2020, 34（10）: 1112-1118.

［566］LI Y, BUYS N, LI Z, et al. The efficacy of cognitive behavioral therapy-based interventions on patients with hypertension: a systematic review and meta-analysis［J］. Prev Med Rep, 2021, 23: 101477.

［567］ZHANG Y, ZHANG H, ZHANG Y, et al. Effect of MBSR, DBT and CBT on the hypertension patients with depression/anxiety: protocol of a systematic review and Bayes-ian network meta-analysis［J］. PLoS One, 2023, 18（2）: e0281469.

［568］PENNINX B W. Depression and cardiovascular disease: epidemiological evi-dence on their linking mechanisms［J］. Neurosci Biobehav Rev, 2017, 74（Pt B）: 277-286.

［569］KIM J M, STEWART R, LEE Y S, et al. Effect of escitalopram vs placebo treat-ment for depression on long-term cardiac outcomes in patients with acute coronary syndrome: a randomized clinical trial［J］. JAMA, 2018, 320（4）: 350-358.

［570］NEZAFATI M H, ESHRAGHI A, VOJDANPARAST M, et al. Selective sero-tonin reuptake inhibitors and cardiovascular events: a systematic review［J］. J Res Med Sci, 2016, 21: 66.

［571］GUO S, CHEN L, CHENG S, et al. Comparative cardiovascular safety of se-lective serotonin reuptake inhibitors（SSRIs）among Chinese senile depression patients: a network meta-analysis of randomized controlled trials［J］. Medicine（Baltimore）, 2019, 98（22）: e15786.

［572］ALOSAIMI F D, BAKER B. Clinical review of treatment options for major de-pressive disorder in patients with coronary heart disease［J］. Saudi Med J, 2012, 33（11）: 1159-1168.

［573］HONIG A, KUYPER A M, SCHENE A H, et al. Treatment of post-myocardial infarction depressive disorder: a randomized, placebo-controlled trial with mirtazapine［J］. Psychosom Med, 2007, 69（7）: 606-613.

［574］VAN DER FELTZ-CORNELIS C, ALLEN S F, HOLT R I G, et al. Treatment for comorbid depressive disorder or subthreshold depression in diabetes mellitus: systematic review and meta-analysis［J］. Brain Behav, 2021, 11（2）: e01981.

［575］ZOU H, CAO X, CHAIR S Y. A systematic review and meta-analysis of mind-fulness-based interventions for patients with coronary heart disease［J］. J Adv Nurs, 2021,

77（5）：2197-2213.

［576］BULUT ÇAKMAK B，ÖZKULA G，IŞıKLı S，et al. Anxiety，depression，and anger in functional gastrointestinal disorders：a cross-sectional observational study［J］. Psychiatry Res，2018，268：368-372.

［577］TALLEY N J，LOCKE G R，SAITO Y A，et al. Effect of amitriptyline and escitalopram on functional dyspepsia：a multicenter，randomized controlled study［J］. Gastroenterology，2015，149（2）：340-349.e2.

［578］XIONG N，DUAN Y，WEI J，et al. Antidepressants vs. placebo for the treatment of functional gastrointestinal disorders in adults：a systematic review and meta-analysis［J］. Front Psychiatry，2018，9：659.

［579］LEWIS-FERNÁNDEZ R，LAM P，LUCAK S，et al. An open-label pilot study of duloxetine in patients with irritable bowel syndrome and comorbid major depressive disorder ［J］. J Clin Psychopharmacol，2016，36（6）：710-715.

［580］JIANG S M，JIA L，LIU J，et al. Beneficial effects of antidepressant mirtazapine in functional dyspepsia patients with weight loss［J］. World J Gastroenterol，2016，22（22）：5260-5266.

［581］TACK J，LY H G，CARBONE F，et al. Efficacy of mirtazapine in patients with functional dyspepsia and weight loss［J］. Clin Gastroenterol Hepatol，2016，14（3）：385-392.e4.

［582］杨蕾，卞秋桂，林征，等. 炎症性肠病患者焦虑和抑郁管理的证据总结［J］. 中华现代护理杂志，2021，27（6）：754-760.

［583］TARRICONE I，REGAZZI M G，BONUCCI G，et al. Prevalence and effectiveness of psychiatric treatments for patients with IBD：a systematic literature review［J］. J Psychosom Res，2017，101：68-95.

［584］MIKOCKA-WALUS A，PRADY S L，POLLOK J，et al. Adjuvant therapy with antidepressants for the management of inflammatory bowel disease［J］. Cochrane Database Syst Rev，2019，4（4）：CD012680.

［585］NEEB L，BAYER A，BAYER K E，et al. Transcranial direct current stimulation in inflammatory bowel disease patients modifies resting-state functional connectivity：a RCT ［J］. Brain Stimul，2019，12（4）：978-980.

［586］VOLZ M S，FARMER A，SIEGMUND B. Reduction of chronic abdominal pain in patients with inflammatory bowel disease through transcranial direct current stimulation：a randomized controlled trial［J］. Pain，2016，157（2）：429-437.

［587］GRACIE D J, IRVINE A J, SOOD R, et al. Effect of psychological therapy on disease activity, psychological comorbidity, and quality of life in inflammatory bowel disease: a systematic review and meta-analysis［J］. Lancet Gastroenterol Hepatol, 2017, 2（3）: 189-199.

［588］VAN STEENBERGEN-WEIJENBURG K M, VAN PUFFELEN A L, HORN E K, et al. More co-morbid depression in patients with type 2 diabetes with multiple complications. an observational study at a specialized outpatient clinic［J］. Diabet Med, 2011, 28（1）: 86-89.

［589］ROOPAN S, LARSEN E R. Use of antidepressants in patients with depression and comorbid diabetes mellitus: a systematic review［J］. Acta Neuropsychiatr, 2017, 29（3）: 127-139.

［590］SRISURAPANONT M, SUTTAJIT S, KOSACHUNHANUN N, et al. Antidepressants for depressed patients with type 2 diabetes mellitus: a systematic review and network meta-analysis of short-term randomized controlled trials［J］. Neurosci Biobehav Rev, 2022, 139: 104731.

［591］PINHAS-HAMIEL O, HAMIEL D. Cognitive behavioral therapy and mindfulness-based cognitive therapy in children and adolescents with type 2 diabetes［J］. Curr Diab Rep, 2020, 20（10）: 55.

［592］PETRAK F, HERPERTZ S, ALBUS C, et al. Study protocol of the Diabetes and Depression Study（DAD）: a multi-center randomized controlled trial to compare the efficacy of a diabetes-specific cognitive behavioral group therapy versus sertraline in patients with major depression and poorly controlled diabetes mellitus［J］. BMC Psychiatry, 2013, 13: 206.

［593］ARSH A, AFAQ S, CARSWELL C, et al. Effectiveness of physical activity in managing co-morbid depression in adults with type 2 diabetes mellitus: a systematic review and meta-analysis［J］. J Affect Disord, 2023, 329: 448-459.

［594］DUEÑAS O H R, HOFMAN A, LUIK A I, et al. The cross-sectional and longitudinal association between thyroid function and depression: a population-based study［J］. J Clin Endocrinol Metab, 2024, 109（5）: e1389-e1399.

［595］BERENT D, ZBORALSKI K, ORZECHOWSKA A, et al. Thyroid hormones association with depression severity and clinical outcome in patients with major depressive disorder［J］. Mol Biol Rep, 2014, 41（4）: 2419-2425.

［596］DE CARVALHO G A, BAHLS S C, BOEVING A, et al. Effects of selective serotonin reuptake inhibitors on thyroid function in depressed patients with primary hypothyroidism or normal thyroid function[J]. Thyroid, 2009, 19(7): 691-697.

[597] NUGURU S P, RACHAKONDA S, SRIPATHI S, et al. Hypothyroidism and depression: a narrative review[J]. Cureus, 2022, 14(8): e28201.

[598] WANG Y H, LI J Q, SHI J F, et al. Depression and anxiety in relation to cancer incidence and mortality: a systematic review and meta-analysis of cohort studies[J]. Mol Psychiatr, 2020, 25(7): 1487-1499.

[599] LI M, KENNEDY E B, BYRNE N, et al. Management of depression in patients with cancer: a clinical practice guideline[J]. J Oncol Pract, 2016, 12(8): 747-756.

[600] VITA G, COMPRI B, MATCHAM F, et al. Antidepressants for the treatment of depression in people with cancer[J]. Cochrane Database Syst Rev, 2023, 3(3): CD011006.

[601] KALTER J, VERDONCK-DE LEEUW I M, SWEEGERS M G, et al. Effects and moderators of psychosocial interventions on quality of life, and emotional and social function in patients with cancer: an individual patient data meta-analysis of 22 RCTs[J]. Psychooncology, 2018, 27(4): 1150-1161.

[602] 田雨, 彭娟, 刘松江, 等. 疼痛 - 抑郁症共病患者脑功能磁共振成像研究进展 [J]. 磁共振成像, 2023, 14(6): 103-107.

[603] ROBINSON M J, SHEEHAN D, GAYNOR P J, et al. Relationship between major depressive disorder and associated painful physical symptoms: analysis of data from two pooled placebo-controlled, randomized studies of duloxetine[J]. Int Clin Psychopharmacol, 2013, 28(6): 330-338.

[604] HUANG X, LI C, LUO Y L, et al. Efficacy of venlafaxine extended-release monotherapy for first-episode depression with painful physical symptoms[J]. Neuroreport, 2013, 24(7): 364-369.

[605] LUNN M P, HUGHES R A, WIFFEN P J. Duloxetine for treating painful neuropathy, chronic pain or fibromyalgia[J]. Cochrane Database Syst Rev, 2014, 2014(1): CD007115.

[606] MA X, ZHOU S, SUN W, et al. Efficacy and safety of duloxetine in chronic musculoskeletal pain: a systematic review and meta-analysis[J]. BMC Musculoskelet Disord, 2023, 24(1): 394.

[607] ATTAL N. Pharmacological treatments of neuropathic pain: the latest recommendations[J]. Rev Neurol(Paris), 2019, 175(1-2): 46-50.

[608] MOJA P L, CUSI C, STERZI R R, et al. Selective serotonin re-uptake inhibitors (SSRIs) for preventing migraine and tension-type headaches[J]. Cochrane Database Syst

Rev, 2005,(3): Cd002919.

［609］SELVANATHAN J, PHAM C, NAGAPPA M, et al. Cognitive behavioral therapy for insomnia in patients with chronic pain: a systematic review and meta-analysis of randomized controlled trials［J］. Sleep Med Rev, 2021, 60: 101460.

［610］YANG J, LO W L A, ZHENG F, et al. Evaluation of cognitive behavioral therapy on improving pain, fear avoidance, and self-efficacy in patients with chronic low back pain: a systematic review and meta-analysis［J］. Pain Res Manag, 2022, 2022: 4276175.

［611］O'CONNELL N E, MARSTON L, SPENCER S, et al. Non-invasive brain stimulation techniques for chronic pain［J］. Cochrane Database Syst Rev, 2018, 4(4): CD008208.

［612］SUN P, FANG L, ZHANG J, et al. Repetitive transcranial magnetic stimulation for patients with fibromyalgia: a systematic review with meta-analysis［J］. Pain Med, 2022, 23(3): 499-514.

［613］KNIJNIK L M, DUSSÁN-SARRIA J A, ROZISKY J R, et al. Repetitive transcranial magnetic stimulation for fibromyalgia: systematic review and meta-analysis［J］. Pain Pract, 2016, 16(3): 294-304.

［614］SAADAT M, BEHBOODI Z M, SAADAT E. Comparison of depression, anxiety, stress, and related factors among women and men with human immunodeficiency virus infection［J］. J Hum Reprod Sci, 2015, 8(1): 48-51.

［615］ESHUN-WILSON I, SIEGFRIED N, AKENA D H, et al. Antidepressants for depression in adults with HIV infection［J］. Cochrane Database Syst Rev, 2018, 1(1): CD008525.

［616］HOARE J, CAREY P, JOSKA J A, et al. Escitalopram treatment of depression in human immunodeficiency virus/acquired immunodeficiency syndrome: a randomized, double-blind, placebo-controlled study［J］. J Nerv Ment Dis 2014, 202(2): 133-137.

［617］SAFREN S A, O'CLEIRIGH C M, BULLIS J R, et al. Cognitive behavioral therapy for adherence and depression(CBT-AD) in HIV-infected injection drug users: a randomized controlled trial［J］. J Consult Clin Psychol, 2012, 80(3): 404-415.

［618］SHI Y, ZHAO M, CHEN S, et al. Effects of cognitive behavioral therapy on people living with HIV and depression: a systematic review and meta-analysis［J］. Psychol Health Med, 2019, 24(5): 578-594.

［619］ZHAO T, TANG C, YAN H, et al. Comparative efficacy and acceptability of non-pharmacological interventions for depression among people living with HIV: a protocol for a systematic review and network meta-analysis［J］. PLoS One, 2023, 18（6）: e0287445.

［620］NICHOLSON W C, KEMPF M C, MONEYHAM L, et al. The potential role of vagus-nerve stimulation in the treatment of HIV-associated depression: a review of literature ［J］. Neuropsychiatr Dis Treat, 2017, 13: 1677-1689.

［621］KNOTKOVA H, ROSEDALE M, STRAUSS S M, et al. Using transcranial direct current stimulation to treat depression in HIV-infected persons: the outcomes of a feasibility study［J］. Front Psychiatry, 2012, 3: 59.

［622］RUSH A J, AARONSON S T, DEMYTTENAERE K. Difficult-to-treat depression: a clinical and research roadmap for when remission is elusive［J］. Aust N Z J Psychiatry, 2019, 53（2）: 109-118.

［623］GAYNES B N, ASHER G, GARTLEHNER G, et al. Definition of treatment-resistant depression in the medicare population［M］. Rockville（MD）: Agency for Healthcare Research and Quality（US）, 2018.

［624］JI M, FENG J, LIU G. Efficacy and safety of aripiprazole or bupropion augmentation and switching in patients with treatment-resistant depression or major depressive disorder: a systematic review and meta-analysis of randomized controlled trials［J］. PLoS One, 2024, 19（4）: e0299020.

［625］NELSON J C, BAUMANN P, DELUCCHI K, et al. A systematic review and meta-analysis of lithium augmentation of tricyclic and second generation antidepressants in major depression［J］. J Affect Disord, 2014, 168: 269-275.

［626］PATEL S, SILVI S, DESAI S, et al. Effectiveness of repetitive transcranial magnetic stimulation in depression, schizophrenia, and obsessive-compulsive disorder: an umbrella meta-analysis［J］.Prim Care Companion CNS Disord, 2023, 25（5）: 22r03423.

［627］LI X, MU F, LIU D, et al. Predictors of suicidal ideation, suicide attempt and suicide death among people with major depressive disorder: a systematic review and meta-analysis of cohort studies［J］. J Affect Disord, 2022, 302: 332-351.

［628］FERNANDEZ-RODRIGUES V, SANCHEZ-CARRO Y, LAGUNAS L N, et al. Risk factors for suicidal behaviour in late-life depression: a systematic review［J］. World J Psychiatry, 2022, 12（1）: 187-203.

［629］HOCHSCHILD A, GRUNEBAUM M F, MANN J J. The rapid anti-suicidal ideation effect of ketamine: a systematic review［J］. Prev Med, 2021, 152（Pt 1）: 106524.

［630］NABI Z, STANSFELD J, PLÖDERL M, et al. Effects of lithium on suicide and suicidal behaviour: a systematic review and meta-analysis of randomised trials［J］. Epidemiol Psychiatr Sci, 2022, 31: e65.

［631］WILKINSON S T, TRUJILLO DIAZ D, RUPP Z W, et al. Pharmacological and somatic treatment effects on suicide in adults: a systematic review and meta-analysis［J］. Depress Anxiety, 2022, 39（2）: 100-112.

［632］GIBBONS R D, HUR K, LAVIGNE J E, et al. Risk of suicide attempts and intentional self-harm on alprazolam［J］. Psychiatry Res, 2024, 335: 115857.

［633］BALLEGOOIJEN W V, RAWEE J, PALANTZA C, et al. Suicidal ideation and suicide attempts after direct or indirect psychotherapy: a systematic review and meta-analysis ［J］. 2025, 82（1）: 31-37.

［634］KUCUKER M U, ALMORSY A G, SONMEZ A I, et al. A systematic review of neuromodulation treatment effects on suicidality［J］. Front Hum Neurosci, 2021, 15: 660926.

［635］GODI S M, SPOORTHY M S, PURUSHOTHAM A, et al. Repetitive transcranial magnetic stimulation and its role in suicidality: a systematic review［J］. Asian J Psychiatr, 2021, 63: 102755.

［636］WITT K G, HETRICK S E, RAJARAM G, et al. Pharmacological interventions for self-harm in adults［J］. Cochrane Database Syst Rev, 2021, 1: CD013669.

［637］WITT K G, HETRICK S E, RAJARAM G, et al. Interventions for self-harm in children and adolescents［J］. Cochrane Database Syst Rev, 2021, 3（3）: CD013667.

［638］WITT K G, HETRICK S E, RAJARAM G, et al. Psychosocial interventions for self-harm in adults［J］. Cochrane Database Syst Rev, 2021, 4: CD013668.

［639］WALTER H J, ABRIGHT A R, BUKSTEIN O G, et al. Clinical practice guideline for the assessment and treatment of children and adolescents with major and persistent depressive disorders［J］. J Am Acad Child Adolesc Psychiatry, 2023, 62（5）: 479-502.

［640］FORCE U S P S T, MANGIONE C M, BARRY M J, et al. Screening for depression and suicide risk in children and adolescents: US Preventive Services Task Force Recommendation Statement［J］. JAMA, 2022, 328（15）: 1534-1542.

［641］AVENEVOLI S, SWENDSEN J, HE J P, et al. Major depression in the national comorbidity survey-adolescent supplement: prevalence, correlates, and treatment［J］. J Am Acad Child Adolesc Psychiatry, 2015, 54（1）: 37-44.e2.

［642］GOLDSTEIN B I, CARNETHON M R, MATTHEWS K A, et al. Major depressive disorder and bipolar disorder predispose youth to accelerated atherosclerosis and early cardiovascular disease: a scientific statement from the American Heart Association［J］. Circulation, 2015, 132（10）: 965-986.

［643］THABREW H, STASIAK K, HETRICK S E, et al. E-Health interventions for anxiety and depression in children and adolescents with long-term physical conditions［J］. Cochrane Database Syst Rev, 2018, 8（8）: CD012489.

［644］HAFEMAN D M, MERRANKO J, AXELSON D, et al. Toward the Definition of a bipolar prodrome: dimensional predictors of bipolar spectrum disorders in at-risk youths ［J］. Am J Psychiatry, 2016, 173（7）: 695-704.

［645］AXELSON D, GOLDSTEIN B, GOLDSTEIN T, et al. Diagnostic precursors to bipolar disorder in offspring of parents with bipolar disorder: a longitudinal study［J］. Am J Psychiatry, 2015, 172（7）: 638-646.

［646］DILER R S, GOLDSTEIN T R, HAFEMAN D, et al. Distinguishing bipolar depression from unipolar depression in youth: preliminary findings［J］. J Child Adolesc Psychopharmacol, 2017, 27（4）: 310-319.

［647］NIVARD M G, GAGE S H, HOTTENGA J J, et al. Genetic overlap between schizophrenia and developmental psychopathology: longitudinal and multivariate polygenic risk prediction of common psychiatric traits during development［J］. Schizophr Bull, 2017, 43（6）: 1197-1207.

［648］KRYNICKI C R, UPTHEGROVE R, DEAKIN J F W, et al. The relationship between negative symptoms and depression in schizophrenia: a systematic review［J］. Acta Psychiatr Scand, 2018, 137（5）: 380-390.

［649］FAMITAFRESHI H, KARIMIAN M. Overview of the recent advances in pathophysiology and treatment for autism［J］. CNS Neurol Disord Drug Targets, 2018, 17（8）: 590-594.

［650］UPTHEGROVE R, ABU-AKEL A, CHISHOLM K, et al. Autism and psychosis: clinical implications for depression and suicide［J］. Schizophr Res, 2018, 195: 80-85.

［651］CALDWELL D M, DAVIES S R, HETRICK S E, et al. School-based interventions to prevent anxiety and depression in children and young people: a systematic review and network meta-analysis［J］. Lancet Psychiatry, 2019, 6（12）: 1011-1020.

［652］COSTANTINI L, PASQUARELLA C, ODONE A, et al. Screening for depression in primary care with Patient Health Questionnaire-9（PHQ-9）: a systematic review［J］. J Affect Disord, 2021, 279: 473-483.

［653］KRAUSE K R, CHUNG S, ADEWUYA A O, et al. International consensus on a standard set of outcome measures for child and youth anxiety, depression, obsessive-compulsive disorder, and post-traumatic stress disorder［J］. Lancet Psychiatry, 2021, 8（1）: 76-86.

［654］BONDAR J, CAYE A, CHEKROUD A M, et al. Symptom clusters in adolescent depression and differential response to treatment: a secondary analysis of the Treatment for Adolescents with Depression Study randomised trial［J］. Lancet Psychiatry, 2020, 7（4）: 337-343.

［655］STALLWOOD E, MONSOUR A, RODRIGUES C, et al. Systematic review: the measurement properties of the Children's Depression Rating Scale-Revised in adolescents with major depressive disorder［J］. J Am Acad Child Adolesc Psychiatry, 2021, 60（1）: 119-133.

［656］LEFFLER J M, RIEBEL J, HUGHES H M. A review of child and adolescent diagnostic interviews for clinical practitioners［J］. Assessment, 2015, 22（6）: 690-703.

［657］CHÁVEZ-FLORES Y V, HIDALGO-RASMUSSEN C A, YANEZ-PEÑÚÑURI L Y. Assessment tools of non-suicidal self-injury in adolescents 1990-2016: a systematic review［J］. Cien Saude Colet, 2019, 24（8）: 2871-2882.

［658］SAAB M M, MURPHY M, MEEHAN E, et al. Suicide and self-harm risk assessment: a systematic review of prospective research［J］. Arch Suicide Res, 2022, 26（4）: 1645-1665.

［659］CROWE L M, BEAUCHAMP M H, CATROPPA C, et al. Social function assessment tools for children and adolescents: a systematic review from 1988 to 2010［J］. Clin Psychol Rev, 2011, 31（5）: 767-785.

［660］HETRICK S E, MCKENZIE J E, BAILEY A P, et al. New generation antidepressants for depression in children and adolescents: a network meta-analysis［J］. Cochrane Database Syst Rev, 2021, 5（5）: CD013674.

［661］ZIMMERMANN K S, RICHARDSON R, BAKER K D. Esketamine as a treatment for paediatric depression: questions of safety and efficacy［J］. Lancet Psychiatry, 2020, 7（10）: 827-829.

［662］TAIPALE H, LIESLEHTO J, LÄHTEENVUO M, et al. Real-world effectiveness of antidepressants, antipsychotics and their combinations in the maintenance treatment of psychotic depression. Evidence from within-subject analyses of two nationwide cohorts［J］. World Psychiatry, 2024, 23（2）: 276-284.

［663］ARANGO C, BUITELAAR J K, FEGERT J M, et al. Safety and efficacy of agomelatine in children and adolescents with major depressive disorder receiving psychosocial counselling: a double-blind, randomised, controlled, phase 3 trial in nine countries［J］. Lancet Psychiatry, 2022, 9（2）: 113-124.

［664］房伟, 任玉明, 郭慧荣. 路优泰治疗首发青少年抑郁症的临床研究［J］. 中国实用神经疾病杂志, 2009, 12（21）: 83-84.

［665］于恩庆, 汪洁, 王玉玲, 等. 支持性心理治疗合并抗抑郁剂路优泰治疗青少年学生抑郁障碍对照研究［J］. 神经疾病与精神卫生, 2006（1）: 44-45.

［666］周炼. 盐酸舍曲林片联合舒肝解郁胶囊治疗青少年抑郁发作的临床疗效［J］. 黑龙江医药, 2022, 35（3）: 625-628.

［667］胡希燊, 李媛, 刘佳丽. 盐酸舍曲林片联合舒肝解郁胶囊治疗青少年抑郁发作的疗效评价［J］. 心理月刊, 2024, 19（4）: 148-150.

［668］LUXTON R, KYRIAKOPOULOS M. Depression in children and young people: identification and management NICE guidelines［J］. Arch Dis Child Educ Pract Ed, 2022, 107（1）: 36-38.

［669］OUD M, DE WINTER L, VERMEULEN-SMIT E, et al. Effectiveness of CBT for children and adolescents with depression: a systematic review and meta-regression analysis［J］. Eur Psychiatry, 2019, 57: 33-45.

［670］KARUKIVI J, HERRALA O, SäTERI E, et al. The effectiveness of individual mental health interventions for depressive, anxiety and conduct disorder symptoms in school environment for adolescents aged 12-18: a systematic review［J］. Front Psychiatry, 2021, 12: 779933.

［671］ECKSHTAIN D, KUPPENS S, UGUETO A, et al. Meta-analysis: 13-year follow-up of psychotherapy effects on youth depression［J］. J Am Acad Child Adolesc Psychiatry, 2020, 59（1）: 45-63.

［672］成荫, 张燕红, 朱姝芹, 等. 计算机认知行为疗法降低青少年抑郁发生的 Meta 分析［J］. 护理学报, 2021, 28（17）: 46-52.

［673］REDDY A, MANSURI Z, VADUKAPURAM R, et al. Efficacy of cognitive behavioral therapy for insomnia for the treatment of child and adolescent anxiety and depression: a systematic review from randomized controlled trials［J］. J Nerv Ment Dis, 2023, 211（3）: 238-243.

［674］DIETZ L J, WEINBERG R J, BRENT D A, et al. Family-based interpersonal psychotherapy for depressed preadolescents: examining efficacy and potential treatment mechanisms［J］. J Am Acad Child Adolesc Psychiatry, 2015, 54（3）: 191-199.

［675］TOMPSON M C, SUGAR C A, LANGER D A, et al. A randomized clinical trial comparing family-focused treatment and individual supportive therapy for depression in

childhood and early adolescence [J]. J Am Acad Child Adolesc Psychiatry, 2017, 56 (6):
515-523.

[676] ASARNOW J R, TOMPSON M C, KLOMHAUS A M, et al. Randomized con-
trolled trial of family-focused treatment for child depression compared to individual psycho-
therapy: one-year outcomes [J]. J Child Psychol Psychiatry, 2020, 61 (6): 662-671.

[677] LUBY J L, BARCH D M, WHALEN D, et al. A randomized controlled trial of
parent-child psychotherapy targeting emotion development for early childhood depression [J].
Am J Psychiatry, 2018, 175 (11): 1102-1110.

[678] VAN ASWEGEN T, SAMARTZI E, MORRIS L, et al. Effectiveness of family-
based therapy for depressive symptoms in children and adolescents: a systematic review and
meta-analysis [J]. Int J Psychol, 2023, 58 (6): 499-511.

[679] ZHOU X, TENG T, ZHANG Y, et al. Comparative efficacy and acceptability of
antidepressants, psychotherapies, and their combination for acute treatment of children and
adolescents with depressive disorder: a systematic review and network meta-analysis [J].
Lancet Psychiatry, 2020, 7 (7): 581-601.

[680] QIU H, LIANG K, LU L, et al. Efficacy and safety of repetitive transcranial
magnetic stimulation in children and adolescents with depression: a systematic review and
preliminary meta-analysis [J]. J Affect Disord, 2023, 320: 305-312.

[681] ZHANG T, ZHU J, XU L, et al. Add-on rTMS for the acute treatment of de-
pressive symptoms is probably more effective in adolescents than in adults: evidence from
real-world clinical practice [J]. Brain Stimul, 2019, 12 (1): 103-109.

[682] SONMEZ A I, KUCUKER M U, LEWIS C P, et al. Improvement in hypersom-
nia with high frequency repetitive transcranial magnetic stimulation in depressed adolescents:
preliminary evidence from an open-label study [J]. Prog Neuropsychopharmacol Biol Psy-
chiatry, 2020, 97: 109763.

[683] CROARKIN P E, ELMAADAWI A Z, AARONSON S T, et al. Left prefrontal
transcranial magnetic stimulation for treatment-resistant depression in adolescents: a dou-
ble-blind, randomized, sham-controlled trial [J]. Neuropsychopharmacol, 2021, 46 (2):
462-469.

[684] ROSENICH E, GILL S, CLARKE P, et al. Does rTMS reduce depressive symp-
toms in young people who have not responded to antidepressants? [J]. Early Interv Psychia-
try, 2019, 13 (5): 1129-1135.

[685] MACMASTER F P, CROARKIN P E, WILKES T C, et al. Repetitive transcra-

nial magnetic stimulation in youth with treatment resistant major depression[J]. Front Psychiatry, 2019, 10: 170.

[686] HETT D, ROGERS J, HUMPSTON C, et al. Repetitive transcranial magnetic stimulation(rTMS)for the treatment of depression in adolescence: a systematic review[J]. J Affect Disord, 2021, 278: 460-469.

[687] BENSON N M, SEINER S J. Electroconvulsive therapy in children and adolescents: clinical indications and special considerations[J]. Harv Rev Psychiatry, 2019, 27(6): 354-358.

[688] CASTANEDA-RAMIREZ S, BECKER T D, BRUGES-BOUDE A, et al. Systematic review: electroconvulsive therapy for treatment-resistant mood disorders in children and adolescents[J]. Eur Child Adolesc Psychiatry, 2023, 32(9): 1529-1560.

[689] WANG Y, LIU J, COMPHER C, et al. Associations between dietary intake, diet quality and depressive symptoms in youth: a systematic review of observational studies[J]. Health Promot Perspect, 2022, 12(3): 249-265.

[690] PRUNETI C, GUIDOTTI S. Need for multidimensional and multidisciplinary management of depressed preadolescents and adolescents: a review of randomized controlled trials on oral supplementations(Omega-3, fish oil, vitamin D_3)[J]. Nutrients, 2023, 15(10): 2306.

[691] ZHANG C S, CHENG L, CHEN X, et al. The strategies of exercise intervention for adolescent depression: a meta-analysis of randomized controlled trials[J]. Front Psychol, 2022, 13: 974382.

[692] WANG X, CAI Z D, JIANG W T, et al. Systematic review and meta-analysis of the effects of exercise on depression in adolescents[J]. Child Adolesc Psychiatry Ment Health, 2022, 16(1): 16.

[693] AYVACI E R, CROARKIN P E. Special populations: treatment-resistant depression in children and adolescents[J]. Psychiatr Clin North Am, 2023, 46(2): 359-370.

[694] STRAWN J R, AARONSON S T, ELMAADAWI A Z, et al. Treatment-resistant depression in adolescents: clinical features and measurement of treatment resistance[J]. J Child Adolesc Psychopharmacol, 2020, 30(4): 261-266.

[695] DWYER J B, STRINGARIS A, BRENT D A, et al. Annual research review: defining and treating pediatric treatment-resistant depression[J]. J Child Psychol Psychiatry, 2020, 61(3): 312-332.

[696] RYAN K, HOSANAGAR A. Ketamine use in child and adolescent psychiatry:

emerging data in treatment-resistant depression, insights from adults, and future directions [J]. Curr Psychiatry Rep, 2023, 25(8): 337-344.

［697］MAJUMDER P, BALAN S, GUPTA V, et al. The safety and efficacy of repetitive transcranial magnetic stimulation in the treatment of major depression among children and adolescents: a systematic review[J]. Cureus, 2021, 13(4): e14564.

［698］QIAO M, ZHANG H, LIU H, et al. Prevalence of premenstrual syndrome and premenstrual dysphoric disorder in a population-based sample in China[J]. Eur J Obstet Gynecol Reprod Biol, 2012, 162(1): 83-86.

［699］CARY E, SIMPSON P. Premenstrual disorders and PMDD: a review [J]. Best Pract Res Clin Endocrinol Metab, 2024, 38(1): 101858.

［700］MODZELEWSKI S, ORACZ A, ZUKOW X, et al. Premenstrual syndrome: new insights into etiology and review of treatment methods[J]. Front Psychiatry, 2024, 15: 1363875.

［701］BERTONE-JOHNSON E R, WHITCOMB B W, MISSMER S A, et al. Early life emotional, physical, and sexual abuse and the development of premenstrual syndrome: a longitudinal study[J]. J Womens Health(Larchmt), 2014, 23(9): 729-739.

［702］GUIDOTTI A, COSTA E. Can the antidysphoric and anxiolytic profiles of selective serotonin reuptake inhibitors be related to their ability to increase brain 3 alpha, 5 alpha-tetrahydroprogesterone(allopregnanolone) availability? [J]. Biol Psychiat, 1998, 44 (9): 865-873.

［703］JOVANOVIC H, CERIN A, KARLSSON P, et al. A PET study of 5-HT1A receptors at different phases of the menstrual cycle in women with premenstrual dysphoria[J]. Psychiatry Res, 2006, 148(2-3): 185-193.

［704］EPPERSON C N, HAGA K, MASON G F, et al. Cortical gamma-aminobutyric acid levels across the menstrual cycle in healthy women and those with premenstrual dysphoric disorder: a proton magnetic resonance spectroscopy study[J]. Arch Gen Psychiatry, 2002, 59(9): 851-858.

［705］GOLD E B, WELLS C, RASOR M O N. The association of inflammation with premenstrual symptoms[J]. J Womens Health(Larchmt), 2016, 25(9): 865-874.

［706］BERTONE-JOHNSON E R, RONNENBERG A G, HOUGHTON S C, et al. Association of inflammation markers with menstrual symptom severity and premenstrual syndrome in young women[J]. Hum Reprod, 2014, 29(9): 1987-1994.

［707］ROOMRUANGWONG C, CARVALHO A F, GEFFARD M, et al. The menstrual cycle may not be limited to the endometrium but also may impact gut permeability [J]. Acta neuropsychiatr, 2019, 31 (6): 294-304.

[708] MARTIN V T, BALLARD J, DIAMOND M P, et al. Relief of menstrual symptoms and migraine with a single-tablet formulation of sumatriptan and naproxen sodium [J]. J Womens Health (Larchmt), 2014, 23 (5): 389-396.

[709] KLUSMANN H, LUECKING N, ENGEL S, et al. Menstrual cycle-related changes in HPA axis reactivity to acute psychosocial and physiological stressors: a systematic review and meta-analysis of longitudinal studies [J]. Neurosci Biobehav R, 2023, 150: 105212.

[710] HOU L, HUANG Y, ZHOU R. Premenstrual syndrome is associated with altered cortisol awakening response [J]. Stress, 2019, 22 (6): 640-646.

[711] VIAU V, MEANEY M J. Variations in the hypothalamic-pituitary-adrenal response to stress during the estrous cycle in the rat [J]. Endocrinology, 1991, 129 (5): 2503-2511.

[712] JAHANFAR S, LYE M S, KRISHNARAJAH I S. The heritability of premenstrual syndrome [J]. Twin Res Hum Genet, 2011, 14 (5): 433-436.

[713] HUO L, STRAUB R E, ROCA C, et al. Risk for premenstrual dysphoric disorder is associated with genetic variation in ESR1, the estrogen receptor alpha gene [J]. Biol Psychiat, 2007, 62 (8): 925-933.

[714] TAKEDA T. Premenstrual disorders: premenstrual syndrome and premenstrual dysphoric disorder [J]. J Obstet Gynaecol Res, 2023, 49 (2): 510-518.

[715] PILVER C E, LEVY B R, LIBBY D J, et al. Posttraumatic stress disorder and trauma characteristics are correlates of premenstrual dysphoric disorder [J]. Arch Womens Ment Health, 2011, 14 (5): 383-393.

[716] PRASAD D, WOLLENHAUPT-AGUIAR B, KIDD K N, et al. Suicidal risk in women with premenstrual syndrome and premenstrual dysphoric disorder: a systematic review and meta-analysis [J]. J Womens Health (Larchmt), 2021, 30 (12): 1693-1707.

[717] WU L, HE Z, ZHAO H, et al. Chinese version of Daily Record of Severity of Problems: reliability and validity [J]. J Adv Nurs, 2013, 69 (2): 449-456.

[718] STEINER M, STREINER D L. Validation of a revised visual analog scale for premenstrual mood symptoms: results from prospective and retrospective trials [J]. Can J Psychiatry, 2005, 50 (6): 327-332.

[719] STEINER M, PEER M, MACDOUGALL M, et al. The premenstrual tension

syndrome rating scales: an updated version [J]. J Affect Disorders, 2011, 135 (1-3):
82-88.

[720] ENDICOTT J, NEE J, HARRISON W. Daily Record of Severity of Problems
(DRSP): reliability and validity [J]. Arch Womens Ment Health, 2006, 9 (1): 41-49.

[721] STEINER M, MACDOUGALL M, BROWN E. The premenstrual symp-
toms screening tool (PSST) for clinicians [J]. Arch Womens Ment Health, 2003, 6 (3):
203-209.

[722] BARONE J C, BUTLER M P, ROSS A, et al. A scoping review of hormonal
clinical trials in menstrual cycle-related brain disorders: studies in premenstrual mood dis-
order, menstrual migraine, and catamenial epilepsy [J]. Front Neuroendocrin, 2023, 71:
101098.

[723] JESPERSEN C, LAURITSEN M P, FROKJAER V G, et al. Selective serotonin
reuptake inhibitors for premenstrual syndrome and premenstrual dysphoric disorder [J]. Co-
chrane Database Syst Rev, 2024, 8: CD001396.

[724] BUSSE J W, MONTORI V M, KRASNIK C, et al. Psychological intervention
for premenstrual syndrome: a meta-analysis of randomized controlled trials [J]. Psychother
Psychosom, 2009, 78 (1): 6-15.

[725] DE WIT A E, DE VRIES Y A, DE BOER M K, et al. Efficacy of combined oral
contraceptives for depressive symptoms and overall symptomatology in premenstrual syn-
drome: pairwise and network meta-analysis of randomized trials [J]. Am J Obstet Gynecol,
2021, 225 (6): 624-633.

[726] YESILDERE SAGLAM H, ORSAL O. Effect of exercise on premenstrual symp-
toms: a systematic review [J]. Complement Ther Med, 2020, 48: 102272.

[727] ARAB A, RAFIE N, ASKARI G, et al. Beneficial role of calcium in premenstrual
syndrome: a systematic review of current literature [J]. Int J Prev Med, 2020, 11: 156.

[728] ROBINSON J, FERREIRA A, IACOVOU M, et al. Effect of nutritional inter-
ventions on the psychological symptoms of premenstrual syndrome in women of reproductive
age: a systematic review of randomized controlled trials [J]. Nutr Rev, 2025, 83 (2): 280-
306.

[729]《中国人群身体活动指南》编写委员会. 中国人群身体活动指南（2021）[J].
中华流行病学杂志, 2022, 43 (1): 5-6.

[730] MITCHELL A R, GORDON H, LINDQUIST A, et al. Prevalence of perinatal
depression in low- and middle-income countries: a systematic review and meta-analysis [J].

JAMA Psychiatry, 2023, 80（5）: 425-431.

［731］SHEN Q, XIAO M, WANG B, et al. Comorbid anxiety and depression among pregnant and postpartum women: a longitudinal population-based study［J］. Depress Anxiety, 2024: 7802142.

［732］NIEL M S V, PAYNE J L. Perinatal depression: a review［J］. Cleve Clin J Med, 2020, 87（5）: 273-277.

［733］RUPANAGUNTA G P, NANDAVE M, RAWAT D, et al. Postpartum depression: aetiology, pathogenesis and the role of nutrients and dietary supplements in prevention and management［J］. Saudi Pharm J, 2023, 31（7）: 1274-1293.

［734］YANG K, WU J, CHEN X. Risk factors of perinatal depression in women: a systematic review and meta-analysis［J］. BMC Psychiatry, 2022, 22（1）: 63.

［735］陈静, 邹涛, 赵丹青, 等. 围产期精神障碍筛查与诊治专家共识［J］. 中国全科医学, 2023, 26（28）: 3463-3470.

［736］STEWART A L, PAYNE J L. Perinatal depression: a review and an update［J］. Psychiatr Clin North Am, 2023, 46（3）: 447-461.

［737］Screening and Diagnosis of Mental Health Conditions During Pregnancy and Postpartum: ACOG Clinical Practice Guideline No. 4［J］. Obstet Gynecol, 2023, 141（6）: 1232-1261.

［738］PEZLEY L, CARES K, DUFFECY J, et al. Efficacy of behavioral interventions to improve maternal mental health and breastfeeding outcomes: a systematic review［J］. Int Breastfeed J, 2022, 17（1）: 67.

［739］Treatment and Management of Mental Health Conditions During Pregnancy and Postpartum: ACOG Clinical Practice Guideline No. 5［J］. Obstet Gynecol, 2023, 141（6）: 1262-1288.

［740］National Institute for Health and Care Excellence（NICE）.Antenatal and postnatal mental health: clinical management and service guidance（NICE Clinical Guidelines, No. 192）［M］. London: National Institute for Health and Care Excellence（NICE）, 2018.

［741］MOTRICO E, MORENO-PERAL P, URIKO K, et al. Clinical practice guidelines with recommendations for peripartum depression: a European systematic review［J］. Acta Psychiatr Scand, 2022, 146（4）: 325-339.

［742］CUIJPERS P, FRANCO P, CIHAROVA M, et al. Psychological treatment of perinatal depression: a meta-analysis［J］. Psychol Med, 2023, 53（6）: 2596-2608.

［743］JIANG X, LI H, WANG D, et al. Efficacy of nondrug interventions in perinatal depression: a meta-analysis［J］. Psychiatry Res, 2022, 317: 114916.

［744］ARIFIN S R M, KAMARUDDIN A, MUHAMMAD N A, et al. An evaluation of digital intervention for perinatal depression and anxiety: a systematic review［J］. AIMS Public Health, 2024, 11（2）: 499-525.

［745］COOPER R E, SAUNDERS K R K, GREENBURGH A, et al. The effectiveness, implementation, and experiences of peer support approaches for mental health: a systematic umbrella review［J］. BMC Med, 2024, 22（1）: 72.

［746］DESAUNAY P, EUDE L G, DREYFUS M, et al. Benefits and risks of antidepressant drugs during pregnancy: a systematic review of meta-analyses［J］. Paediatr Drugs, 2023, 25（3）: 247-265.

［747］PACHECO F, GUIOMAR R, BRUNONI A R, et al. Efficacy of non-invasive brain stimulation in decreasing depression symptoms during the peripartum period: a systematic review［J］. J Psychiatr Res, 2021, 140: 443-460.

［748］HE L, SOH K L, HUANG F, et al. The impact of physical activity intervention on perinatal depression: a systematic review and meta-analysis［J］. J Affect Disord, 2023, 321: 304-319.

［749］JI M, LI R, XU Y. Meta-analysis of the effect of different exercise modalities in the prevention and treatment of perinatal depression［J］. J Affect Disorders, 2024, 350: 442-451.

［750］KAMIŃSKA-SOBCZAK A, GAWLIK-KOTELNICKA O, STRZELECKI D. Use of psychotropic medications during lactation: practical guidelines for psychiatrists［J］. Psychiatr Pol, 2022, 56（3）: 493-508.

［751］SHEA A, JUMAH N A, FORTE M, et al. Guideline No. 454: Identification and Treatment of Perinatal Mood and Anxiety Disorders［J］. J Obstet Gynaecol Can, 2024, 46（10）: 102696.

［752］PAYNE J L. Psychopharmacology in pregnancy and breastfeeding［J］. Psychiatr Clin North Am, 2017, 40（2）: 217-238.

［753］DU L, ZENG J, YU H, et al. Efficacy of bright light therapy improves outcomes of perinatal depression: a systematic review and meta-analysis of randomized controlled trials［J］. Psychiatry Res, 2025, 344: 116303.

［754］中国妇幼保健协会妊娠合并糖尿病专业委员会, 中华医学会妇产科分会产科学组. 妊娠期运动专家共识（草案）［J］. 中华围产医学杂志, 2021, 24（9）:

641-645.

[755] JIN X, CHENG Z, YU X, et al. Continuous supplementation of folic acid in pregnancy and the risk of perinatal depression: a meta-analysis [J]. J Affect Disorders, 2022, 302: 258-272.

[756] MOCKING R J T, STEIJN K, ROOS C, et al. Omega-3 fatty acid supplementation for perinatal depression: a meta-analysis [J]. J Clin Psychiatry, 2020, 81(5): 19r13106.

[757] LI X, LAPLANTE D P, PAQUIN V, et al. Effectiveness of cognitive behavioral therapy for perinatal maternal depression, anxiety and stress: a systematic review and meta-analysis of randomized controlled trials [J]. Clin Psychol Rev, 2022, 92: 102129.

[758] WANG X, QIU Q, SHEN Z, et al. A systematic review of interpersonal psychotherapy for postpartum depression [J]. J Affect Disorders, 2023, 339: 823-831.

[759] MIN W, JIANG C, LI Z, et al. The effect of mindfulness-based interventions during pregnancy on postpartum mental health: a meta-analysis [J]. J Affect Disord, 2023, 331: 452-460.

[760] VALVERDE N, MOLLEJO E, LEGARRA L, et al. Psychodynamic psychotherapy for postpartum depression: a systematic review [J]. Matern Child Health J, 2023, 27(7): 1156-1164.

[761] XIAO X, LOKE A Y. The effects of co-parenting/intergenerational co-parenting interventions during the postpartum period: a systematic review [J]. Int J Nurs Stud, 2021, 119: 103951.

[762] LEWKOWITZ A K, WHELAN A R, AYALA N K, et al. The effect of digital health interventions on postpartum depression or anxiety: a systematic review and meta-analysis of randomized controlled trials [J]. Am J Obstet Gynecol, 2024, 230(1): 12-43.

[763] MIURA Y, OGAWA Y, SHIBATA A, et al. App-based interventions for the prevention of postpartum depression: a systematic review and meta-analysis [J]. BMC Pregnancy Childbirth, 2023, 23(1): 441.

[764] DENNIS C L, SINGLA D R, BROWN H K, et al. Postpartum depression: a clinical review of impact and current treatment solutions [J]. Drugs, 2024, 84(6): 645-659.

[765] PAYNE J L. Psychiatric medication use in pregnancy and breastfeeding [J]. Obstet Gynecol Clin North Am, 2021, 48(1): 131-149.

［766］LI S, ZHOU W, LI P, et al. Effects of ketamine and esketamine on preventing postpartum depression after cesarean delivery：a meta-analysis［J］. J Affect Disorders, 2024, 351：720-728.

［767］MIULI A, PETTORRUSO M, STEFANELLI G, et al. Beyond the efficacy of transcranial magnetic stimulation in peripartum depression：a systematic review exploring perinatal safety for newborns［J］. Psychiatry Res, 2023, 326：115251.

［768］LI X, FANG L, GUAN L, et al. The effects of light therapy on depression and sleep in women during pregnancy or the postpartum period：a systematic review and meta-analysis［J］. Brain Behav, 2023, 13（12）：e3339.

［769］TSAI Z, SHAH N, TAHIR U, et al. Dietary interventions for perinatal depression and anxiety：a systematic review and meta-analysis of randomized controlled trials［J］. Am J Clin Nutr, 2023, 117（6）：1130-1142.

［770］SEZGIN E, CHEKENI F, LEE J, et al. clinical accuracy of large language models and google search responses to postpartum depression questions：cross-sectional study［J］. J Med Internet Res, 2023, 25：e49240.

［771］ELEFTHERIOU G, CALLEGHER R Z, BUTERA R, et al. Consensus Panel Recommendations for the Pharmacological Management of Breastfeeding Women with Postpartum Depression［J］. Int J Environ Res Public Health, 2024, 21（5）：551.

［772］ZOU J, YANG L, YANG G, et al. The efficacy and safety of some new GABAkines for treatment of depression：a systematic review and meta-analysis from randomized controlled trials［J］. Psychiatry Res, 2023, 328：115450.

［773］中华预防医学会妇女保健分会. 产后保健服务指南［J］. 中国妇幼健康研究, 2021, 32（6）：767-781.

［774］LEISTIKOW N, SMITH M H. The role of sleep protection in preventing and treating postpartum depression［J］. Semin Perinatol, 2024, 48（6）：151947.

［775］YANG L, DI Y M, SHERGIS J L, et al. A systematic review of acupuncture and Chinese herbal medicine for postpartum depression［J］. Complement Ther Clin Pract, 2018, 33：85-92.

［776］ARIFUNHERA J, MIRUNALINI R. An update on the pharmacotherapy of postpartum depression［J］. Int J Gynaecol Obstet, 2025, 168（3）：933-943.

［777］LI J, LI H, YAN P, et al. Efficacy and safety of phytoestrogens in the treatment of perimenopausal and postmenopausal depressive disorders：a systematic review and meta-analysis［J］. Int J Clin Pract, 2021, 75（10）：e14360.

［778］DE KRUIF M, SPIJKER A, MOLENDIJK M. Depression during the perimeno-pause: a meta-analysis［J］. J Affect Disorders, 2016, 206: 174-180.

［779］HANTSOO L, JAGODNIK K M, NOVICK A M, et al. The role of the hypo-thalamic-pituitary-adrenal axis in depression across the female reproductive lifecycle: current knowledge and future directions［J］. Front Endocrinol(Lausanne), 2023, 14: 1295261.

［780］DAVARI-TANHA F, SOLEYMANI-FARSANI M, ASADI M, et al. Compari-son of citalopram and venlafaxine's role in treating sleep disturbances in menopausal women, a randomized, double-blind, placebo-controlled trial［J］. Arch Gynecol Obstet, 2016, 293: 1007-1013.

［781］WILLIAMS K. Perimenopausal depression: review of recent findings and impli-cations for future research［J］. Curr Opin Obstet Gynecol, 2023, 35(2): 150-153.

［782］SHEA A K, WOLFMAN W, FORTIER M, et al. Guideline no. 422c: meno-pause: mood, sleep, and cognition［J］. J Obstet Gynaecol Can, 2021, 43(11): 1316-1323. e1.

［783］WILLI J, EHLERT U. Assessment of perimenopausal depression: a review［J］. J Affect Disorders, 2019, 249: 216-222.

［784］MAKI P M, KORNSTEIN S G, JOFFE H, et al. Guidelines for the evaluation and treatment of perimenopausal depression: summary and recommendations［J］. J Womens Health(Larchmt), 2019, 28(2): 117-134.

［785］WARISO B A, GUERRIERI G M, THOMPSON K, et al. Depression during the menopause transition: impact on quality of life, social adjustment, and disability［J］. Arch Womens Ment Health, 2017, 20(2): 273-282.

［786］YE B, ZHOU Y, CHEN M, et al. The association between depression during perimenopause and progression of chronic conditions and multimorbidity: results from a Chi-nese prospective cohort［J］. Arch Womens Ment Health, 2023, 26(5): 697-705.

［787］KIM J H, YU H J. The effectiveness of cognitive behavioral therapy on depres-sion and sleep problems for climacteric women: a systematic review and meta-analysis［J］. J Clin Med, 2024, 13(2): 412.

［788］ZHANG J, YIN J, SONG X, et al. The effect of exogenous estrogen on depres-sive mood in women: a systematic review and meta-analysis of randomized controlled trials ［J］. J Psychiatr Res, 2023, 162: 21-29.

［789］GORDON J L, RUBINOW D R, EISENLOHR-MOUL T A, et al. Efficacy of transdermal estradiol and micronized progesterone in the prevention of depressive symptoms in the menopause transition：a randomized clinical trial［J］. JAMA Psychiatry，2018，75（2）：149-157.

［790］XU H，LIU J，LI P，et al. Effects of mind-body exercise on perimenopausal and postmenopausal women：a systematic review and meta-analysis［J］. Menopause，2024，31（5）：457-467.

［791］ZHENG L，SUN Z，LIU C，et al. Acupuncture-adjuvant therapies for treating perimenopausal depression：a network meta-analysis［J］. Medicine（Baltimore），2023，102（33）：e34694.

［792］EVANS S，NIEKERK L V，ORELLANA L，et al. The need for biopsychosocial menopause care：a narrative review［J］. Menopause，2024，31（12）：1090-1096.

［793］SHOREY S，ANG L，LAU Y. Efficacy of mind-body therapies and exercise-based interventions on menopausal-related outcomes among Asian perimenopause women：a systematic review，meta-analysis，and synthesis without a meta-analysis［J］. J Adv Nurs，2020，76（5）：1098-1110.

［794］HUANG C C，WEI I H，CHOU Y H，et al. Effect of age，gender，menopausal status，and ovarian hormonal level on rTMS in treatment-resistant depression［J］. Psycho-neuroendocrinology，2008，33（6）：821-831.

［795］严文琼. 低频重复经颅磁刺激治疗女性更年期综合征伴焦虑抑郁对照研究［J］. 临床心身疾病杂志，2016，22（5）：17-18.

［796］GRIGOLON R B，CEOLIN G，DENG Y，et al. Effects of nutritional interventions on the severity of depressive and anxiety symptoms of women in the menopausal transition and menopause：a systematic review，meta-analysis，and meta-regression［J］. Menopause，2023，30（1）：95-107.

［797］GUTSMIEDL K，KRAUSE M，BIGHELLI I，et al. How well do elderly patients with major depressive disorder respond to antidepressants：a systematic review and single-group meta-analysis［J］. BMC Psychiatry，2020，20（1）：102.

［798］KRAUSE M，GUTSMIEDL K，BIGHELLI I，et al. Efficacy and tolerability of pharmacological and non-pharmacological interventions in older patients with major depressive disorder：a systematic review，pairwise and network meta-analysis［J］. Eur Neuropsy-chopharmacol，2019，29（9）：1003-1022.

［799］MOTTRAM P，WILSON K，STROBL J. Antidepressants for depressed elderly［J］. Cochrane Database Syst Rev，2006（1）：CD003491.

［800］SOBIERAJ D M，MARTINEZ B K，HERNANDEZ A V，et al. Adverse effects of pharmacologic treatments of major depression in older adults [J]. J Am Geriatr Soc, 2019, 67 (8): 1571-1581.

[801] LENZE E J, MULSANT B H, ROOSE S P, et al. Antidepressant augmentation versus switch in treatment-resistant geriatric depression [J]. N Engl J Med, 2023, 388 (12): 1067-1079.

[802] OCHS-ROSS R, DALY E J, ZHANG Y, et al. Efficacy and safety of esketamine nasal spray plus an oral antidepressant in elderly patients with treatment-resistant depression-TRANSFORM-3 [J]. Am J Geriatr Psychiatry, 2020, 28 (2): 121-141.

[803] JI M, SUN Y, ZHOU J, et al. Comparative effectiveness and acceptability of psychotherapies for late-life depression: a systematic review and network meta-analysis [J]. J Affect Disord, 2023, 323: 409-416.

[804] CHATHAM A N, SHAFI H, HERMIDA A P. The use of ECT in the elderly-looking beyond depression [J]. Curr Psychiatry Rep, 2022, 24 (9): 451-461.

[805] ZHANG M, MO J, ZHANG H, et al. Efficacy and tolerability of repetitive transcranial magnetic stimulation for late-life depression: a systematic review and meta-analysis [J]. J Affect Disord, 2023, 323: 219-231.

[806] VAN ROOIJ S J H, RIVA-POSSE P, MCDONALD W M. The efficacy and safety of neuromodulation treatments in late-life depression [J]. Curr Treat Options Psychiatry, 2020, 7 (3): 337-348.

[807] HAUSMAN H K, ALEXANDER G E, COHEN R, et al. tDCS reduces depression and state anxiety symptoms in older adults from the augmenting cognitive training in older adults study (ACT) [J]. Brain Stimul, 2024, 17 (2): 283-311.

[808] KUMAR S, BATIST J, GHAZALA Z, et al. Effects of bilateral transcranial direct current stimulation on working memory and global cognition in older patients with remitted major depression: a pilot randomized clinical trial [J]. Int J Geriatr Psychiatry, 2020, 35 (10): 1233-1242.

[809] VALIENGO L, MAIA A, COTOVIO G, et al. Repetitive transcranial magnetic stimulation for major depressive disorder in older adults: systematic review and meta-analysis [J]. J Gerontol A Biol Sci Med Sci, 2022, 77 (4): 851-860.

[810] YANG Y, CHEN J, YU M, et al. Comparative efficacy of multiple non-invasive brain stimulation to treat major depressive disorder in older patients: a systematic review and network meta-analysis study based on randomized controlled trials [J]. Psychiatry Res, 2025, 344: 116340.

［811］YAO S S, CAO G Y, HAN L, et al. Associations between somatic multimorbidity patterns and depression in a longitudinal cohort of middle-aged and older Chinese［J］. J Am Med Dir Assoc, 2020, 21（9）: 1282-1287.e2.

［812］HERNAEZ R, KRAMER J R, KHAN A, et al. Depression and anxiety are common among patients with cirrhosis［J］.Clin Gastroenterol Hepatol, 2022, 20（1）: 194-203.e1.

［813］ZAKARAYA Z, ABU ASSAB M, TAMIMI L N, et al. Pharmacokinetics and pharmacodynamics: a comprehensive analysis of the absorption, distribution, metabolism, and excretion of psychiatric drugs［J］. Pharmaceuticals（Basel）, 2024, 17（3）: 280.

［814］COHEN L M, TESSIER E G, GERMAIN M J, et al. Update on psychotropic medication use in renal disease［J］. Psychosomatics, 2004, 45（1）: 34-48.

［815］姚美, 彭渤, 廖丽娟, 等. 关于肝硬化患者抑郁症发病率的综合研究［J］. 中华实验外科杂志, 2024, 41（8）: 1811-1819.

［816］SHAHEEN A A, KAPLAN G G, SHARKEY K A, et al. Impact of depression and antidepressant use on clinical outcomes of hepatitis B and C: a population-based study［J］. Hepatol Commun, 2023, 7（3）: e0062.

［817］SAHOO S, MISHRA E, PREMKUMAR M. Antidepressants in people with chronic liver disease and depression: when are they warranted and how to choose the suitable one?［J］. J Clin Exp Hepatol, 2024, 14（4）: 101390.

［818］ÅSTRÖM H, SHANG Y, HAGSTRÖM H, et al. Persons with metabolic dysfunction-associated steatotic liver disease are at increased risk of severe depression［J］. Liver Int, 2024, 44（10）: 2551-2563.

［819］DAVID M T, THOMAS R E B, ALLAN H Y. The maudsley prescribing guidelines in psychiatry［M］.14th ed. New Jersey: Wiley-Blackwell, 2021.

［820］VOICAN C S, CORRUBLE E, NAVEAU S, et al. Antidepressant-induced liver injury: a review for clinicians［J］. Am J Psychiat, 2014, 171（4）: 404-415.

［821］中国医药生物技术协会药物性肝损伤防治技术专业委员会, 中华医学会肝病学分会药物性肝病学组, 茅益民. 中国药物性肝损伤诊治指南（2023 年版）［J］. 胃肠病学, 2023, 28（7）: 397-431.

［822］CHEN M, SUZUKI A, THAKKAR S, et al. DILIrank: the largest reference drug list ranked by the risk for developing drug-induced liver injury in humans［J］. Drug Discov Today, 2016, 21（4）: 648-653.

［823］THAKKAR S, LI T, LIU Z, et al. Drug-induced liver injury severity and toxicity

（DILIst）: binary classification of 1279 drugs by human hepatotoxicity［J］. Drug Discov Today, 2020, 25（1）: 201-208.

［824］CAI Q, BENSON M A, TALBOT T J, et al. Acute hepatitis due to fluoxetine therapy［J］.Mayo Clin Proc, 1999, 74（7）: 692-694.

［825］VUPPALANCHI R, HAYASHI P H, CHALASANI N, et al. Duloxetine hepatotoxicity: a case-series from the drug-induced liver injury network［J］. Aliment Pharmacol Ther, 2010, 32（9）: 1174-1183.

［826］FREIESLEBEN S D, FURCZYK K. A systematic review of agomelatine-induced liver injury［J］. J Mol Psychiatry, 2015, 3（1）: 4.

［827］XUE F, STROMBOM I, TURNBULL B, et al. Duloxetine for depression and the incidence of hepatic events in adults［J］. J Clin Psychopharmacol, 2011, 31（4）: 517-522.

［828］BAIRD-BELLAIRE S, BEHRLE J A, PARKER V D, et al. An open-label, single-dose, parallel-group study of the effects of chronic hepatic impairment on the safety and pharmacokinetics of desvenlafaxine［J］. Clin Ther, 2013, 35（6）: 782-794.

［829］丰雷, 王小平, 王高华, 等. 盐酸米那普仑片临床用药建议［J］. 临床精神医学杂志, 2023, 33（4）: 328-332.

［830］THOMAS E, HABOUBI H, WILLIAMS N, et al. Mirtazapine-induced steatosis［J］. Int J Clin Pharmacol Ther, 2017, 55（7）: 630-632.

［831］GAHR M, FREUDENMANN R W, CONNEMANN B J, et al. Agomelatine and hepatotoxicity: implications of cumulated data derived from spontaneous reports of adverse drug reactions［J］. Pharmacopsychiatry, 2013, 46（6）: 214-220.

［832］CHEN G, HOJER A M, AREBERG J, et al. Vortioxetine: clinical pharmacokinetics and drug interactions［J］. Clin Pharmacokinet, 2018, 57（6）: 673-686.

［833］TELLES-CORREIA D, BARBOSA A, CORTEZ-PINTO H, et al. Psychotropic drugs and liver disease: a critical review of pharmacokinetics and liver toxicity［J］. World J Gastrointest Pharmacol Ther, 2017, 8（1）: 26-38.

［834］MENON V, RANSING R, PRAHARAJ S K. Management of psychiatric disorders in patients with hepatic and gastrointestinal diseases［J］. Indian J Psychiatry, 2022, 64（Suppl 2）: S379-S393.

［835］ROSENBLAT J D, KURDYAK P, COSCI F, et al. Depression in the medically ill［J］. Aust N Z J Psychiatry, 2020, 54（4）: 346-366.

［836］WANG L, XU X, ZHANG M, et al. Prevalence of chronic kidney disease in

China：results from the sixth China chronic disease and risk factor surveillance［J］. JAMA Intern Med，2023，183（4）：298-310.

［837］ADEJUMO O A，EDEKI I R，OYEDEPO D S，et al. Global prevalence of depression in chronic kidney disease：a systematic review and meta-analysis［J］. J Nephrol，2024，37（9）：2455-2472.

［838］SPIGSET O，HÄGG S，STEGMAYR B，et al. Citalopram pharmacokinetics in patients with chronic renal failure and the effect of haemodialysis［J］. Eur J Clin Pharmacol，2000，56（9-10）：699-703.

［839］JOFFE P，LARSEN F S，PEDERSEN V，et al. Single-dose pharmacokinetics of citalopram in patients with moderate renal insufficiency or hepatic cirrhosis compared with healthy subjects［J］. Eur J Clin Pharmacol，1998，54（3）：237-242.

［840］RAO N. The clinical pharmacokinetics of escitalopram［J］.Clin Pharmacokinet，2007，46（4）：281-290.

［841］ASSIMON M M，BROOKHART M A，FLYTHE J E. Comparative cardiac safety of selective serotonin reuptake inhibitors among individuals receiving maintenance hemodialysis［J］. J Am Soc Nephrol，2019，30（4）：611-623.

［842］WARD S，ROBERTS J，RESCH W，et al. When to adjust the dosing of psychotropics in patients with renal impairment［J］. Curr Psychiatr，2016，16（8）：60-66.

［843］NAGLER E V，WEBSTER A C，VANHOLDER R，et al. Antidepressants for depression in stage 3-5 chronic kidney disease：a systematic review of pharmacokinetics，efficacy and safety with recommendations by European Renal Best Practice（ERBP）［J］. Nephrol Dial Transplant，2012，27（10）：3736-3745.

［844］HEDAYATI S S，GREGG L P，CARMODY T，et al. Effect of sertraline on depressive symptoms in patients with chronic kidney disease without dialysis dependence the CAST randomized clinical trial［J］. JAMA，2017，318（19）：1876-1890.

［845］CONSTANTINO J L，FONSECA V A. Pharmacokinetics of antidepressants in patients undergoing hemodialysis：a narrative literature review［J］. Braz J Psychiatry，2019，41（5）：441-446.

［846］VAN DER LUBBE N，THOMPSON C J，ZIETSE R，et al. The clinical challenge of SIADH-three cases［J］. NDT Plus，2009，2（Suppl_3）：iii20-iii24.

［847］NICHOLS A I，RICHARDS L S，BEHRLE J A，et al. The pharmacokinetics and safety of desvenlafaxine in subjects with chronic renal impairment［J］. Int J Clin Pharmacol Ther，2011，49（1）：3-13.

［848］周琬琰,吕钦谕,易正辉.新型抗抑郁药托鲁地文拉法辛［J］.中国新药与临床杂志,2024,43(7):514-517.

［849］BASOL N, ERBAS O, CAVUSOGLU T, et al. Beneficial effects of agomelatine in experimental model of sepsis-related acute kidney injury［J］. Ulus Travma Acil Cerrahi Derg, 2016, 22(2): 121-126.

［850］DAVIS M P, FRANDSEN J L, WALSH D, et al. Mirtazapine for pruritus［J］. J Pain Symptom Manage, 2003, 25(3): 288-291.

［851］ZHU N, XU H, LAGERBERG T, et al. Comparative safety of antidepressants in adults with CKD［J］. Clin J Am Soc Nephrol, 2024, 19(2): 178-188.

［852］XU Y, ZENG L, ZOU K, et al. Role of dietary factors in the prevention and treatment for depression: an umbrella review of meta-analyses of prospective studies［J］. Transl Psychiatry, 2021, 11(1): 478.

［853］LJUNGBERG T, BONDZA E, LETHIN C. Evidence of the importance of dietary habits regarding depressive symptoms and depression［J］. Int J Environ Res Public Health, 2020, 17(5): 1616.

［854］FIRTH J, SOLMI M, WOOTTON R E, et al. A meta-review of "lifestyle psychiatry": the role of exercise, smoking, diet and sleep in the prevention and treatment of mental disorders［J］. World Psychiatry, 2020, 19(3): 360-380.

［855］BELLON J A, CONEJO-CERON S, SANCHEZ-CALDERON A, et al. Effectiveness of exercise-based interventions in reducing depressive symptoms in people without clinical depression: systematic review and meta-analysis of randomised controlled trials［J］. Br J Psychiatry, 2021, 219(5): 578-587.

［856］PIERCY K L, TROIANO R P, BALLARD R M, et al. The physical activity guidelines for Americans［J］. JAMA, 2018, 320(19): 2020-2028.

［857］TACCHI M J, HEGGELUND J, SCOTT J. Predictive validity of objective measures of physical fitness for the new onset of mental disorders in adolescents and young adults［J］. Early Interv Psychiatry, 2019, 13(6): 1310-1318.

［858］GORDON B R, MCDOWELL C P, HALLGREN M, et al. Association of efficacy of resistance exercise training with depressive symptoms: meta-analysis and meta-regression analysis of randomized clinical trials［J］. JAMA Psychiatry, 2018, 75(6): 566-576.

［859］PEARCE M, GARCIA L, ABBAS A, et al. Association between physical activity and risk of depression: a systematic review and meta-analysis［J］. JAMA Psychiatry, 2022, 79(6): 550-559.

［860］CHOI K W, CHEN C Y, STEIN M B, et al. Assessment of bidirectional relationships between physical activity and depression among adults: a 2-sample mendelian randomization study［J］. JAMA Psychiatry, 2019, 76（4）: 399-408.

［861］LI J, WANG H, LI M, et al. Effect of alcohol use disorders and alcohol intake on the risk of subsequent depressive symptoms: a systematic review and meta-analysis of cohort studies［J］. Addiction, 2020, 115（7）: 1224-1243.

［862］REIF S, KARRIKER-JAFFE K J, VALENTINE A, et al. Substance use and misuse patterns and disability status in the 2020 US National Alcohol Survey: a contributing role for chronic pain［J］. Disabil Health J, 2022, 15（2S）: 101290.

［863］HJORTHOJ C, ARNFRED B, BEHRENDT S, et al. Substance-induced psychosis as a risk factor for unipolar depression or anxiety disorders-a nationwide register-based prospective cohort study［J］. J Affect Disord, 2021, 295: 960-966.

［864］CATHOMAS F, MURROUGH J W, NESTLER E J, et al. Neurobiology of resilience: interface between mind and body［J］. Biol Psychiatry, 2019, 86（6）: 410-420.

［865］DRAY J, BOWMAN J, CAMPBELL E, et al. Systematic review of universal resilience-focused interventions targeting child and adolescent mental health in the school setting［J］. J Am Acad Child Adolesc Psychiatry, 2017, 56（10）: 813-824.

［866］O'CONNOR E, SENGER C A, HENNINGER M L, et al. Interventions to prevent perinatal depression: evidence report and systematic review for the US Preventive Services Task Force［J］. JAMA, 2019, 321（6）: 588-601.

［867］FAROOQ S, SINGH S P, BURKE D, et al. Pharmacological interventions for prevention of depression in high risk conditions: systematic review and meta-analysis［J］. J Affect Disord, 2020, 269: 58-69.

［868］SALAZAR DE PABLO G, SOLMI M, VAQUERIZO-SERRANO J, et al. Primary prevention of depression: an umbrella review of controlled interventions［J］. J Affect Disord, 2021, 294: 957-970.

［869］KAMPLING H, BAUMEISTER H, BENGEL J, et al. Prevention of depression in adults with long-term physical conditions［J］. Cochrane Database Syst Rev, 2021, 3（3）: CD011246.

［870］张正, 程博皓, 蒋正乾, 等. 构建青少年抑郁自杀风险监测与防治的多学科多主体协作模式［J］. 中华精神科杂志, 2024, 57（1）: 12-17.

［871］CLEARE A, PARIANTE C M, YOUNG A H, et al. Evidence-based guidelines for treating depressive disorders with antidepressants: a revision of the 2008 British Association for Psychopharmacology guidelines［J］. J Psychopharmacol, 2015, 29（5）: 459-525.

［872］DOHERTY A M, PLUNKETT R, MCEVOY K, et al. Consultation-liaison psychiatry services in Ireland: a national cross-sectional study［J］. Front Psychiatry, 2021, 12: 748224.

［873］GASPAR K C, DOS SANTOS A, JR, DE AZEVEDO R C, et al. Depression in general hospital inpatients: challenges for consultation-liaison psychiatry［J］. Braz J Psychiatry, 2011, 33（3）: 305-307.

［874］HOLMES A, HANDRINOS D, JONES S, et al. The impact of increasing general hospital admissions on consultation-liaison Psychiatry［J］. Australas Psychiatry, 2020, 28（4）: 459-462.

［875］VAN SCHIJNDEL M A, VAN WIJNGAARDEN J D H, VAN DE KLUNDERT J J. Organization and outcomes of integrated inpatient medical and psychiatric care units: a systematic review［J］. Psychiatr Serv, 2022, 73（1）: 64-76.

［876］余升晋,刘海霞.开展对综合医院会诊联络精神病学的必要性和重要性分析［J］.系统医学, 2018, 3（21）: 189-191.

［877］邹志礼,周波,黄雨兰,等.某省级综合医院心身医学中心联络会诊资料分析［J］.四川医学, 2017, 38（1）: 86-89.

［878］XUE Z, YANWEN L, WENWEN Z, et al. A framework for the implementation of consultation-liaison psychiatry from the characteristics of psychosomatic consultations at a general hospital in China［J］. Int J Psychiatry Med, 2023, 58（4）: 391-402.

［879］曹锦亚,段艳平,魏镜.三级查房的会诊联络精神医学服务实现综合医院住院患者共病精神障碍的住院治疗［J］.协和医学杂志, 2023, 14（1）: 18-21.

［880］LANVIN V, VULSER H, VINANT V, et al. Early liaison psychiatry consultations and general hospital readmission: a retrospective cohort study［J］. Gen Hosp Psychiatry, 2022, 77: 29-36.

［881］OLDHAM M A, DESAN P H, LEE H B, et al. Proactive consultation-liaison psychiatry: American psychiatric association resource document［J］. J Acad Consult Liaison Psychiatry, 2021, 62（2）: 169-185.

［882］GLASS O M, HERMIDA A P, HERSHENBERG R, et al. Considerations and current trends in the management of the geriatric patient on a consultation-liaison service［J］. Curr Psychiatry Rep, 2020, 22（5）: 21.

［883］史丽丽,魏镜,洪霞.专家咨询法建立患者安全管理的心理评估、干预以及心理危急值报告体系［J］.协和医学杂志, 2021, 12（3）: 359-365.

［884］HAGI K, KUROKAWA S, TAKAMIYA A, et al. Telepsychiatry versus face-to-face treatment: systematic review and meta-analysis of randomised controlled trials［J］. TBr J Psychiatry, 2023, 223（3）: 407-414.

［885］CHEN J, LI C, AN K, et al. Effectiveness of telemedicine on common mental disorders: an umbrella review and meta-meta-analysis［J］. Comput Human Behav, 2024, 159: 108325.

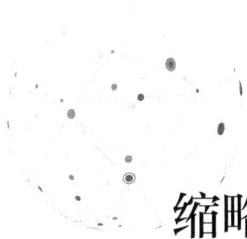

缩略语表

英文缩写	英文全称	中文全称
5-HT	5-hydroxytryptamine	5- 羟色胺
α_1-AR	alpha-1 adrenergic receptor	肾上腺素 α_1 受体
AACAP	American Academy of Child and Adolescent Psychiatry	美国儿童和青少年精神病学学会
ABUSI	the Alexian Brothers Urge to Self-Injure Scale	亚历山大兄弟自伤冲动量表
ACOG	American College of Obstetricians and Gynecologists	美国妇产科学会
ACT	acceptance and commitment therapy	接纳与承诺疗法
ADCQ	Antidepressant Compliance Questionnaire	抗抑郁药物依从问卷
ADH	antidiuretichormone	抗利尿激素
ADHD	attention-deficit/hyperactivity disorder	注意缺陷多动障碍
AGREE II	Appraisal of Guidelines for Research & Evaluation II	指南研究与评价工具II
AI	artificial intelligence	人工智能
AIDS	acquired immune deficiency syndrome	获得性免疫缺陷综合征
ALA	alpha-linolenic acid	α- 亚麻酸
ALD	alcohol-associated liver disease	酒精相关肝病
ALLO	allopregnanolone	四氢孕酮
AN	anorexia nervosa	神经性厌食症
AND	antenatal depression	妊娠期抑郁症
APB	abductor pollicis brevis	拇短外展肌
APP	application	应用程序

英文缩写	英文全称	中文全称
ASD	autism spectrum disorder	孤独症谱系障碍
ASEX	Arizona Sexual Experience Scale	亚利桑那性体验量表
ASI	Addiction Severity Index	成瘾严重程度指数
ATAQ	Antidepressant Attitude Questionnaire	抗抑郁药物态度问卷
aTMS	accelerated transcranial magnetic stimulation	加速经颅磁刺激
AUD	Alcohol-use disorders	酒精使用障碍
BA	behavioral activation therapy	行为激活疗法
BARS	Brief Adherence Rating Scale	简明依从性评定量表
BDI	Beck Depression Inventory	贝克抑郁量表
BDI-Ⅱ	Beck Depression Inventory-Ⅱ	贝克抑郁量表（第 2 版）
BED	binge eating disorder	暴食症
BFCRS	Bush-Francis Catatonia Rating Scale	布什 - 弗朗西斯紧张症评定量表
BL-rTMS	bilateral repetitive transcranial magnetic stimulation	双侧重复经颅磁刺激
BLT	bright light therapy	亮光治疗
BMI	body mass index	体质量指数
BN	bulimia nervosa	神经性贪食症
BPD	borderline personality disorder	边缘型人格障碍
BPRS	Brief Psychiatric Rating Scale	简明精神病评定量表
BRIAN	Biological Rhythms Interview of Assessment in Neuropsychiatry	神经精神科生物节律评估访谈
BSS	Beck Scale for Suicide Ideation	贝克自杀意念量表
BT-ECT	bitemporal electroconvulsive therapy	双侧颞叶电休克治疗
c/m-ECT	continuation/maintenance ECT	延续性 / 维持性电休克治疗
CAM	complementary and alternative medicine	补充或替代药物治疗
CANMAT	the Canadian Network for Mood and Anxiety Treatments	加拿大情绪和焦虑治疗网络

续表

英文缩写	英文全称	中文全称
C-BCT	Chinese Brief Cognitive Test	中国简版神经认知成套测验
CBASP	cognitive behavioral analysis system of psychotherapy	心理治疗的认知行为分析系统
CBT	cognitive behavioral therapy	认知行为疗法
CBT-ED	cognitive behavioral therapy for eating disorders	针对进食障碍的认知行为疗法
CBT-I	cognitive behavioral therapy for insomnia	失眠认知行为疗法
CCBT	computerized cognitive behavioral therapy	计算机化认知行为疗法
CDI	Children's Depression Inventory	儿童抑郁量表
CDRS-R	Children's Depression Rating Scale-Revised	儿童抑郁评定量表
CDSS	Clinical Decision Support System	临床辅助决策系统
CES-D	Center for Epidemiological Studies Depression Scale	流调中心抑郁量表
CGI	Clinical Global Impressions	临床总体印象
CHD	coronary artery heart disease	冠状动脉性心脏病
CIDI	Composite International Diagnostic Interview	复合性国际诊断交谈检查表
CKD	chronic kidney disease	慢性肾脏疾病
CLD	chronic liver disease	慢性肝病
CLHLS	Chinese Longitudinal Healthy Longevity Survey	中国老年健康影响因素跟踪调查
CLP	consultation-liaison psychiatry	会诊 - 联络精神病学
CMHS	China Mental Health Survey	中国精神卫生调查
COCs	combined oral contraceptives	复方口服避孕药
COPE	the Calendar of Premenstrual Experiences	经前期体验日历
COWAT	Controlled Oral Word Association Test	控制性口语词语联想测验

英文缩写	英文全称	中文全称
CPIC	Clinical Pharmacogenetics Implementation Consortium	临床遗传药理学实施联盟
CPR	C-reactive protein	C 反应蛋白
CPT	Continuous Performance Test	持续操作测验
C-SSRS	Columbia Suicide Severity Rating Scale	哥伦比亚自杀严重程度评定量表
CSDD	Cornell Scale for Depression in Dementia	康奈尔痴呆抑郁量表
CSS	Climacteric Symptom Scale	更年期综合征量表
CT	computed tomography	计算机断层扫描
cTBS	continuous theta burst stimulation	连续Theta爆发式磁刺激
CUDOS-A	Clinically Useful Depression Outcome Scale-Anxious Distress Specifier Subscale	临床实用抑郁结局量表 - 焦虑痛苦特征量表
CUDOS-M	Clinically Useful Depression Outcome Scale-Mixed Subscale	临床实用抑郁结局量表 - 混合特征量表
CVLT	California Verbal Learning Test	加州词语学习测验
DA	dopamine agonist	多巴胺
DADSI	DSM-5 Anxious Distress Specifier Interview	DSM-5 焦虑痛苦特征标注访谈
DALYs	disability adjusted life years	伤残调整寿命年
DARS	Dimensional Anhedonia Rating Scale	快感缺失量表
DAS	Disability Assessment Schedule	功能缺陷评定量表
DBS	deep brain stimulation	深部脑刺激
DBT	dialectical behavioral therapy	辩证行为疗法
dCBT	digital cognitive behavioral therapy	数字化认知行为疗法
DHA	docosahexaenoic acid	二十二碳六烯酸
DHI	digital health intervention	数字健康干预
DHT	digital health technology	数字健康技术
DILI	drug-induced liver injury	药物性肝损伤
DILIrank	drug induced liver injury rank	药物诱导性肝损伤排名

英文缩写	英文全称	中文全称
DILIst	drug-induced liver injury severity and toxicity	药物诱导性肝损伤严重性和毒性
DLPFC	dorsolateral prefrontal cortex	背外侧前额叶皮质
DLT	dim light therapy	暗光治疗
DMDD	disruptive mood dysregulation disorder	破坏性心境失调障碍
DNA	deoxyribonucleic acid	脱氧核糖核苷酸
DOR	δ-opioid receptor	δ-阿片受体
DP	digital phenotyping	数字表型
DRSP	Daily Record of Severity of Problems	问题严重程度每日记录表
DSH	delivery self-harm	蓄意自伤
DSHI	Deliberate Self-Harm Inventory	蓄意自伤问卷
DSM-5	Diagnostic and Statistical Manual-5	精神障碍诊断与统计手册第 5 版
DSM-Ⅳ	Diagnostic and Statistical Manual-Ⅳ	精神障碍诊断与统计手册第Ⅳ版
DSR	Daily Symptom Rating	每日症状评估
DSRSC	Depression Self-Rating Scale for Children	儿童抑郁自评量表
DSST	Digit Symbol Substitution Test	数字符号替换测验
DTA	Digital Therapeutics Alliance	国际数字疗法联盟
DTD	difficult-to-treat depression	疗效不佳抑郁症
DTx	digital therapeutics	数字疗法
EAP	employee assistance program	员工援助计划
eCOA	elECTronic clinical outcome assessment	电子临床结果评估
ECT	electroconvulsive therapy	电休克治疗
EEC	"enhanced" evidence-based care	增强型循证治疗
eGFR	estimated glomerular filtration rate	估算肾小球滤过率
EMA	ecological momentary assessment	生态瞬时评估
EPA	eicosapentaenoic acid	二十碳五烯酸

英文缩写	英文全称	中文全称
EpC	epidural prefrontal cortex	硬膜外前额叶皮质
EPDS	Edinburgh Postnatal Depression Scale	爱丁堡产后抑郁量表
ePRO	electronic patient-reported outcome	电子患者报告结果
ES	effect size	效应量
FASM	Functional Assessment of Self-Mutilation	自残功能性评估
FBT	family-based therapies	家庭治疗
FCBT	face-to-face cognitive behavioral therapy	面对面的认知行为疗法
FCPS	Fawcett-Clark Pleasure Capacity Scale	福塞特 - 克拉克快感量表
FCT	family and couple therapy	家庭与伴侣疗法
FDA	Food and Drug Administration	食品药品监督管理局
FDI	first dorsal interosseous	第一骨间背侧肌
FGID	functional gastrointestinal disorders	功能性胃肠病
FIBSER	Frequency, Intensity, Burden of Side Effects Rating	药物副反应频率、强度与负担评定量表
fMRI	functional magenetic resonance imaging	功能磁共振成像
FSH	follicle-stimulating hormone	促卵泡激素
GABA	γ-aminobutyric acid	γ- 氨基丁酸
GAD	Generalized Anxiety Disorder	广泛性焦虑症
GAD-7	Generalized Anxiety Disorder 7-item Scale	广泛性焦虑障碍 7 项量表
GAS	Global Assessment Scale	整体评估量表
GBD	Global Burden of Diseases	全球疾病负担
GCS	Greene Climacteric Scale	格林更年期量表
GDS	Geriatric Depression Scale	老年抑郁症量表
GnRHa	gonadotropin-releasing hormone agonists	促性腺激素释放激素激动剂
GP	group psychotherapy	团体心理治疗
GRADE	Grading of Recommendations Assessment, Development and Evaluation	推荐分级的评估、制定与评价

英文缩写	英文全称	中文全称
GRMs	glutamate receptor modulators	谷氨酸受体调节剂
group CBT	group cognitive behavioural therapy	团体认知行为疗法
H₁R	histamine H₁ receptor	组胺 H_1 受体
HADS	Hospital Anxiety and Depression Scale	医院焦虑抑郁量表
HAMA	Hamilton Aanxiety Scale	汉密尔顿焦虑量表
HAMD/HDRS	Hamilton Depression Rating Scale	汉密尔顿抑郁量表
HAMD-17/HDRS-17	17-items Hamilton Depression Rating Scale	汉密尔顿抑郁量表 -17 项
HBV	hepatitis B virus	乙型肝炎病毒
HCL-32/33	Hypomania Symptom Check List-32/33	32 项 /33 项轻躁狂症状自评量表
HCV	hepatitis C virus	丙型肝炎病毒
Hcy	homocysteine	同型半胱氨酸
HD-tDCS	high-definition transcranial direct current stimulation	高精度经颅直流电刺激
HFL-rTMS	high-frequency left repetitive transcranial magnetic stimulation	高频左侧重复经颅磁刺激
HPA	hypothalamic-pituitary-adrenal	下丘脑 - 垂体 - 肾上腺
HT	hormone therapy	激素治疗
HVLT	Hopkins Verbal Learning Test	霍普金斯词语学习测验
IAT	Implicit Association Test	自我伤害的内隐联想测验
IBD	inflammatory bowel disease	炎症性肠病
iCBT	internet-delivered cognitive behavioural therapy	基于网络的认知行为疗法
ICD-10	International Classification of Diseases-10	国际疾病分类第十次修订本

英文缩写	英文全称	中文全称
ICD-11	International Classification of Diseases-11	国际疾病分类第十一次修订本
IDS	Inventory for Depressive Symptomatology	抑郁症状清单
iPDT	internet delivered psychodynamic therapy	基于网络的精神动力学疗法
IPT	interpersonal psychotherapy	人际心理疗法
IPT-A	interpersonal therapy for adolescents	青少年人际心理疗法
ISSIQ-A	the Impulse, Self-harm, and Suicide Ideation Questionnaire for Adolescents	青少年冲动、自伤和自杀意念问卷
iTBS	intermittent theta burst stimulation	间歇性 Theta 爆发式磁刺激
LEAPS	the Lam Employment Absence and Productivity Scale	Lam 缺勤率和生产力量表
LFR-rTMS	low-frequency right repetitive transcranial magnetic stimulation	低频右侧重复经颅磁刺激
LLM	large language model	大语言模型
LRT	life review therapy	生命回顾疗法
LT	light therapy	光照治疗
mAchR	muscarinic acetylcholine receptor	毒蕈碱型胆碱能受体
MADRS	Montgomery-Asberg Depression Rating Scale	蒙哥马利 - 艾森贝格抑郁评定量表
MAO	monoamine oxidase	单胺氧化酶
MAOIs	monoamine oxidase inhibitors	单胺氧化酶抑制剂
MARS	Medication Adherence Rating Scale	药物依从性评定量表
MASLD	metabolic dysfunction-associated steatotic liver diseases	代谢相关脂肪性肝病
MBC	measurement-based care	基于评估的量化治疗
MBCT	mindfulness-based cognitive therapies	正念认知疗法
MBT	mentalization-based therapy	心智化疗法
MCTQ	Munich Chronotype Questionnaire	慕尼黑睡眠时型问卷
mGluR5	metabotropic glutamate receptor 5	代谢型谷氨酸受体 5

续表

英文缩写	英文全称	中文全称
MD	mean difference	均数差
MDD	major depression disorder	抑郁症
MDQ	Mood Disorder Questionnaire	心境障碍问卷
MECT	modified electroconvulsive therapy	改良电休克治疗 / 无抽搐电休克治疗
MENQOL	Menopause Quality of Life Scale	围绝经期生活质量量表
MEQ	Morningness-Eveningness Questionnaire	清晨型和夜晚型问卷
METs	metabolic equivalents	代谢当量
microRNA	micro ribonucleic acid	微小核糖核酸
MINI	Mini-International Neuropsychiatric Interview	简明国际神经精神障碍交谈检查表
MINI-KID	Mini-International Neuropsychiatric Interview for Children and Adolescents	简明国际神经精神障碍交谈检查表儿童版
MMAs	multimodal agents /multimodal antidepressants	多模式抗抑郁剂
MMSE	Mini-Mental State Examination	简易精神状态检查表
MoCA	Montreal Cognitive Assessment	蒙特利尔认知评估量表
MOR	μ-opioid receptor	μ- 阿片受体
MRA-5HT$_{2C}$R	melatonin receptor agonist and serotonin 5-HT$_{2C}$ receptor antagonist	褪黑素受体激动剂和 5-HT$_{2C}$ 受体拮抗剂
MRI	magnetic resonance imaging	磁共振成像
MRS	magnetic resonance spectrum	磁共振波谱
MST	magnetic seizure therapy	磁惊厥治疗
MST	magnetic shock therapy	磁休克治疗
NAc	nucleus accumbens	伏隔核
NaSSAs	noradrenergic and specific serotonergic antidepressants	去甲肾上腺素能和特异性 5- 羟色胺能再摄取抗抑郁剂
NCRS	Northoff Catatonia Rating Scale	诺索夫紧张症量表
NDRI	norepinephrine-dopamine reuptake inhibitor	去甲肾上腺素和多巴胺再摄取抑制剂

英文缩写	英文全称	中文全称
NE	norepinephrine	去甲肾上腺素
NICE	National Institute for Health and Care Excellence	英国国家卫生与临床优化研究所
NIMH	National Institute of Mental Health	美国国家精神健康协会
NLP	natural language processing	自然语言处理
NMDA	N-methyl-D-aspartic acid	N- 甲基 -D- 天冬氨酸
NMPA	National Medical Products	国家药品监督管理局
NNT	Number Needed to Treat	需治疗人数
NOS	non specified	未特定
NRI	selective norepinephrine reuptake inhibitor	选择性去甲肾上腺素再摄取抑制剂
NSAIDs	nonsteroidal anti-inflammatory drugs	非甾体抗炎药
NSSI-AT	Non-Suicidal Self Injury-Assessment Tool	非自杀性自伤功能评估工具
OFC	olanzapine and fluoxetine combination	奥氮平氟西汀合剂
OSI	Ottawa Self-Injury Inventory	渥太华自我伤害问卷
PAF	Premenstrual Assessment Form	经前评估表
PCIA	Patient Controlled Intravenous Analgesia	患者自控静脉镇痛
PDD	persistent depressive disorder	持续性抑郁障碍
PDSS	Postpartum Depression Screening Scale	产后抑郁筛查量表
PDQ	Perceived Deficits Questionnaire	认知缺陷问卷
PDT	prescription digital therapeutics	数字处方
PDT	psychodynamic therapy	长程精神动力学疗法
PET	positron emission tomography	正电子发射计算机体层扫描术
PFQ	Psychosocial Functioning Questionaire	心理社会功能问卷
PGR	posterior gyrus rectus	直回后部
PGx	pharmacogenomics testing	药物基因组学检测
PHQ-2	Patient Health Questionnaire-2	2 条目患者健康问卷
PHQ-9	Patient Health Questionnaire-9	9 条目患者健康问卷

英文缩写	英文全称	中文全称
PLLR	pregnancy and lactation labeling rule	妊娠与哺乳期标签规则
PMD	perimenopausal depression	围绝经期抑郁障碍
PMDD	premenstrual dysphoric disorder	经前期烦躁障碍
PMS	premenstrual syndrome	经前期综合征
PMTS	the Premenstrual Tension Syndrome Rating Scales	经前期紧张综合征评估量表
PMTS-O	PMTS observer rating scale	经前期紧张综合征评估量表 - 观察者版
PMTS-SR	PMTS self rating scale	经前期紧张综合征评估量表 - 自我报告版
PMTS-VAS	PMTS visual analogue scale	经前期紧张综合征评估量表 - 视觉模拟量表
PNAS	perinatal adaptation syndrome	围产期适应不良综合征
PND	perinatal depression	围产期抑郁症
PO-MDD	preschool-onset major depressive disorder	学龄前起病的抑郁症
PPD	postpartum depression	产后抑郁症
PPHN	persistent pulmonary hypertension of the newborn	持续性肺动脉高压
PPK	population pharmacokinetics	群体药物动力学
PSP	Personal and Social Performance Scale	个人和社会功能量表
PSST	Premenstrual Symptoms Screening Tool	经前症状筛查工具
PST	problem-solving therapy	问题解决疗法
pTMS	paired-pulse transcranial magnetic stimulation	成对脉冲经颅磁刺激
Q-LES-Q	Quality of Life Enjoyment and Satisfaction Questionnaire	生活质量享受与满意度问卷
QIDS-SR	Quick Inventory of Depressive Symptomatology-Self Report	抑郁症状自我报告快速清单
QoLI	Quality of Life Inventory	生活质量量表
RADS	Reynold Adolescent Depression Scale	雷诺青少年抑郁量表

续表

英文缩写	英文全称	中文全称
RANZCP	Royal Australian and New Zealand college of Psychiatrists	澳大利亚与新西兰皇家精神科医师学会
RCADS-25	Revised Child Anxiety and Depression Scale-25	儿童焦虑抑郁量表 -25 项
RCT	randomised controlled trial	随机对照试验
RDoC	Research Domain Criteria	研究领域标准
RID	relative infant dose	相对婴儿剂量
RR	relative risk	相对危险度
rTMS	repetitive transcranial magnetic stimulation	重复经颅磁刺激
RUL-ECT	right unilateral electroconvulsive therapy	右单侧电休克治疗
SAD	seasonal affective disorder	季节性情感障碍
SAMe	S-adenosyl-L-methionine	S- 腺苷 -L- 蛋氨酸
SARIs	serotonin receptor antagonist/reuptake inhibitors	5- 羟色胺受体拮抗和再摄取抑制剂
SBQ	Suicidal Behaviors Questionnaire	自杀行为问卷
SCC	subcallosal cingulate	扣带回膝状亚部
SCG	subcallosal gyrus	胼胝体下扣带回
SCID-5	Structured Clinical Interview for DSM-5	DSM-5 障碍定式临床检查
SDS	Sheehan Disability Scale	席汉残疾量表
SDS	Zung Self-rating Depression Scale	抑郁自评量表
SDSS	Social Disability Screening Schedule	社会功能缺陷量表
SF-36	36-items short form health survey	36 项健康调查简表
sgACC	subgenual anterior cingulate cortex	膝下前扣带皮质
SHAPS	Snaith-Hamilton Pleasure Scale	斯奈思 - 汉密尔顿快感量表
SHBQ	Self-Harm Behavior Questionnaire	自我伤害行为问卷
SIADH	syndrome of inappropriate secretion of antidiuretic hormone	抗利尿激素分泌异常综合征

英文缩写	英文全称	中文全称
SIGH-SAD	Structured Interview Guide for the Hamilton Depression Rating Scale, Seasonal Affective Disorders	汉密尔顿抑郁量表结构化访谈指南-季节性情感障碍版本
SIQ	Self-Injury Questionnaire	自伤问卷
SITBI	Self-Injurious Thoughts and Behaviors Interview	自我伤害想法和行为访谈
SMD	standardised mean difference	标准化平均差
sMFB	superolateral branch of the medial forebrain bundle	内侧前脑束的上外侧支
SMPI	Sydney Melancholia Prototype Index	悉尼忧郁症原型指数
SNDRI	serotonin-norepinephrine-dopamine reuptake inhibitor	5-羟色胺、去甲肾上腺素和多巴胺再摄取抑制剂
SNRIs	serotonin-noradrenalin reuptake inhibitors	5-羟色胺和去甲肾上腺素再摄取抑制剂
SNT	Stanford neuromodulation therapy	斯坦福神经调控疗法
SOFAS	Social and Occupational Functioning Assessment Scale	社会和职业功能评定量表
SPAQ	Seasonal Pattern Assessment Questionnaire	季节性模式评估问卷
SPECT	single photon emission tomography	单光子发射计算机断层成像
SS	serotonin syndrome	5-羟色胺综合征
SSRIs	serotonin-selective reuptake inhibitors	5-羟色胺选择性再摄取抑制剂
ST	seizure threshold	癫痫阈值
STAR*D	Sequenced Treatment Alternatives to Relieve Depression	抑郁障碍序贯治疗研究
STPP	short-term psychodynamic psychotherapy	短程精神动力学疗法
SUAS	Suicide Assessment Scale	自杀评估量表
SUCRA	surface under the cumulative ranking curve	累积排名曲线下面积
SUD	substance use disorders	物质使用障碍

续表

英文缩写	英文全称	中文全称
tACS	transcranial alternating current stimulation	经颅交流电刺激
TAU	treatment as usual	常规治疗
taVNS	transcutaneous auricular vagus nerve stimulation	经皮耳迷走神经刺激
TBS	theta burst simulation	Theta 爆发式磁刺激
TCAs	tricyclic antidepressants	三环类抗抑郁药
tDCS	transcranial direct current stimulation	经颅直流电刺激
TDM	therapeutic drug monitoring	治疗药物监测
TeCAs	tetracyclic antidepressants	四环类抗抑郁药
TEPS	Temporal Experience of Pleasure Scale	愉悦时间体验量表
TESS	Treatment Emergent Symptom Scale	治疗伴发症状量表
tFUS	transcranial focused ultrasound stimulation	超声刺激
TI	temporal interference stimulation	时间干涉刺激
TMS	transcranial magnetic stimulation	经颅磁刺激
TMT	Trail Making Test	连线测试
TNF-α	tumor necrosis factor-alpha	肿瘤坏死因子 α
TOL	Tower of London	伦敦塔测验
TRD	treatment-resistant depression	难治性抑郁症
TSH	thyroid-stimulating hormone	促甲状腺激素
UKU-SERS	Udvalg for Kliniske Undersøgelser-Side Effect Rating Scale	UKU 副作用量表
USPSTF	United States Prevent Services Task Force	美国预防服务工作组
vALIC	ventral anterior limb of the internal capsule	内囊前肢腹侧部
VAT	visual art therapy	视觉艺术疗法
VC/VS	ventral capsule/ventral striatum	腹侧内囊 / 腹侧纹状体
VMS	vasomotor symptoms	血管舒缩症状
VNS	vagus nerve stimulation	迷走神经刺激
VR	virtual reality	虚拟现实技术
WCST	Wisconsin Card Sorting Test	威斯康星卡片分类测验

续表

英文缩写	英文全称	中文全称
WHO	World Health Organization	世界卫生组织
WHO-5	5-item World Health Organization Well-being Index	世界卫生组织 5 项心身健康指数
WHO-DAS	World Health Organization Disability Assessment Schedule	世界卫生组织残疾评定量表
WHOQOL（Brief）	World Health Organization Quality of Life Assessment（Brief）	世界卫生组织生活质量测定量表（简表）
WMD	weighted mean difference	加权均数差
WMHS	World Mental Health Survey	世界精神卫生调查
WSAS	Work and Social Adjustment Scale	工作和社会适应量表
YLDs	years lived with disability	伤残寿命损失年
YMRS	Young Mania Rating Scale	杨氏躁狂状态评定量表

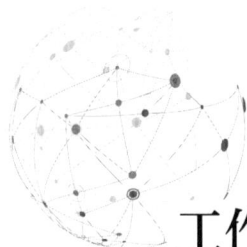

工作组和循证组人员名单

专家姓名	工作组和循证组人员单位	工作组和循证组人员			
马现仓	西安交通大学第一附属医院	王 崴	周莉娜	高凤洁	党夏薇
王小平	中南大学湘雅二医院	周建松	孙巧玲	郭慧娟	林芮含
王 刚	首都医科大学附属北京安定医院	冯 媛	周晶晶	齐 涵	朱雪泉
方贻儒 彭代辉	上海交通大学医学院附属精神卫生中心	崔旎纯	张慧凤	吴百川	孙晨寅
司天梅	北京大学第六医院	李继涛	苏允爱	吴艳坤	
许秀峰	昆明医科大学第一附属医院	刘守桓	沈宗霖		
况 利	重庆医科大学附属第一医院	何静澜	洪 素	徐小明	马伶丽
何红波	广州医科大学附属脑科医院	张 杰	李 强	马亚荣	李颖文
李占江	首都医科大学附属北京安定医院	何 放	杨丽娟		
	首都医科大学附属北京朝阳医院	祖 思			
李晓白	中国医科大学附属第一医院	董冠希			
李凌江	中南大学湘雅二医院	柳 进	刘帮杉	鞠玉朦	
陆 峥	同济大学附属同济医院	刘 飞	胡欣怡	王新霖	
张 宁	南京医科大学附属脑科医院	柳 娜	杨 浩	宋莎莎	
张克让	山西医科大学第一医院	刘志芬	孙 宁	杨春霞	刘鹏鸿
张 玲	首都医科大学附属北京安定医院	肖 乐	徐劲节	赵彦杰	王巍巍
张 燕	中南大学湘雅二医院	张倩倩			
季建林	复旦大学附属中山医院	杨平原	耿瑞杰		
姚志剑	南京医科大学附属脑科医院	陈志璐	刘海燕	邹浩文	

专家姓名	工作组和循证组人员单位	工作组和循证组人员
荣　晗	深圳市康宁医院	杨和增　王　建　张绮玲　徐月洋
唐向东	四川大学华西医院	李桃美　冷思琪　陈璋玥
贾竑晓	首都医科大学附属北京安定医院	李　雪
詹思延李　楠	北京大学第三医院	裴敏玥　王晓晓

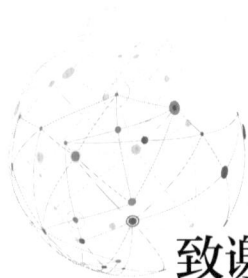

致谢

在这部《中国抑郁障碍防治指南（2025版）》编写过程中，我们谨向所有参与本项目的专家与团队致以诚挚谢意。指南工作组系统梳理了国际前沿研究成果与本土临床数据，构建了临床问题和循证推荐框架；循证医学团队严格遵循GRADE分级体系，完成了77个关键临床问题涉及的核心证据分级与整合；临床专家委员会通过多轮德尔菲法达成诊疗共识，确保推荐意见兼具科学性与适用性。秘书组以严谨态度完成800多份文献的整理与校验，系统整理跨学科专家意见，优化修订格式规范，高效协调多方沟通衔接，为指南科学性与实用性提供坚实保障。

特别感谢精神卫生领域和指南领域的外审专家团队在繁忙的临床与科研工作中抽出宝贵时间参与评审工作。他们以严谨的态度和丰富的经验，对指南初稿进行了全面细致的评审，帮助我们优化了多项推荐意见的表述，并提出了针对不同临床场景的具体改进建议。这些宝贵反馈不仅提升了指南的质量，也使指南更贴合实际临床需求。

我们特别感谢全国18家协作医院的一线临床医生及患者代表提供的关键反馈。多中心临床医生团队通过真实诊疗场景反馈了推荐意见的可操作性，提供了基于真实病例的优化建议；患者代表则从疾病体验视角补充了人文关怀导向的干预细节。这些基于实践智慧的双向修正，使指南最终版本在循证等级与临床适用性间达成动态平衡，正是这种跨角色协作确保了指南从理论框架向实践工具的转化质量。

本指南的完成凝聚了跨学科团队两年半的协作智慧，从临床问题筛选到全文形成历经 16 轮修订。我们期待该指南能为我国抑郁障碍规范化诊疗提供可靠依据,同时感谢所有为提升患者照护质量而付出努力的同道,愿此成果成为推动精神医学进步的基石。

《中国抑郁障碍防治指南》编委会

2025 年 7 月